Haug

Lehrbuch der CranioSacralen Therapie I

John E. Upledger, D.O., F.A.A.O.
Jon D. Vredevoogd, M.F.A.

Bearbeitet von Liese Klett,
neubearbeitet und mit einem Geleitwort von Gert Groot Landeweer

6., unveränderte Auflage

251 Abbildungen
21 Tabellen

Karl F. Haug Verlag · Stuttgart

Bibliografische Information der Deutschen Nationalbibliothek

Die Deutsche Nationalbibliothek verzeichnet diese Publikation in der Deutschen Nationalbibliografie; detaillierte bibliografische Daten sind im Internet über http://dnb.d-nb.de abrufbar.

Zuschriften an:

Upledger Institut Deutschland
Schwartauer Landstr. 114–118
23554 Lübeck
E-Mail: institut@upledger.de

1. Auflage 1991
2. Auflage 1994
3. Auflage 1996
4. Auflage 2000
5. Auflage 2003

Titel der Originalausgabe:
Craniosacral Therapy

Deutsche Ausgabe:

Unsere Hompage: www.haug-verlag.de

Printed in Germany 2009

Umschlaggestaltung: Thieme Verlagsgruppe
Umschlagfotos: Photo Disc, ccvision
Satz: Mitterweger & Partner GmbH, Plankstadt
Satzsystem: 3B2
Druck: Grafisches Centrum Cuno, Calbe

ISBN 978-3-8304-7309-1 1 2 3 4 5 6

Wichtiger Hinweis: Wie jede Wissenschaft ist die Medizin ständigen Entwicklungen unterworfen. Forschung und klinische Erfahrung erweitern unsere Erkenntnisse, insbesondere was die Behandlung und medikamentöse Therapie anbelangt. Soweit in diesem Werk eine Dosierung oder eine Applikation erwähnt wird, darf der Leser zwar darauf vertrauen, dass Autoren, Herausgeber und Verlag große Sorgfalt darauf verwandt haben, dass diese Angabe **dem Wissensstand bei Fertigstellung des Werkes** entspricht.

Für Angaben über Dosierungsanweisungen und Applikationsformen kann vom Verlag jedoch keine Gewähr übernommen werden. **Jeder Benutzer ist angehalten,** durch sorgfältige Prüfung der Beipackzettel der verwendeten Präparate und gegebenenfalls nach Konsultation eines Spezialisten festzustellen, ob die dort gegebene Empfehlung für Dosierungen oder die Beachtung von Kontraindikationen gegenüber der Angabe in diesem Buch abweicht. Eine solche Prüfung ist besonders wichtig bei selten verwendeten Präparaten oder solchen, die neu auf den Markt gebracht worden sind. **Jede Dosierung oder Applikation erfolgt auf eigene Gefahr des Benutzers.** Autoren und Verlag appellieren an jeden Benutzer, ihm etwa auffallende Ungenauigkeiten dem Verlag mitzuteilen.

Für unsere Familien
Dianne, Leslie, John Matthew, Mark, Mike und Rob
und
Kim und John

Inhalt

Geleitwort zur 4. deutschen Ausgabe

Am Anfang eines neuen Jahrtausends, rückblickend auf nunmehr fast 15 Jahre CranioSacrale Therapie in Deutschland und die drei vorhergehenden Auflagen des vorliegenden Lehrbuches, kann mit einem gewissen Stolz festgestellt werden, dass sich die Therapie unter den Behandlerinnen und Behandlern etabliert hat. Mitte der 80er-Jahre war die Therapieform weitgehend unbekannt, nur wenige Therapeutinnen und Therapeuten, die Kurse im Ausland belegt hatten, boten die Behandlungen an. Mit großer Skepsis, Zurückhaltung und Kritik von außen konnten die Menschen sich nur langsam der Therapie nähern. Die Gründung des europäischen Upledger Institutes in den Niederlanden und die danach folgenden Institutsgründungen in den einzelnen Ländern mit deren Möglichkeit, die CranioSacrale Therapie von der Quelle her zu erlernen, lösten einen förmlichen Boom aus. Weitere Institute und Personen boten Kurse und Ausbildungen an – mit anderen Worten: das CranioSacrale Fieber war ausgebrochen und hat bis heute angehalten.

Alles fing an, als Upledger in seiner Tätigkeit als praktizierender Arzt bei der Operation an der zervikalen Dura mater eines seiner Patienten den Operationsbereich mithilfe von Haken stillhalten sollte. Viele wissen es bereits – es gelang ihm nicht! Die Eigenbewegung der Dura war von ihm nicht zu beeinflussen. Keiner konnte dies erklären, und es dauerte lange, bis er in einer Fortbildungsveranstaltung über kraniale Osteopathie mit dem kranialen Rhythmus in Kontakt kam. Es folgte eine lange Zeit des Ausprobierens mit immer wieder erstaunlichen Resultaten. Seine wissenschaftliche Zeit an der Michigan State University verbrachte er u.a. mit Studien über das CranioSacrale System und Möglichkeiten, dieses System mithilfe der kranialen Osteopathie zu beeinflussen. Seine Erfahrungen mit den einzelnen Techniken und die kritische Auseinandersetzung mit Theorie und Praxis führten ihn immer näher an sein persönliches Konzept der CranioSacralen Therapie. Er fand damit nicht nur einen entscheidenden Weg, das CranioSacrale System therapeutisch zugänglich zu machen, er war es auch, der den therapeutischen Wert der CranioSacralen Therapie an den sensitiven Fähigkeiten des Therapeuten maß. Das vorliegende Buch ist hiervon erfüllt. Er hat den Mut, die Therapeutinnen und Therapeuten zu den Ursprüngen therapeutischen Handelns zurückzuführen: einfühlsam-sensitiv handelnde Hände, die, mit einem tiefen Vertrauen in die Sinnhaftigkeit individueller Prozesse, fähig sind, dem Patienten mit gesundem Menschenverstand als Begleiter zu folgen – und einem profunden Wissen im Hintergrund.

Wohl kaum jemand anderes als Upledger war fähig, die CranioSacrale Therapie so klar und lebendig für den Leser zu Papier zu bringen. Auf gut 300 Seiten führt er den Leser in die tiefsten Tiefen der Therapie. Kein Aspekt bleibt unbeleuchtet, und schon bald wird es deutlich, dass hier nicht ein Theoretiker, sondern ein täglich praktizierender Therapeut sein in der Praxis am Patienten entwickeltes Behandlungskonzept darlegt. Der Rest des Buches ist gefüllt mit zum Teil unveröffentlichten Artikeln, die den Inhalt des Lehrbuches unterstreichen.

In den ersten Kapiteln beschreibt Upledger den Aufbau und die Funktion des CranioSacralen Systems, seine Herkunft und das Arbeitsmodell, das bei der theoretischen Betrachtung der Therapie benutzt werden kann. In den darauffolgenden Kapiteln wird die Bedeutung der CranioSacralen Therapie für die Beurteilung und Funktionsverbesserung des CranioSacralen Systems deutlich herausgearbeitet. Schrittweise wird der Leser an die therapeutischen Möglichkeiten in der Behandlung der Faszien, der Dura mater, der Schädelknochen des Neuralschädels und des sakrokokzygealen Komplexes als knöchernen Verbindungen der Dura mater, der knöchernen Verbindungen des Gesichtsschädels sowie der Anteile des extrinsischen neuromuskuloskelettalen Systems herangeführt. Die Störungsmöglichkeiten in den verschiedenen Bereichen bekommen einen klaren Platz, und Upledger zeigt, mit welchen CranioSacralen Untersuchungsmethoden ein Befund möglich ist. Und: Stets beleuchtet Upledger das Selbstvertrauen des Therapeuten in seine sensiblen Fähigkeiten als notwendige

Voraussetzung in der Ausführung der Therapie. In den letzten Kapiteln des Lehrbuches finden wir einen großen Fundus an Erfahrungen mit der Therapie. Upledger beschreibt mit faszinierender Ehrlichkeit aus der Sicht eines Erfahrungswissenschaftlers, was die CranioSacrale Therapie für Patienten bewirkt hat und möglicherweise bewirken kann.

Dr. Elmer Green beschreibt in seinem Vorwort eine therapeutische Vision. Fast 20 Jahre später hat sich zwar das gesamte Ausmaß der Vision nicht bewahrheitet, nichtsdestotrotz hat die CranioSacrale Therapie in Deutschland einen unverrückbaren Platz eingenommen. Obwohl die Originalausgabe bereits 1983 in den USA erschien, sind die Inhalte des Lehrbuches auch jetzt noch erfreulich aktuell. Vielleicht ist dies ein weiterer Hinweis für den Beitrag, den Upledger für alle, die CranioSacrale Therapie oder Therapiemethoden, die von seiner Methode abgeleitet wurden, anbieten, geleistet hat. An dieser Stelle bleibt uns nicht viel mehr, als dieses Lehrbuch als ein Geschenk anzunehmen. Oder wie Upledger am Ende schreibt: „Wenn dieses Buch Ihnen damit zu einem besseren Verständnis Ihrer Patienten verholfen hat, zu einer Vertiefung Ihres Bewusstseins und Ihrer Sensibilität gegenüber Ihren Patienten und deren Beschwerden, dann hat es seinen Zweck erfüllt."

Ich bedanke mich bei den Mitarbeiterinnen und Mitarbeitern des Karl F. Haug Verlages. Diese vierte Auflage ist in Text und Layout Ausdruck der guten Zusammenarbeit. Auch hier ist deutlich geworden, dass die Zusammenarbeit zweier Beteiligter mehr ist als die Summe der Teile.

Stockelsdorf, Februar 2000

Gert Groot Landeweer
Leiter des Upledger Institut Deutschland

Vorwort

Die CranioSacrale Therapie, wie sie dieses Buch erklärt und lehrt, wirft ein Licht auf die Schnittstelle, d.h. den Bereich des Zusammenwirkens von eingreifender und selbstregulierender Medizin, von herkömmlicher allopathisch-osteopathischer Medizin und psychophysiologischer Selbstregulation. Mit anderen Worten: Dieses Buch beleuchtet die Mechanismen, die „zwischen Körper und Psyche“ liegen, sofern man zu einem Zeitpunkt, da in Physik, Biologie, Psychologie und Medizin der Unterschied zwischen Psyche und Körper zu verschwinden im Begriff ist, einen solch unpassenden Ausdruck überhaupt noch benutzen darf.

In seiner Einleitung zu diesem Buch schreibt John Upledger, dass es Menschen gibt, „die auch dann noch leiden, wenn sie die Pforten einiger der besten Kliniken der Welt durchschritten haben. Weshalb? Weil die Schulmedizin noch immer die Tatsache des CranioSacralen Systems und seiner pathophysiologischen Bedeutung nicht anerkennt.“

Ich teile diese unverblümte Feststellung über das CranioSacrale System und seine Bedeutung für die CranioSacrale Therapie, denn ich habe während der letzten drei Jahre viele bemerkenswerte Ergebnisse dieser Disziplin miterlebt; Ergebnisse, die andere sogar als unerklärlich beschreiben würden. Upledgers Worte sind jedoch keine vollständige Zusammenfassung seiner Geschichte. Da er mir nun Platz für einen Kommentar zur Verfügung gestellt hat, werde ich auf das eingehen, was ich als ganz wichtige Besonderheit dieses Buches erachte, nämlich die sogenannte „V-Spreiz-Technik“. Die praktische und theoretische Bedeutung dieser therapeutischen Technik könnte dem eiligen Leser entgehen, doch glaube ich, dass im Laufe der nächsten zehn Jahre diese und ähnliche Techniken in vielen Forschungsprojekten untersucht und noch vor Ende des Jahrhunderts in den meisten Kliniken und medizinischen Ausbildungsstätten zum Einsatz kommen werden.

Aus der Palpationspraxis der CranioSacralen Therapie entstand das, was wir mangels eines passenderen Ausdrucks „Energietherapie“ nennen, deren logische Grundlage nicht mehr auf anatomische oder neurophysiologische Texte gestützt oder aus ihnen entwickelt werden kann bzw. sich durch solche erklären lässt. Beim Studium der Hinweise auf die V-Spreiz-Technik in diesem Buch fallen mir ganz besonders die zahlreichen Parallelen zwischen dem Erfühlen und der Manipulation in Upledgers „Lenken der Energie“ und dem Erfühlen und der Manipulation der „körpereigenen Elektrizität“ in der Theorie und Praxis von Yoga auf, die ja sowohl bei yogischen Eingriffen als auch in der yogischen Selbstregulation Gültigkeit besitzen. Es erstaunt deshalb nicht, dass dieses sogenannte Lenken der Energie und einige der Visualisierungsmethoden zur Selbstregulation gewisse Gemeinsamkeiten aufweisen. Diese therapeutischen Modalitäten haben heute eine Anzahl von physiologischen Korrelaten, die ohne zufriedenstellende Erklärung bleiben, wenn wir nicht bereit sind, die Hypothese aufzustellen, es gebe eine Art von „körpereigener Elektrizität“, die sich (durch die V-Spreiz-Technik) vom Therapeuten auf den Patienten „übertragen“ lässt oder vom Patienten selbst manipuliert werden kann, wenn dieser in der Visualisierungstherapie geschult wurde, welche ihrerseits zu den Selbstregulationsverfahren der psychophysiologischen Behandlung gehört.

Da Selbstregulationsphänomene jedoch beinahe in die gesamte eingreifende Medizin einfließen (man denke nur an die Plazebowirkung in medikamentösen Untersuchungen), stellt sich, sobald man die Tatsache der V-Spreiz-Technik akzeptiert, die entscheidende Frage, ob diese Phänomene nur das Ergebnis der bewussten oder unbewussten psychophysiologischen Selbstregulation durch den Patienten sind.

Es ist eine bekannte Tatsache, dass die Plazebowirkung, die ja eine tatsächliche biochemische und elektrophysiologische Veränderung im Körper des Patienten erzeugt, eine Untergruppe der allgemeinen Visualisierungswirkung darstellt (auch wenn dem Patienten vollständig unbewusst ist, dass er sie ausgelöst hat). Man weiß heute viel darüber, wie ein Patient bewusst oder unbewusst die Phantasie, d.h. die Versinnbildlichung (Visualisierung) benutzt, um im Körper biochemische und elektrophysiologische Veränderungen hervorzurufen. Man muss auch gestehen, dass es noch viel gibt, was man darüber nicht weiß. Aber eines steht fest: *Ohne ein geistiges Bild, sei es bewusst oder unbewusst, kann der Patient selbst nichts auslösen oder steuern.* Wir wissen auch, dass Plazebos und Selbstregulationsverfahren bei Säuglingen und Hunden unwirksam sind. Diese Geschöpfe wissen nicht, um was es sich dabei handelt. Sie selbst können die innerlichen Mechanismen, d.h. diejenigen „innerhalb der Haut", nicht durch Visualisierung steuern.

Und trotzdem ist die V-Spreiz-Technik bei Säuglingen und Hunden tatsächlich wirksam. Sie stellt eindeutig einen Eingriff dar. Die Selbstregulation mag die gleiche Energie in einer anderen Art und Weise handhaben, doch finden wir es nützlich, eine Hypothese aufzustellen, die es uns ermöglicht, diese Ergebnisse zu erklären: dass es nämlich eine nichtneurologische, nichtklassische „körpereigene Elektrizität" gibt.

Doch kehren wir zurück zur Plazebowirkung: Oft weiß der Patient beim Einsatz der V-Spreiz-Technik nicht, was sich da ereignet, und er hat auch keine Ahnung, was sich da „ereignen sollte". Die Veränderungen, die Upledger beschreibt (und die seine Praktikanten, mich selbst eingeschlossen, beobachten können), erfolgen ohne Visualisierung durch den Patienten selbst. Weil aber die Visualisierung bei beiden Aspekten der Selbstregulation, d.h. sowohl der bewussten als auch der unbewussten, unumgänglich ist, kann man die Selbstregulation als zufriedenstellende Erklärung der Phänomene der V-Spreiz-Technik ausschließen.

Im 8. Kapitel schreibt Upledger: *„Diese Technik wirkt tatsächlich.* Auch wenn sie, so wie sie hier beschrieben steht, etwas seltsam erscheint, sollte man sie zuerst einmal versuchen, bevor man sie einfach verwirft." Für mich, den dieses Gebiet seit vielen Jahren interessiert, ist das ein nicht ganz unbekannter Ton. Er erinnert an die Erklärungen der Yogi, die wir (als Mitglieder der sich mit der freien Willenssteuerung befassenden Forschungsgruppe der Menninger-Stiftung) im Jahre 1974 in Indien unter Einsatz eines tragbaren Psychophysiologielabors studierten. So seltsam das für die abendländische Psychologie und Medizin auch klingen mag: jene Selbstregulationsadepten, die zu Erklärungen bereit (und fähig) waren, behaupteten, dass alles, was sie „innerhalb und außerhalb der Haut" taten, durch die Manipulation einer nichtneurologischen Elektrizität des Körpers ermöglicht wurde, die sie „Prana" nannten.

Gemäß der klassischen Yogatheorie ist das körpereigene neurologische Netzwerk das Korrelat oder die Widerspiegelung eines primären Netzwerks von „Nadis". Das sind Fäserchen einer überphysischen, aber trotzdem wirklichen Substanz, die instrumentell noch nicht nachweisbar ist. Es heißt, dass sich diese Fasern aus „dichtem Prana" zusammensetzen und ein noch flüchtigeres Prana durch die gesamte physikalische Struktur hindurchleiten. Die Akupunkturkanäle (d.h. Meridiane) seien wichtige Bestandteile dieser nichtneurologischen Struktur. Laut yogischen Adepten sind *psychophysiologische Phänomene* Beispiele *psychokinetischer Phänomene* „innerhalb der Haut", die, vermittelt durch das „Prana" und (bewusst oder unbewusst) durch den „Verstand" gesteuert, sich sowohl innerhalb als auch außerhalb der Haut befinden. Das heißt, die inneren Phänomene sind lediglich Sonderfälle der äußeren.

Meines Erachtens ist es die Theorie des klassischen Yoga, die den Tatsachen am ehesten Rechnung trägt. Sie stimmt überein mit den Daten aus der modernen Visualisierungstherapie und der Selbstregulation, der Hypnose, der Heilung durch die therapeutische Berührung (Händeauflegen), Tai Chi (dem energetischen Tanz der Chinesen), der kriegerischen Künste (Kung-Fu, Karate, Judo, Aikido), der Akupunktur und der überlieferten chinesischen Heilkunst, gewissen Fällen der psychischen Chirurgie der Philippinen, der traditionellen ostindischen (ayurvedischen) Medizin sowie der überlieferten Heilkunst der Indianer. Ferner hat die theoretische „körpereigene Elektrizität" ähnliche Eigenschaften wie die des „vitalen physischen Körpers" bei Aurobindo (dem der „feste physische Körper" als Diener gehorchen soll) und ähnelt dem sogenannten aurischen Körper in der Seelenlehre, über den in letzter Zeit viele Berichte im Zusammenhang mit „außerkörperlichen" und „todesähnlichen" Erlebnissen erschienen sind.

Es ist interessant festzustellen, dass die in jüngster Zeit in den Laboratorien der Physiker Peter Philips, John Hasted, Harold Puthoff und Russell Targ sowie der Elektroingenieure Robert Jahn und Arthur Ellison (um nur einige der Forscher namentlich zu nennen) beobachteten Geist-Materie-Phänomene, die mit höchst empfindlichen Instrumenten entdeckt wurden, darauf hinweisen, dass die Hypothese des Bestehens einer energetischen Verbindung zwischen „Geist" und „Materie" für eine hinreichende Erklärung der Gesetzmäßigkeiten unumgänglich ist.

Die Phänomene, von denen bei diesen Wissenschaftlern und bei John Upledger die Rede ist, stellen meines Erachtens verschiedene Aspekte eines energetischen Kosmos dar, in dem sowohl der Körper als auch die Gefühle, der Geist und die Seele jeweils Umwandlungen oder Ausdrücke der gleichen grundlegenden Energie sind. Mit seinem Vorschlag, das Wort „Seele" einfach nicht zu gebrauchen, wenn man es als verwirrend, erschwerend oder behindernd empfindet, bezieht sich Aurobindo auf den Dualitätskonflikt, dem viele materiegebundene Denker erliegen. Statt dessen schlägt er vor, Seele als die „flüchtigste Form der Materie" anzusehen. Umgekehrt kann man, wenn einen dieses Wort nicht in Verlegenheit bringt, die Materie als die dichteste Form des Geistes auffassen.

Betrachtet man die V-Spreiz-Technik als einen neueren Beitrag zu einer über mehrere Jahrtausende zurückreichenden Tradition, so scheint diese Methode die alte „Energie" in einer neuen Art und Weise einzusetzen, neu zumindest für die abendländische Heilkunst. Scheint das seltsam? Nicht für jedermann. Schon vor vielen Jahren hat J. B. Rhine darauf hingewiesen, dass die Medizin wahrscheinlich der wichtigste Einsatzbereich der psychokinetischen Forschung sein wird.

John Upledger bietet eine halbwegs traditionelle Erklärung für einen Teil der Daten der V-Spreiz-Technik, indem er meint, das elektrophysiologische Potenzial der Hände des Therapeuten übe einen unmittelbaren Einfluss auf die Haut und den Körper des Patienten aus. Diese Ausdrucksweise stellt die klassische bioelektrische Lehre und ihre Möglichkeiten dar und ist vielleicht in gewissen Fällen gültig. Zumindest weist sie auf mögliche neue Forschungsrichtungen hin. Doch trägt diese Erklärung den Fällen nicht Rechnung, in denen der Patient sich zur Behandlung nicht entkleidet. Die Phänomene der V-Spreiz-Technik entstehen nämlich auch dann, wenn die isolierende Wirkung der Kleidung den Fluss der klassischen Elektrizität eindeutig blockiert. Meines Erachtens ist es deshalb besonders nützlich, die alten energetischen Geist-Körper-Lehren aus China und Indien in Betracht zu ziehen, „Chi" und „Prana" sowie ihre nachweisbaren (und faszinierenden) Zusammenhänge mit geistiger Vorstellungs- und Willenskraft wieder aufzunehmen.

Für den Skeptiker liegt der herkömmliche Weg aus dieser auf Daten begründeten Bindung darin, das Bestehen der Daten zu verleugnen. Aber bei unserem heutigen Wissensstand bedeutet das einen Verlust an Zeit, Geld, Gelegenheit und Intellekt. Wie Upledger sagt: „Diese Technik wirkt tatsächlich." Meinerseits möchte ich hinzufügen: Erleben Sie diese Phänomene einmal selbst und versuchen Sie dann, wenn Sie wollen, eine zutreffendere Theorie vorzuschlagen.

Mir ist klar: Upledger weiß genau, dass seine Erklärung des Phänomens der V-Spreizung nicht umfassend ist. Aber als medizinischer Forscher und Kliniker befindet er sich in einer besonderen Schwierigkeit, da das Phänomen nicht mit Daten nachweisbar ist. Er erklärt es wie folgt: „Einige der Praktiker glaubten tatsächlich, sie leiteten eine göttliche Heilkraft unmittelbar durch ihre Hände."

Upledgers Problem: Wie beschreibt man eine eingreifende Methode, die wirkt, „als wäre sie vom Verstand gesteuert?" Wie unterscheidet man Tatsachen von Erfindung, Wissen von Aberglauben? Und wie bewegt man sich unerschrocken in ein unbekanntes Land, ohne die elastischen Grenzen der Medizin zu überschreiten, sodass sie sich hinter ihm schließen, er aus dem Blickfeld verschwindet und seine Arbeit, wie er sich ausdrückt, ins Land der „Esoterik der Scharlatane" verbannt wird?

Noch ein paar Worte, bevor Sie mit diesem bemerkenswerten Buch beginnen: Das Gefühl, das der die V-Spreiz-Technik anwendende Therapeut empfindet, ist ein „Lenken der Energie". Gewisse Kritiker nennen dieses Gefühl eine „Projizierung", die sich auf den Verstand des Therapeuten beschränkt. Aber aus der Sicht dieses Beobachters und desjenigen, der dieses Gefühl ebenfalls erlebt hat und vernünftige Erklärungen sucht, machen Upledger und andere Therapeuten, die auf dem vielschichtigen Gebiet der Zusammenhänge zwischen Körper und Seele tätig sind, Entdeckungen erfrischender Tatsachen, die das Konzept der Einheit von Medizin und Yoga, Körper und Seele, Bewusstem und Unbewusstem unterstützen.

Bei unserem heutigen Wissens- und Erfahrungsstand ist es vielleicht am besten, Monist zu sein; vernunftbetont, undogmatisch, flexibel zu bleiben; intuitiv zu werden, laufend neue Tatsachen zu suchen und für diese einen Platz zu finden. Wir dürfen uns nicht so verhalten wie jener sowjetische Physiker, mit dem wir kürzlich zusammentrafen. Als Antwort auf die Einladung, einige der neuen Tatsachen auf dem Gebiet der sogenannten körpereigenen Elektrizität zu besprechen, schlug er mit der Faust auf den Tisch und schrie: „Auf diesem Gebiet gibt es keine neuen Tatsachen." Dagegen gaben andere, aufgeschlossenere sowjetische Wissenschaftler im Kreis der Anwesenden dieser Energie aufgrund ihrer anscheinend elektrischen, plasmaähnlichen Eigenschaften den Namen „Bioplasma" und nahmen neue Forschungsprojekte in Angriff.

Neue Forschungsprojekte sollten wir auch im Zusammenhang mit der V-Spreiz-Technik in Angriff nehmen, einschließlich des medizinischen Umfelds, aus dem sie hervorging, d.h. der CranioSacralen Therapie. Die Hauptarbeit hat erst begonnen. Wie Upledger sagt, enthält dieses Buch „eine große Anzahl von Beobachtungen und Theorien, die bisher noch keiner strengen wissenschaftlichen Prüfung unterzogen wurden."

Dr. phil. Elmer Green
Menninger-Stiftung,
Topeka, Kansas

An unsere Leser

In diesem Buch ist viel die Rede von Kraftanwendungen zur Überwindung von Widerständen. Der besseren Anschaulichkeit wegen haben wir uns dabei für die *Masse*neinheit *kg* entschieden. Die frühere *Kraft*einheit *kp* (eine Masse von 1 kg wiegt 1 kp) ist veraltet und wird nicht mehr benutzt. Die jetzige, international gebräuchliche Einheit ist *Newton* (1 kp = 9,81 N).

Einleitung

Wie jeder neue Studienbereich ist auch das CranioSacrale Konzept ständigen Veränderungen unterworfen. Dieses Buch enthält die neuesten verfügbaren Erkenntnisse. Es enthält auch eine große Anzahl von Beobachtungen und Theorien, die bisher noch keiner strengen wissenschaftlichen Prüfung unterzogen wurden. Wir bitten deshalb um Nachsicht. Durch ständige klinische Anwendung kann der Praktiker beginnen, zwischen den Tatsachen und der Fantasie zu unterscheiden. Die Zeit wird die Effektivität der CranioSacralen Therapie beweisen. Andererseits können wir nicht glauben, dass risikoarme, potenziell mit großem Erfolg einsetzbare diagnostische und therapeutische Techniken den leidenden Menschen vorenthalten werden sollten, während die langsam mahlenden Mühlen der Wissenschaft versuchen, sie entweder zu bestätigen oder zu widerlegen. Auf anderen Gebieten der Gesundheitspflege wäre unser Standpunkt ein ganz anderer, nämlich dort, wo das Risiko und die möglichen Gefahren für den Patienten erheblich größer sind.

Ferner besitzt die CranioSacrale Therapie die Fähigkeit, einer wesentlichen Anzahl von sogenannten „medizinischen Papierkorbfällen", den „Klappergestellen" und anderen, bei denen sich die Schulmedizin als unwirksam erwiesen hat, dramatisch zu helfen. Das sind Menschen, die auch dann noch leiden, wenn sie die Pforten einiger der besten Kliniken der Welt durchschritten haben. Weshalb? Weil die Schulmedizin noch immer die Tatsache des CranioSacralen Systems und seiner pathophysiologischen Bedeutung nicht anerkennt. Schon vor über 50 Jahren wurde die Möglichkeit eines solchen Systems aufgegriffen, doch waren seine wissenschaftlichen Grundlagen unklar. Es war deshalb unsinnig, an der geltenden Lehre des fusionierten Schädels zu zweifeln und sich statt dessen zum Konzept einer dynamischen Tätigkeit zu bekennen, das die Schädelknochen, die Meningealmembran, die zerebrospinale Flüssigkeit, das intrakranielle Gefäßsystem, die Entwicklung des Gehirns, die Bewegung der Körperflüssigkeiten, den Muskeltonus und die Funktionen des gesamten körpereigenen Bindegewebes umfasst, die alle vom CranioSacralen System beeinflusst werden.

Als unsere Forschung allmählich das Vorhandensein eines CranioSacralen Systems bestätigte, fingen wir an, seine Bedeutung zu ergründen. Viele Menschen leiden an Funktionsstörungen und an Krankheiten unbekannter Genese. Als nun ein neues Konzept über ein bisher unbeachtetes physiologisches System entstand, war es naheliegend, Zusammenhänge zwischen Ursache und Wirkung bei Funktionsstörungen dieses Systems und bei Krankheitsbildern unbekannter Genese zu suchen. Aufgrund dieser Überlegungen haben wir die CranioSacrale Therapie bei der in diesem Buch besprochenen großen Anzahl von verschiedenen Gesundheitsproblemen eingesetzt.

Mehrere Generationen einer kleinen Schar von Praktikern haben das CranioSacrale Konzept benutzt, ohne genau zu verstehen, wie es wirkt oder weshalb es erfolgreich ist. In den Händen dieser wenigen erwies es sich als wirksam, doch schien es in seinen Anwendungsbereichen und Ergebnissen so mysteriös, dass es bei Nichteingeweihten als eine Form des Gesundbetens bekannt wurde. Einige der Praktiker glaubten tatsächlich, sie leiteten eine göttliche Heilkraft unmittelbar durch ihre Hände. Damit erübrigte sich die Notwendigkeit, die diese Therapie begründenden anatomischen und physiologischen Aspekte zu verstehen. Ihr Werk überlebte, weil man ihre Erfolge nicht bestreiten konnte. Während also manche Beobachter die Methode als Quacksalberei und andere sie als göttliche Heilung betrachteten, waren wieder andere neugierig, was die anatomischen und physiologischen Grundlagen der beobachteten Ergebnisse anbetrifft, die durch die Anwendung der CranioSacralen Therapie erzielt wurden.

Unser eigenes Interesse am CranioSacralen Konzept entstand durch reinen Zufall. Ich setzte mich erstmals im Jahre 1971 während eines chirurgischen Eingriffs damit auseinander, als ich bei einem Neurochirurgen assistierte, der bei einem Patienten eine extradurale Verkalkung hinten am Duralkanal im mittleren Zervikalbereich zu entfernen hatte. Die Absicht war, die Verkalkung ohne Inzision der Dura oder Unterbrechung ihrer Integrität zu entfernen. Ich hatte die Aufgabe, die Duralmembran mit zwei Zangen stillzuhalten, während der Chirurg die Platte entfernte, ohne die darunterliegende Duralmembran anzuschneiden oder zu beschädigen. Aber die Membran wollte nicht stillhalten. Ich schämte mich, weil ich solch einer einfachen Aufgabe nicht gewachsen war. Der sitzende Patient war unter Vollnarkose, und ich hatte keine Schwierigkeit, das ganze Operationsgebiet zu erreichen oder zu sehen. Da galt keine Ausrede.

Es wurde offensichtlich, dass es sich hier um eine rhythmische Bewegung der Duralmembran mit einer Frequenz von ungefähr achtmal in der Minute handelte. Diese rhythmische Tätigkeit war unabhängig vom Atem- und Herzrhythmus des Patienten. Es handelte sich hier also um einen weiteren physiologischen Rhythmus, der wie Ebbe und Flut der in der Duralmembran enthaltenen Flüssigkeit in Erscheinung trat. Keiner von uns – Neurochirurg, Anästhesist oder ich – hatte dieses Phänomen je zuvor beobachtet. Meine Neugierde war geweckt. In der Literatur der herkömmlichen Medizin und der Physiologie konnte ich darüber keine Informationen entdecken.

Der Patient hatte an einer Hautdystrophie an beiden Füßen gelitten und konnte nicht gehen, weil die Haut an den Füßen ständig schwarz und rissig wurde, sich schälte und sehr schmerzhaft war. Nach Entfernung der verkalkten Platte besserte sich sein Zustand, der rund anderthalb Jahre gedauert hatte. Drei Monate nach dem Eingriff sahen seine Füße normal aus. Die Platte selbst war durch eine Echinokokkusinfektion verursacht worden, die auch zu zystischen Gebilden in Leber und Hirn geführt hatte. Die ärztliche Behandlung dieser Beschwerden war erfolgreich, die Extraduralplatte eine Restfolge der Infektion gewesen.

Schließlich wurde ich auf einen Kurs für kraniale Osteopathie aufmerksam, dessen Konzepte mit den bereits beschriebenen Beobachtungen, die ich während des chirurgischen Eingriffs gemacht hatte, übereinzustimmen schienen. Ich wand einige der während des Kurses gelehrten Techniken sehr erfolgreich an. Es gibt keine positivere Rückkopplungswirkung als den Erfolg, und ich vertiefte mein Studium der kranialen Osteopathie. Im Jahre 1975 gab ich meine Praxis auf, nahm einen Posten in der Abteilung für Biomechanik am Institut für osteopathische Medizin der Universität von Michigan an und wurde dort Mitglied einer interdisziplinären Forschungsgruppe. Eine unserer Aufgaben war, die kraniale Osteopathie zu untersuchen.

Während unserer Arbeiten hörte ich ein Referat meines Mitautors, Jon Vredevoogd. Er ist Architekt und Designer. Das folgende Zitat fasst das Wesentliche seines Referats zusammen: „Die Natur macht die besten Entwürfe. Alles, was die Natur entwirft, hat seinen Zweck und stellt die rationellste Art und Weise dar, eine Aufgabe zu erfüllen. Wir sollten die Wege untersuchen, die die Natur einschlägt, um eine Aufgabe zu erfüllen, statt selbst egoistisch und unbeholfen zu versuchen, eigene zu erfinden. Wir können die natürlichen Formen nicht verbessern, wir brauchen sie nur zu verstehen."

Ich gab Jon einen in seine Bestandteile zerlegten menschlichen Schädel und forderte ihn auf, mir glaubhaft darzustellen, weshalb die Natur diesen Schädel so, wie er hier vorlag, entworfen hatte, und mir die Funktionalität der verschiedenen Knochenformen zu erklären. Jon und ich arbeiten nun seit sechs Jahren gemeinsam an diesen Problemen.

Auf allgemeiner Ebene ist dieses Buch ein Werk für den neugierigen medizinischen Biologen oder den Physiologen und für jeden, der an den integrierten mechanischen und physiologischen Funktionen des menschlichen Körpers interessiert ist. Das CranioSacrale Konzept entmystifiziert viele der beobachteten und bisher ungeklärten physiologischen Phänomene und klinischen Krankheitsbilder und erklärt sie auf einfache Weise.

Auf einer praktischen Ebene ist es ein Buch für jeden, der „am Körper arbeitet", das heißt für alle, die in den Heilberufen tätig sind und ihre Hände als diagnostische und therapeutische Werkzeuge benutzen: Ärzte der Medizin und der Osteopathie, Zahnärzte, Chiropraktiker; Physio-, Polaritäts-, Bewegungs- und Psychotherapeuten; und viele, viele andere. Die meisten der in diesen Berufen Tätigen haben gute Kenntnisse der Anatomie. Mit diesem Buch hoffen wir, auf diesen soliden anatomischen Grundlagen ein erweitertes Konzept der dynamischen anatomischen und physiologischen Funktionen aufzustellen.

Mit großem Nachdruck ermuntern wir unsere Leser, ihre palpatorischen Fähigkeiten zu fördern. Ich finde die Aussichten faszinierend, die sich mir eröffnet haben, seit ich begann, meine palpatorischen Fähigkeiten zu entwickeln. Folgender Kommentar eines tschechischen Neurologen, der kürzlich unsere Universität besuchte, dürfte als Illustration dieser Faszination gelten. Er hatte etwas über das CranioSacrale Konzept gehört und wollte, dass ich ihm zeigte, wie er diesen Rhythmus ertasten könne. Ich legte mich mit dem Rücken auf den Behandlungstisch, legte seine Hände sanft auf meinen Kopf und forderte ihn auf, seine Augen zu schließen und einfach zu fühlen. Zuerst spürte er den Herz-Kreislauf-Rhythmus, dann den Atemrhythmus und zuletzt ganz deutlich auch den CranioSacralen Rhythmus. Völlig spontan und sehr dramatisch sagte er zu mir: „Wenn man ihn einmal gefunden hat, dann will man ihn nie mehr verlieren."

Dieses Buch entstand dank meiner Studenten, die mich ständig mit ihren Fragen bedrängten und mich dazu trieben, das zu erklären und in Worte zu fassen, was meine Hände so oft automatisch tun. Besonders zu erwähnen unter diesen sanften Antreibern ist eine Studentin, die meine Vorlesungsnotizen und veröffentlichten Artikel in tabellarischer Form zusammengestellt hat, Schwester Anne Brooks. Sie ist jetzt als Ärztin der Osteopathie tätig.

Herrn Dr. phil. Stacy F. Howell bin ich zu großem Dank verpflichtet. Unter seiner Leitung absolvierte ich einen dreijährigen Weiterbildungskurs in Biochemie am Kirksville-Institut für osteopathische Medizin. Der Einfluss von Dr. Howells ständigen Versuchen, mir den Unterschied zwischen einem Technologen und einem Doktor der wissenschaftlichen Philosophie beizubringen, haben mich zum naturalistischen Beobachter gemacht.

Während des ersten Seminars der kranialen Akademie, an dem ich teilnehmen durfte, übten Dr. osteopath. Louis Hasbrouck und Dr. osteopath. Anne Wales einen begeisternden Einfluss auf mich aus. In meiner weiteren „CranioSacralen Entwicklung" verhalf mir Dr. osteopath. Herbert G. Miller, mein Vertrauen in meine Hände und Intuition zu stärken. Ich bin ihnen allen zu großem Dank verpflichtet.

Ann Eschtruth und Laura Hayes waren in der Lage, meine Handschrift zu entziffern und somit das Manuskript in Leserliches umzuwandeln. Dr. osteopath. Charles Lincoln in Großbritannien stand mir stets als Korrektor zur Verfügung und war immer bereit, die Darstellung der Konzepte und Techniken mit mir zu besprechen. Ungeheuer viel Zeit musste für die Darstellung, den Satz, die Korrekturen und den Umbruch dieses Buches geopfert werden. Für ihre geduldige Hingabe bei der Erfüllung dieser Aufgaben möchten Jon Vredevoogd und ich unseren besonderen Dank an Patricia O'Connor, Lilian Lai Bensky, Peggy Welker und Catherine Nelson aussprechen. John O'Connor und Dan Bensky von Eastland Press sorgten auf dankenswerte Weise für die letzten Korrekturen.

Meine Frau Dianne brachte mir stets Aufmunterung und Unterstützung entgegen. Ohne sie wäre dieses Buch nie entstanden.

John E. Upledger

1 Einführung in das CranioSacrale Konzept

Das CranioSacrale Konzept ist eine auf gewissen anatomischen, physiologischen und therapeutischen Beobachtungen gründende therapeutische Vision. Der Einsatz der CranioSacralen Therapie bei der Diagnose und Behandlung setzt eine besondere Hinsicht voraus: den Menschen als integriertes Ganzes zu verstehen.

Für Lehrzwecke müssen wir zunächst leider die anatomischen und physiologischen Aspekte von der Therapie getrennt halten und die verschiedenen Teile des Körpers als separate Themen behandeln. Diese künstliche, lineare Annäherung an das, was in Wirklichkeit ein integriertes Ganzes ist, hat einen gewissen Grad an Wiederholung zur Folge. Hier vorgestellte Konzepte und Techniken werden später modifiziert oder an anderen Textstellen aus zusätzlichen Blickwinkeln betrachtet.

Im 1. Kapitel stellen wir als Ausgangspunkt das Konzept der CranioSacralen Bewegung vor, auch Cranialer Rhythmischer Impuls genannt. Dieses Kapitel, zusammen mit den anatomischen und physiologischen Definitionen im 2. Kapitel, dient dann als Grundlage für alle weiteren in diesem Buch enthaltenen Ausführungen.

1.1 Das CranioSacrale System und seine Verbindung zu anderen Systemen des Körpers

Man kann das CranioSacrale System als ein erst kürzlich erkanntes funktionelles physiologisches System definieren. Es setzt sich aus folgenden anatomischen Bestandteilen zusammen:

- den Meningealmembranen
- den Knochenstrukturen, an denen die Meningealmembranen befestigt sind
- den weiteren nichtossären, eng mit den Meningealmembranen verbundenen bindegewebigen Strukturen
- der Zerebrospinalflüssigkeit
- allen zur Herstellung, Resorption und als Speicher der Zerebrospinalflüssigkeit dienenden Strukturen

Das CranioSacrale System steht in enger Verbindung mit folgenden Systemen des Körpers, die es beeinflusst und von denen es beeinflusst wird:

- Nervensystem
- Muskuloskelettales System
- Gefäßsystem
- Lymphsystem
- Endokrines System
- Respirationssystem

Strukturelle oder funktionelle Anomalien in einem dieser Systeme können das CranioSacrale System beeinflussen. Andererseits haben strukturelle oder funktionelle Anomalien im CranioSacralen System zwangsläufig schwerwiegende und oft schädigende Auswirkungen auf die Entwicklung oder Funktion des Nervensystems, insbesondere des Gehirns, zur Folge.

Das CranioSacrale System stellt das „innere Milieu“ für die Entwicklung, das Wachstum und die Funktionsfähigkeit des Gehirns und des Rückenmarks zur Verfügung, vom Moment der embryonalen Formgebung bis zum Tod.

1.2 Was ist die CranioSacrale Bewegung?

Das CranioSacrale System ist durch eine ständige rhythmische Bewegungsfähigkeit während des ganzen Lebens gekennzeichnet. Diese CranioSacrale Bewegung findet beim Menschen, den anderen Primaten, Hunden, Katzen und wahrscheinlich bei allen oder den meisten anderen Wirbeltieren statt. Sie ist mit den physiologischen Bewegungen der Atmung nicht verwandt und stellt eine vom Kreislauf gesonderte Tätigkeit dar. Sie könnte möglicherweise der Mechanismus sein, der dem *Traube-Hering-Phänomen* zugrunde liegt oder mit ihm in engem Zusammenhang steht, das zwar beobachtet, bisher jedoch noch nicht zufriedenstellend erklärt werden konnte. Die rhythmische CranioSacrale Bewegung kann am leichtesten am Kopf ertastet werden. Mit einiger Übung und der Entwicklung palpatorischer Fähigkeiten kann man sie jedoch überall am Körper ertasten.

Die normale Frequenz des CranioSacralen Rhythmus beim Menschen beträgt zwischen 6 und 12 Zyklen *in der Minute* (nicht zu verwechseln mit dem Alpha-Rhythmus des Gehirns mit einer Frequenz von 8–12 Zyklen *in der Sekunde*). Bei pathologischen Zuständen haben wir rhythmische Frequenzen von weniger als 6 und mehr als 12 Zyklen in der Minute beobachtet.

Im Sommer 1979 durfte Upledger am Loewenstein-Institut für Neuropathologie in Ra'-anana, Israel, eine Anzahl von Langzeitkomafällen untersuchen. Sein besonderes Interesse galt der CranioSacralen Bewegung. Bei einer großen Mehrzahl der Fälle von Komata, die durch Sauerstoffmangel und Läsionen des Schädelinneren verursacht worden waren und das Gehirn in Mitleidenschaft gezogen hatten, ergab sich eine auf nur 3–4 Zyklen in der Minute verringerte Frequenz des CranioSacralen Rhythmus. In einigen Fällen von Komata, die auf eine Überdosis von Medikamenten zurückzuführen waren, lag der CranioSacrale Rhythmus bei über 12 Zyklen in der Minute. In allen diesen Fällen wurde der Rhythmus am Kopf des Patienten ertastet.

1.3 Die Beobachtung der CranioSacralen Bewegung

Bei hyperkinetischen Kindern und bei Akutkranken mit hohem Fieber wurden abnorm hohe CranioSacrale Rhythmen beobachtet. Moribunde und hirngeschädigte Patienten haben oft abnorm niedrige Rhythmusfrequenzen. Bei Besserung der klinischen Befunde kehrt die Rhythmusfrequenz wieder in den Normalbereich zurück.

Bei nichtpathologischen Zuständen ist der Rhythmus der CranioSacralen Bewegung sehr stabil. Im Gegensatz zum Kreislauf- und Atemrhythmus verändert er sich bei Anstrengung, Gemütserregung, im Ruhezustand usw. nicht und dürfte somit als zuverlässiger Maßstab zur Erfassung des pathologischen Zustandes des Patienten gelten.

In einigermaßen normalen Zuständen tritt diese rhythmische Tätigkeit am Os sacrum in Erscheinung, und zwar als sanfte Schaukelbewegung um eine Querachse, die sich rund 25 mm vor dem zweiten sakralen Segment befindet. Die Schaukelbewegung des Os sacrum entspricht einer rhythmischen Ausdehnung und Verengung der transversalen Dimension des Kopfes. Während der Kopf breiter wird, bewegt sich die *Spitze des Os sacrum* nach anterior. Diese Bewegungsphase stellt die *Flexion* des CranioSacralen Systems dar. Ihr Gegenteil ist die *Extension*. Während der Extensionsphase verschmälert sich der Kopf. Die Basis des Os sacrum bewegt sich nach anterior und seine Spitze nach posterior.

Während der Flexionsphase des CranioSacralen Bewegungszyklus dreht sich der ganze Körper nach außen und wird breiter. Während der Extension dreht er sich nach innen und scheint sich leicht zu verschmälern. Ein vollständiger Zyklus der rhythmischen CranioSacralen Bewegung besteht aus einer Flexions- und einer Extensionsphase. Es gibt einen *neutralen Bereich*, d.h. die Entspannung, zwischen dem Ende einer Phase eines jeden Zyklus und dem Beginn der folgenden. Diese Entspannungsphase ist als kurze Pause spürbar, die nach der Rückkehr aus dem Extrembereich einer Phase stattfindet, bevor die physiologischen Kräfte in die entgegengesetzte Bewegungsphase eintreten (Abb. **1.1a**).

Der erfahrene Kliniker kann die CranioSacrale Bewegung an jeder beliebigen Stelle des Körpers ertasten. Die Frequenz, Amplitude, Symmetrie und Qualität der ertasteten CranioSacralen Bewegung liefern in sehr kurzer Zeit wertvolle diagnostische und prognostische Informationen. Dieses diagnostische Potenzial wurde am Loewenstein-Institut geprüft, indem neurologische Patienten mithilfe der Auswertungstechniken der rhythmischen CranioSacralen Bewegung untersucht und vom untersuchenden Arzt ohne nähere Kenntnisse des Patienten Diagnosevorschläge erstellt wurden. Eine genauere Untersuchung der Veränderungen der CranioSacralen Bewegung ermöglichte uns eine genaue etagenweise Zuordnung von Rückenmarksläsionen, die bei Fällen von Poliomyelitis, Guillain-Barré-Syndrom, Rückenmarktumor und durch Trauma verursachte Rückenmarkdurchtrennung als Ursache für Querschnittlähmungen und Tetraplegie auf-

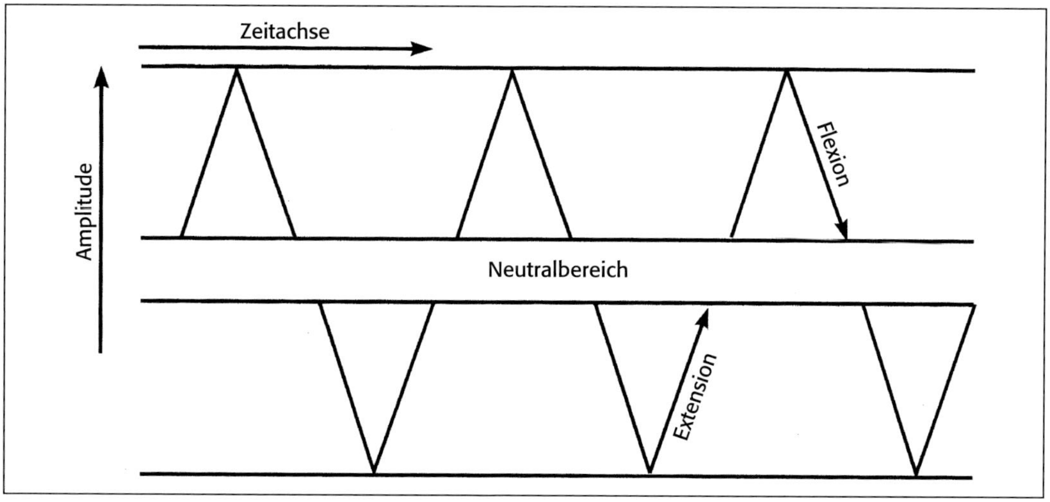

Abb. **1.1a** Darstellung der normalen CranioSacralen Bewegung

traten. Wir waren auch in der Lage, die durch Hirnblutung, Thrombose und Tumor verursachten neurologischen Störungen im Schädel zu orten.

Der beobachtete CranioSacrale Rhythmus in jenen Teilen des Körpers, die nicht mehr von den höheren Zentren des zentralen Nervensystems gesteuert wurden, betrug zwischen 20 und 30 Zyklen in der Minute. Ein Ertasten der Etage des Rückenmarks, in der sich die rhythmische Bewegung in der paravertebralen Muskulatur verändert, ermöglicht die Bestimmung der Höhe der Rückenmarksläsion. Die Unterbrechung der Funktion des Rückenmarks liegt ungefähr zwei Segmente oberhalb der tastbaren Veränderung im paravertebralen Muskelrhythmus.

Bei denervierten Muskeln liegt der Bewegungsrhythmus bei 20–30 Zyklen in der Minute, während sich die innervierten Muskeln physiologisch gemäß dem CranioSacralen Rhythmus bewegen (normalerweise 6–12 Zyklen in der Minute).

Eine niedrige Amplitude weist auf einen niedrigen Vitalitätspegel des Patienten hin. Mit anderen Worten: Die Widerstandsfähigkeit des Patienten ist verringert und somit seine Krankheitsanfälligkeit erhöht.

Mitunter kann die am Kopf ertastete CranioSacrale Frequenz das Doppelte des normalen Wertes erreichen, während die Amplitude niedrig ist und die innere Energie, die das CranioSacrale System antreibt, recht hoch erscheint. Wir erklären uns einen solchen Befund als Hinweis darauf, dass die Grenzen des hydraulischen Systems, also die der Meningealmembranen des CranioSacralen Systems, verhältnismäßig eng sind und sich nicht an die CranioSacrale Bewegung anpassen können. Dadurch verdoppelt sich die Frequenz und senkt sich die Amplitude um rund 50 %. Dieser Zustand behält allerdings die normale Bewegungsweglänge in der Minute bei (Abb. **1.1b**).

Diese Situation tritt öfters bei entzündlichen Zuständen auf, die die Hirnhaut und/oder das zentrale Nervensystem bald in Mitleidenschaft ziehen werden oder schon gezogen haben. Oft tritt diese klinische Anomalie auch beim Autismus auf. Das könnte bedeuten, dass der Autismus durch frühere physiologische Störungen verursacht wurde, die die Meningealmembranen befallen und ihre Dehnbarkeit beeinträchtigt haben.

Mangelnde Symmetrie der rhythmischen CranioSacralen Bewegung im ganzen Körper dient als Hinweis zur Ortung jeglicher Art von pathologischen Störungen, die einen Verlust der physiologischen Bewegung verursachen, wie dies zum Beispiel bei osteopathischen Läsionen des muskuloskelettalen Systems (somatischen Funktionsstörungen), entzündlichen Reaktionen, Adhäsionen, Traumen mit Narben, Operationsnarben,

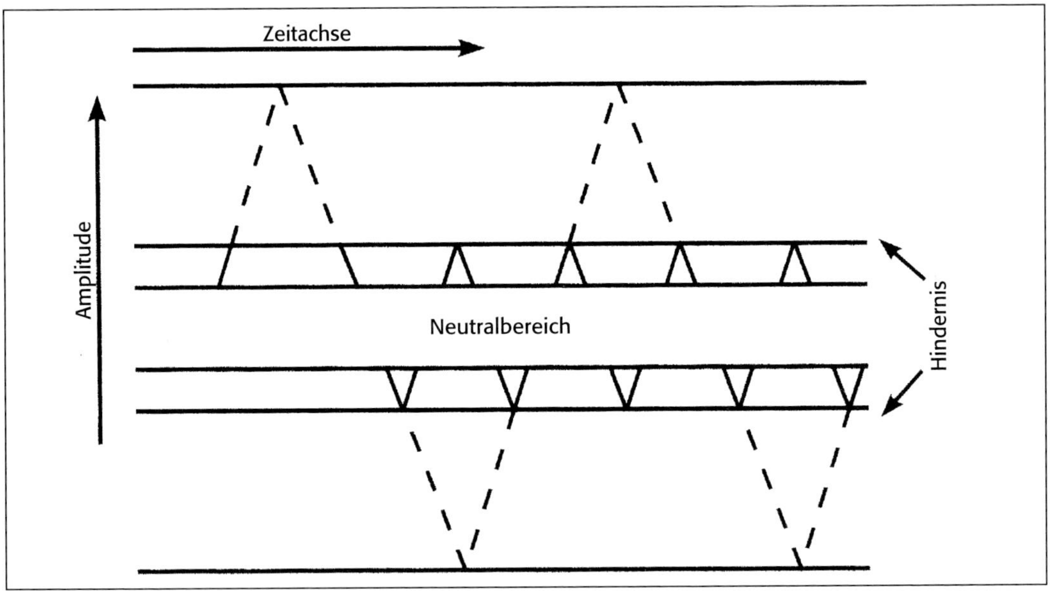

Abb. **1.1b** Darstellung der CranioSacralen Bewegung: Die Auswirkung von Hindernissen

akuten Durchblutungsstörungen usw. der Fall ist. Die Bewegungsasymmetrie zeigt zwar nicht die Art der Erkrankung auf, jedoch ihren Ort. Nach Ortung der Störung bedient man sich anderer Verfahren, um ihre Pathologie genauer zu erfassen. Die Wiederherstellung einer symmetrischen CranioSacralen Bewegung in einem Bereich beschränkter Bewegung kann als prognostisches Werkzeug eingesetzt werden. Wird die Asymmetrie beseitigt und die normale physiologische Bewegung wiederhergestellt, so kann man zuversichtlich aussagen, dass das Problem gelöst wurde oder gelöst werden wird.

1.4 Die Rolle der Körperfaszie

Man kann die Körperfaszie mit einer beschränkt beweglichen, von Kopf bis Fuß durchgehenden, geschichteten Bindegewebehülle vergleichen, die mit den zwischen ihren Schichten befindlichen Taschen alle somatischen und viszeralen Strukturen des menschlichen Körpers umgibt. Dieses Modell erklärt, weshalb bei diesem Gewebe ein Beweglichkeitsverlust in irgendeinem Bereich zur Ortung des diesen Verlust verursachenden Krankheitsprozesses dienen kann. Durch irgendetwas, wahrscheinlich das Nervensystem, wird dieses Fasziensystem ständig im Takt mit der rhythmischen CranioSacralen Bewegung gehalten. Durch direkte Verbindungen und gemeinsame Knochenverankerungen sind die Extraduralfaszien und die Meningen miteinander verbunden und bewegen sich in gegenseitiger Abhängigkeit. Die einzigen Grenzen der bei einer Untersuchung der Beweglichkeit oder Beschränkung der Faszien erzielbaren diagnostischen und prognostischen Informationen werden vom palpatorischen Können und den anatomischen Kenntnissen des Untersuchenden selbst gesetzt. Man merke sich besonders die Frequenz, Amplitude, Symmetrie und Qualität der CranioSacralen Bewegung und ihrer Wiedergabe über den ganzen Körper.

1.5 Historischer Hintergrund

Der Ursprung der CranioSacralen Bewegung ist noch immer unbekannt. Aber die Theorie, dass unter normalen Bedingungen der Schädel sich ständig in Bewegung befindet, ist nicht neu. Sie wurde den Osteopathen vor mehr als 50 Jahren vorgestellt.

1.5.1 Sutherlands Modell

Während seines Studiums an der American School of Osteopathy in Kirksville (Missouri) am Anfang des 20. Jahrhunderts wurde William G. Sutherland von der Form der Knochen des menschlichen Schädels fasziniert. Im Gegensatz zu dem, was er gelernt hatte, nämlich dass bei normalen Erwachsenen die Schädelknochen durch Verkalkung starr miteinander verbunden sind und deshalb eine Bewegung ausgeschlossen sei, glaubte er, sie seien zur Bewegung vorgesehen. Es hieß, die einzigen Ausnahmen zu dieser Unbeweglichkeit des menschlichen Schädels bildeten die winzig kleinen Knöchelchen des Ohrs und der Kiefergelenke. Die Anatomen lehrten Sutherland (wie das viele von ihnen immer noch tun), der Schädel habe nur schützende und blutbildende Funktionen.[1]

Sutherland glaubte hingegen, die Natur dulde nur das Zweckmäßige. Er kam deshalb zur Überzeugung, dass die Schädelknochen sich während des ganzen Lebens gegeneinander bewegen müssten. Eine detaillierte Untersuchung des menschlichen Schädels und seiner Knochennähte weist eindeutig auf die Möglichkeit einer Bewegung der Schädelknochen hin.

Nachdem sich Sutherland durch Experimente an sich selbst mit der CranioSacralen Bewegung vertrauter gemacht hatte, begann er Versuche bei Dritten, indem er den Kopf sanft palpierte. Nach kurzer Zeit konnte er kleinste rhythmische Bewegungen an den Schädeln von Menschen verschiedenen Alters erspüren. Ein früher damit zusammenhängender Befund war die mit der Bewegung des Schädels synchron spürbare Bewegung des Sakrums.

Sutherland erklärte die rhythmische Bewegungssynchronisation des Schädels und des Os sacrum mit der Kontinuität der schlauchförmigen Dura mater in der Wirbelsäule, die mit nur einigen wenigen dazwischen liegenden, wirklich einschränkenden Knochenansätzen das Os occipitale fest mit dem Os sacrum verbindet. Er kam zu dem Schluss, der Duralansatz am Foramen magnum müsse die physiologische Bewegung am Os sacrum beeinflussen und umgekehrt, ausgenommen bei einschränkenden pathologischen Zuständen.

Darauf entwickelte er ein Modell, das dem Os sphenoidale die Schlüsselrolle im knöchernen Schädel zuwies. Das Os sphenoidale lieferte die treibende Kraft, die an den restlichen Schädel über seine Gelenkverbindungen mit dem Os occipitale, dem Os temporale, dem Os parietale, dem Os frontale, dem Os ethmoidale, dem Vomer, dem Os palatinum und dem Os zygomaticum weitergeleitet wurde. (Es besteht auch eine nicht konstante Gelenkverbindung zwischen Maxilla und Os sphenoidale.) Dieses Modell beweist eindeutig, dass die Kraft, die das Os sphenoidale bewegt, zwangsläufig auch eine Bewegung in allen jenen Knochen erzeugt, mit denen es über Gelenke verbunden ist. Knochen, wie beispielsweise der Unterkiefer, mit dem das Os sphenoidale nicht direkt verbunden ist, werden mittelbar vom Os sphenoidale über die Schläfenbeine und andere Knochen beeinflusst. Das Os sphenoidale beeinflusst die Maxilla über den Vomer und das Os palatinum. Aus mechanischer Sicht ist dieses Modell der Zusammenhänge der verschiedenen Schädelknochen, mit dem Os sphenoidale als treibender Kraft, absolut plausibel.

Gewisse Zweifel sind über die Möglichkeit einer Bewegung am Sphenobasilargelenk des Erwachsenen entstanden. Eine solche Bewegung ist aber eine wesentliche Voraussetzung des von Sutherland entwickelten Funktionsmodells. Im frühen Leben des Embryos besteht das Sphenobasilargelenk als Knochenfuge. Es liegt knapp hinter der Sella turcica und vor dem Foramen magnum, an der Stelle, wo die hintere Verlängerung des Körpers des Os sphenoidale mit der vorderen Verlängerung der Basis des Os occipitale zusammentrifft. Wahrscheinlich behält dieses dünne Band aus knorpelartigem Material während des ganzen Lebens eine gewisse Elastizität. Sutherland nannte dieses Gelenk fälschlicherweise eine Symphyse. Seine Beispiele dieses Gelenks als Symphyse beziehen sich auf Eigenschaften der Symphyse, um die Hypothese des Auftretens abnormaler Schubkräfte zwischen dem Os sphe-

1 Hingegen lehrten italienische Anatomen bereits im frühen 20. Jahrhundert, die Verknöcherung der Schädelnähte beim reifen erwachsenen Menschen sei pathologisch. Diese Lehren stehen im Widerspruch zu jenen britischen Anatomen, die behaupteten, dass die Verknöcherung der Nähte und die Unbeweglichkeit des Schädels normal sind (Professor Giuseppe Sperino in Anatomia umana, Bd. 1, 1931 [S. 203]).

noidale und dem Os occipitale aufzustellen, um Torsions-, Seitneigungs- und Flexions-Extensions-Bewegungsmuster nachzuweisen.

Torsions-, Seitneigungs- und Flexions-Extensions-Bewegungen können möglicherweise entstehen, wenn eine gewisse Flexibilität zwischen Os sphenoidale und Os occipitale bestehen bleibt. Die Schubkraft zwischen Os sphenoidale und Os occipitale, die Sutherland als vertikale und laterale Verspannung benannte, ist jedoch ein schwer vorstellbares Konzept, da es sich um ein Gelenk handelt, das keine eigentliche Symphyse ist.

Histologisch wird das Sphenobasilargelenk richtigerweise eine Synchondrose genannt. Es behält tatsächlich während des ganzen Lebens eine gewisse Flexibilität. Wahrscheinlich wäre es richtiger, sich die anatomischen Verformungen zwischen den Bestandteilen der Sphenobasilarsynchondrose als Folgen von Funktionsstörungen an der Schädelbasis beziehungsweise von abnormalen Membrandehnungen innerhalb der Dura mater vorzustellen. Abnormale sphenobasilare Gelenkbeziehungen werden wahrscheinlich nicht von primären Verformungen der anatomischen Verbindungen zwischen Os sphenoidale und Os occipitale unterhalten. Die Dura ist als Periost und Endost an den Knochen des Schädeldaches und der Schädelbasis fest verankert. Die auf die Duralmembranen einwirkenden abnormalen Zugkräfte werden also auf die verschiedenen Knochen übertragen, an die diese Membranen befestigt sind. Dieser Umstand erzeugt abnormale funktionelle Bewegungen dieser Knochen.

In Sutherlands Modell wurde das Os sphenoidale als die treibende Bewegungskraft für die Schädelknochen angesehen. Konsequenterweise ist aber zwangsläufig die Frage zu stellen, welche treibende Kraft ihrerseits auf das Os sphenoidale einwirkt. Sutherland vermutete, das Os sphenoidale bewege sich als Reaktion auf eine Kreislaufschwankung der zerebrospinalen Flüssigkeit und der Auswirkung dieser Schwankung auf das intrakraniale Membransystem. Er erachtete die Falx cerebri, die Schichten des Tentorium cerebelli und die Falx cerebelli als Bestandteile eines Systems der reziproken Spannungsmembranen, das auf die Kreislaufschwankungen der zerebrospinalen Flüssigkeit reagiert, indem es die Treibkraft für das Os sphenoidale in seinem rhythmischen Bewegungsmuster an der Schädelbasis liefert. Sutherland glaubte, der Ursprung dieser gesamten Bewegung sei die rhythmische Dehnung und Verengung des Ventrikelsystems des Gehirns. Er betrachtete das Gehirn als die Primärquelle der Kraft, die das CranioSacrale System treibt und die Bewegung erzeugt.

Heute erkennen wir diese Einsichten als eine außerordentliche Leistung. Im Großen und Ganzen unterstützen unsere Forschungen dieses Modell. Allmählich bestätigen moderne Techniken das von Sutherland erstellte Modell in seinen wesentlichen Zügen als allgemein richtig.

1.5.2 Das Druckausgleichsmodell

Beim Versuch, Sutherlands Konzept des sich rhythmisch verengenden Gehirns als die Triebkraft der rhythmischen Druckerhöhung und -senkung der zerebrospinalen Flüssigkeit zu übernehmen, stoßen wir auf gewisse Schwierigkeiten. Wir glauben nicht, dass das Gewebe des Gehirns eine genügend hohe Zugfestigkeit aufweist, um als hydraulische Pumpe zu dienen, die innerhalb dieses teilweise geschlossenen hydraulischen Systems den hydrostatischen Druck rhythmisch zu erhöhen und zu senken vermag. Zweitens, während In-vitro-Beobachtungen zwar zeigen, dass sich die Gliazellen rhythmisch bewegen, stellt die Frequenz ihrer Bewegungen kaum ein Zehntel der Frequenz dar, die wir im CranioSacralen System beobachten können.

Es scheint kaum möglich, von einer Beobachtung der Gliazellenbewegung auf das Konzept des sich rhythmisch verengenden Gehirns als Grundlage der Bewegung des CranioSacralen Systems schließen zu können. Zwar stimmt es, dass die Bewegung einzelner Zellen *in vitro* wesentlich langsamer sein kann als *in vivo*, sie kann jedoch auch viel schneller sein. Wir können deshalb die In-vitro-Bewegung der Gliazellen nicht als Beweismittel verwenden.

Eine Alternative zum Konzept des sich rhythmisch verengenden Gehirns wäre ein Druckausgleichsmodell. Für ein solches Modell kann man einfach annehmen, die zerebrospinale Flüssigkeit werde durch den Plexus choroideus im Ventrikelsystem des Gehirns wesentlich schneller erzeugt, als die Liquorresorption durch die Arachnoidalkörper zurück in den venösen Kreislauf stattfinden kann. Diese Arachnoidalkörper sind hauptsächlich im intrakranialen venösen Sinussystem konzentriert. Wahrscheinlich findet der größte Teil dieser Resorption im venösen Sinus sagittalis statt.

Nimmt man an, die Liquorerzeugung erfolge doppelt so schnell wie seine Resorption, so entsteht eine obere Druckgrenze, wenn diese Erzeugung während einer bestimmten Zeit eingeschaltet bleibt. Wird diese Grenze erreicht, dann schaltet irgendein homöostatischer Mechanismus die Erzeugung der zerebrospinalen Flüssigkeit wieder ab. Die Liquoraufnahme während der Erzeugungsphase und nach dem Abschalten der Flüssigkeitserzeugung bleibt konstant. Der hydrostatische Druck muss also wieder sinken, sobald die Erzeugung der Flüssigkeit nicht mehr stattfindet, weil sich das Volumen im hydraulischen System laufend verringert. Sobald ein unterer Schwellenwert erreicht wird, schaltet sich die Liquorerzeugung wieder ein und der hydrostatische Druck im CranioSacralen System beginnt erneut zu steigen. Damit findet bei der zerebrospinalen Flüssigkeit eine rhythmische Druckerhöhung und -senkung statt, die ihrerseits die rhythmischen Veränderungen der Grenzen des teilweise geschlossenen hydraulischen Systems verursacht.

1.5.3 Kontrollmechanismen für den hydrostatischen Liquordruck

Gegenwärtig bieten sich mindestens zwei mögliche Mechanismen als Lösungen an:

1. Seitdem wir wissen, dass sich beim normalen erwachsenen Menschen und anderen Primaten die Knochennähte des Schädels ständig in Bewegung befinden und wir kollagene und elastische Fasern sowie verschiedene Gefäß- und Nervenplexus in diesen Knochennähten (Anhang A) festgestellt haben, scheint es ohne Weiteres möglich, dass diese Nähte einen Streckreflex besitzen. Sobald der hydrostatische Druck im Schädelinneren die Naht auf eine bestimmte Weite auseinanderdrückt, wird ein Streckreflex in der Knochennaht aktiviert, der dem Ventrikelsystem des Gehirns befiehlt, die Liquorerzeugung einzustellen. Sobald der hydrostatische Druck im Schädelinneren sinkt, sich diese Streckung zu normalisieren beginnt und die Knochennaht ihren Inhalt schließlich wieder leicht zusammendrückt, wird eine weitere Meldung an das Gehirn ausgesandt, die Liquorerzeugung wieder aufzunehmen. Diese Wiederaufnahme der Flüssigkeitserzeugung erhöht also den hydrostatischen Druck erneut und verringert die Kompression im Inneren der Knochennaht.
   Aufgrund dieses Gedankenmodells begannen wir, ein Meldesystem zwischen der Knochennaht und dem Ventrikelsystem des Gehirns zu suchen. Beim Affen konnten wir erfolgreich einzelne Nervenaxone nachweisen, die von der Sagittalnaht zur Mitte durch die Hirnhautmembranen hindurch bis zur Wand des dritten Ventrikels des Gehirns verlaufen. Diese histologische Arbeit liefert uns die für das bereits beschriebene Gedankenmodell notwendigen Gebilde.[2]
2. In einer Beschreibung des Sinus rectus, die wir in Grays Anatomy (39. britische Auflage) entdeckten, wird ein arachnoidaler Granulationskörper erwähnt, der sich auf den Boden des Sinus rectus im Vereinigungswinkel mit der großen Hirnvene projiziert. Dieser Körper enthält ein sinusartiges Geflecht von Blutgefäßen, die sich prall füllen und wie ein Kugelventilmechanismus wirken. Möglicherweise regelt dann dieser Mechanismus den Ausfluss von der großen Hirnvene, der seinerseits durch den erhöhten Rückstaudruck die Ausscheidung der zerebrospinalen Flüssigkeit durch den Plexus choroideus der seitlichen Ventrikel bewirkt. Die Gefäße im Inneren des Hirns, die ja in die große Hirnvene einmünden, entsorgen diese Hirnbereiche.

Wir stellen die Hypothese auf, dass diese Strukturen wahrscheinlich noch einen weiteren Mechanismus unterstützen, durch den die Erzeugung der zerebrospinalen Flüssigkeit unter homöostatischer Kontrolle steht. Wir meinen, dass es eher dieser druckausgleichende Mechanismus sein dürfte, der die rhythmische Erweiterung und Verengung des Ventrikelsystems des

2 Diese Arbeit wurde in Zusammenarbeit mit Dr. E.W. Retzlaff von der Abteilung für Biomechanik der staatlichen Universität von Michigan fortgesetzt.

Hirns verursacht, und nicht irgendeine dem Hirngewebe eigene verengende Fähigkeit. Die Beobachtung in situ des lebenden menschlichen Hirngewebes weist tatsächlich eine rhythmische Bewegung dieses Gewebes auf. Der Schluss wäre jedoch naheliegender, das Ventrikelsystem des Gehirns reagiere auf eine Veränderung im hydrostatischen Liquordruck, als dass es diese Veränderung durch Kontraktion selbst erzeugt.

Unabhängig von uns hat E. A. Bunt, ein Neurochirurg in Südafrika, im Verlaufe seiner Forschung auf dem Gebiet der idiopathischen normotensiven Hydrozephalopathie ein ähnliches Modell entwickelt. Bunt hat uns Reihentomogramm-Röntgenaufnahmen durch die lateralen und dritten Ventrikel des Gehirns gezeigt. Diese weisen beim normalen Patienten während der Dilatation und Kontraktion der lateralen Ventrikel eine Flächenveränderung von rund 50 % auf, bei einem Rhythmus von 6 Zyklen in der Minute. Bunt erachtet das Druckausgleichsmodell als brauchbare Grundlage.

1.5.4 Beckers Modell

Ein weiteres Modell, das eine Erklärung des Ursprungs der rhythmischen CranioSacralen Bewegung ermöglichen könnte, wurde von Dr. Frederick Becker vorgeschlagen. Becker ist Anatom und einer meiner ehemaligen Kollegen in der Abteilung für Biomechanik an der Michigan State University.

Becker stellte die Hypothese auf, die rhythmische CranioSacrale Bewegung entstehe möglicherweise durch die tonische Reaktion der extraduralen Muskulatur auf die Schwerkraft. Entweder könnten diese Muskeln einen Reiz an das zentrale Nervensystem liefern und dadurch die Schwankungen im hydrostatischen Liquordruck erzeugen, oder es könnten die willkürlichen Muskeln über die Kontinuität der Faszien unmittelbar auf die Duralmembranen einwirken, welche die Grenzen des hydraulischen Liquorsystems bilden. Eine solche Einwirkung könnte die rhythmische Erhöhung und Senkung des hydrostatischen Drucks im System verursachen, indem es die auf die Duralmembranen ausgeübte Zugkraft rhythmisch verändert.

Unsere Erfahrungen bei der Untersuchung von neuropathologischen Patienten scheinen diese Vermutung jedoch zu widerlegen. Wir haben am Kopf von Patienten, die durch Verletzung des Rückenmarks an Tetraplegie litten und wenig bis überhaupt keinen Muskeltonus aufwiesen, einen starken CranioSacralen Rhythmus vorgefunden. Wäre die CranioSacrale Bewegung von diesem Muskeltonus abhängig, dann würde man eine Abschwächung der Amplitude der CranioSacralen Bewegung erwarten. Ferner finden offenbar Bewegungen von denervierten Muskeln und Bindegewebe im Rhythmus von 20–30 Zyklen in der Minute statt. Wäre die CranioSacrale Bewegung vom Tonus der Skelettmuskulatur abhängig, könnte die erhöhte Tätigkeit der Skelettmuskulatur bei Tetraplegikern wohl kaum ohne offensichtlichen Einfluss auf den CranioSacralen Rhythmus auftreten. In vielen Fällen von Tetraplegie bleibt aber sowohl die Amplitude als auch die Frequenz des im Kopf wahrnehmbaren CranioSacralen Rhythmus innerhalb der normalen Grenzen.

2 Das CranioSacrale Konzept: Grundlegende Terminologie

Bei den meisten Lesern dieses Buches darf man gute Kenntnisse in Anatomie und Physiologie voraussetzen. In der klassischen Anatomie- und Physiologieausbildung wird den Begriffen und Konzepten der CranioSacralen Therapie nur wenig Beachtung geschenkt. Des Weiteren haben viele jener Begriffe, die im Zusammenhang mit dieser Behandlungsmethode verwendet werden, in anderen Bereichen der Medizin differente Bedeutung. Bevor wir deshalb mit dem eigentlichen Text beginnen können, bietet dieses Kapitel einen Überblick über die wichtigsten Elemente der im Zusammenhang mit der CranioSacralen Therapie verwendeten anatomischen, physiologischen und therapeutischen Terminologie, einschließlich der zur Bezeichnung der anatomischen Lage verwendeten Begriffe. Viele dieser Termini werden in späteren Kapiteln des Buches noch eingehender behandelt.

2.1 Das CranioSacrale System

Das CranioSacrale System ist ein vor kurzer Zeit erkanntes physiologisches System. Es hat eine eigene physiologische rhythmische Aktivität. Es besitzt alle Eigenschaften, die ein partiell geschlossenes hydraulisches System kennzeichnen. Funktionell ist es eng mit dem zentralen Nervensystem, dem autonomen Nervensystem, dem neuromuskulären System und dem endokrinen System verbunden. Es wird durch die Meningealmembranen, insbesondere durch die Dura mater begrenzt. Die Aufnahme von Flüssigkeit in das System erfolgt über den Plexus choroideus, der den Austausch zwischen vaskulärem und ventrikulärem System des Gehirns ermöglicht. Bei der Flüssigkeit, die durch den Plexus choroideus aufgenommen wird, handelt es sich um den Liquor cerebrospinalis. Dieser Liquor wird über die Arachnoidalzotten wieder in das venöse System übernommen. Die größte Konzentration dieser Zotten befindet sich im venösen Sinus sagittalis in der Schädelkalotte. Sie sind jedoch auch an anderen Stellen in nicht unerheblicher Anzahl in das venöse Entsorgungssystem des Schädelinneren integriert.[3]

Die Dura mater mit ihrer Membranfunktion und ihr Inhalt bilden ein partiell geschlossenes hydraulisches System. Die Duralmembran ist für den Liquor, den sie begrenzt, grundsätzlich undurchlässig. Der Zu- und Abfluss der Flüssigkeit in und aus diesem System erfolgt über spezielle Gewebestrukturen unter homöostatischer Kontrolle (Plexus choroideus und Granulationes arachnoidales). Die geschilderten Zu- und Abflussmechanismen sind charakteristische Merkmale des partiell geschlossenen hydraulischen Systems.

Homöostatische Mechanismen sind sich selbst regulierende und selbst im Gleichgewicht haltende Mechanismen, die von „Feedback" (Rückkoppelungsinformationen) abhängig sind. Biologische Systeme besitzen viele verschiedene homöostatische Mechanismen, die es ihnen ermöglichen, sich immer wieder an Veränderungen im Körperinneren und in der Umwelt anzupassen. Ein Beispiel für einen homöostatischen Mechanismus im menschlichen Körper ist die Erzeugung des Schilddrüsenhormons. Dieses Hormon wird von der Schilddrüse erzeugt, die ihrerseits von der Hypophyse (der Hirnanhangsdrüse) über ein stimulierendes Hormon gesteuert wird. Die Hypophyse erhält ihre Information, ob und wann sie dieses Hormon in den Blutkreislauf ausschütten soll, vom Sättigungsgrad des Schilddrüsenhormons im Blut, den sie ständig überwacht. Blutzucker, Körpertemperatur, Blutdruck und unzählige andere Körperfunktionen und Tätigkeiten werden laufend durch homöostatische Mechanismen reguliert.

Wie ein hydraulisches System wird das CranioSacrale System durch seine Grenzen, die Duralmembranen, sowie durch den Flüssigkeitsdruck im System und durch etwas starre Elemente,

3 A.d.Ü.: Die Granulationes arachnoidales (Arachnoidalzotten) befinden sich in den Lacuni laterales (kleine laterale Ausbuchtungen) des Sinus sagittalis. Sie ermöglichen die vom Druck des Subarachnoidalraums abhängige Resorption des Liquors.

den Schädelknochen, gebildet. Mit diesen Schädelknochen ist die Duralmembran an vielen Stellen innerhalb des Schädelgewölbes fest verbunden. Diese Gestaltung erlaubt uns, die Schädelknochen als harte Platten der Duralmembran zu betrachten. Diese sind es auch, die uns diagnostische Hinweise geben und in der Behandlung als Hebel dienen.[4]

Das partiell geschlossene hydraulische CranioSacrale System gehorcht den Gesetzen der Hydromechanik. Der das System füllende Liquor ist weitgehend nicht komprimierbar, das heißt, er verhält sich im Wesentlichen wie Wasser.

Da Flüssigkeiten innerhalb ihrer Grenzen nur unwesentliche Schubkräfte ausüben, pflanzt sich jede Kraft, die auf die Oberfläche einer Flüssigkeit einwirkt, in alle Richtungen gleichmäßig fort. Übt man also einen Druck oder eine Kraft auf einen Grenzflächenbereich des hydraulischen Systems aus, wird diese Kraft durch den Liquor cerebrospinalis gleichmäßig an alle Grenzflächen des Systems weitergegeben. Diese Eigenschaft hat zur Folge, dass das CranioSacrale System besonders für Therapieformen, in denen plötzliche Bewegungen zur Anwendung kommen, empfindlich ist.

Auch sei daran erinnert, dass das Gehirn ebenfalls Bestandteil dieses hydraulischen Systems ist. Das Gehirn ist leichter komprimierbar als der Liquor cerebrospinalis. Ein starker Druck auf die äußeren Grenzflächen des Systems wird durch den im Verhältnis nicht komprimierbaren Liquor cerebrospinalis an die leichter komprimierbare Hirnsubstanz weitergegeben.

2.1.1 Die Membranen

Die Membranen des CranioSacralen Systems sind die Dura mater, die Arachnoidea mater und die Pia mater.

Die *Dura mater* oder Duralmembran ist die äußere Schicht der drei Membranen, der sogenannten Meningen, die Gehirn und Rückenmark umhüllen. Sie besteht aus sehr widerstandsfähigem, verhältnismäßig unelastischem Bindegewebe, welches mit der inneren Seite der Schädelknochen verwachsen ist. Sie formt senkrechte Falten, die sogenannte Falx cerebri und Falx cerebelli (Groß- und Kleinhirnsichel), welche die Groß- bzw. Kleinhirnhemisphären voneinander trennen. Ferner bildet sie die bilateralen, nahezu horizontalen Grenzflächen, das Tentorium cerebelli (Kleinhirnzelt), die das Groß- und Kleinhirn voneinander trennen. Die Dura mater bildet auch die Grenze für den Liquor und formiert somit das hydraulische CranioSacrale System. Die Dura mater encephali setzt sich als Dura mater spinalis fort.

Die *Arachnoidalmembran* ist dünn, zart und mit Gefäßen durchzogen. Von der Dura mater und Pia mater wird sie durch die subduralen und subarachnoidalen Hohlräume getrennt. Die Arachnoidalmembran schmiegt sich nicht an die Hirnwindungen an. Die Hohlräume, die die Arachnoidalmembran außen von der Dura mater und innen von der Pia mater trennen, sind mit Flüssigkeit gefüllt, die den drei Meningen eine gewisse gegenseitige Bewegungsunabhängigkeit gewährt.

Die *Pia mater* ist die enorm stark vaskularisierte, empfindliche innere Schicht der Meningen. Sie schmiegt sich an alle Hirnwindungen und Rückenmarksformen an und ist für die Blutversorgung zuständig.

Da die drei meningealen Schichten eine gewisse Beweglichkeit aufweisen, ist die Möglichkeit, die Wirbelsäule zu drehen und zu biegen, ohne das Rückenmark dabei zu verletzen, eine Funktion, die sie erfüllen.

2.1.2 Die Duralmembran

Diese Grenzmembran des partiell geschlossenen hydraulischen CranioSacralen Systems besitzt eine Anzahl von knöchernen Fixationspunkten. Diese Ansätze stellen Befestigungen dar, über welche die auf die Duralmembran wirkenden Zugkräfte an das Bindegewebe außerhalb des Systems weitergeleitet werden. Diese gemeinsamen knöchernen Verankerungen zwischen Dura mater und Bindegewebe ermöglichen ein Übergreifen abnormaler Zugkräfte über die Grenzen der Dura mater hinweg. Umgekehrt und leichter

4 A.d.Ü.: Die Schädelknochen können auch mit den Kontinentalplatten auf unserem Globus verglichen werden.

verständlich ist die Tatsache, dass über diese gemeinsamen Verankerungen das Bindegewebe außerhalb des CranioSacralen Systems Zugkräfte an das Duralmembransystem weiterleiten kann. Die Kontinuität der Dura mater gewährleistet, dass diese Zugkräfte an entfernte und nur sehr schwer vorhersehbare Bereiche des Meningealmembransystems weitergeleitet werden.

Die Dura mater bildet eine Schicht des Endosts im Schädelgewölbe und ist über das Periost mit den Knochen des Schädelgewölbes fest verbunden. Entgegen einer weitverbreiteten Meinung befinden sich die Knochen des Schädelgewölbes ständig in Bewegung, um sich laufend der sich stets verändernden Hydrodynamik und den durch die Duralmembran ausgeübten oder weitergeleiteten Zugkräften innerhalb des CranioSacralen Systems anzupassen. Ungeachtet des Alters des Menschen verschmelzen unter normalen Umständen die Schädelnähte oder Gelenke, an denen die Schädelknochen zusammentreffen, nicht. Das entspricht nicht dem herkömmlichen angelsächsischen anatomischen Dogma, dafür aber den im Mittelmeerraum praktizierten Lehren der Anatomie. Unsere Befunde weisen eindeutig auf eine während des ganzen Lebens erhaltene Beweglichkeit der Schädelnähte hin.

2.1.3 Die Schädelbasis

Die Schädelbasis wird durch den horizontalen Teil des Os frontale (Stirnbein) und das Os ethmoidale (Siebbein) gebildet. Das Os ethmoidale durchbricht dabei das Os frontale im Bereich einer kleinen Kerbe, der Incisura ethmoidalis. Sie umfasst weiterhin das Os sphenoidale (Keilbein), die Pars petrosa (Felsenbein) der beiden Ossa temporalia (Schläfenbeine), die Basis und den kondylären Anteil des Os occipitale (Hinterhauptbein).

Diese Gruppe von Knochenteilen bildet den Boden des Schädels. Zwischen dem vorderen Teil des Os occipitale und dem hinteren Teil

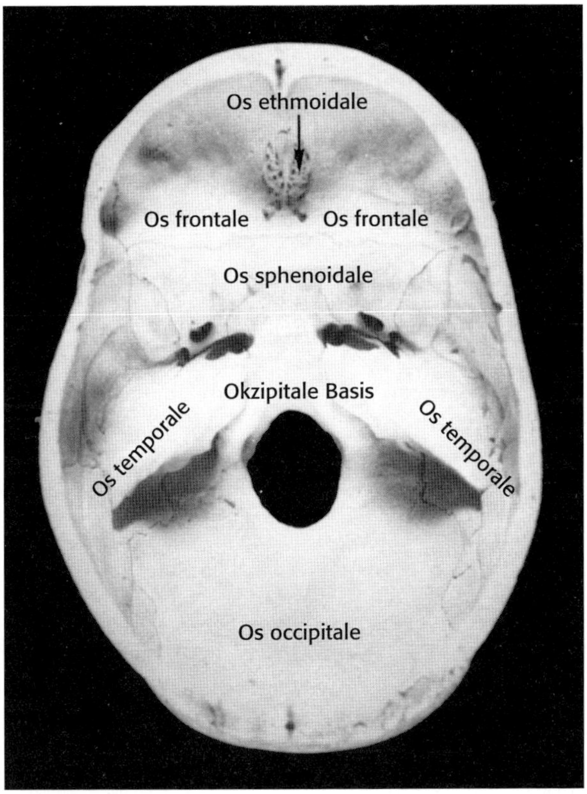

Abb. **2.1** Die Schädelbasis

der Basis des Os sphenoidale liegt die sogenannte sphenobasilare Synchondrose. Sie ist eine Synchondrose, also ein Rudiment aus einem mehr oder weniger biegsamen, knorpelartigen Knochenmaterial zwischen dem Os sphenoidale und dem Os occipitale. Diese flexible Synchondrose unterstützt die Flexions- und Extensionsbewegungen der Schädelbasis, die während des ganzen Lebens stattfinden.

2.1.4 Die „innere Verbindung"

Die Duralmembran bildet zwischen dem Foramen magnum und dem Os sacrum eine sogenannte innere Verbindung. Der Name weist auf die Funktion dieses Membranschlauches hin. Die innere Verbindung, die spinale Dura mater, ist innerhalb des Rückenmarkkanals verhältnismäßig frei beweglich. Wenn sich die Wirbelsäule im Ruhezustand und in einer verhältnismäßig neutralen Lage befindet, entsprechen die Bewegungen von Okziput und Sakrum einander. Liegen in diesem inneren Verbindungsglied keine abnormalen Bewegungsrestriktionen vor, dann überträgt die Membran die Zugkräfte, die auf einen dieser Knochen einwirken, unmittelbar auf den anderen.

2.1.5 Der sakrokokzygeale Komplex

Dieser Begriff bezieht sich auf die funktionelle Einheit des Sakrums (Kreuzbein) und des Os coccygis (Steißbein). Die Meningen treten von kranial her in den Canalis sacralis ein. Die drei Membranen verschmelzen dabei miteinander. Ihre einzigen festen Knochenverbindungen im Inneren des Canalis sacralis liegen auf der Höhe des zweiten sakralen Segmentes. Dies ist wahrscheinlich der Grund, weshalb sich das Sakrum, während es den Bewegungen des CranioSacralen Systems folgt, um eine Achse dreht, die auf dieser Ebene lokalisiert ist. Im Canalis sacralis verbindet sich die Dura mater mit dem Ende der Pia mater zum sogenannten Filum terminale. Dieses verlässt den Canalis sacralis durch den Hiatus sacralis, der sich in der Regel auf der Höhe des vierten sakralen Segments befindet. Die Membranen sind nun sehr fibrös, widerstandsfähig und miteinander verbunden. Sie gehen in das Periost des Os coccygis über und werden somit ein Teil desselben. Vom Standpunkt der CranioSacralen Therapie aus ist es durch diese Tatsache gerechtfertigt, das Sakrum und das Os coccygis als eine funktionelle Einheit zu betrachten.

2.1.6 Das Ventrikelsystem des Gehirns

Dieses System setzt sich aus vier Ventrikelräumen zusammen, von denen sich zwei seitlich und der dritte und vierte in der Mittellinie befinden (Abb. **2.2**). Die seitlichen Ventrikel sind Hohlräume der Hemisphären. Der dritte ist mit ihnen durch das Foramen interventriculare (A. Monro) verbunden, während die Verbindung zwischen dem dritten und vierten Ventrikel über den Aquaeductus cerebri (von F. Sylvius) erfolgt. Die Foramina von Luschka und Magendie verbinden den vierten Ventrikel des Gehirns mit dem Subarachnoidalraum. Der Liquor wird im Plexus choroideus innerhalb dieses Ventrikelsystems gebildet und fließt über das Kanalsystem in ein Liquorreservoir. Ein Verschluss oder das Fehlen des Kanals zwischen dem dritten und vierten Ventrikel (Aquaeductus cerebri) erzeugt einen Liquorrückstau und ist häufig die Ursache des angeborenen oder ererbten Hydrozephalus.

2.2 Bewegung

Die Bewegung hat eine besondere Bedeutung für jeden, der sich mit der CranioSacralen Therapie befasst. In diesem Buch wird der Begriff der *CranioSacralen Bewegung* für die rhythmische Bewegung verwendet, die der gesamte Körper als Antwort auf die Tätigkeit des CranioSacralen Systems beschreibt. Diese Bewegung wird kaum bemerkt und besitzt ein sehr geringes Ausmaß. Die CranioSacrale Bewegung wird als physiologische Bewegung aufgefasst, da sie unbewusst und ungewollt stattfindet; sie ist dem biologischen System des Einzelnen angeboren. Alle physiologischen und angeborenen, also körpereigenen Bewegungen sind lebenswichtig.

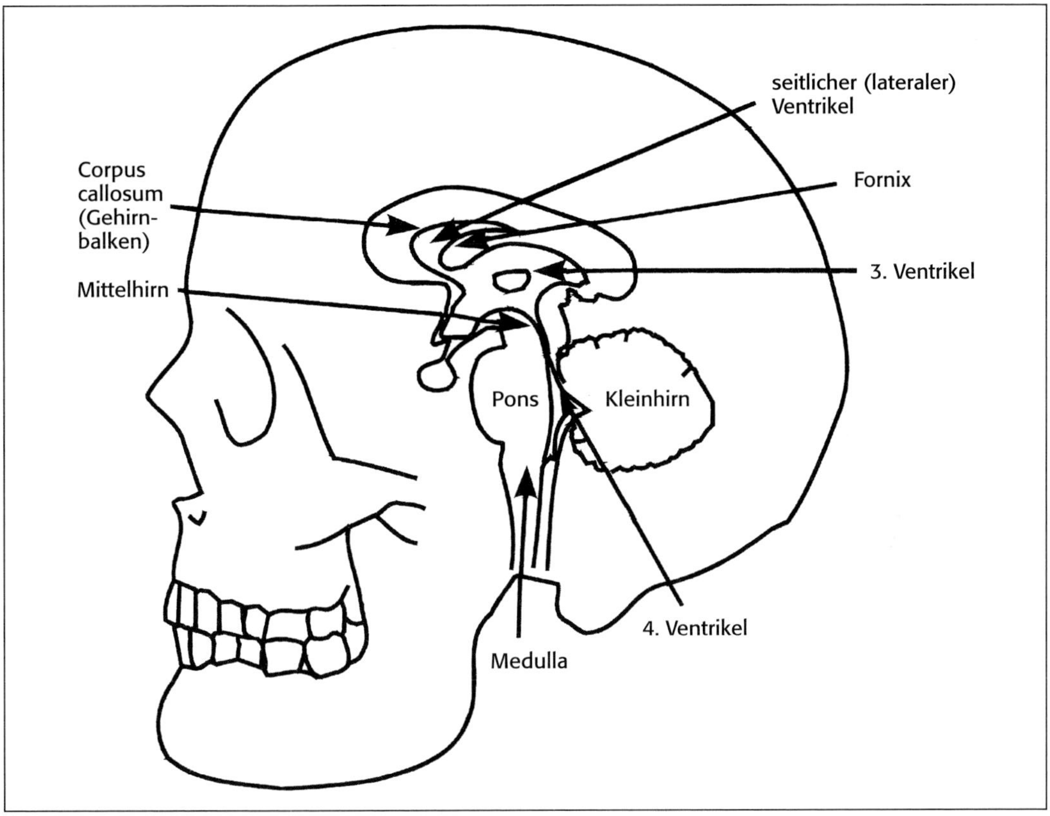

Abb. **2.2** Die Ventrikel

Der Begriff der *nichtphysiologischen Bewegung* kann sich auf eine abnormale Eigenmobilität beziehen, welche durch die Anpassung an ein Hindernis oder an eine Hemmung verursacht wird und die normale körpereigene physiologische Bewegung beeinträchtigt. Sie stellt ein durch solche Restriktionen verzerrtes Bewegungsmuster dar. Dieser Begriff einer nichtphysiologischen Bewegung wird jedoch auch verwendet, um eine von außen induzierte Bewegung zu bezeichnen. Dieser zweite Sinn der nichtphysiologischen Bewegung ist weniger häufig und wird in diesem Buch nicht verwendet. An seiner Stelle verwenden wir den Begriff *passive Bewegung* für die exogene, also die von außen erzeugte Bewegung. Es handelt sich dabei um eine Bewegung des Therapeuten, die beim Patienten eine passive Bewegung hervorruft. Der Begriff der *aktiven Bewegung* wird hingegen dort verwendet, wo durch den Patienten eine gewisse Anstrengung erforderlich ist.

Eine *Restriktion* ist die Beeinträchtigung der normalen physiologischen Bewegung im Körperinneren. Die eine physiologische Bewegung verursachende Eigenenergie ist vorhanden und kämpft gegen die Restriktion. In der Regel entstehen Restriktionen im Bindegewebe oder in den Faszien. Sie können durch Entzündungen, Adhäsionen, somatische Funktionsstörungen und Neuroreflexe verursacht werden. Die Beseitigung einer Restriktion ist der sogenannte „Release“ (Entspannung oder Befreiung). Eine Entspannung wird durch ein „Aufweichen“ des Hindernisses oder der Restriktion spürbar, gegen die die physiologische Eigenmobilität agiert hat. Der Widerstand löst sich auf und das Gewebe relaxiert spürbar. Die Entspannung wird immer als therapeutisch positives Ereignis gedeutet.

Im Normalfall durchläuft das CranioSacrale System zyklische Extensions- und Flexionssequenzen mit einer Frequenz von rund 6–12 Zyklen in der Minute. Die *Flexion* ist ein großer Bewegungsbereich, innerhalb dessen der Kopf breiter wird und sich seine Länge verringert. Der gesamte Körper durchläuft dabei eine Außenrotationsbewegung und wird breiter. Der Flexion folgt ein neutraler Bereich auf dem Weg zur Extension. Während dieser Phase (*Extension*) verschmälert sich der Kopf wieder, der ganze Körper dreht in Innenrotation und wird ebenfalls schmäler. Ein vollständiger Zyklus von der Flexion durch den Neutralbereich bis zur Extension und wieder zurück zum Neutralbereich und zur Flexion dauert ungefähr 6 Sekunden.

Wenn man sich einmal auf diese Bewegung eingestellt hat, verspürt man im eigenen Körper im Gehen und Stehen diese Flexions- und Extensionsbewegungen. Nach einer gewissen Zeit lernt man, sich jederzeit willentlich auf das Verspüren dieser physiologischen Bewegung des eigenen Körpers einzustellen.

Vom Standpunkt der Diagnose, Prognose und Therapie aus interessiert die qualitative Einschätzung der Energiestärke, welche die physiologischen Bewegungen antreibt, und die Symmetrie der reaktiven Körperbewegung (sowohl des CranioSacralen Systems als auch der äußeren Bindegewebe des Körpers) sowie die Qualität und der Bewegungsausschlag jeder zyklischen Bewegung. Kämpft die Bewegung gegen eine Widerstandsbarriere an?[5]

Eine *Widerstandsbarriere* ist ein wahrnehmbarer Punkt im normalen Bewegungszyklus, an dem sich die Körperbewegung entweder verzögert und zur Überwindung des Widerstandes eine zusätzliche Anstrengung erbringen muss oder den sie überhaupt nicht zu überwinden vermag. Bewegungsrestriktionen und -barrieren werden als starr oder elastisch bezeichnet. *Starre Barrieren* und Restriktionen repräsentieren knöcherne Probleme, wo sich ein Knochen gegenüber einem anderen nicht bewegen kann, weil sie sich gegenseitig blockieren. *Elastische Barrieren* und Restriktionen entstehen durch abnormale Membranspannungen, die eine normale physiologische Bewegung verhindern. Zwar erlauben diese abnormalen Spannungen oft eine Fortsetzung der Bewegungen, erfordern dazu jedoch einen zusätzlichen Energieaufwand. Stößt man bei der Behandlung eines Patienten auf eine Membranstörung, erhält man dort bei sanfter, unmittelbarer Kraftanwendung den Eindruck eines elastischen Widerstands.

Die Reaktion des ganzen Körpers auf das CranioSacrale System beruht auf dem Konzept der faszialen Kontinuität im gesamten Körper. Die Bewegung des Körpers steht wahrscheinlich im Zusammenhang mit der Auswirkung der Schwankungen des Liquor cerebrospinalis auf das Nervensystem, das seinerseits den Tonus des Körpergewebes beeinflusst.

2.3 Palpation

Die Palpation wird in der Regel definiert als eine Untersuchung durch Berührung. Der wesentliche Sinn und Zweck dieses Buches besteht darin, die Entwicklung dieser Fähigkeit zu fördern. Die Palpation ist eine Kunst, die von den Gesundheitsberufen schwer vernachlässigt wird. Auch die „Body workers" setzen oft nur eine einzige Art der Palpation ein und entwickeln somit nur einen sehr geringen Teil ihrer Fähigkeiten in der Palpationstechnik.

Die meisten von uns wurden angewiesen, mit den Fingerspitzen zu palpieren oder zu berühren. Diese Methode soll am besten geeignet sein, weil die Fingerspitzen als die empfindlichsten Teile der Hand gelten. Wir empfehlen jedoch, mit der ganzen Hand zu palpieren, mit dem Arm, ja sogar mit dem Bauch, je nachdem, welcher Teil des Körpers mit dem Patienten in Berührung kommt. Ziel des Therapeuten ist es, den palpierenden Teil seines Körpers mit dem anderen Körper, den er untersucht, zu „verschmelzen". Erfolgt diese Verschmelzung, so führt der palpierende Körperteil des Therapeuten dieselbe Bewegung aus wie der Körper des Patienten, es entsteht eine *Synchronisierung*. Wenn Verschmelzung und Synchronisierung stattgefunden haben, muss der Therapeut seine Propriozeptoren ein-

5 A.d.Ü.: Unter dem Begriff des äußeren Bindegewebes des Körpers versteht man alle Bindegewebe, die mit den Grenzen des CranioSacralen Systems verknüpft sind. Dies sind zum Beispiel die Faszien und Muskeln.

setzen, um herauszufinden, was der palpierende Teil seines Körpers gerade macht. Die Propriozeptoren sind die in den Muskeln, Sehnen und Faszien vorhandenen Sinnesorgane, die dem Menschen die Position und Tätigkeit der verschiedenen Teile seines Körpers anzeigen, ohne dass er seine Augen dazu benützt.

Der Schlüssel zu dieser Art der Palpation besteht darin, sich möglichst behutsam und nichtinvasiv zu verhalten. Wie bereits erwähnt, besteht das Ziel des Therapeuten darin, mit dem den Patienten untersuchenden und palpierenden Teil seines Körpers genau das zu tun, was der Körper des Patienten tut und was er auch in Abwesenheit des Therapeuten tun würde. Wir wissen, dass es unmöglich ist, sich absolut nichtinvasiv zu verhalten, aber man muss trotzdem versuchen, es zu tun. Die sanfte palpatorische Berührung scheint den Körper des Patienten nach kurzer Zeit zu entspannen und er verhält sich dann, als berühre man ihn überhaupt nicht. Der Therapeut muss sich möglichst passiv verhalten. Er lässt seine Hand, seinen Arm oder den betreffenden anderen palpierenden Teil seines Körpers sich mit dem Körper des Patienten synchronisieren. Die Grenze zwischen ihm und dem Patienten sollte irgendwo tiefer in den Körper des Therapeuten verlegt werden. Wir palpieren zum Beispiel den Oberbauch des Patienten mit dem ganzen Handteller. Dabei legen wir die Hand ganz leicht auf die Untersuchungsstelle. Nach kurzer Zeit beginnt die Hand, sich zusammen mit dem Körper des Patienten zu bewegen. Nun verschieben wir die Grenze zwischen uns und dem Patienten bis hin zum eigenen Handgelenk oder Unterarm. Während sich dieser Übergang vollzieht, vermitteln uns unsere Propriozeptoren Informationen von der Hand, dem Handgelenk und Unterarm, die sich scheinbar im Körperinneren des Patienten befinden.

Arbeitet man mit geschlossenen Augen im Zustand ruhiger Konzentration, kann man mit der Hand höchstwahrscheinlich die peristaltischen Bewegungen im oberen Verdauungstrakt des Patienten wahrnehmen. Dabei erhält der Therapeut Informationen über den Pylorospasmus, die Tätigkeit der Gallenblase und des Systems der Gallengänge und über viele weitere physiologische Phänomene, die sich unter seiner Hand abspielen. Der Schlüssel zu dieser Art der Palpation liegt darin, ruhig, nichtinvasiv mit dem Patienten zu „verschmelzen".

Eine weitere Voraussetzung verdient erwähnt zu werden. Der Therapeut muss die Informationen, die er von seinen Sinnesrezeptoren erhält, als echt betrachten. Als Anfänger muss er alles so annehmen, wie es scheint, ohne jede kritische Auswertung. Mit der Entwicklung seiner palpatorischen Fähigkeiten erhält er später genügend Gelegenheit, die Informationen kritisch auszuwerten, die über seine Sinnesorgane sein Gehirn erreichen.

2.4 Behandlungstechniken

Die Behandlungstechniken, die in der CranioSacralen Therapie benutzt werden, sind normalerweise indirekt und nichtinvasiv. Unter gewissen Umständen kann der Therapeut sich für eine direkte Technik, in Richtung der Restriktion, entscheiden, dies jedoch immer nur dann, wenn der Körper des Patienten die Notwendigkeit für diese Technik anzeigt.

In unserer Begriffsbestimmung besteht eine *indirekte Technik* darin, eine Restriktion oder abnormale Barriere für die Bewegung zu beseitigen, indem man die Bewegung in eine freie Richtung (die in der Regel in entgegengesetzter Richtung zur Restriktion liegt) fordert. Das ist grundsätzlich ein Prinzip der Entriegelung. Um einen Riegel zu öffnen, muss man häufig zuerst die Verriegelung übertreiben. Dasselbe gilt auch bei der indirekten Technik. Der Therapeut folgt der Bewegung der Struktur, die eine Restriktion aufweist, bis zum Anschlag in jene Richtung, in der sie am leichtesten möglich ist, also in der sie den größten Eigenmobilitätsbereich hat. Sobald die Struktur versucht, aus dieser extremen Stellung zurückzukehren, verharrt der Therapeut. Das heißt, er drückt nicht gegen die Struktur, er versucht auch nicht, die Grenzen des ohne Anstrengung erreichbaren Bewegungsbereiches zu erweitern, er weigert sich lediglich zu bewegen. Es ist die Eigenmobilität der Struktur, die versucht, gegen den Therapeuten in den Neutralbereich zurückzukehren. Wenn die Eigenmobilität der Struktur den Druck gegen den Therapeuten beendet, lässt sie eine weitere Bewegung in die sogenannte freie Richtung zu. Sobald die Bewegung in die freie Richtung stattfindet, folgt man ihr, jedoch wiederum ohne Druck auszuüben. Am Ende des Zyklus tritt erneut eine Bewegung der Struktur gegen den Therapeuten auf. Dieser wiederum verharrt in seiner Position. Diese Prozedur wird während einiger Zyklen der CranioSacralen Eigenmobilität des Patienten wiederholt. Schließlich erfolgt eine Reduzierung der Gewebespannung, die sogenannte Entspannung. Diese ist die angestrebte therapeutische Wirkung, das Gewebe hat sich entriegelt. Man folgt dem CranioSacralen Bewegungsrhythmus noch während einiger Zyklen und bewertet sowohl den Bewegungsspielraum als auch seine Symmetrie erneut.

Während man diese Behandlung vollzieht, können sich die Bewegungsrichtungen ändern. Man muss der Struktur erlauben, sich in jede Richtung zu bewegen. Sie darf jedoch nicht den gleichen Weg in den Neutralbereich zurückkehren, den sie gekommen ist. Dieses Verfahren nennen wir die indirekte Technik.

Die *direkte Technik* ist im Grunde genommen die Umkehrung der indirekten Technik. Hat der Therapeut eine Barriere der normalen physiologischen Bewegung geortet, dann hilft er der restriktiven Struktur oder Membran auf sanfte Weise, weiterzukommen und so die abnormale Restriktion zu durchbrechen.

In der *Bewegungsprobe*, dem primären Verfahren bei der Suche nach abnormalen Restriktionen, leitet der Therapeut die Bewegung ein. Sobald die Struktur anfängt, sich in der von ihm angestrebten Richtung zu bewegen, fällt er zurück in seine Rolle als passiver Überwachender. Der damit verfolgte Zweck besteht darin, zu erkennen, wie weit und mit welchem Grad der Restriktion sich die Struktur als Antwort auf diese Bewegungsstimulation bewegt. Das Ziel ist nicht zu sehen, wie weit und durch wie viele Barrieren hindurch man die Struktur unter Druck verschieben kann, da man während der Verschiebung die eigentlich verantwortliche Störung vermutlich gar nicht erkennen kann. Im Gegenteil, sie kann sich dadurch sogar verschlimmern und dem Patienten zusätzliche Verletzungen oder Restriktionen zufügen.

Die *Wiederherstellung der autonomen Flexibilität* gilt als positive therapeutische Wirkung der CranioSacralen Therapie. Der Begriff der autonomen Flexibilität bezeichnet eine verbesserte Fähigkeit des autonomen Nervensystems, wirksam auf Stress und Herausforderungen zu reagieren.

Das autonome Nervensystem erhält die lebenswichtigen Funktionen aufrecht und ermöglicht ein Überleben, ohne dass man sich bewusst darum kümmern muss. Es hat zwei Hauptbestandteile, den Sympathikus und den Parasympathikus. Der *Sympathikus* befähigt den Körper, auf Gefahren, Notsituationen, Stress, Zorn und Verzückung zu reagieren, indem er die Herztätigkeit, den Blutdruck, das Luftaustauschvolumen und die Blutzufuhr an die Muskeln erhöht; er gewährleistet, dass dem Körper alles Nötige zur Verfügung steht, um ihn zur aktiven Tätigkeit bereit zu machen. Der *Parasympathikus* überwacht die Körperfunktionen während des Ruhezustands, also wenn der Körper nicht bereit sein muss, aktiv zu handeln: Schlaf, Verdauung, Ausscheidung usw.

Im täglichen Leben entstehen viele Belastungen. Das sympathische Nervensystem wird deshalb immer und immer wieder aktiviert. Oft kann es die angesammelte Belastung nicht mehr loswerden, da die moderne Gesellschaft dem Körper nicht mehr genügend Gelegenheiten bietet, sich aktiv zu betätigen und so die überschüssige Energie abzubauen, die das gereizte sympathische Nervensystem erzeugt hat. Dadurch steigt der Tonus oder die tonische Tätigkeit des Sympathikus von Tag zu Tag, weil wir durch diese Belastungsreize immer mehr Energie ansammeln, als wir imstande sind, wieder abzugeben. Diese erhöhte Tonuslage des sympathischen Nervensystems führt zu gesteigerter Herztätigkeit, erhöhtem Blutdruck, einer Steigerung der Magenperistaltik, die Darmtätigkeit verändert sich bis hin zum Spasmus, und die Blutzirkulation in den lebenswichtigen Organen wird zugunsten der Muskulatur reduziert. Überlässt man den Körper in dieser Lage sich selbst, könnte er kaum mehr überleben. Um die durch den Hypertonus des Sympathikus verursachte Bereitschaft zu „Kampf oder Flucht“ zu neutralisieren, muss das parasympathische Nervensystem vermehrt aktiviert werden, um die Herztätigkeit zu verringern, den Blutdruck zu senken, die Verdauungstätigkeit zu fördern und den Spasmus des Darmtraktes zu lösen.

Die Belastungsreize bestehen jedoch weiter, sodass mehr Stressreize entstehen, als der Körper wieder abbauen kann. Der Tonus des Sympathikus steigt ständig. Der parasympathische Tonus muss ebenfalls ansteigen, um ein Gegengewicht innerhalb des Systems darzustellen. Letztendlich wird ein Punkt erreicht, wo der Parasympathikus die gestiegene Energie im sympathischen Nervensystem nicht mehr effektiv ausgleichen kann. Blutdruck und Puls steigen, es können spastische Kolitiden oder Magengeschwüre sowie eine Anzahl von anderen Dysfunktionen entstehen. Wir nennen sie funktionelle Erkrankungen. Das autonome Nervensystem hat seine Flexibilität verloren. Es kann die aufgestaute Energie im sympathischen Anteil nicht mehr effektiv verarbeiten. Der parasympathische Anteil gibt dann auf.

Zu den segensreichen Auswirkungen vieler in diesem Buch beschriebener Behandlungstechniken gehört die Wiederherstellung der autonomen Flexibilität. Da das autonome Nervensystem eine wichtige Rolle bei der homöostatischen Tätigkeit des Körpers spielt, gewinnen viele der homöostatischen Mechanismen ihre Wirksamkeit zurück, wenn diese Flexibilität wiederhergestellt werden kann.

Die folgenden Definitionen von weiteren Begriffen und Ausdrücken sollen spätere Missverständnisse vermeiden.

Der Begriff *fasziale Kontinuität* bezeichnet die Tatsache, dass beim menschlichen Körper die Faszie vom Scheitel bis zur Fußsohle als ein ununterbrochenes Element verläuft. Wir betrachten die gesamte Körperfaszie als ein lamellenartiges Gebilde mit Taschen, Einstülpungen und Röhren für die verschiedenen Organe und Gebilde. Sie ist im Wesentlichen longitudinal ausgerichtet und kann sich im Millimeterbereich verschieben, wenn sich die Körpermuskulatur im erschlafften Zustand befindet. Über die Faszie kann man von jedem beliebigen Körperteil zum anderen gelangen.

Der Begriff der *transversal restriktiven Diaphragmen* weist auf den konzeptionellen Rahmen für diese Strukturen hin. Wir betrachten diese Diaphragmen als Querstützen für die longitudinal ausgerichteten faszialen Lamellen. Als integrierte Bestandteile des Systems sind sie für dessen funktionelle Einheit unbedingt notwendig. Diese Diaphragmen sind oft Bereiche extremer Belastung und damit Prädilektionsstellen für Funktionsstörungen des CranioSacralen Systems.

Das Wort *neuromuskuloskelettales System* macht die Tatsache deutlich, dass vom funktionellen Standpunkt aus jegliche Trennung zwischen Nerv, Muskel und Skelettsystem ein rein artifizieller Unterschied ist. Wir verwenden deshalb den Begriff des neuromuskuloskelettalen Systems, um damit die untrennbare Einheit dieser Systeme zum Ausdruck zu bringen.

Eine *Läsion* ist ein lokalisierter Bereich von erkranktem oder funktionsgestörtem Gewebe. Der Begriff der osteopathischen Läsion bezeichnet ertastbare paravertebrale Bereiche mit verändertter Gewebestruktur, die eine Tendenz zu Hypertonizität oder Verquellung aufweisen. Es handelt sich dabei um ein Funktionsstörungssyndrom, das Gefäßanomalien, Muskelhypertonus, Druckdolenz, viszerale und autonome Funktionsstörungen umfasst, die alle zum Begriff der osteopathischen Läsion gehören.

Der Begriff *somatische Funktionsstörung* wird von verschiedenen Osteopathen anstelle der Bezeichnung „osteopathische Läsion" verwendet. Die Befürworter dieses Begriffs behaupten, er sei wissenschaftlich genauer und akzeptabler als „osteopathische Läsion", während seine Gegner die Auffassung vertreten, der Komplex oder das Syndrom der osteopathischen Läsion sei wesentlich umfassender als eine somatische oder körperliche Funktionsstörung, die eine Skelettmuskelstörung bezeichnet.

Das *Innere Milieu* stellt die „Umwelt" innerhalb der Haut des Körpers dar, in der alle Moleküle, Zellen und Organe des einzelnen Menschen ihre Funktionen ausüben. Dieses Innere Milieu umfasst alles von der Viskosität der Interstitialflüssigkeit bis zur Konzentration der Wasserstoffionen im Harn und physikalische Parameter wie Temperatur und Druck, zum Beispiel in der Schädelkapsel.

Bei der Diskussion der im Gehirn auftretenden Funktionsstörungen werden verschiedene Zustände erwähnt, die im Folgenden kurz umrissen sind:

Der *Autismus* ist ein Zustand unbekannter Genese. Das autistische Kind ist ungesellig, zieht eine Umgebung ohne Lebewesen vor und weist oft ein selbstverletzendes Verhalten auf, indem es sich beispielsweise in die eigene Hand beißt oder absichtlich den Kopf anschlägt usw. Autistische Kinder zeigen ihre Gefühle nur selten, mit Ausnahme ihrer zerstörerischen Wutausbruchepisoden. Obwohl wir uns einer großen Anzahl autistischer Kinder angenommen haben, stellen sie in der Regel keinen Augenkontakt her und zeigen keine Zuneigung zu anderen Menschen. Oft leiden sie an epileptischen Anfällen. Ihre Intelligenz ist individuell sehr verschieden, doch besitzen sie oft eine hervorragende motorische Koordination. Wie erwähnt, ist die Ursache des Autismus noch nicht bekannt; es gibt deshalb viele Meinungsverschiedenheiten über seine Diagnose.

Hyperaktive Kinder haben nur eine beschränkte Aufmerksamkeitsspanne, sind unfähig still zu sitzen und werden vom „System" dann eben als Hyperaktive abgestempelt. Dieser Begriff kann als brauchbare diagnostische Bezeichnung der sogenannten „schwierigen Kinder" betrachtet werden. In Kapitel 15 beschreiben wir jedoch, wie eine ganze Reihe solcher Kinder dramatisch auf die CranioSacrale Therapie angesprochen haben. Aufgrund dieser Erfahrungen schlagen wir vor, das Verhaltenssyndrom der Hyperaktivität in eine Anzahl von Unterbegriffen zu unterteilen: die durch Funktionsstörungen im CranioSacralen System, Nahrungsmittel- und chemische Intoleranz und emotionale oder psychosoziale Gegebenheiten verursachten Formen der Hyperaktivität.

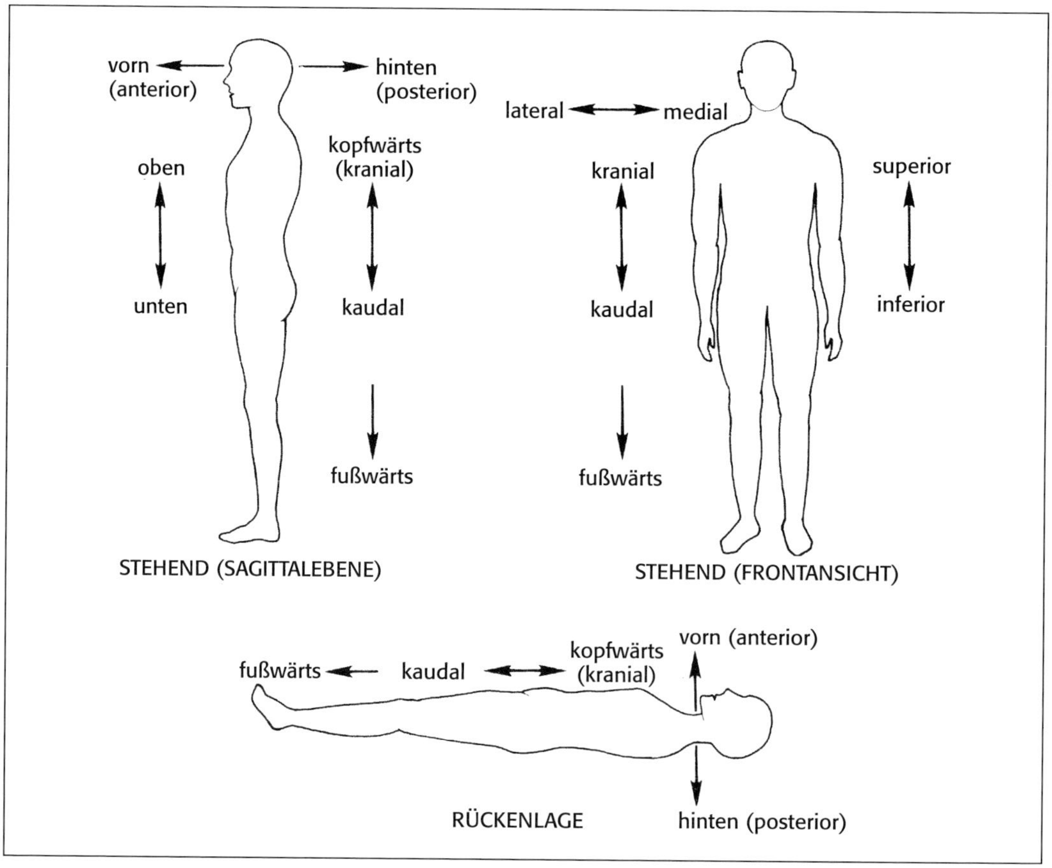

Abb. **2.3** Die anatomischen Richtungen

Lernstörungen können ähnlich wie die oben erwähnte Hyperaktivität betrachtet werden. Uns ist eine bedeutende Anzahl von lerngestörten Kindern bekannt, die nur mit der Cranio-Sacralen Therapie behandelt wurden und erfolgreich auf sie angesprochen haben.

Verschiedene anatomische Begriffe verdienen ebenfalls, kurz definiert zu werden (Abb. **2.3**):

anterior: vorn, vordere(r/s)
posterior: hinten, hintere(r/s)
nach kranial: zum Kopf hin, nach oben, kopfwärts
nach kaudal: zum Schwanzansatz hin, nach unten
fußwärts: zu den Füßen hin, nach unten
nach lateral: zur seitlichen Körperseite hin, seitlich
nach medial: zur Körpermitte hin
superior: oben
inferior: unten

Folgende Stellen am Schädel haben besondere Bezeichnungen:

Asterion: Die Verbindung, die durch das Os temporale, das Os parietale und das Os occipitale gebildet wird
Bregma: Der Verbindungspunkt von Sutura coronalis und Sutura sagittalis
Inion: Die Protuberantia externa des Os occipitale
Lambda: Der Verbindungspunkt von Sutura lambdoidea und Sutura sagittalis
Pterion: Die durch das Os frontale, das Os parietale, das Os sphenoidale und das Os temporale gebildete Verbindung.

Weitere Definitionen:

Viszera: Eingeweide, also ein inneres Organ wie Leber, Herz, Lunge usw.
Adnexe: Das innig mit den Eingeweiden in Verbindung stehende Bindegewebe.
Thenar = *Daumenballen:* Der dicke, weiche, muskulöse, unterhalb des Daumens liegende Teil der Handfläche. Er bildet eine der leicht erhöhten seitlichen Grenzflächen des Handtellers.
Hypothenar = *Kleinfingerballen:* Leicht erhöhte muskulöse, seitlich unterhalb des kleinen Fingers liegende Grenzfläche des Handtellers gegenüber dem Daumenballen.
Innenrotation = *Innen- oder Einwärtsdrehung:* Drehung der Gliedmaßen nach innen, beispielsweise wenn man mit nach innen gedrehten Zehen geht.
Außenrotation = *Außen- oder Auswärtsdrehung:* Gegenteil der Innendrehung.

Die sogenannte *Lymphpumpe* ist jede Behandlungstechnik, die die Bewegung der Lymphe durch den Körper fördert. Die Lymphpumpe bezweckt, die Ausscheidung von toxischen Abfallstoffen aus dem Körper zu verbessern und den Umlauf von Antikörpern zu fördern. Diese Technik wird zur Behandlung von Infektionen und Vergiftungszuständen empfohlen.

Für die Lymphpumpe gibt es normalerweise zwei Anwendungsmöglichkeiten. In beiden Fällen befindet sich der Patient in der Rückenlage. Bei der ersten Methode legt der Therapeut seine Handflächen auf die Fußsohlen des Patienten. Mit Unterbrechungen stößt er die Füße mit einer Frequenz von rund 3-mal pro Sekunde mit einem Bewegungsausschlag von 5–10 cm, bis der Bauch des Patienten sichtbar zu schwingen beginnt. Der Vorgang wird während 5–10 Minuten fortgesetzt.

Bei der zweiten Variante steht der Therapeut hinter dem Kopf des Patienten und legt seine Hände vorn auf dessen Brustkorb. Der Patient wird aufgefordert, etwas tiefer als normal ein- und auszuatmen. Während der Patient ausatmet, vollzieht der Therapeut die nach posterior und kaudal erfolgende Bewegung des Brustkorbes nach, widersetzt sich aber der kranialen und nach anterior erfolgenden Bewegung während des Einatmens. Dieser Vorgang wird bei gleichmäßigem Druck auf die Brust während 3–4 Zyklen wiederholt. Dann entfernt der Therapeut unmittelbar nach Beginn einer weiteren Einatmungsphase plötzlich seine Hände. Ein Rauschen sollte dabei deutlich hörbar sein. Diese Technik kann zwei- bis höchstens dreimal wiederholt werden.

3 Die CranioSacrale Bewegung: Palpationstechnik

Die meisten Leser dieses Buches haben viele Jahre mit dem Studium der Wissenschaften verbracht und gelernt, sich auf ihre Vernunft und ihr Urteilsvermögen zu verlassen. Auch Sie wurden dabei wahrscheinlich belehrt, dass die durch Ihre Hände vermittelten Informationen unzuverlässig sind. Deshalb erachten wir vielleicht Tatsachen nur dann als zuverlässig, wenn sie auf Rechnerpapier ausgedruckt, auf einem Bildschirm angezeigt oder auf der Anzeige irgendeines anderen elektronischen Geräts abgelesen werden können. Bevor wir damit beginnen können, unsere Hände zu benutzen und als zuverlässige Geräte zur Diagnose und Behandlung einzusetzen, müssen wir lernen, unseren Händen und den uns durch die Hände vermittelten Informationen Glauben zu schenken.

Lernen, unseren Händen zu vertrauen, ist keine einfache Aufgabe. Während wir kleine Veränderungen im Körper, den wir untersuchen, zu ertasten versuchen, müssen wir lernen, unsere bewusste, kritische Denkweise auszuschalten. Wir müssen eine empirische Haltung einnehmen, damit wir vorübergehend *vorbehaltlos* die Wahrnehmungen akzeptieren, die von den Händen in unserem Gehirn eintreffen. Auch wenn eine solche Einstellung für die meisten Wissenschaftler als unzumutbar erscheint, empfiehlt es sich, sie für kurze Zeit zu versuchen. Wenn wir kritisieren, bevor wir zu palpieren lernen, werden wir nie lernen können, unsere Hände wirkungsvoll als die überaus empfindlichen diagnostischen und therapeutischen Werkzeuge einzusetzen, die sie in Wirklichkeit sind.

Die in jüngster Zeit unternommene Einteilung der Hirnfunktion in die Tätigkeiten der linken und rechten Hemisphären ist sehr praktisch. Sie mag zwar vereinfacht anmuten, doch ist sie von Nutzen bei der Entwicklung eines Gedankenmodells, das wir einer verständlichen Erklärung zugrunde legen können.

Die linke Seite des Gehirns gilt als die analytische, logisch denkende, urteilende, kritische und die rechte als die kreative, ideenreiche, erfinderische, intuitive. Der Lernprozess, den wir insbesondere als Wissenschaftler alle über uns ergehen lassen mussten, hat im Wesentlichen die Entwicklung der linken Seite des Gehirns gefördert. Die rechte Seite wurde hingegen vernachlässigt, mit Ausnahme der Künste, der Musik und weiterer kreativer Tätigkeiten. Oft wird das kreative Studium als weniger nützlich eingestuft als die Wissenschaften. Folglich wurde die linke Seite des Gehirns überkritisch, egoistisch, allwissend, herrschsüchtig und beinahe selbstständig. Die rechte Hemisphäre des Gehirns hingegen verhält sich ruhig, zurückhaltend, bescheiden, scheu, ängstlich, vielleicht sogar unausgereift. Diese unbenutzte rechte Hemisphäre kann eine ganze Menge intuitiver Einsichten in sich tragen, die im Wesentlichen ebenfalls ungenutzt geblieben sind. Das scheint so zu sein, weil die linke Seite des Gehirns uns unverzüglich mitteilt, dass die auf der rechten Seite entstehende und bewusst werdende Idee dumm und unvernünftig sei.

Um die palpatorischen Fähigkeiten zu entwickeln und um anzufangen, die physiologischen Bewegungen des CranioSacralen Systems wahrzunehmen, müssen wir eine Zeit lang die Eingaben der linken Seite des Gehirns ausschalten. Denn wir müssen diesen Fähigkeiten ermöglichen, sich zu entwickeln und nicht auf die Meldungen des Bewusstseins der linken Hälfte zu hören, die uns sagt, dass das, was wir fühlen, in Wirklichkeit gar nicht vorhanden und nur Einbildung ist. Wir dürfen dieser Kritik keinen Glauben schenken, vielmehr müssen wir der rechten Hälfte des Gehirns diese Entwicklungsmöglichkeit bieten und ihr ermöglichen, ihr Selbstvertrauen zu entdecken. Die vielseitigen, in der rechten Hirnhälfte unterdrückten Talente und Informationen sind wahrhaftig erstaunlich. Unser rechtes Gehirn wurde wahrscheinlich während so langer Zeit eingeschüchtert, dass es unterdessen außerordentlich ängstlich geworden ist. Deshalb sind vielleicht die ersten Meldungen vom rechten Gehirn, die wir bewusst wahrnehmen, sehr schwach, zaghaft, flüchtig.

Hegen wir sie, bringen wir sie aus ihrem Schattendasein heraus, seien wir nett und freundlich zu unserer Intuition. Wenn wir ihr eine Chance geben, wird sie sich schnell entwickeln. Haben wir einmal unsere Wahrnehmungen und Empfindungen eine Zeit lang befolgt, als Empiriker und weniger als Wissenschaftler, nachdem unsere palpatorischen Fähigkeiten und die rechte Hirnhälfte sich weiter entwickelt und mehr Vertrauen aufgebaut haben, dann ist es nämlich noch immer früh genug, die uns von unseren Sinnen übermittelten Informationen kritisch zu beurteilen. Damit sei nun nicht gemeint, dass wir die Tätigkeit der linken Hemisphäre vollständig ausschalten sollten, sondern nur, sie ausruhen zu lassen, um der rechten Hirnhälfte die Gelegenheit zu bieten, sich zu entwickeln.

Darum bitten wir Sie hier am Anfang: *Akzeptieren Sie das als Wirklichkeit, was Sie fühlen.* Versuchen Sie vorderhand nicht, es zu begreifen. Ergreifen Sie die Gelegenheit zu lernen. Das Risiko für den Verlierer im Spiel „Ich glaube meinen Händen" ist minimal. Für die Erfolgreichen ist der mögliche Gewinn viel größer, als Sie sich vielleicht gegenwärtig vorstellen können. Denken Sie daran, dass die Möglichkeiten der Menschheit nur durch den Gedanken an ihre eigene Beschränktheit begrenzt sind. Entspannen Sie sich und lassen Sie es geschehen.

In der Regel beginnt die Ausbildung zur Palpation des CranioSacralen Rhythmus mit den offensichtlicheren Bewegungen des menschlichen Körpers. Eine dieser Bewegungen, mit denen wir bereits vertraut sein sollten, ist der Herz-Kreislauf-Puls. Nehmen wir uns Zeit und machen es uns gemütlich. Ist es uns nicht behaglich, dann besteht die Gefahr, dass der von unseren eigenen angespannten Muskeln und unserem Unbehagen erzeugte Reiz einen Eigengeräuschpegel erzeugt, der unsere Wahrnehmungskraft beeinträchtigt.

Bei der bequem auf dem Rücken liegenden Versuchsperson palpieren wir zunächst einmal den Puls an den beiden Handgelenken. Dabei achten wir darauf, die eindeutigen Spitzen der Pulsbewegung zu erspüren. Gleichzeitig stellen wir uns darauf ein, den Anstieg und Abfall des Druckgefälles zu ertasten. Wie lange dauert eine Diastole? Welche Qualität hat der Anstieg des Pulsdruckes nach der Diastole? Steigt er steil an, allmählich, gleichmäßig? Wie breit ist die Druckspitze? Fällt der Druck schnell, allmählich, gleichmäßig oder stufenweise? Merken wir uns, wie sich der Puls der Versuchsperson verhält, um ihn im Gedächtnis zu behalten, wenn sich unsere Körper nicht mehr berühren. Oft kann man ein Lied aus dem Gedächtnis singen, wenn man es einige Male gehört hat; in ähnlicher Weise sollten wir unsere palpatorische Wahrnehmung des Pulses wiedergeben können, wenn der Kontakt nicht mehr besteht.

Palpieren wir nun bei der Versuchsperson die Pulswelle der Halsschlagader. Merken wir uns dabei deren Eigenschaften genau wie beim Handgelenkpuls. Vergleichen wir unsere Erinnerung an die Morphologie des Handgelenkpulses mit der des Halsschlagaderpulses.

Palpieren wir jetzt gleichzeitig den Puls am Handgelenk und an der Halsschlagader. Vergleichen wir sie. Ist die ansteigende Flanke bei

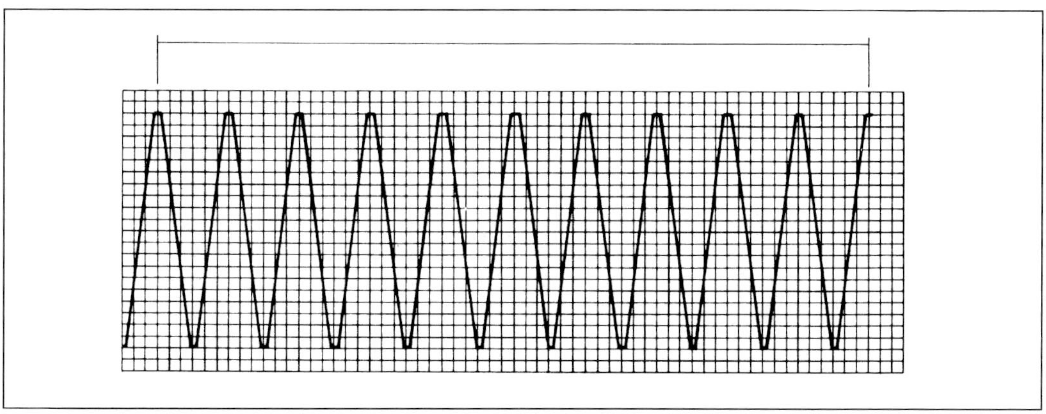

Abb. **3.1** Schematische Darstellung der Pulswellenmorphologie: Herz-, Atem- oder CranioSacraler Rhythmus

beiden ähnlich? Sind die Spitzen gleich? Wir lernen jetzt nämlich, die Eigenschaften eines Pulses mit denen eines anderen zu vergleichen. Wenn uns geringe Unterschiede auffallen, zerbrechen wir uns nicht den Kopf, weshalb es diese Unterschiede gibt oder weshalb nicht. Lassen wir es zunächst einfach damit bewenden, dass es sie gibt.

Versuchen wir nun, uns an die Eigenschaften der Pulse der Versuchsperson zu erinnern. Vergleichen wir sie dann mit den Pulseigenschaften einer anderen Versuchsperson. Oft ist es nützlich, die Pulsmorphologie grafisch festzuhalten, um die Verbindung zwischen der Palpation und der bildlichen Darstellung dessen, was wir gespürt haben (Abb. **3.1**), herzustellen. Zunächst fühlen wir uns vielleicht sicherer mit der Versinnbildlichung als mit der Palpation, weil man uns so ausgebildet hat. Unsere palpatorische Wahrnehmung scheint uns zu unbestimmt zu sein, als dass wir daran glauben könnten.

Nachdem wir uns mit den Körperpulsen im Handgelenk- und Halsschlagaderbereich befasst haben, legen wir einfach die Hände auf den Brustkorb und palpieren dort die Kreislauftätigkeit (Abb. **3.2**).

Nachdem wir uns auf die Kreislauftätigkeit konzentriert haben und uns ihre Eigenschaften gemerkt haben, richten wir unsere Aufmerksamkeit auf die Atembewegungen der Brust. Merken wir uns diese Bewegungen. Schalten wir jetzt wieder um zum Kreislauf, dann wieder zur Atmung, zurück zum Kreislauf, und so weiter. Wiederholen wir das einige Male, bis wir nur das ertasten können, was wir wollen, und die anderen Bewegungen als „Geräuschkulisse" auf der Ebene des Unbewussten halten. Denken wir daran, dass wir unsere Fähigkeit entwickeln müssen, uns wahlweise auf jeden Bestandteil dieser Geräuschkulisse zu konzentrieren. Berühren wir dann den Kopf der Versuchsperson (Abb. **3.3**). Wir verwenden bewusst das Wort „berühren", weil im Wesentlichen der Druck, der zwischen uns und der Versuchsperson entsteht, nur durch das Gewicht ihres Kopfes auf unseren Händen erzeugt wird. An den Stellen, an denen der Kopf nicht aufliegt, bleibt die Berührung sehr sanft, in der Größenordnung von

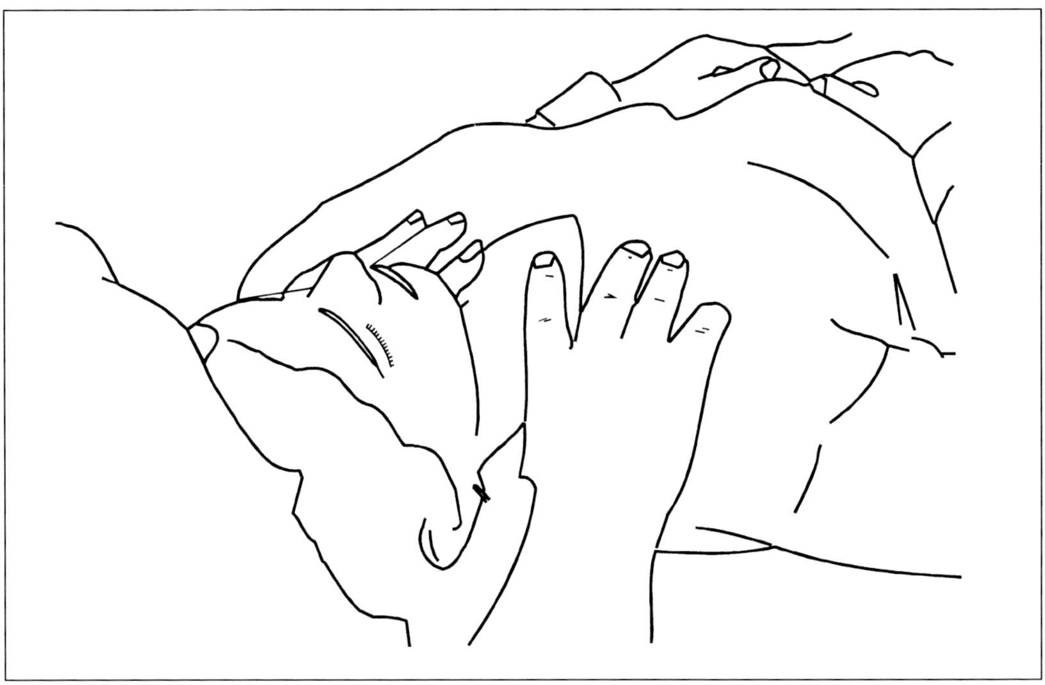

Abb. **3.2** Palpation des Thorax

5 Gramm und weniger. Legen wir nun unsere Hände symmetrisch an, damit das Gewicht des Os occipitale auf den Daumenballen und den beiden Handtellern sowie den Ring- und Kleinfingern ruht. *Wir müssen uns dabei behaglich fühlen* (Abb. **3.4**).

Schließen wir nun unsere Augen. Wir halten den Kopf der Versuchsperson sanft wie in einer Wiege und ertasten die Kreislauftätigkeit. Wir wollen nun die verschiedenen arteriellen Pulse und die allgemeine Pulsbewegung des ganzen Kopfes im gleichen Rhythmus wie die Pumptätigkeit des Herzens der Versuchsperson wahrnehmen.

Nachdem wir uns mit der Kreislauftätigkeit des Kopfes der Versuchsperson vertraut gemacht haben, konzentrieren wir uns auf die Bewegung des Kopfes im Zusammenhang mit der Atemtätigkeit. Wir bemerken dabei eine leichte Beugung und Streckung des Nackens, die der rhythmischen Atemtätigkeit der Versuchsperson entsprechen.

Die Augen immer noch geschlossen halten. Wenn wir uns einmal vollständig mit den Kopfbewegungen vertraut gemacht haben, die den Kreislauf- und Atemtätigkeiten der Versuchsperson entsprechen, schließen wir diese von unserer bewussten Wahrnehmung aus. Wir nehmen nun weitere, uns bisher unbekannte Bewegungen wahr. Erlauben wir unseren Händen, sich zusammen mit dem Kopf der Versuchsperson zu bewegen, als wären Hände und Kopf zusammengeschweißt. Palpieren wir nun mit der ganzen Hand, nicht nur mit den Fingern. Dabei spüren wir, was unsere Hände tun, indem wir beginnen, die Meldungen von den Propriozeptoren in unseren Armen wahrzunehmen. Während *mit geschlossenen Augen* die Verschmelzung unserer Hände mit dem Kopf der Versuchsperson fortgesetzt wird, erhalten wir den Eindruck, als machten unsere Hände stets größere Bewegungen. Wenn wir nun die Augen öffnen, merken wir, dass sich in unserer visuellen Wahrnehmung die Hände kaum bewegen. Ist das einmal geschehen, so haben wir begonnen, unsere palpatorischen und propriozeptorischen Sinne zu entwickeln.

Setzen wir nun unsere Entdeckungsreise in das Reich der palpatorischen Wahrnehmung fort und nehmen wahr, dass der Kopf der Versuchsperson beginnt, langsam und rhythmisch breiter und schmäler zu werden, zwischen rund 6- und 12-mal in der Minute. Während die Schuppe des

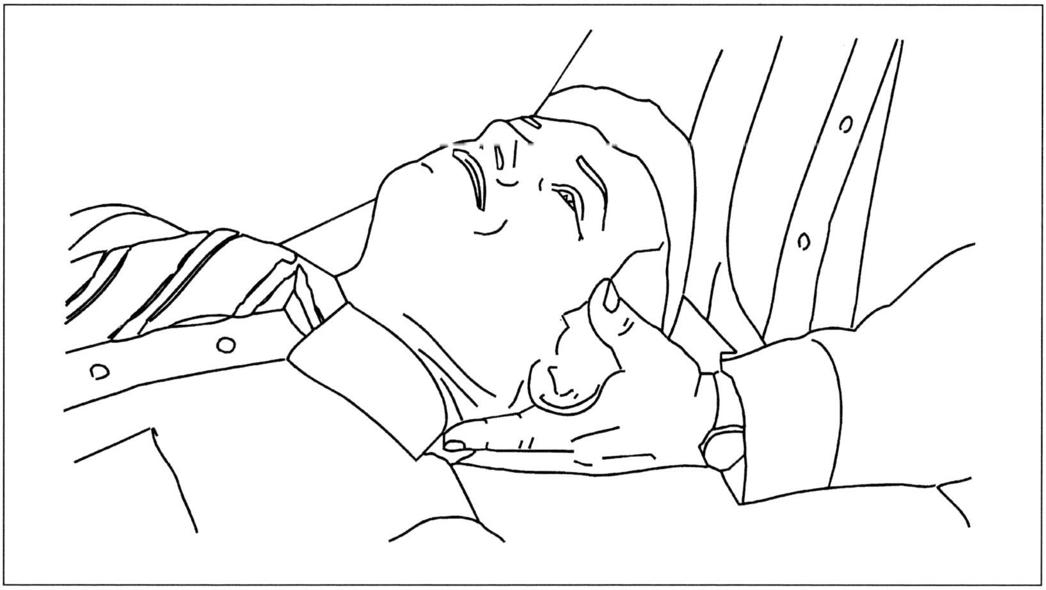

Abb. **3.3** Palpation des Kopfes

Os occipitale breiter wird, scheint sich die Basis nach anterior zu bewegen und sich um eine Querachse ungefähr 5 Zentimeter vor dem Inion, der Protuberantia occipitalis posterior zu drehen. Diese Erweiterungsbewegung ist während ihrer Vorwärtsdrehung die Flexionsphase im Bewegungszyklus des CranioSacralen Systems. Nach dieser Flexion tritt das Okziput für einen Moment in eine entspannte, neutrale Phase und unmittelbar danach in die Extensionsphase des Bewegungszyklus des CranioSacralen Systems ein. Das fühlt sich an wie ein Schmälerwerden des Okziput, mit einer bogenförmigen Bewegung in entgegengesetzter Richtung zu der, die wir in der Flexionsphase wahrnehmen konnten.

Lassen wir nun unsere Hände in dieser Lage und palpieren im Bereich des Processus mastoideus das Os temporale und das Os parietale. Während

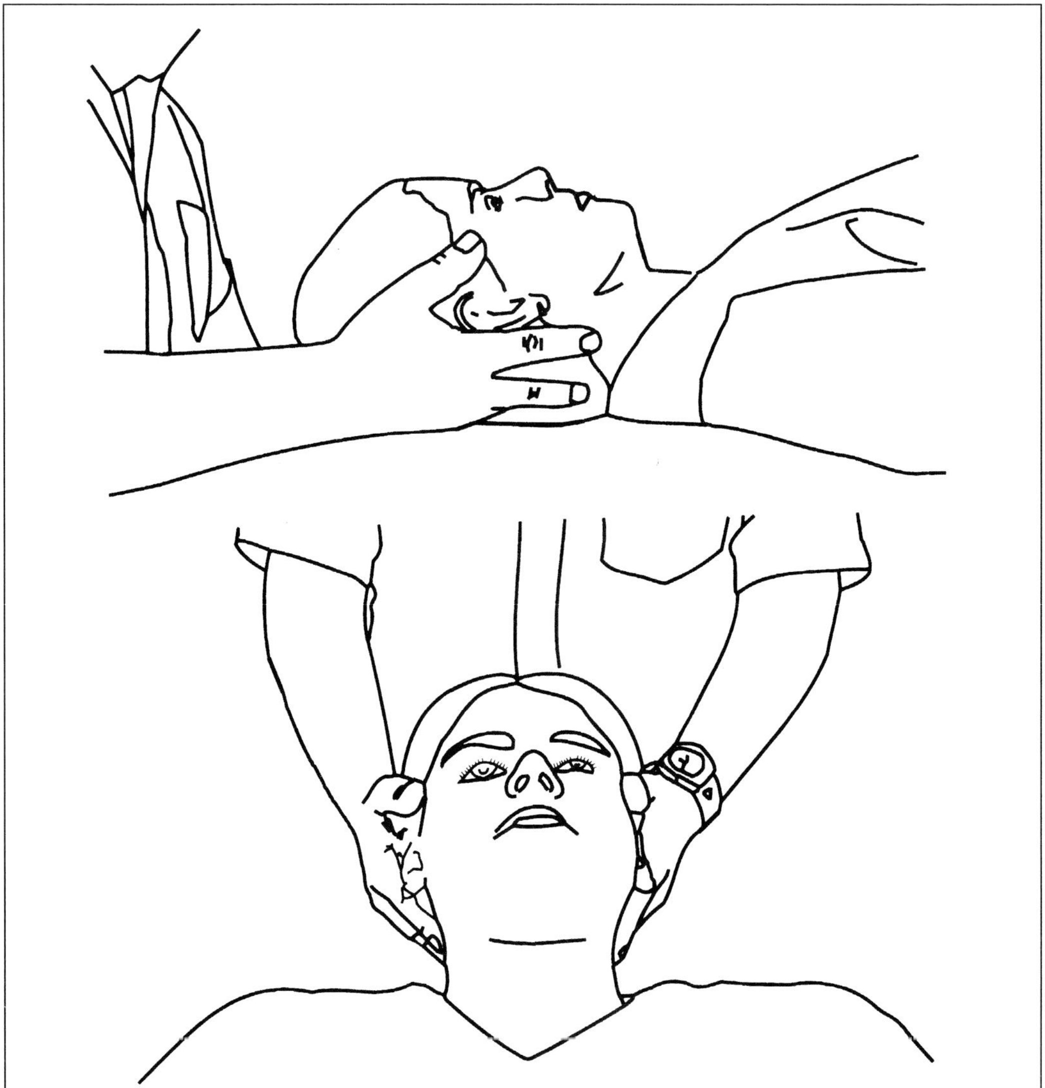

Abb. **3.4** Position der Hände bei der Palpation der CranioSacralen Bewegung am Okziput

der Extensionsphase der CranioSacralen Bewegung wird der Durchmesser dieser Knochen etwas schmäler.

Jetzt können wir auch die Symmetrie der Flexions- und Extensionsphasen erkennen, wie sie sich während ihrer Zyklen entwickeln. Im Idealfall ist die Bewegung vollständig symmetrisch. Dieser Symmetrie begegnet man allerdings sehr selten, in der Regel nur, wenn die Versuchsperson bereits vor dieser Untersuchung erfolgreich mit CranioSacralen Techniken behandelt wurde.

Auch sollten wir nun darauf aufmerksam werden, dass das Os occipitale, die Ossa temporalia und die Ossa parietalia sich unabhängig voneinander bewegen. Die Gebilde, die ihnen diese unabhängigen Bewegungen ermöglichen, sind die Knochennähte oder Suturen.

Lassen wir jetzt unsere Hände einige Minuten am gleichen Ort, halten die Augen geschlossen und bleiben entspannt. Wir lassen unserer Fantasie freien Lauf. Man hat uns nämlich gelehrt, dass es die Art von Bewegung, die wir verspüren können, gar nicht gibt oder, wenn es sie gäbe, man sie mit solch groben Instrumenten wie den menschlichen Händen gar nicht spüren könnte.

Wenn das stimmt, was verspüren wir dann? Ist das wirklich nur Fantasie und Einbildung? Später werden wir genügend Zeit haben, um das zu bestimmen. Geben wir zunächst einmal unseren Sinnen die Gelegenheit, sich und unser Selbstvertrauen zu entwickeln. Wir werden dazu nicht lange brauchen.

Nachdem wir die kaum wahrnehmbaren, sanften Bewegungen des CranioSacralen Systems ertastet haben (oder uns zumindest einbilden, sie ertastet zu haben), untersuchen wir weitere Versuchspersonen. Wir wiederholen dabei die gleichen Vorgänge und lernen, zwischen den verschiedenen physiologischen Bewegungen bei einer Versuchsperson und denjenigen bei anderen zu unterscheiden.

Während wir Erfahrungen sammeln, fangen wir an, auf individuelle Unterschiede zwischen verschiedenen Menschen aufmerksam zu werden, und unser Gehirn beginnt, gewisse Informationen über Normen der wahrgenommenen physiologischen Bewegungen zu speichern.

Wenn wir bei einer oder mehreren Versuchspersonen erfolgreich die palpatorischen Wahrnehmungen erlebt haben, die durch die Konzentration auf die Bewegungen des Kreislauf-, Atem- und CranioSacralen Systems entstehen, dann stellt sich die Frage, ob wir unsere eigenen physiologischen Bewegungen spüren oder die der Versuchsperson. Um diese Frage beantworten zu können, müssen wir an uns selbst üben und uns mit dem Gefühl für die Rhythmen des eigenen Körpers vollständig vertraut machen.

Setzen wir uns. Berühren wir mit den Händen sanft unseren Kopf. Nehmen wir die physiologischen Bewegungen des Kreislauf-, Atem- und CranioSacralen Systems am eigenen Kopf wahr. Machen wir uns mit ihnen vertraut. Wenn wir unsere eigenen Bewegungen kennen, dann können wir die vom Patienten stammenden palpatorischen Wahrnehmungen mit denen des eigenen Körpers nicht mehr verwechseln. Wenn wir uns die Zeit nehmen, dies zu tun, werden wir die nötigen Erfahrungen sammeln, die uns ermöglichen, mit vollem Vertrauen zu palpieren (Abb. **3.5**).

Nachdem wir uns sicher sind, die Bewegungen des Kreislauf-, Atem- und CranioSacralen Systems am Kopf bei verschiedenen Versuchspersonen erlebt zu haben, und in der Lage sind, unsere Konzentration beliebig von einer dieser physiologischen Bewegungen auf eine der beiden anderen umzuschalten, dann sind wir bereit, die Palpation an anderen Kopf- und Körperstellen fortzusetzen.

Wie bereits erwähnt, werden in der Flexionsphase der CranioSacralen Bewegung die hinteren Kopfpartien allgemein breiter, während sie in der Extensionsphase schmäler werden. Beschreibt man den Kopf insgesamt, so scheint die Flexion ein transversales Breiter- und sagittales Kürzerwerden des Kopfes zu sein.

Die Extension ist genau das Gegenteil, also ein transversales Schmäler- und sagittales Längerwerden. Diese Veränderungen kann man durch verschiedene Handpositionen am Kopf ertasten. Die palpatorische Berührung ist außerordentlich leicht: 5 Gramm Druck sind bereits zu viel. Stellen wir uns vor, wir verspürten die Bewegung der Haare (Abb. **3.6a, b**).

Zusätzlich zu dieser sich ständig im Takt der rhythmischen Bewegungen des CranioSacralen Systems ändernden Form des Kopfes bewegt sich auch der Rest des Körpers physiologisch im Takt mit dem CranioSacralen Rhythmus.

Während der Flexionsphase der CranioSacralen Bewegung scheint der ganze Körper sich leicht nach außen zu drehen und breiter zu werden. Während der Extension scheint er sich hingegen nach innen zu drehen und schmäler zu werden. Diese Bewegungen können ohne Weiteres an den Füßen und Sprunggelenken, den Oberschenkeln, am Becken, am Brustkorb, an den Armen, im Nacken und an anderen Körperstellen ertastet werden. Der Schlüssel zur Entdeckung dieser Art von Körperbewegung liegt darin, wie sanft wir unsere Berührung gestalten können. Wenn die Berührung mit dem Körper der Versuchsperson eine Abwehrreaktion in ihrem Gewebe hervorruft, dann hemmen wir genau die Bewegung, die wir versuchen wahrzunehmen. Wenn wir als Untersuchende nicht entspannt sind und uns wohl fühlen, *hemmt unsere Spannung die eigene Wahrnehmungsfähigkeit.*

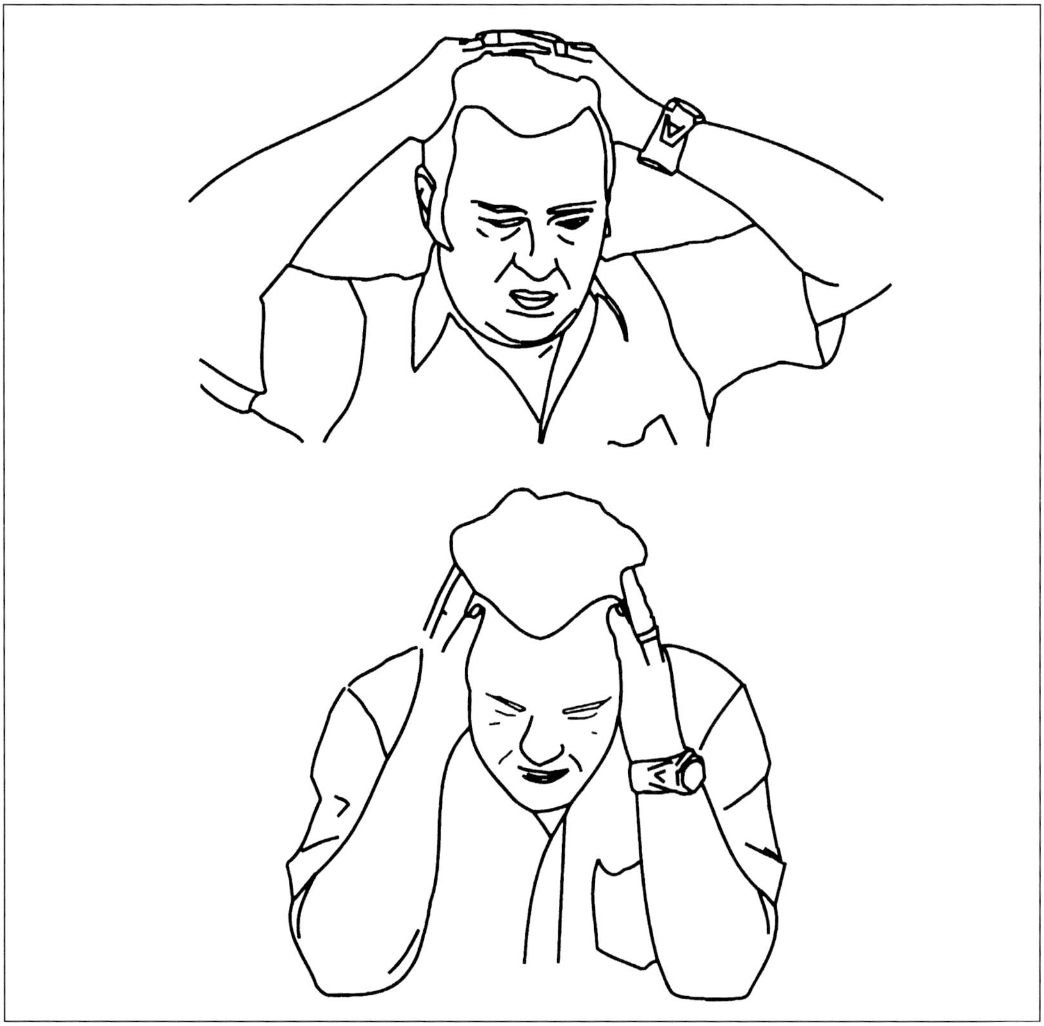

Abb. **3.5** Position der Hände bei der Selbstuntersuchung

Legen wir unsere Hände sanft auf den Körper der Versuchsperson, verschmelzen sie mit deren Körper und nehmen die Bewegungen der Hände über unsere Propriozeptoren wahr.

Der nächste Bereich der Bewegung des Cranio-Sacralen Systems, mit dem wir uns vertraut machen sollten, ist der des Os sacrum, das am unteren Ende des Duralschlauches befestigt ist.

Zur Palpation der Bewegung des Os sacrum liegt es so auf der Hand, dass dessen Spitze auf unserer Handfläche ruht. Die Dornfortsätze des Os sacrum sollten dabei zwischen dem Mittel- und Ringfinger liegen. Die Fingerspitzen ragen dabei in der Regel kopfwärts bis zur Höhe des Dornfortsatzes des 4. oder 5. Lendenwirbels über die Basis des Sakrums hinaus (Abb. **3.7a, b**).

In der Flexionsphase der Bewegung des Cranio-Sacralen Systems bewegt sich die Spitze des Sakrums nach anterior, während der Extension nach posterior. Diese Bewegungen sind sehr sanft. Sie können synchron mit der CranioSacralen Bewegung des Kopfes oder eine bis zwei Sekunden später stattfinden, entsprechend der Art und Anzahl der Restriktionen, die zur Zeit die freie Beweglichkeit des Sakrums beeinträchtigen.

Die Versuchsperson kann sich entweder in Rücken-, Seiten- oder Bauchlage befinden (Abb. **3.8a, b, c**). Das Ertasten der Bewegung des Sakrum muss erlernt und geübt werden, bis man es bei allen drei Lagen der Versuchsperson beherrscht. In der Regel klagen Anfänger über ein Taubheitsgefühl in der unter dem Sakrum der auf dem Rücken liegenden Versuchsperson gelagerten Hand. Diese durch den Druck verursachte Parästhesie verringert jedoch die propriozeptorische Wahrnehmung nicht; im Gegenteil, in Wirklichkeit steigert sie gewissermaßen die propriozeptorische Empfindlichkeit, indem sie das Berührungsempfinden ausschaltet. Wenn das Sakrum der Versuchsperson auf unserer Hand liegt, stützen wir uns fest auf die Ellen-

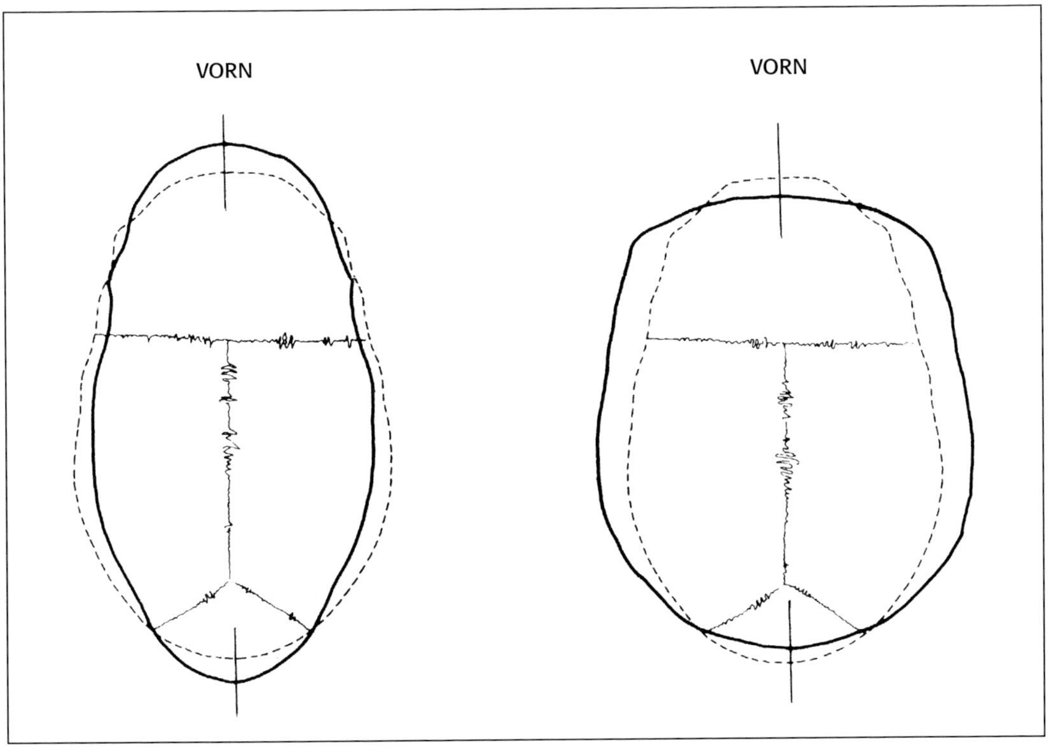

Abb. **3.6a** Der Schädel in extremer Extensionsposition

Abb. **3.6b** Der Schädel in extremer Flexionsposition

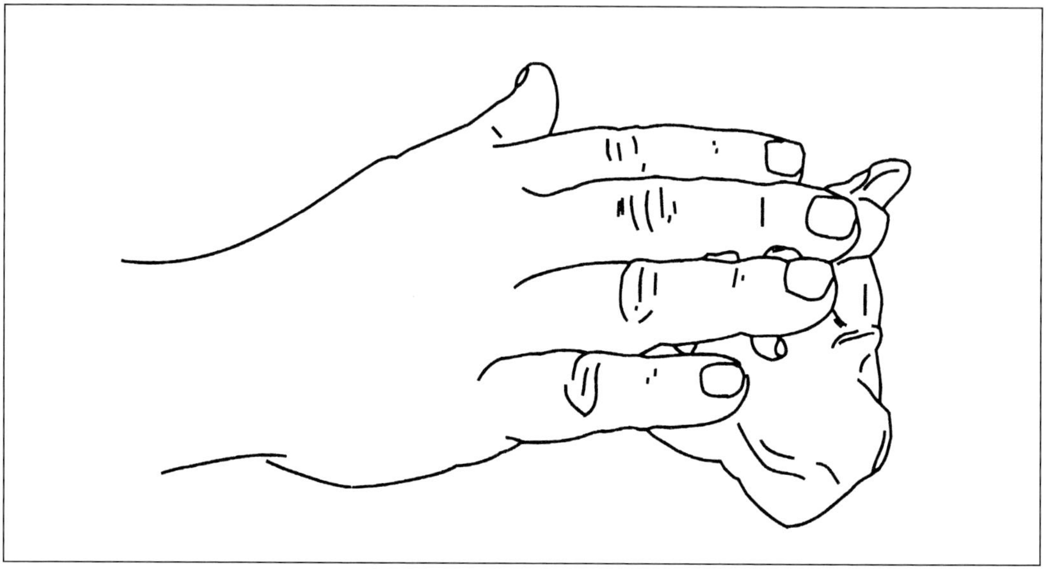

Abb. **3.7a** Palpation des Sakrums

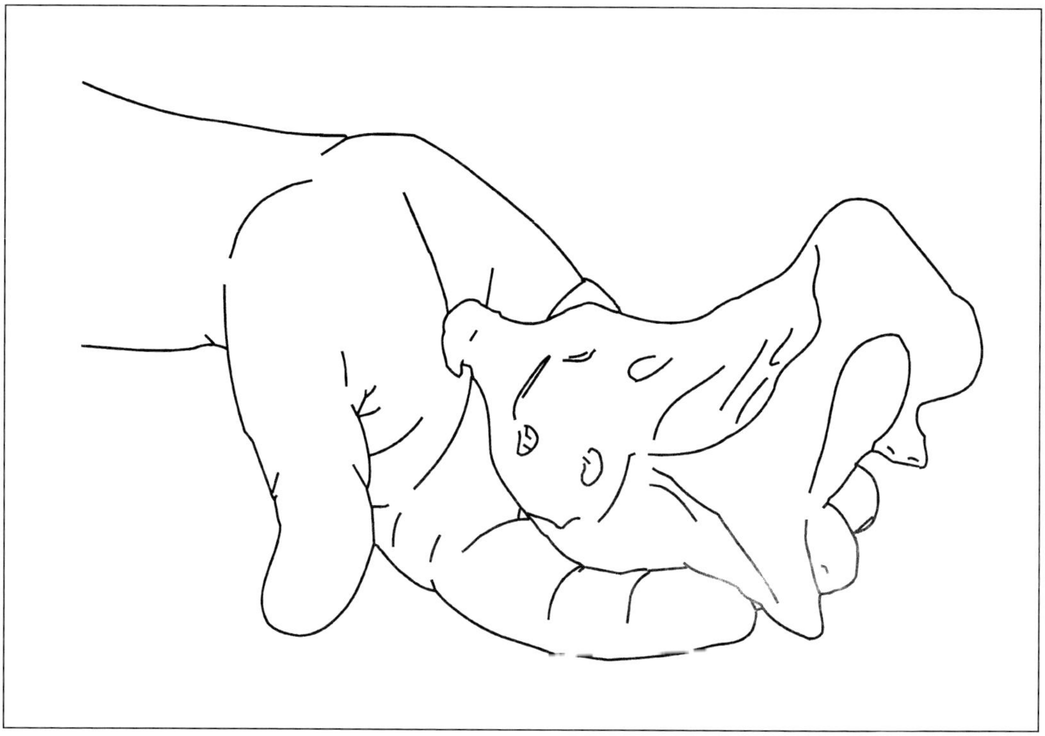

Abb. **3.7b** Dornfortsätze des Sakrums zwischen Mittel- und Ringfinger

bogen, schließen die Augen und lassen die Hand mit dem Sakrum verschmelzen. Wir müssen fühlen, was die Hand tut.

Eine weitere nützliche Technik zur Entwicklung der Wahrnehmungsfähigkeit der Bewegung des Sakrums besteht darin, die synchrone Bewegung zwischen Sakrum und Okziput zu ertasten. Das kann man tun, indem ein Untersucher das Okziput und der andere das Sakrum palpiert und sie sich mitteilen, wann die Flexions- und Extensionsphasen beginnen und enden. Eine andere Möglichkeit besteht darin, eine Hand unter das Sakrum und die andere unter das Okziput der Versuchsperson zu legen, um so gleichzeitig an beiden Enden des Duralschlauches die Flexions- und Extensionsbewegungen wahrzunehmen.

Beim Patienten in Seitenlage ist die gleichzeitige Palpation des Sakrums und Okziputs durch einen einzigen Untersucher mühelos durchführbar (Abb. **3.9**). In dieser Lage ruht der Kopf des Patienten auf einem Kopfkissen, um eine Seitneigung des Halses zu vermeiden. Denn ein seitliches Verdrehen oder Beugen des Halses könnte die synchrone Bewegung zwischen Okziput und Sakrum beeinträchtigen. Eine solche Beeinträchtigung kann man nachweisen, indem man die Versuchsperson auffordert, den Kopf stark zur Seite zu beugen, während man die CranioSacralen Bewegungen am Okziput und Sakrum palpiert.

Mit einiger Erfahrung beginnt man, wichtige Unterschiede bei verschiedenen Versuchspersonen im Ausschlagbereich der Bewegungen, in der Bewegungssymmetrie und in der die Bewegung antreibenden Energie wahrzunehmen, indem man lebende Körper als Lehrmittel benutzt. Wir legen diese Informationen im Gedächtnisspeicher unseres Gehirns ab und sammeln Informationen über den normalen Zustand. Das versetzt uns in die Lage, Abweichungen von der Norm wahrzunehmen und zu erkennen. Mit der Zeit werden diese Abweichungen und Veränderungen diagnostische und pathophysiologische Bedeutung erlangen.

Die paravertebrale Muskulatur ist ein weiterer Palpationsbereich, der diagnostisch sehr nützlich werden kann (Abb. 3.**10**). Bei der sitzenden oder auf dem Rücken liegenden Versuchsperson palpiert man die CranioSacrale Bewegung in der Paravertebralregion vom Okziput bis zum Sakrum.

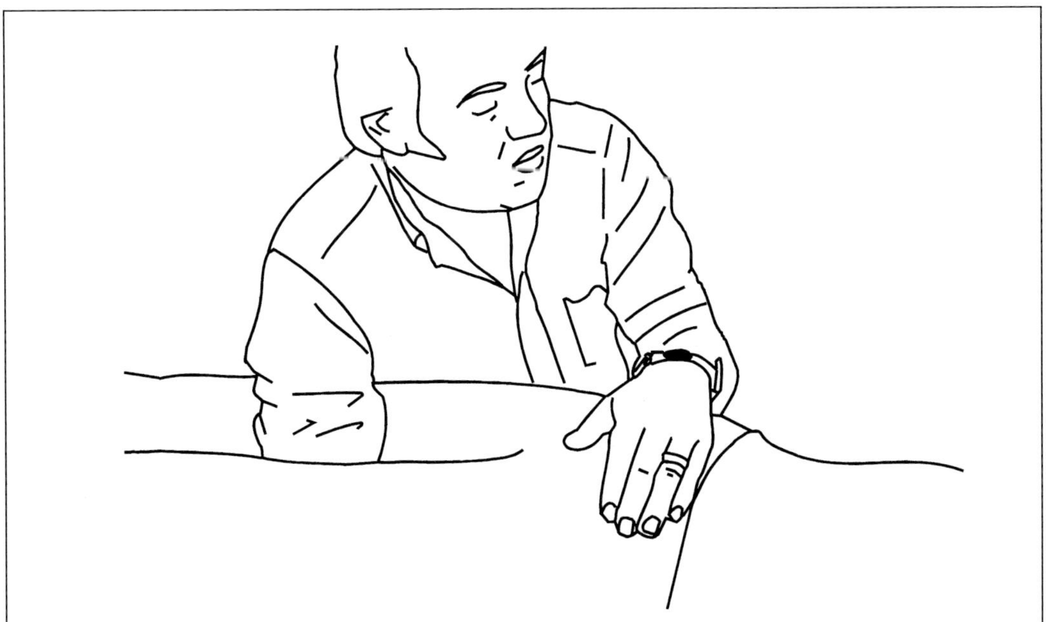

Abb. **3.8a** Untersuchung des Sakrums beim Patienten in Rückenlage

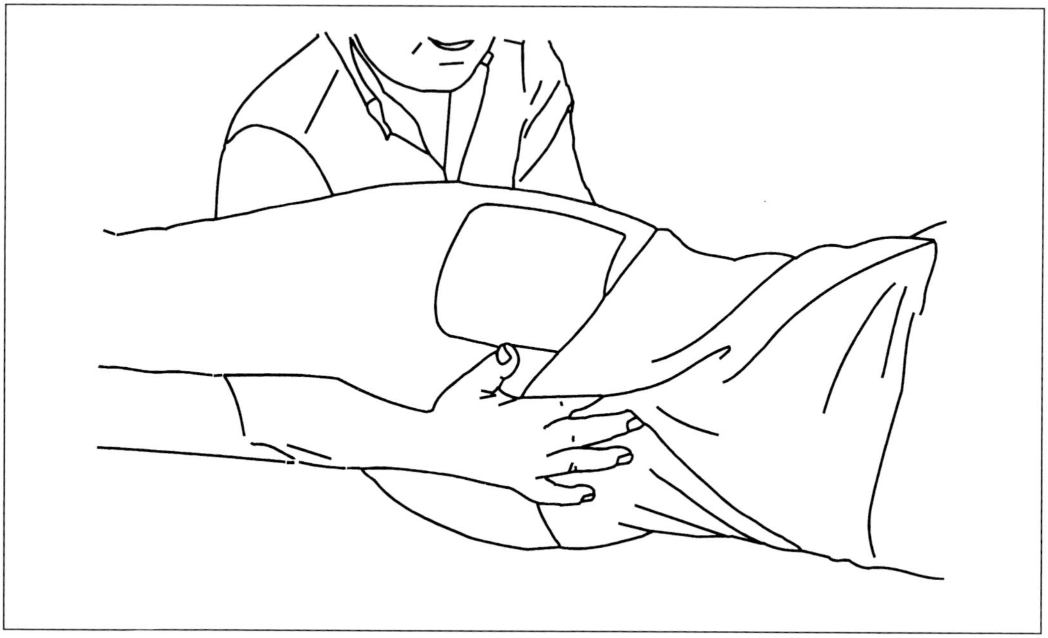

Abb. **3.8b** Untersuchung des Sakrums beim Patienten in Seitenlage

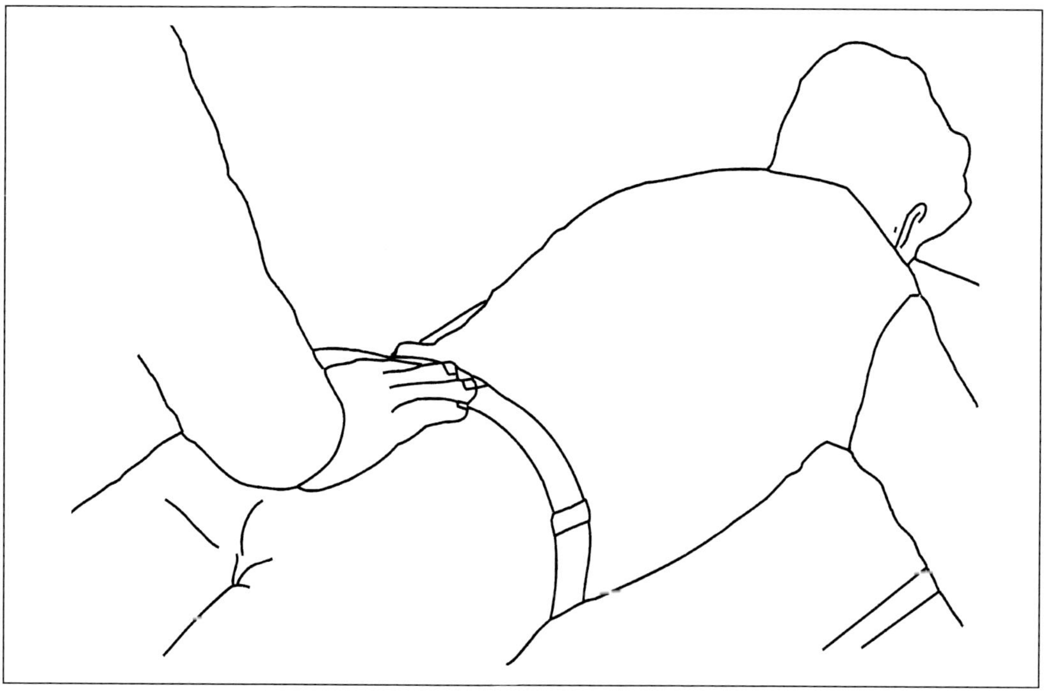

Abb. **3.8c** Untersuchung des Sakrums beim Patienten in Bauchlage

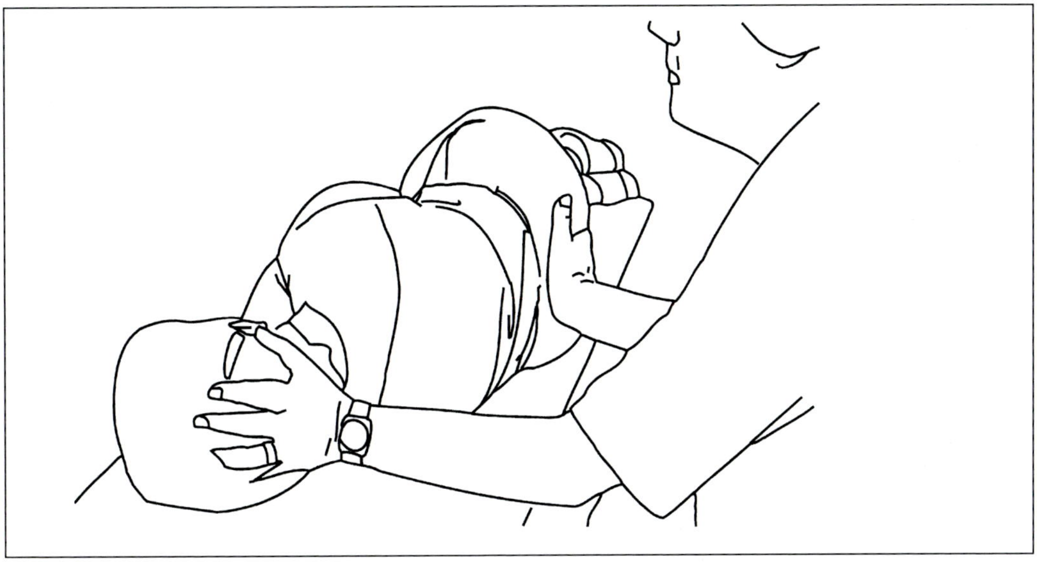

Abb. **3.9** Untersuchung der Synchronizität der Bewegung zwischen Okziput und Sakrum

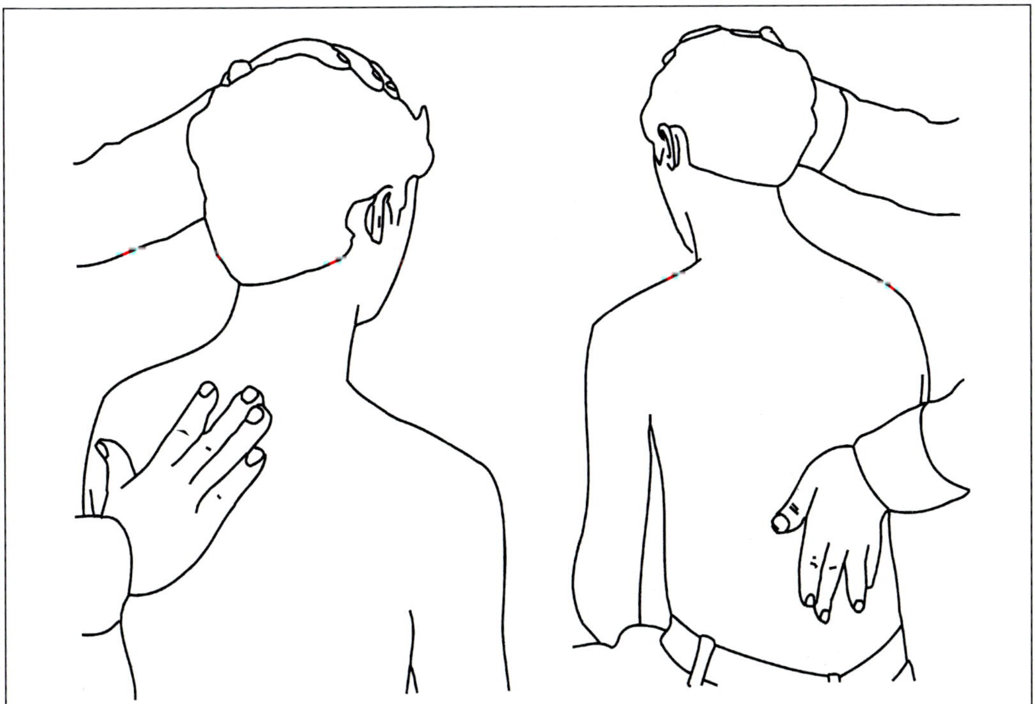

Abb. **3.10** Palpation der paravertebralen Muskulatur

Die Dornfortsätze sollten dabei zwischen den Fingern liegen. Veränderungen des CranioSacralen Rhythmus der Paravertebralregion können diagnostisch verwertet werden, um Nervenwurzeleinengungen und Rückenmarkverletzungen zu orten. Denervierte Muskeln weisen eine physiologische Bewegung von 20–30 Zyklen in der Minute auf (Anhang B). Diese Information kann zur Differenzialdiagnose von Schmerzen dienen, die einerseits durch eine somatische Funktionsstörung und anderseits durch eine Nervenwurzelkompression verursacht werden.

Wie jede Fähigkeit muss auch die palpatorische Sensitivität entwickelt und geübt werden. Gemeinsames Üben in kleinen Gruppen, die zunächst unkritisch zusammenarbeiten, hat sich als die erfolgreichste Methode erwiesen, diese Erfahrungen zu sammeln.

Nochmals: Wir dürfen nicht zulassen, dass unser Intellekt die Entwicklung unserer palpatorischen Fähigkeiten behindert. Diese Erweiterung der Einsatzfähigkeit unserer Hände müssen wir zuerst entwickeln und uns mit ihr vertraut machen. Wenn wir einmal gefühlsmäßig wissen, was unsere Hände können, gibt es immer noch genügend Gelegenheiten für unseren kritischen Intellekt. Geben wir unserer rechten Hirnhälfte die Möglichkeit, ihre Fähigkeiten zu zeigen, ohne dem linken Gehirnteil zu erlauben, ständig mit „was ist das?“ und „ist das möglich?“ dazwischenzureden. *Wir können nur durch Üben lernen.*

4 Techniken zur Modifikation des CranioSacralen Rhythmus

Bisher haben wir die physiologischen Bewegungen deshalb so vorsichtig ertastet, um deren normale Tätigkeit nicht zu beeinflussen. Das Ziel war, den Körper zu studieren und von ihm in seinem natürlichen, gleichzeitig aber auch dynamischen Ruhezustand zu lernen. Wir haben dabei gelernt, dass die Berührung des erfahrenen Untersuchers (vielleicht besser „Entdecker" genannt) der Versuchsperson nur ein Gefühl der Sicherheit geben sollte. Durch die Berührung sollte keine Bedrohung entstehen, auf die der Körper des Patienten bewusst oder unbewusst mit einer Abwehrreaktion antwortet.

Nun sollten wir den Einsatz der Techniken kennenlernen, mit denen die rhythmische CranioSacrale Bewegung modifiziert werden kann, und uns mit ihnen vertraut machen. Entdeckung, Diagnose, Behandlung und Prognose sind dabei unsere Ziele.

Auf den ersten Blick erscheinen diese Techniken im Vergleich zur Palpation, die wir bisher gelernt haben, invasiv. Aber im Vergleich zu den von Ärzten und Therapeuten normalerweise angewandten manuellen Techniken bleiben diese trotzdem immer noch äußerst sanft. Im übertragenen Sinne müssen wir das CranioSacrale System vorsichtig dirigieren; wir dürfen es nicht roh behandeln, schockieren oder gar verängstigen. Wir sollten uns ihm wie einem ängstlichen Kind oder Tier annähern, dessen Vertrauen wir erwerben möchten. Man darf vom CranioSacralen System nicht erwarten, unphysiologische Bewegungen auszuführen. Wir haben nicht als einziges Ziel, das System daran zu hindern, auf seinem üblichen Weg aus extremen Positionen zurückzukehren, sondern vielmehr, es zu veranlassen, einen neuen Weg zu finden. Eine durch vorsichtiges Dirigieren erfolgte Entdeckung neuer Wege wird mehr Beweglichkeit in das CranioSacrale System und in die Palette seiner möglichen Bewegungen einführen.

Eine der einfachsten Methoden, um etwas über die sanfte Modifikation der Bewegungen des CranioSacralen Systems zu erlernen, beginnt mit den Füßen. Wir legen die Fersen des Patienten in unsere Hohlhände und stellen uns zunächst auf den Empfang der Außenrotation (die Flexionsphase der CranioSacralen Bewegung) ein, dann auf die Rückkehr in den Neutralbereich, den Ausschlag in die Innenrotation (die CranioSacrale Extension) und so weiter, während sich der Rhythmus wiederholt (Abb. **4.1**).

Während der Entdeckung dieser Bewegung beantworten wir folgende Fragen: Scheint die Bewegung symmetrisch? Drehen sich die Füße leichter nach außen oder nach innen? Nehmen wir zum Beispiel an, der linke Fuß drehe sich weiter nach außen als der rechte. Um diese alles andere als optimale Situation zu verändern, vollziehen wir die Bewegungen der beiden Füße, die sie am leichtesten ausführen, bis zu ihrem jeweiligen Extrembereich nach. In unserem Beispiel hieße das, dass wir beiden Füßen in die Außenrotation folgen. Wenn jeder der beiden Füße diese Rotation so weit er kann vollzogen hat (in diesem Fall dreht sich der linke Fuß weiter nach außen als der rechte), widersetzen wir uns der Rückkehr in den Neutralbereich, indem wir unsere Hände fixieren. Dabei dürfen wir nicht weiter nach außen drehen, sondern wir widersetzen uns einfach einer Rückkehr der Füße in die Neutralposition aus ihrer extremen Außenrotation.

Während wir nun einer Rückkehr in den Neutralbereich durch sanften Krafteinsatz an den Füßen der Versuchsperson Widerstand leisten oder sie verhindern, nimmt ein zweiter, den Kopf kontrollierender Untersucher einen leichten Widerstand gegen den Versuch der Schädelknochen wahr, in den Neutralbereich und von dort in die Extensionsphase der CranioSacralen Bewegung zurückzukehren. *Am Kopf vollzieht sich zwar die Rückkehr in den Neutralbereich und die Bewegung in die Extension, allerdings weniger leicht.* Diese wahrnehmbare Veränderung am Kopf wird durch den Widerstand erzeugt, den wir durch die Manipulation der Füße der Versuchsperson ausgelöst haben. Wenn dann das

CranioSacrale System wieder in die Flexionsphase eintritt, stellen wir am einen oder anderen Fuß, unter Umständen sogar an beiden Füßen der Versuchsperson, eine Erweiterung der Bewegung in die Außenrotation fest.

Wir verfolgen diese Außenrotation sehr genau. Wir fangen den Spielraum sorgfältig auf, ähnlich wie man eine Angelleine leicht anzieht, wenn man einen Fisch an Land ziehen will, oder wie man die Stoßstange seines Wagens dicht gegen die Stoßstange eines anderen Wagens hält, den man anschieben möchte. Sobald nun diese Rotation nach außen die Grenze ihres neuen Bewegungsbereiches erreicht und versucht, wieder in den Neutralbereich zurückzukehren, werden die Hände des Therapeuten abermals fixiert. Das restliche CranioSacrale System kehrt ungern wieder in den Neutralbereich zurück.

Gegen erneuten und erhöhten Widerstand setzt sich dann aber die Bewegung in die Extensionsphase fort. Dieses Ereignis kann von einem Untersucher festgestellt werden, der die Vorgänge am Kopf der Versuchsperson überwacht.

Jedes Mal, wenn sich die Füße ein bisschen weiter nach außen drehen, fangen wir den neuen Spielraum sorgfältig auf und widersetzen uns der Innenrotation. Nach einigen Wiederholungen, deren Anzahl sehr verschieden sein kann und in der Regel zwischen fünf und zwanzig liegt, hört die CranioSacrale Bewegung vollständig auf. Es entsteht eine Ruhe. Das ist der sogenannte *Ruhepunkt* (still point).

Der Ruhepunkt wurde durch den Widerstand des Therapeuten an den Füßen der Versuchsperson gegen die physiologische Bewegung ausgelöst. In der Regel wird er von größeren Unregelmäßigkeiten in der CranioSacralen Bewegung, die im ganzen System feststellbar sind, angekündigt. Das CranioSacrale System kann beispielsweise beben, pulsieren oder schwanken. Fährt der Therapeut fort, sich an den Füßen der Versuchsperson einer Rückkehr der physiologischen Bewegung in den Neutralbereich zu widersetzen, hört die Tätigkeit des CranioSacralen Systems schließlich vollständig auf.

In einem Teil unserer Arbeit bei Dr. Zvi Karni (Anhang C) haben wir den Ruhepunkt elektrisch registriert. Wenn man sich dem Ruhepunkt nähert, finden bei der Versuchsperson mehrere Veränderungen statt. Bei unserer hypothetischen

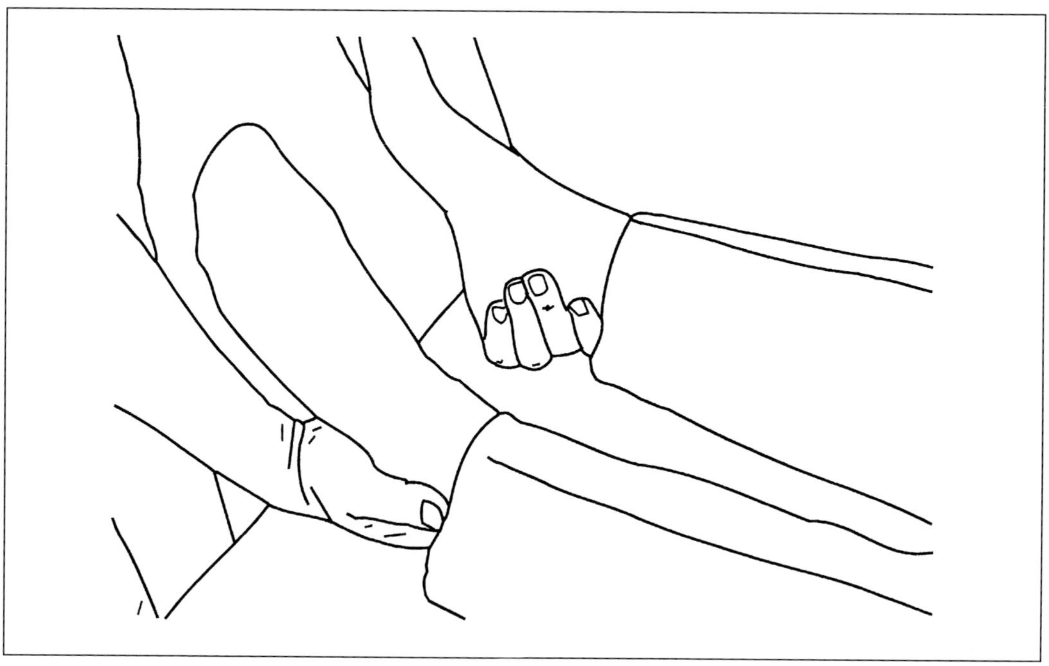

Abb. **4.1** Palpation des CranioSacralen Rhythmus an den Füßen

Versuchsperson haben wir angenommen, der Ausschlagbereich des linken Beins in der Außenrotation sei größer als der des rechten. Beide Beine drehten sich weiter nach außen als nach innen. Man könnte deshalb richtigerweise annehmen, es liege im rechten Iliosakralgelenk eine somatische Funktionsstörung vor. Die Gelenkbewegung wird wahrscheinlich in einer Flexionsposition mit nach anterior verlagerter Spitze des Sakrums blockiert. Sobald der Ruhepunkt unmittelbar bevorsteht, erlebt der Patient wahrscheinlich entweder eine Zunahme der bestehenden Schmerzen im betroffenen unteren Rückenbereich oder ein Wiederauftreten von bekannten Schmerzen, die aber unmittelbar vorher nicht vorhanden waren. Es treten bei der Versuchsperson auch Veränderungen des Atemrhythmus und möglicherweise ein leichter Schweißausbruch auf. Wir leisten weiterhin Widerstand, bis der ganze Körper des Patienten eine koordinierte, gleichmäßige Anstrengung gegen unsere Hände macht, in diesem Fall also bis sich die Füße nach innen drehen.

Während des Ruhepunktes entspannt sich alles. Die oben erwähnten Schmerzen verschwinden. Die somatische Funktionsstörung der Iliosakralgelenke kann sich spontan bessern, gelegentlich sogar mit einem deutlichen „Pop". Die Atmung wird wesentlich entspannter. Alle vorhandenen Muskelverspannungen scheinen wegzuschmelzen.

Die Dauer des Ruhepunktes ist sehr verschieden; er kann nur wenige Sekunden bis mehrere Minuten lang andauern. Schließlich nimmt das CranioSacrale System seine Bewegung wieder auf, in der Regel mit verbesserter Symmetrie und einer größeren Amplitude.

Nach dem Beenden des Ruhepunktes beschränken wir uns darauf, den Patienten zu überwachen. Dabei stellen wir an den Füßen die Qualität und den Ausschlagbereich der Bewegung fest. Ist nun der Ausschlag bei der Innen- und Außenrotation wieder ungefähr gleich und die Bewegungssymmetrie zwischen links und rechts verbessert, so ist weiter nichts mehr nötig. Ist nach unserem Ermessen die Bewegung jedoch noch nicht zufriedenstellend, so können wir den ganzen Ablauf bis zum nächsten Ruhepunkt wiederholen. Jede Wiederholung bringt die Anomalie näher zur Norm zurück und hilft dem Patienten.

Wir haben nie mehr als zehn Wiederholungen des Ruhepunktes in einer einzigen Behandlung durchgeführt. Mit Ausnahme der danach auftretenden extremen Entspannung und Schläfrigkeit sind uns keine Nebenwirkungen bekannt. *Bei Blutungen im Schädelinneren und bei Aneurysmen kann jedoch die Veränderung des hydraulischen Drucks der Intrakranialflüssigkeit für den Patienten schädlich sein. Der Ruhepunkt ist bei solchen Patienten deshalb kontraindiziert.*

Mit etwas Übung kann die oben beschriebene Technik zur Auslösung eines Ruhepunktes von den Füßen her an jedem beliebigen Punkt des Körpers angewendet werden. Man muss lediglich die freie Richtung und den größten physiologischen CranioSacralen Bewegungsausschlag bestimmen. Man vollzieht diese Bewegung bis zu ihrem physiologischen Endpunkt nach und widersetzt sich ihrer Rückkehr. Wir fangen den freien Spielraum mit jedem folgenden Zyklus erneut auf, bis ein Ruhepunkt in der Funktion des CranioSacralen Systems erreicht ist. Der Ruhepunkt führt zu einer verbesserten Tätigkeit des CranioSacralen Systems. Der Therapeut überwacht dann diese neuen physiologischen Bewegungsmuster und wertet sie aus.

In den meisten Fällen wird der Ruhepunkt vom Okziput und Sakrum her ausgelöst. Wird die Technik in diesen anatomischen Bereichen angewandt, wirkt sie erfahrungsgemäß etwas schneller, als wenn man sie in anderen Bereichen des Körpers einsetzt. Das Ziel ist jedoch stets das Gleiche: die Tätigkeit des CranioSacralen Systems zu verändern.

4.1 Die CV-4-Technik

Der durch die Anwendung der Technik am Os occipitale des Patienten erzielte Ruhepunkt wird herkömmlich „CV-4"-Technik genannt. CV-4 bedeutet die Kompression des 4. Ventrikels des Gehirns. Sutherland (1939) entdeckte diese Technik. Er glaubte, dass dabei der 4. Ventrikel des Gehirns komprimiert wird und er damit sämtliche lebenswichtigen Nervenzentren beeinflussen könne, die sich in den Wänden dieses

Ventrikels und in seiner Umgebung befinden (Abb. **4.2**).

Die Schuppen des Os occipitale ermöglichen eine Anpassung an Veränderungen der Druckverhältnisse der Intrakranialflüssigkeit. Die CV-4-Technik verringert diese Anpassungsfähigkeit der Schuppen beträchtlich. Deshalb erhöht sich der hydraulische Druck der Intrakranialflüssigkeit und wird auf sämtliche anderen zur Verfügung stehenden Wege umgeleitet, wenn die Bewegung der Schuppen von außen her eingeschränkt wird. Die CV-4-Technik fördert somit die Flüssigkeitsbewegung und damit auch den Flüssigkeitsaustausch. Die erhöhte Flüssigkeitsbewegung wirkt sich immer positiv aus, mit Ausnahme von intrakraniellen Blutungen, bei denen die Stauung, die Gerinnselbildung gefördert wird, und bei Aneurysmen, bei denen die Veränderung des intrakraniellen Druckes ein Leck oder gar eine Ruptur zur Folge haben kann.

Die CV-4-Technik beeinflusst die Zwerchfelltätigkeit und die autonome Atmungskontrolle. Sie scheint auch den Tonus des sympathischen Nervensystems wesentlich zu senken. Ich habe diese Technik oft benutzt, um einen chronischen sympathischen Hypertonus bei Stresspatienten zu verringern. Als Folge eines Ruhepunktes kann man *immer* eine Verbesserung der autonomen Funktionen erwarten.

Klinisch ist diese Technik bei allen Patienten nützlich, für die eine Lymphpumpentechnik angezeigt ist (Magoun, 1978). In manchen Fällen hat sie das Fieber innerhalb von 30–60 Minuten um mehr als 2 °C gesenkt. Sie entspannt das gesamte Bindegewebe des Körpers und ist deshalb auch bei akuten und chronischen muskuloskelettalen Läsionen, bei degenerativen arthritischen Vorgängen, bei intrazerebralen und Lungenstauungen, zur Kontrolle von Wehen und bei der Reduktion der damit verbundenen Ödeme sehr nützlich.

Die CV-4-Technik ist somit eine ausgezeichnete, schnell wirkende Methode bei einer großen Anzahl von Störungen, weil sie die Gewebe- und Flüssigkeitsbewegung fördert und die Flexibilität der autonomen Reaktion wiederherstellt.

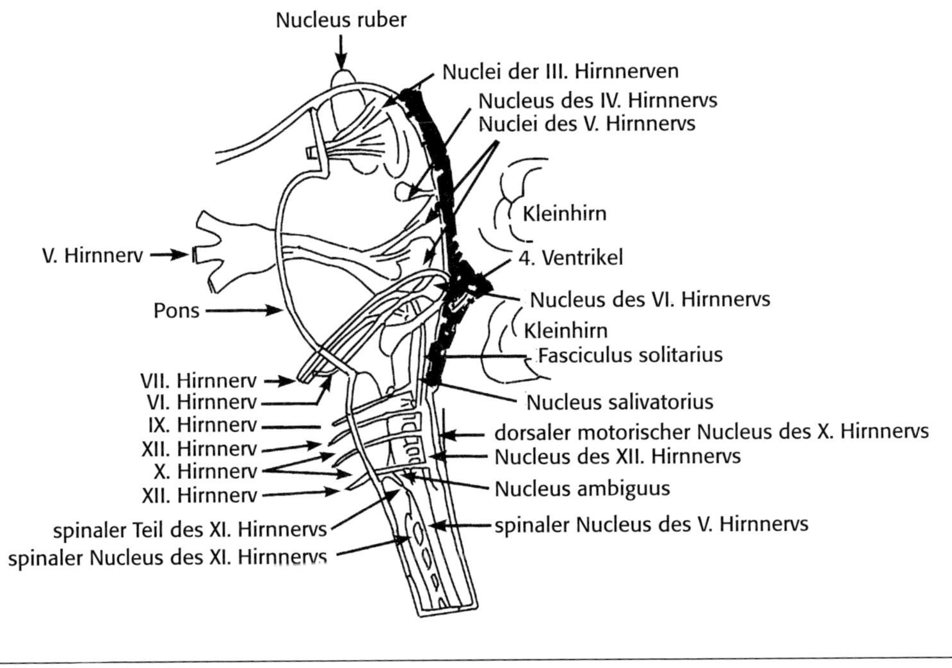

Abb. **4.2** Der 4. Ventrikel und die benachbarten Strukturen

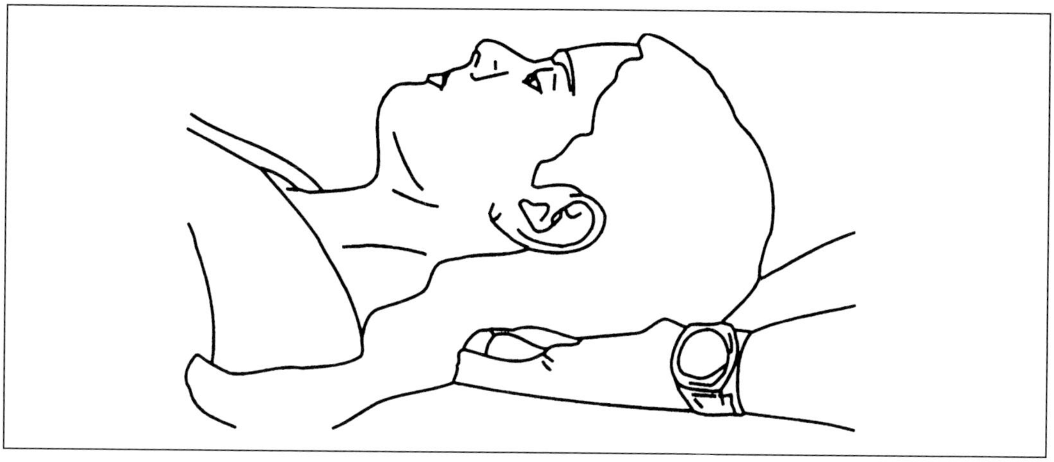

Abb. **4.3** Position der Hände für die CV-4-Technik am Okziput

Der Therapeut legt die Hände so ineinander, dass die Daumen ein V formen (Abb. **4.3**). Die Spitze des von den Daumen gebildeten V sollte auf Höhe des Dornfortsatzes des 2. oder 3. Halswirbels liegen. Die Daumenballen werden medial an die Schuppen des Okziputs angelegt, jedoch *unbedingt ohne Berührung* der Sutura occipitomastoidea (Abb. **4.4a** und **4.4b**). Während das Okziput des Patienten in der Extensionsphase des CranioSacralen Rhythmus schmäler wird, vollziehen wir diese Bewegung mit den Daumenballen nach. Während dann das Okziput des Patienten in der Flexionsphase des CranioSacralen Rhythmus versucht sich zu erweitern, leisten wir dieser Erweiterung Widerstand. *Unsere Hände werden fixiert, wir drücken sie jedoch nicht zusammen.* Sobald die Verschmälerung des Okziput wieder einsetzt, nehmen wir den Spielraum auf und vollziehen die Verschmälerung des Okziput ebenfalls nach. Nachdem das Okziput wieder weiter werden, das heißt in Flexion gehen will, widersetzen wir uns dieser Flexion und wiederholen diesen Vorgang, bis der CranioSacrale Rhythmus sich verringert und unregelmäßig wird, dann schließlich vorübergehend vollständig erlischt.

Wenn dieser Stopp im CranioSacralen Rhythmus eintritt, ist ein **Ruhepunkt** ausgelöst. Die Dauer des Ruhepunktes ist sehr verschieden; er kann nur wenige Sekunden oder mehrere Minuten lang andauern. Die Atmung des Patienten verändert sich, und es kommt oft zu einer leichten Schweißbildung auf der Stirn. Eine spürbare Entspannung des Körpers findet statt.

Nach wenigen Minuten stellen wir fest, dass das Okziput des Patienten erneut versucht, sich während der Flexionsphase des CranioSacralen Rhythmus wieder zu erweitern. Sobald wir

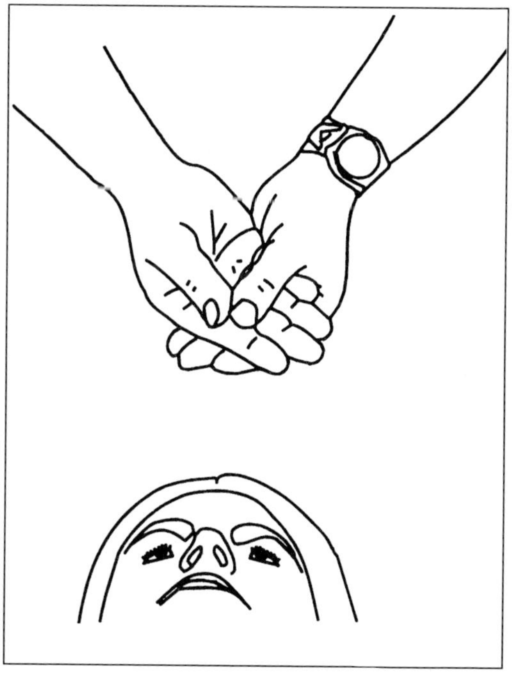

Abb. **4.4a** Position der Hände für die CV-4-Technik

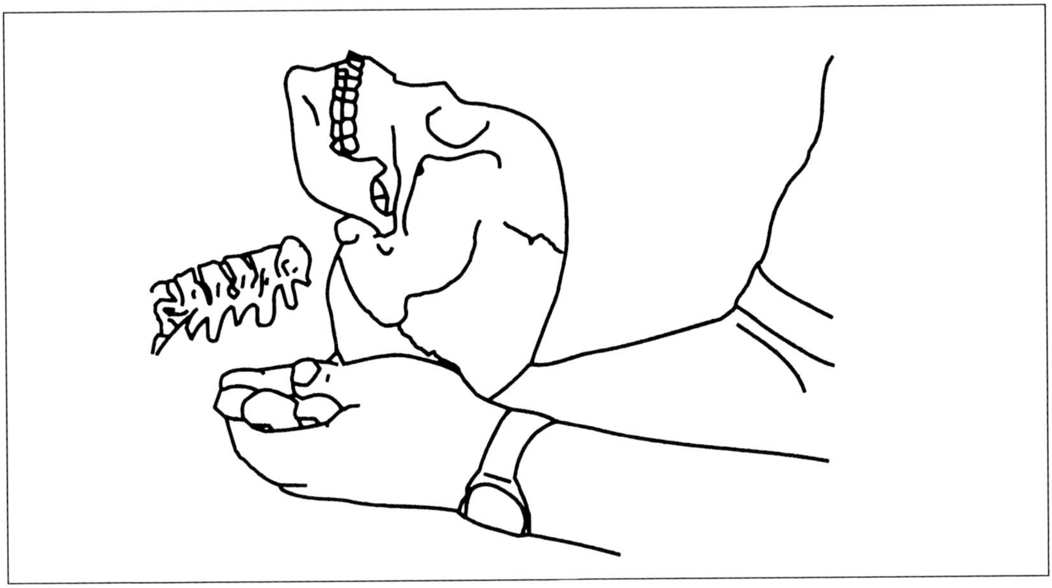

Abb. **4.4b** CV-4: Verhältnis zu den knöchernen Strukturen

eine konzentrierte starke Bewegung beidseits wahrnehmen, stellen wir unseren Widerstand ein, vollziehen diese Erweiterung nach und werten sie bezüglich Amplitude und Symmetrie der CranioSacralen Bewegung aus.

Ein Ruhepunkt kann durch Anwendung der gleichen Grundsätze beim Patienten auch an jeder anderen Stelle des Kopfes ausgelöst werden, indem man die Extensionsbewegung bis zu ihrem äußersten Punkt verfolgt und sich der Rückkehr in den Neutralbereich widersetzt, bis die rhythmische Tätigkeit vorübergehend aufhört.

4.2 Ruhepunkt am Sakrum

Um den Ruhepunkt am Sakrum zu induzieren, legt der Therapeut seine Hand auf das Sakrum des Patienten. Wir vollziehen dabei die Bewegungen des Sakrums entweder in die Flexions- oder die Extensionsphase (je nachdem wo die größte Bewegungsfreiheit vorhanden ist) nach und widersetzen uns während mehrerer Zyklen dem Versuch des Sakrums, wieder in den Neutralbereich zurückzukehren, bis die Eigenbewegung des CranioSacralen Systems aufhört. Damit haben wir den Ruhepunkt ausgelöst.

Bei der Wahl des Körperteils des Patienten, an dem der Ruhepunkt ausgelöst werden soll, sind verschiedene Faktoren zu berücksichtigen. Man kann die Wahl der Einfachheit halber treffen, beispielsweise wenn der Therapeut bereits das Sakrum oder die Füße hält und den Körper des Patienten nicht durch unnötigen Lagewechsel stören möchte. Oder man kann sie treffen, weil man die Auswirkung der Induktion des Ruhepunktes an einem ganz bestimmten Körperteil beobachten möchte. Eine Berührung schmerzhafter Körperteile mit der Hand ist nicht notwendig; auch mit wenig Übung kann man von beinahe jeder Stelle am Körper des Patienten aus den Ruhepunkt auslösen. Wünscht der Therapeut die Auswirkung eines Ruhepunktes in einer begrenzten Körperregion auszuwerten, so kann die Bewegung auch dort ertastet werden. Die einfachste Methode, diese Wirkung zu erfassen, besteht darin, während dieses Verfahrens eine oder beide Hände im entsprechenden Bereich aufzulegen.

Die Induktion eines Ruhepunktes von den Extremitäten aus, zum Beispiel wenn man versucht, ein unkooperatives Kind zu untersuchen und zu behandeln, ist ein ausgezeichnetes Mittel, eine Kooperation zu erreichen. Für den Patienten ist das Erlebnis eines Ruhepunktes sehr angenehm. Das Kind lernt schnell, die Berührung des Therapeuten mit dem angenehmen Erlebnis des Ruhepunktes in Verbindung zu bringen, und somit sind die Weichen für einen gegenseitigen fruchtbaren therapeutischen Prozess gestellt. Für den Therapeuten ist es eine Befriedigung und als Erfahrung in der Weiterbildung von Nutzen. Erzielt man einmal dieses Vertrauen und diese Zusammenarbeit, kann die Behandlung spezifischer und wirkungsvoller gestaltet werden. Diese Methode empfiehlt sich besonders zur Entwicklung eines kooperativen Verhältnisses zu autistischen Kindern.

5 Das Lösen von transversalen Restriktionen, die die Faszialbeweglichkeit behindern

Die Faszialebenen des menschlichen Körpers liegen eher in longitudinaler als in transversaler Richtung. Ein gewisses Maß an Gleitbewegung ist für Faszialgebilde charakteristisch. Deshalb ist diese Gleitbeweglichkeit in Längsrichtung sichtbarer als in Querrichtung.

In der Anatomie des Körpers können wir eine Anzahl von strukturellen Unterteilungen erkennen. Werden diese hyperton oder ist ihr Tonus nicht ausgeglichen, werden sie gegenüber der natürlichen longitudinalen Gleitbewegung der Faszialschichten des Körpers zu Bereichen funktioneller Restriktion. Strukturell-funktionelle Unterteilungen liegen überall dort vor, wo quer zum Körper liegendes Bindegewebe vorherrscht. Diese können sehr leicht die freie longitudinale Beweglichkeit eines Großteils der Faszialschichten beeinträchtigen.

5.1 Das Zwerchfell (Diaphragma)

Das Zwerchfell ist das augenscheinlichste dieser potenziell restriktiven Quergebilde (Abb. **5.1**). Es unterteilt den menschlichen Körper in die Brust- und die Bauchhöhle. Grundsätzlich handelt es sich dabei um ein fibromuskuläres Septum. Den Rand des Zwerchfells bilden Muskeln, die ihren Ursprung an den Innenflächen des Processus xiphoideus am Sternum, den unteren sechs Knorpeln und Rippen, dem von Aponeurosen gebildeten Arcus lumbocostalis und über die Zwerchfellschenkel an den drei oberen Lendenwirbelkörpern und ihren Bandscheiben haben. Den Ansatz dieser peripheren Muskulatur des Zwerchfells bildet dessen zentrale Sehne.

Das Zwerchfell gewährt den zwischen Brust- und Bauchhöhle verlaufenden Strukturen Durchlass.

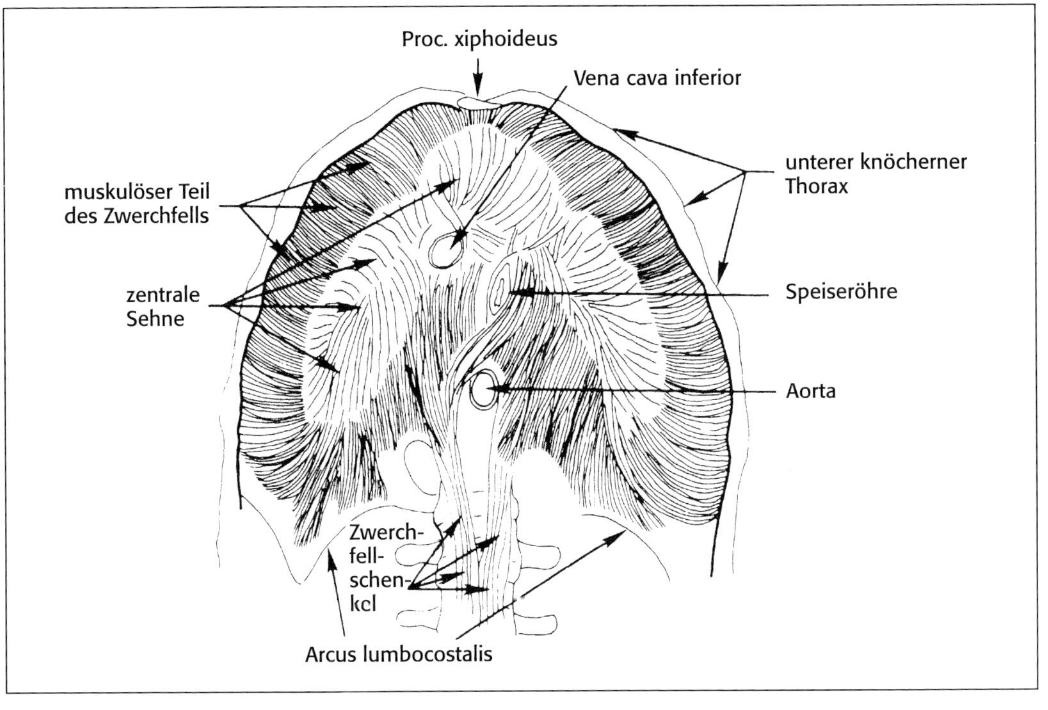

Abb. **5.1** Das Zwerchfell: Schrägaufsicht von unten

Es sind dies unter anderem die Speiseröhre (Ösophagus), die Aorta, die Vena cava, die Vv. azygos und hemiazygos, der Ductus thoracicus, die Ösophagusgefäße, die A. mammaria interna, die Nn. vagi, Äste der Nn. phrenici sowie die Nn. splanchnici major und minor. Normalerweise durchqueren die Stämme des N. sympathicus den medialen Arcus lumbocostalis, den auch der M. quadratus lumborum durchquert. Die Fasern des Pericardium durchdringen das Zwerchfell von oben her und sind mit der unteren Zwerchfellfaszie verbunden.

Der rechte Zwerchfellschenkel hat seinen Ursprung am Ligamentum longitudinale anterius der Wirbelsäule, an den Vorderflächen der 1., 2. und 3. Lendenwirbelkörper und an ihren Bandscheiben.

Der linke Zwerchfellschenkel ist kleiner. Er ist an den entsprechenden Flächen der beiden oberen Lendenwirbelkörper und am Ligamentum longitudinale anterius befestigt. Ein Teil der Fasern der beiden Schenkel verlängert sich nach vorn und medial. Wo sie sich kreuzen, bilden sie den Hiatus aorticus. In ihrer Fortsetzung bilden sie um den Hiatus oesophageus eine Acht.

Die Kontraktion des Zwerchfells zieht gleichzeitig auch dessen zentrale Sehne nach unten. Damit verringert sich der Druck innerhalb des Brustkorbes und erhöht sich dessen Volumen. Gleichzeitig erhöht sich der Druck in der Bauchhöhle und verringert sich sein Volumen. Die Kontraktion bewirkt auch auf das Pericardium einen Zug nach unten. Dieser Zug wird über die Faszienverbindung durch die Karotisscheide zur Schädelbasis weitergeleitet. Aus diesem Grund ist oft beim Patienten mit chronischem Zwerchfellhypertonus die Beweglichkeit des CranioSacralen Systems nicht optimal.

Das Zwerchfell wird von Ästen der ventralen Teile der Nn. thoracici 9–12 und vom N. phrenicus innerviert. In der Regel hat der N. phrenicus seinen Ursprung im 4. N. cervicalis; es können aber auch der 3. und 5. N. cervicalis daran beteiligt sein.

Ein abnormer Hypertonus oder Kontraktion des Zwerchfells kann einseitig oder beidseitig entstehen. Die Ursache kann eine Störung sein, die von ein- oder beidseits einem, mehreren oder allen vier Nn. thoracici inferiores herrührt, oder Störungen entlang eines oder beider Nn. phrenici oder auch ein- oder beidseits der Halswirbelsäule in Höhe des 3., 4. und/oder 5. Segments. Dieser Zustand kann durch eine Pleuritis entstehen, die dann das Zwerchfell in Mitleidenschaft zieht, durch eine Perikarditis oder Entzündung des Leber-Gallen-Systems oder anderer mit diesem System in Verbindung stehender Eingeweide.

Eine Funktionsstörung des Zwerchfells kann jedoch auch als Folgeerscheinung einer somatischen Funktionsstörung entstehen, die die sechs unteren Rippen, das Brustbein und den Processus xiphoideus, die drei oberen Lendenwirbelkörper, den M. psoas major, den M. quadratus lumborum und/oder die mit den erwähnten Gebilden im Zusammenhang stehenden Faszien in Mitleidenschaft zieht. Oder sie kann als Folge einer Entzündung eines der Gebilde entstehen, die das Zwerchfell durchqueren, wie die Aorta, der Ösophagus oder die Vena cava.

Bei einer außerordentlich großen Anzahl von Krankheiten kann ein abnormer Zwerchfellhypertonus als Begleiterscheinung auftreten. Oft behält das Zwerchfell auch nach Beseitigung der ursprünglichen Störung die dadurch verursachten asymmetrischen Spannungsbilder und den abnormen Hypertonus aufrecht. Das funktionsgestörte Zwerchfell beeinträchtigt dann aber nicht nur die normale Atemtätigkeit, sondern auch die Funktion des CranioSacralen Systems und die freie Faszialbeweglichkeit. Der Patient fühlt sich „angeschlagen". Sein reduzierter Gesundheitszustand bildet dann einen günstigen Nährboden für rezidivierende Krankheiten, er klagt über Ermüdung und undefinierbare Schmerzen, neigt zu Depressionen und einem Gefühl des allgemeinen Unwohlseins; die verringerte Bewegung der Körperflüssigkeiten und der verschlechterte Gasaustausch führen zur Ansammlung von giftigen Abfallprodukten.

Dieses Schema liefert einen Teil der Grundlage für unsere Behauptung, dass bei allen Funktionsstörungen im CranioSacralen System den natürlich auftretenden Querrestriktionen im menschlichen Körper besondere diagnostische und therapeutische Aufmerksamkeit geschenkt werden sollte.

Die Technik zur Entspannung einer abnormen Spannung im Zwerchfell ist sehr einfach (Abb. **5.2**). Der Patient liegt auf dem Rücken. Der Therapeut sitzt bequem neben dem Patienten. Er legt eine Hand so unter die Thorakolumbalregion, dass die Dornfortsätze des 12. Brust- und der oberen drei Lendenwirbelkörper in der Handfläche liegen. Nun legen wir die andere Hand ventral auf, dass sie das Epigastrium, den Processus xiphoideus und die vorderen unteren Rippenränder abdeckt.

Die Hand unter dem Rücken des Patienten wird als verhältnismäßig feste und unbewegliche Stütze benutzt, während mit der oberen Hand ein Druck von anterior nach posterior ausgeübt wird. Wir beginnen diesen Druck sehr sanft und steigern ihn *langsam,* bis im Inneren des Patienten eine Bewegung wahrnehmbar wird. Sobald wir diese Bewegung wahrnehmen, vollziehen wir sie in jeder beliebigen von ihr eingeschlagenen Richtung nach. Der Kraftaufwand für den anterior-posterioren Druck darf nur gerade ausreichen, um diese Eigenbewegung zu verursachen und aufrechtzuerhalten.

Die Eigenbewegung, die wir dabei wahrnehmen, kann entweder in anterioren oder posterioren Körperregionen des Patienten vorherrschen, sie kann aber auch gleichmäßig über den ganzen Körper verteilt werden. Wir können sie als Schub, Torsion, Rotation oder als Kombination von zwei oder allen dreien dieser Bewegung ertasten. Auch andere Entspannungsmöglichkeiten des hypertonen Gewebes können dabei auftreten.

Bei Betrachtung der direktionalen Ausrichtung der Zwerchfellmuskelfasern wird klar, wie verschiedene Restriktionen und Torsionen der Gewebebewegungen entstehen können. Diese Fasern liegen nicht mehr nur in jeder erdenklichen Querlage, auch die Variation von fast längsgerichteten bis hin zu quergerichteten Fasern ist sehr groß. Dieser Umstand bietet einer Restriktion der normalen Beweglichkeit dreidimensionale Möglichkeiten. Erschwerend kommt ferner die Tatsache dazu, dass sich diese Winkel zusammen mit den durch die Atmung und andere Variablen verursachten Veränderungen der Höhenlage des Zwerchfells zwischen der Brust- und Bauchhöhle verändern.

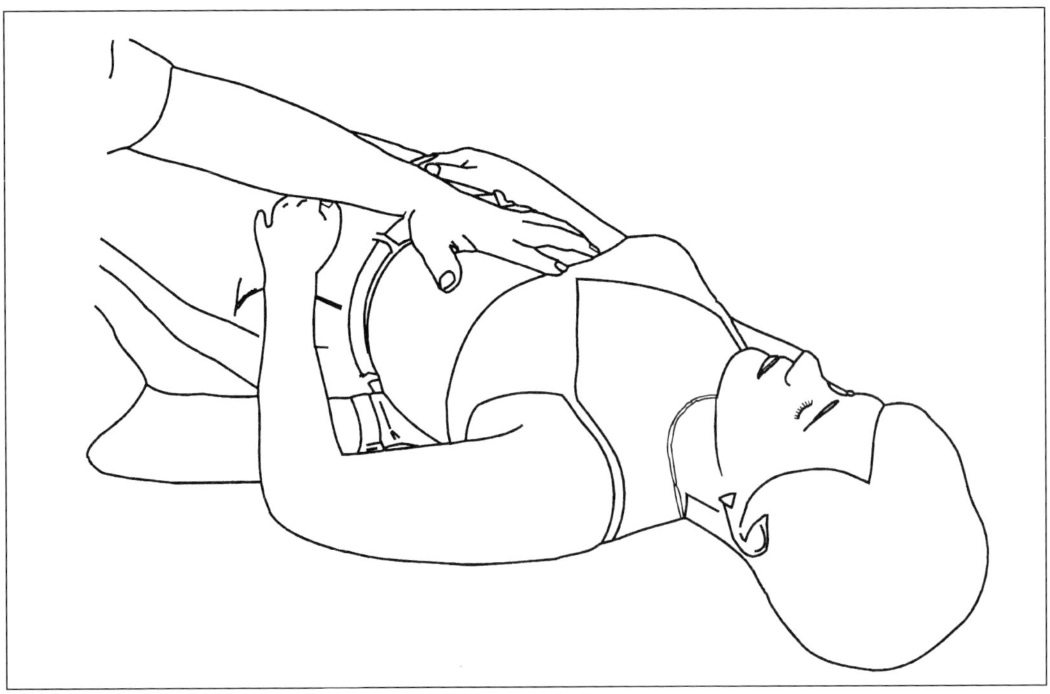

Abb. **5.2** Position der Hände zur Entspannung des Zwerchfells

Wenn sich das Gewebe zwischen unseren Händen zu entspannen beginnt, entsteht im Körper des Patienten wieder eine neue Balance. Dieser neue Zustand kündigt sich mit einer deutlich wahrnehmbaren Erweichung des Gewebes an. Sobald sie stattfindet, verringern wir stufenweise den anterior-posterioren Druck. Damit gilt das Zwerchfell wieder als frei und ausgeglichen.

Im Zweifelsfall entfernt man die Hand, wartet ein paar Minuten und wiederholt das Verfahren. Ist das Zwerchfell frei von abnormem Hypertonus, nimmt man eine symmetrische Ausbreitung wahr, sobald man den anterior-posterioren Druck im Körper des Patienten wieder durchführt. Falls hingegen eine weitere Behandlung des Zwerchfells nötig wäre, verspürt man eine asymmetrische Eigenbewegung, sobald man den erforderlichen Druck ansetzt. Das Verfahren kann nach Bedarf beliebig oft wiederholt werden, bis die symmetrische Balance stattgefunden hat.

5.2 Die Diaphragmata des Beckens

Aus funktioneller Sicht empfiehlt sich für unsere Zwecke die gemeinsame und nicht eine getrennte Betrachtung des Diaphragma pelvis (Abb. **5.3**) und des Diaphragma urogenitale. Das Diaphragma pelvis setzt sich aus dem M. levator ani und dem M. coccygeus mit ihren Faszien zusammen. Das Diaphragma urogenitale umfasst eine Anzahl von Muskeln, die durch das knöcherne Becken verlaufen.

Das Diaphragma pelvis erstreckt sich wie eine Hängematte über das Becken und stützt die dort befindlichen Eingeweide. Der Analkanal, die Harnröhre und die Vagina durchqueren diese Membran.

Der M. levator ani hat seinen vorderen Ursprung beidseits an der Innenseite des oberen Schambeinastes, in der Regel jedoch nicht über der Symphyse selbst. Dorsal entspringt er den Innenflächen des Sitzbeins. Zwischen diesen beiden Bereichen ist er am Arcus tendineus musculi

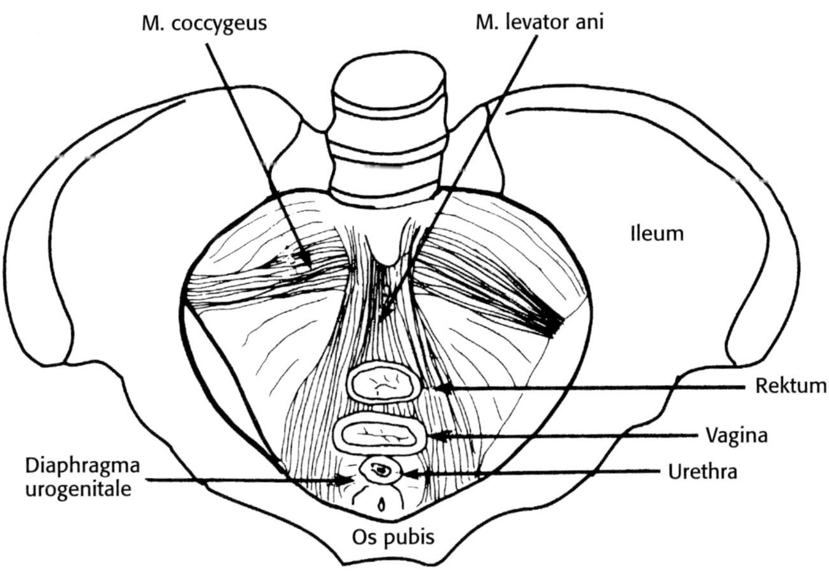

Abb. **5.3** Das Diaphragma pelvis

levatoris ani verankert, einem verstärkten Band der Fascia obturatoria, die am Os pubis und dem Sitzbein befestigt ist. Die Muskelfasern verlaufen nach medial und dorsal. Sie sind mit den beiden unteren Steißbeinsegmenten, der Raphe anococcygea, dem äußeren Analsphinkter und dem zentralen Sehnenbereich des Damms verbunden. Der Muskel wird von den aus dem 3., 4. und 5. Sakralsegment stammenden Ästen des Plexus pudendus innerviert.

Der M. levator ani stützt und hebt den Beckenboden, er bietet einer Druckerhöhung im Inneren der Bauchhöhle Widerstand, zieht den After nach oben und engt ihn ein und ist wesentlich für den Tonus der Vagina verantwortlich.

Der M. coccygeus besteht aus Muskel- und Sehnenfasern. Er hat seinen Ursprung am Sitzbein und dem Ligamentum sacrotuberale und ist in der Junctura sacrococcygealis verankert. Er wird von den aus dem 4. und 5. Sakralsegment stammenden Ästen des Plexus pudendus innerviert. Dieser Muskel zieht das Os coccygis und die Sakrumspitze nach anterior. Dadurch löst er einen Teil der Flexionsbewegung im CranioSacralen System aus (Abb. **5.4**).

Das Diaphragma urogenitale setzt sich aus zwei Faszienschichten zusammen, der tiefen und der oberflächlichen. Die tiefe Schicht erstreckt sich zwischen den Rami ischiopubici. Sie stellt die Faszienschichten der quer verlaufenden Dammmuskulatur, der Mm. levatores ani und der Supraanalfaszien dar. Sie ist ventral an der Symphysis pubica, hinten am Dammkörper befestigt. Seitlich wirkt sie als Fortsetzung der Obturatorfaszien und ist an der Rami ischiopubici befestigt. Sie gewährt der Harnröhre und der Vagina Durchgang und verbindet sich dabei mit deren Wänden.

Seitlich ist die oberflächliche Schicht des Diaphragma urogenitale am Ramus ischiopubicus vom gewölbten Ligamentum pubicum bis zur Tuberositas ischialis verankert. Auch sie gewährt der Harnröhre und der Vagina Durchgang und verbindet sich mit deren Wänden.

Angesichts der engen gegenseitigen Verwindungen dieser Gebilde durch ihre gemeinsamen Verankerungspunkte und Muskelansätze wäre eine Aufteilung der Behandlung oder Untersuchung illusorisch.

Durch den großen Einfluss des Diaphragma pelvis nicht nur auf die Beweglichkeit des Sakrum- und Coccygisbereichs, sondern auch auf die Beweglichkeit der longitudinalen und auf die Flüssigkeitsversorgung durch diese Quergebilde hindurch ist es unumgänglich, einen in diesem Bereich auftretenden Hypertonus und Spannungsungleichgewichte erfolgreich zu behandeln, bevor man eine freie Beweglichkeit des kraniosakralen und faszialen Systems erwarten kann.

Die Technik zur Entspannung („release") der durch das Diaphragma pelvis verursachten Rest-

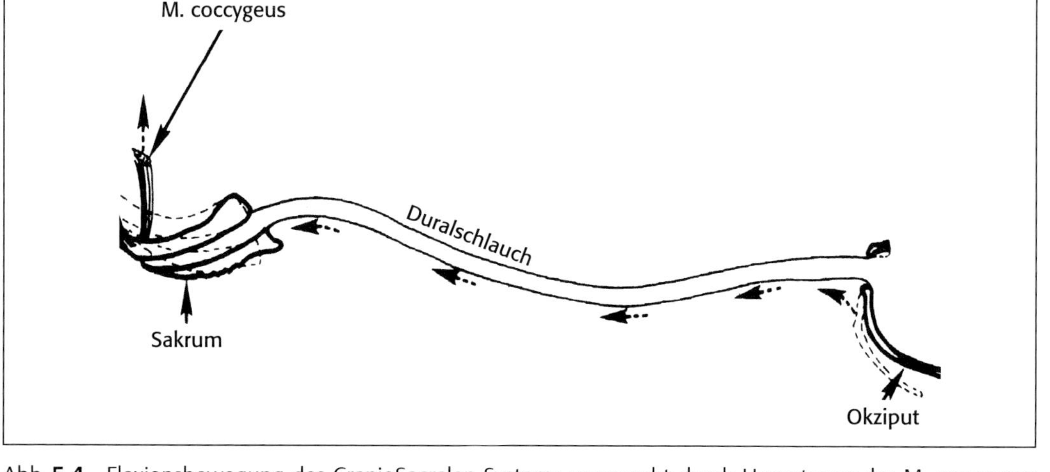

Abb. **5.4** Flexionsbewegung des CranioSacralen Systems verursacht durch Hypertonus des M. coccygeus

riktionen ist der zur Entspannung eines abnormen Tonus des Zwerchfells ähnlich, selbstverständlich mit Ausnahme der Lage der Hände des Therapeuten (Abb. **5.5**).

Man legt eine Hand unter den auf dem Rücken liegenden Patienten und hält das Sakrum so, dass die Dornfortsatzreihe quer über die Handfläche verläuft. Die Hand wird ähnlich wie beim Zwerchfell als fester Widerstand gegen den von anterior nach posterior auszuübenden Druck benutzt. Wir legen nun die andere Hand so auf, dass der Hypothenar die Schambeine bedeckt und die restliche Hand über den suprapubischen Bereich zu liegen kommt.

Wir fangen nun mit der oberen Hand an, Druck auf die Schambeine und den suprapubischen Bereich des Patienten auszuüben, während die Hand unter dem Patienten einen festen Widerstand bietet. Der Druck wird allmählich gesteigert, bis er seine Wirkungsschwelle erreicht. An diesem Punkt ermöglicht ein normalerweise symmetrisches Diaphragma pelvis eine seitlich symmetrische Ausbreitung des Gewebes. Bei abnormem Tonus des Beckengewebes wird die Eigenbewegung zwischen den Händen jedoch als Schub, Torsion oder Rotation wahrgenommen. Wir vollziehen diese Bewegungen nach, ohne dabei irgendeinen Widerstand zu leisten, und erhalten den von anterior nach posterior wirkenden Druck mit dem geringsten Kraftaufwand aufrecht, der für das Fortbestehen dieser selbstregulierenden Tätigkeit des Beckens nötig ist. Die Behandlung ist beendet, sobald wir die durch die Entspannung des abnormen Tonus verursachte spürbare Erweichung wahrnehmen können. Im Zweifelsfall wiederholen wir das Verfahren, um festzustellen, ob die von uns ausgelöste Reaktion auf den von anterior nach posterior wirkenden Druck nun wieder normal ist. Das Verfahren kann nach Bedarf beliebig oft wiederholt werden, bis man die gewünschte Wirkung erzielt. Die Entspannung im Diaphragma pelvis führt durch diese Mobilisierung des Sakrum- und Coccygiskomplexes meist unverzüglich zu einer Erweiterung der Amplitude und zu einer Balance der CranioSacralen Bewegung.

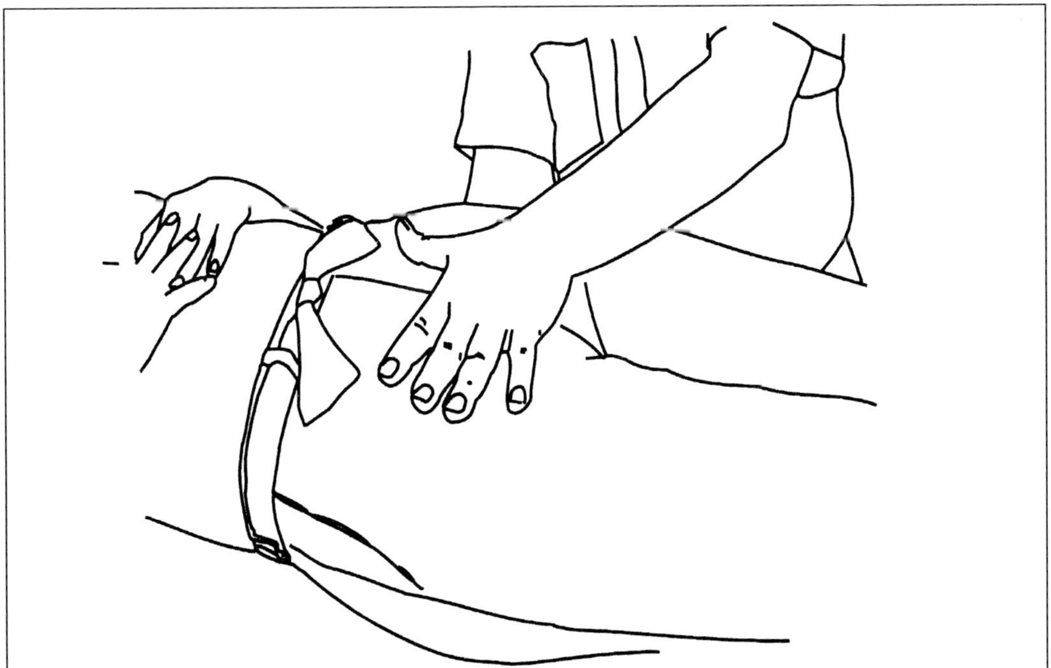

Abb. **5.5** Entspannung des Diaphragma pelvis, Position der Hände

5.3 Die obere Thoraxapertur – Thoracic Inlet

Ein weiteres Gebiet, in dem nicht selten eine die longitudinale Faszialbewegung und die Beweglichkeit des CranioSacralen Systems beeinträchtigende transversale Restriktion auftritt, ist der zervikothorakale Übergang und/oder die obere Thoraxapertur. Diesen anatomischen Komplex nennen wir „thoracic inlet" wegen der Blut- und Lymphbahnen, die ihn durchqueren, um ihre Flüssigkeit vom Kopf wieder in die Brusthöhle zurückzubefördern. Wird die Flüssigkeitsrückkehr von der Schädelkapsel zur Brusthöhle an der oberen Thoraxapertur auch nur äußerst gering durch abnormen Gewebetonus gehemmt, so ist die CranioSacrale Bewegung durch Flüssigkeitsstauungen in der Schädelkapsel beeinträchtigt.

Die an der oberen Thoraxapertur beteiligten knöchernen Strukturen sind unter anderem die Wirbelkörper des zervikothorakalen Übergangs, die oberen Rippen, die Klavikula, das Akromion, die Skapula und der obere Teil des Sternums (Manubrium).

Die Faszien von Hals und Nacken stellen die Fortsetzung der thorakalen Faszien dar. Die subkutanen Faszien dieses Bereichs enthalten Fasern der Mm. platysmi. Sie werden von den tiefen Zervikalfaszien durch eine besondere Spalte getrennt, die ihre Beweglichkeit gewährleistet. Die oberflächlichen Zervikalfaszien vereinigen sich über der Klavikula mit den oberflächlichen Faszien der Pektoralis- und Deltamuskulatur. Dorsal vereinigen sie sich mit dem widerstandsfähigen, faserigen Gewebe des Nackens, das seinerseits an den tiefen Faszien dieses Bereiches haftet. Die tiefen Zervikalfaszien bilden die Verbindung zwischen Kopf und Brustkorb und leisten auch einen wesentlichen Beitrag zu den Faszien der oberen Gliedmaßen.

An der oberen Thoraxapertur hat der schräge Verlauf des M. sternocleidomastoideus und trapezius sowie ihrer Faszien zur Folge, dass sie die funktionelle Beweglichkeit der knöchernen Strukturen der Thoraxapertur, den Durchfluss der Flüssigkeiten und die Faszialbeweglichkeit sehr wesentlich beeinflussen. Die Mm. infrahyoidei und ihre Faszien sind ebenfalls in der Lage, die normale Beweglichkeit dieser Region sehr stark zu beeinträchtigen (Abb. **5.6**).

Die ummantelnden Schichten der Zervikalfaszien im Infrahyoidealbereich bieten schlüssige Beispiele für das Modell der zur Bildung von Taschen schichtartig aufgeteilten Faszien, um Muskeln und andere Gebilde zu umhüllen. In diesem

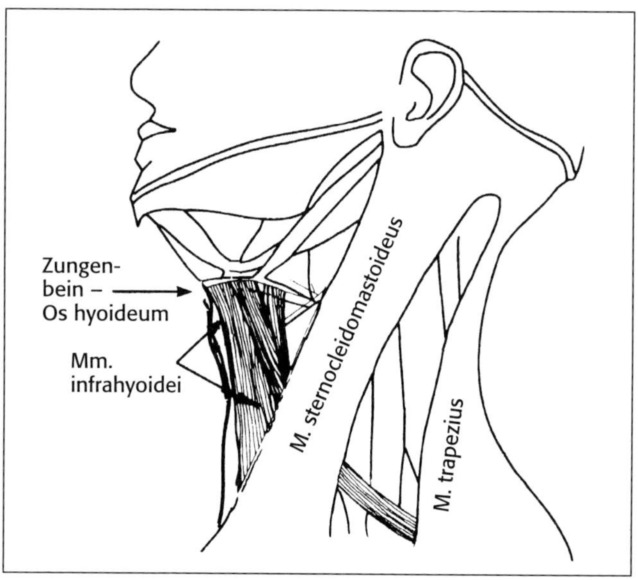

Abb. **5.6** Die von oben an der oberen Thoraxapertur befestigten Muskeln

Gebiet reichen sie ununterbrochen über die Mittellinie. Diese Taschen ummanteln auch den M. sternocleidomastoideus und trapezius. Zwischen den Muskeln vereinigen sie sich. Die Faszien gehen über in die Faszien, die die Pektoralis- und Deltamuskeln umhüllen. Ihre Ansätze liegen an der oberen Linea nuchae, am Dornfortsatz des 7. Halswirbels, am Ligamentum nuchae, Os hyoideum, Akromion, den Klavikulä und Manubrium sterni. Obwohl diese Faszialschichten im Grunde eine einzige Faszialschicht darstellen, bilden sie die umhüllenden Faszien einer großen Anzahl von Muskeln. Deshalb werden die Faszien durch die Kontraktion oder den Hypertonus einer oder mehrerer dieser Muskeln so sehr beeinflusst, dass die Thoraxapertur dadurch in einen unausgeglichenen, hypertonen und verengten Zustand gerät. Die Vv. jugularis externa und interna sind in die oberflächlichen Schichten dieser ummantelnden Faszien eingebettet. Die durch eine hypertone Muskulatur erhöhte fasziale Spannung kann den venösen Rückstau in den Kopf erhöhen.

Die vorderen Anteile der vertebralen Faszien, die sogenannten prävertebralen Faszien, umhüllen die Wirbelsäule und alle ihre Muskeln. Diese Faszien reichen ununterbrochen vom Schädel bis zum Os coccygis. Sie gehen in die Faszien der Levatores scapulae und Spleniusmuskeln über, verlaufen über die Mm. scaleni und verbinden sich mit den Faszien der inneren Thorakalwände. Tiefe Fasern der prävertebralen Faszie bilden bilateral konische, faserige Kuppeln, die sich als Sibsons Faszien über die Lungenspitzen wölben. Diese Faszien sind fest an den Querfortsätzen des 7. Halswirbels und an den medialen Rändern der ersten Rippen verankert. Sie vereinigen sich mit den Karotisscheiden und gehen in die endothorakale Faszie über. Sie bilden die Achselscheiden, umhüllen als diese die Arteria und Vena subclavia (nun A. und V. axillaris genannt) und dann in ihrem weiteren Verlauf im Achselbereich den Plexus brachialis.

Die an der Thoraxapertur herrschende anatomische Komplexität kann jeden verwirren, der nicht die höchsten Weihen eines Anatomen empfangen hat. Für unsere Zwecke genügt es zu wissen, dass die Möglichkeiten einer Beeinträchtigung der Flüssigkeitszufuhr und der Faszialbeweglichkeit, einer knöchernen somati-

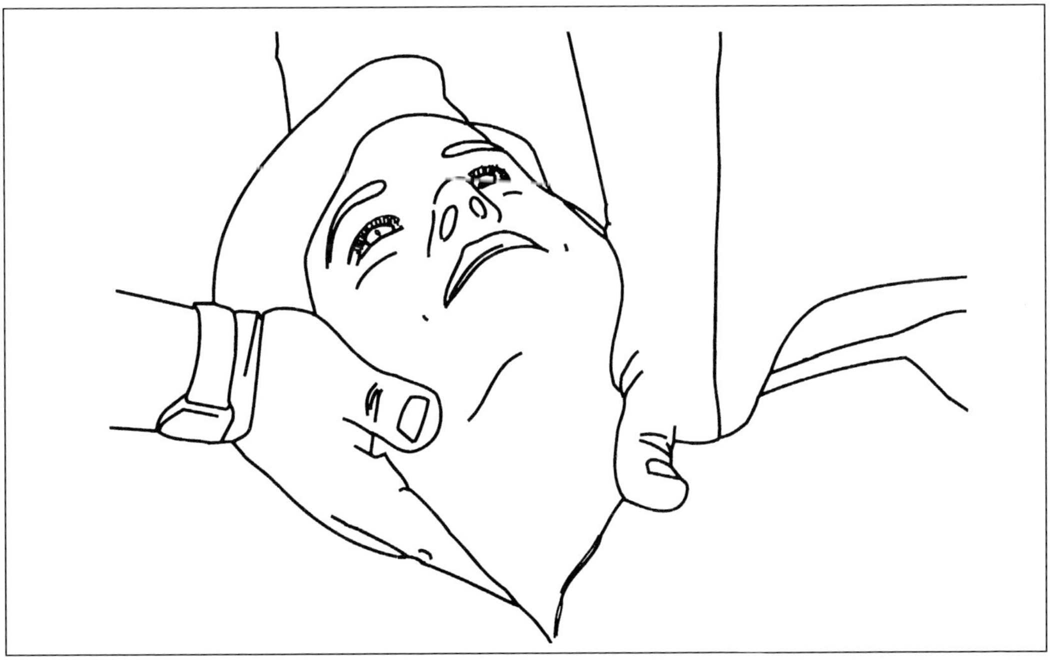

Abb. **5.7** Einleitung der Seitneigung der unteren Nackenregion über der oberen BWS

schen Funktionsstörung oder Restriktion der Bewegung am Thorakaleingang entsprechend dieser Komplexität außerordentlich groß sind. Eine Restriktion an der Thoraxapertur kann die freie Beweglichkeit des CranioSacralen Systems durch eine Anzahl von Mechanismen wesentlich beeinträchtigen. Deshalb muss dieser Eingang so beweglich wie möglich gemacht werden, um die größtmögliche Leistung des CranioSacralen Systems zu gewährleisten.

Die Methode, die wir anwenden, um die Thoraxapertur beweglich zu machen, umfasst ähnliche Techniken wie jene, die wir bereits beim Zwerchfell und beim Diaphragma pelvis kennenlernten. Es ist empfehlenswert, wenn auch nicht unumgänglich, vor Anwendung dieser faszialen Techniken einen allgemeinen zervikothorakalen Stoß anzuwenden, um die Knochenbeweglichkeit in diesem Bereich zu steigern.

Ein allgemeiner zervikothorakaler Stoß zielt nicht auf bestimmte Knochenrestriktionen ab, sondern er bezweckt, die Beweglichkeit der Zwischenwirbelgelenke und der oberen Rippen zu erhöhen. Er streckt die Faszien und verringert, vermutlich über einen neuralen Mechanismus, den allgemeinen Muskeltonus im Zervikalbereich (Anhang D).

Mit der Hand als Hebel neigen wir zuerst den zervikothorakalen Übergang zur Seite, nämlich bis zum äußersten Punkt der Beweglichkeit, allerdings nur bei geringer bis höchstens mäßiger Kraftanwendung. Zunächst führen wir keine absichtliche Flexion oder Extension durch (Abb. **5.7**).

Wenn die Seitneigung ihren äußersten Punkt erreicht hat, fordern wir den Patienten auf, tief einzuatmen und den Atem anzuhalten. Wenn dann der Patient ausatmet, stellen wir fest, dass sich der Bewegungsbereich der Lateralflexion ein wenig erweitert hat. Wir wiederholen diese Atemübung einige Male, bis beim Ausatmen keine zusätzliche Erweiterung des Bewegungsausmaßes festzustellen ist. Nun drehen wir den noch immer in Seitneigung gehaltenen Kopf in die entgegengesetzte Richtung, stets bei nur geringem bis höchstens mäßigem Krafteinsatz (Abb. **5.8**).

Wenn nun diese Rotation ebenfalls ihren äußersten Punkt erreicht hat, wiederholen wir die bereits bei der reinen Seitneige angewandte

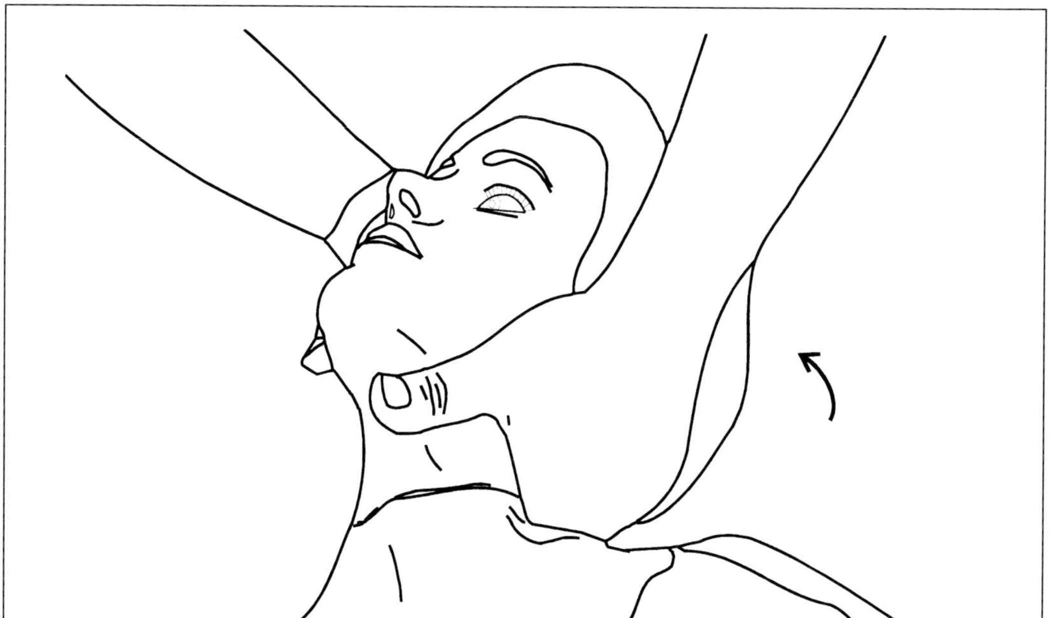

Abb. **5.8** Zusätzliche Rotation der unteren Nackenregion unter Beibehaltung der Seitneigung

Atemübung. Erreicht die Rotation keine Erweiterung des Bewegungsausmaßes mehr, stoßen wir den Hals leicht und sehr schnell ein wenig weiter in die Rotation. In der Regel entstehen dabei mehrere „Knalle". Sie zeigen an, dass die Gelenke an der Thoraxapertur wieder beweglich werden. Auch dieses Verfahren wiederholen wir in entgegengesetzter Richtung. Bei Bedarf können in der Folge weitere Korrekturen im Zervikalbereich vorgenommen werden. Der Kraftaufwand bei diesem Verfahren darf höchstens 1–1,5 kg betragen.

Zur Beseitigung von transversalen Restriktionen am thorakalen Eingang und um ihn beweglich zu machen und auszubalancieren, legen wir eine Hand unter den auf dem Rücken liegenden Patienten. Die Dornfortsätze des 7. Hals- und der oberen Brustwirbelkörper sollten quer auf der Handfläche liegen. Nun legen wir die andere Hand so auf die vordere Wand des Brustkorbs, dass sie über den Sternoklavikulargelenken, dem Jugulum und den oberen Rippenknorpeln liegt. Die Hand unter dem Patienten bildet wieder eine feste Stütze, während die freie Hand einen Druck von anterior nach posterior ausübt. Die Kraftanwendung wird langsam gesteigert, in der Regel bis sich die Spannung an der Thoraxapertur auflöst und sich die Entspannung auf beiden Körperseiten symmetrisch ausbreitet (Abb. **5.9**).

Nehmen wir zwischen den Händen Schub-, Torsions- oder Rotationsbewegungen wahr, so vollziehen wir sie nach. Wir halten unseren Druck mit nur gerade ausreichender Kraft aufrecht, um eine Fortsetzung dieser Bewegung zu ermöglichen, bis die Entspannung eintritt. Um festzustellen, ob eine weitere Behandlung erforderlich ist, wiederholt man das Verfahren und prüft die Symmetrie der Bewegung.

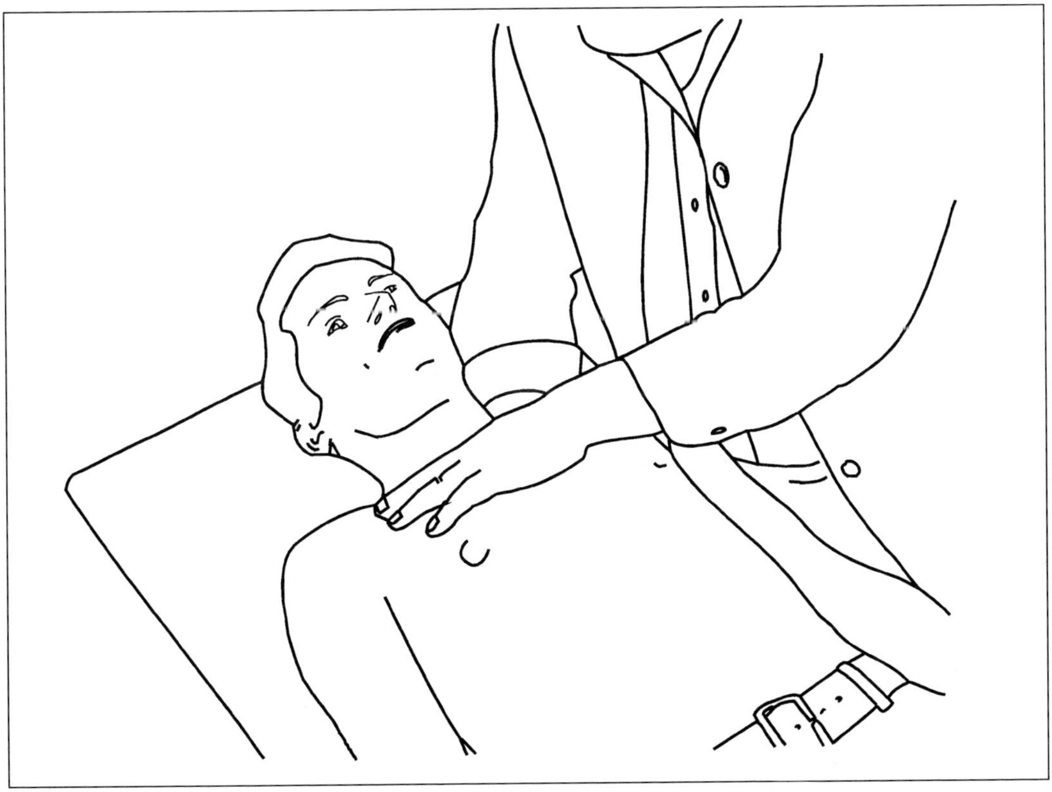

Abb. **5.9** Position der Hände zur Entspannung von Restriktionen in der Thoraxapertur

Bei den Techniken zur Entspannung von Verspannungen bei den drei erwähnten transversalen Restriktionen ist darauf zu achten, dass man die abnorme Bewegung unter absolutem Mindestdruck verfolgt, der es gerade noch ermöglicht, diese Bewegung nachzuvollziehen und fortzusetzen. Mit anderen Worten: Wir müssen den Druck ständig der Reaktion des Körpers auf diesen Druck anpassen. Ein zu starker Kraftaufwand hat eine abwehrende Kontraktion des Körpergewebes zur Folge, wodurch die angestrebte ausgleichende Eigenbewegung unmöglich gemacht wird. *Zu viel Kraftaufwand vereitelt den Behandlungserfolg.*

Wird die abnorme Bewegung bis zum Ausgleichspunkt, der dazu dienen soll, die Entspannung des Muskeltonus zu erreichen, nachvollzogen, gilt eine weitere wichtige Regel: *Die Bewegung darf man nie in die gleiche Richtung zurückkehren lassen, aus der sie gekommen ist.* Sonst lässt man nämlich die Wiederholung des unausgeglichenen Bewegungsmusters zu. Mit Ausnahme des Weges, über den es gekommen ist, darf sich das Gewebe in jeder beliebigen Richtung bewegen. Zunächst ist die Begründung dieser Regel vielleicht noch undurchsichtig, doch wird ihre Bedeutung spätestens dann klar werden, wenn wir diese Techniken einige Male durchgeführt haben. Für unsere gegenwärtigen Zwecke genügt es, zu wissen, dass, wenn eine unserer Hände vorn eine Bewegung im Uhrzeigersinn verfolgt, wir diese nachvollziehen müssen und keine Bewegung im Gegenuhrzeigersinn ausführen oder zulassen dürfen. Alles dürfen wir zulassen, ob Schub, Torsion oder Entspannung, nur keine Rückkehr in die gleiche Richtung, aus der die Bewegung gekommen ist.

5.4 Die Schädelbasis

Kapitel 13 beschreibt alle Muskeln und Faszien, die an der Schädelbasis ansetzen. Sie sind sehr zahlreich und können in Gegenwart von abnormer Spannung, Hypertonus oder Kontraktur wesentliche Funktionsstörungen im CranioSacralen System verursachen.

Eine Entspannung („release“) an der Schädelbasis verbessert die freie Beweglichkeit des Okziput und der Schläfen als Reaktion auf die Tätigkeiten des Flüssigkeitssystems in der Schädelkapsel und im Wirbelkanal. Diese Entspannung sollte durchgeführt werden, nachdem man die Balance und eine Entspannung an der Thoraxapertur erzielt hat. Oft kann man mit einer erfolgreichen Behandlung der Restriktionen an der Schädelbasis die Flüssigkeit im Schädel befreien. Zu diesem

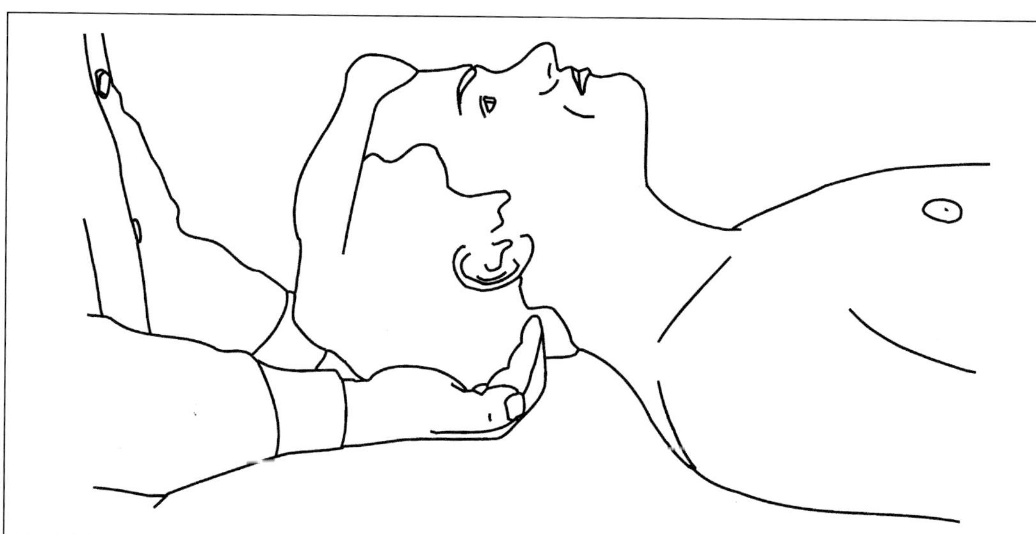

Abb. **5.10a** Entspannung von Restriktionen in der Schädelbasis

Zweck muss eine Auslaufmöglichkeit vorhanden sein. Eine Stauung an der Thoraxapertur hat einen venösen Rückstau zur Folge, der die Ableitung von Flüssigkeit aus der Schädelkapsel beeinträchtigt. Dieser Zustand muss korrigiert werden, bevor man versucht, Restriktionen an der Schädelbasis aufzulösen und ihre Bewegung auszugleichen (Anhang D).

Die Technik zur Entspannung einer Restriktion an der okzipitalen Schädelbasis erfordert einen Druck tief in das Gewebe des subokzipitalen Bereichs. Wir stellen die Finger rechtwinklig, um so die Fingerspitzen als Hebel für den oberen Zervikalbereich des auf dem Rücken liegenden Patienten wirken zu lassen (Abb. **5.10a** und **5.10b**).

Die Fingerbeeren sollten mit dem Okziput ständig in Berührung bleiben, während man den Kopf des Patienten über den Handflächen in der Schwebe hält.

Die therapeutische Kraft stammt nur vom Gewicht des Kopfes des Patienten. Wenn die Gewebe des subokzipitalen Bereichs beginnen, mit Entspannung auf den von den Fingerspitzen verursachten Druck zu reagieren, senkt sich der Kopf des Patienten auf unsere Handflächen. Wir halten den Druck auf den subokzipitalen Bereich streng nach anterior aufrecht, die Fingerbeeren bleiben weiterhin in ständigem Kontakt mit dem Okziput, ohne dabei dem Gewebe zu erlauben, den Finger abwärts oder nach kaudal zu bewegen.

Wenn sich dann das Gewebe endlich entspannt, können wir die Festigkeit des hinteren Atlasbogens deutlich spüren. Der Atlas beginnt sich nun langsam vom Okziput „abzulösen“. Dieses Ereignis wird durch ein „Schwebegefühl“ gekennzeichnet. Wir vollziehen die Schwebebewegung des Atlas nach und halten ihn im Gleichgewicht. Sobald er sich sozusagen vom Okziput losgelöst hat, stützen wir ihn nach vorn mit den Spitzen der Ringfinger beider Hände ab. Mit den Spitzen der beiden Mittelfinger bewegen wir nun das Okziput sehr sanft und nur sehr wenig nach hinten. Das bewirkt eine zusätzliche Lösung des Okziput vom Atlas und entlastet den Bereich der okzipitalen Kondylen.

Durch diese Technik wird nicht nur eine erhöhte Beweglichkeit der Schädelbasis erreicht, sie löst auch die Gewebe im Bereich der Foramina jugularia. Dadurch wird der Flüssigkeitsaustausch von der Schädelkapsel über die Vv. jugulares geför-

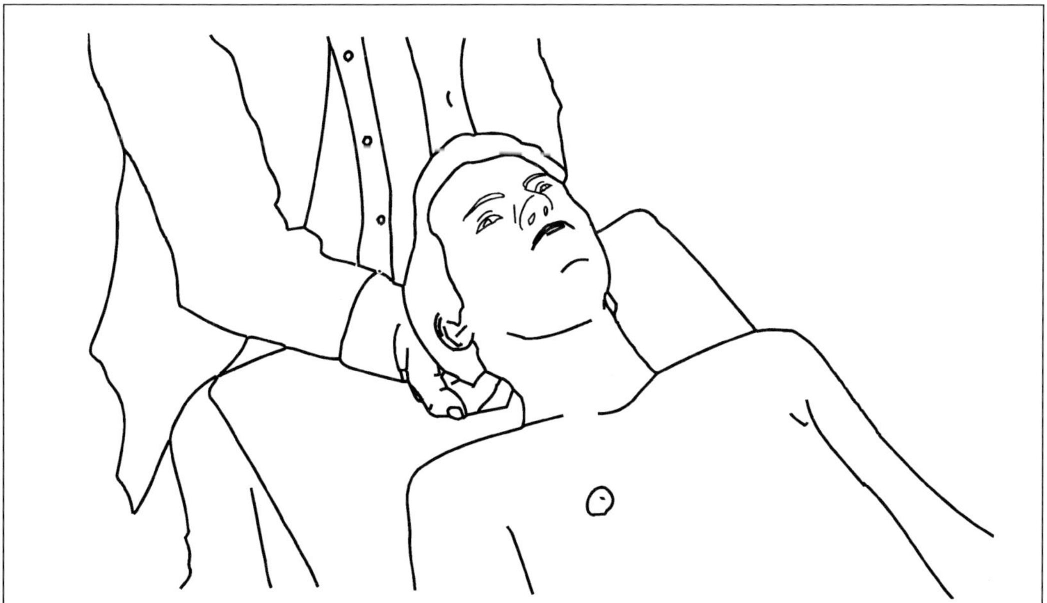

Abb. **5.10b** Entspannung von Restriktionen in der Schädelbasis

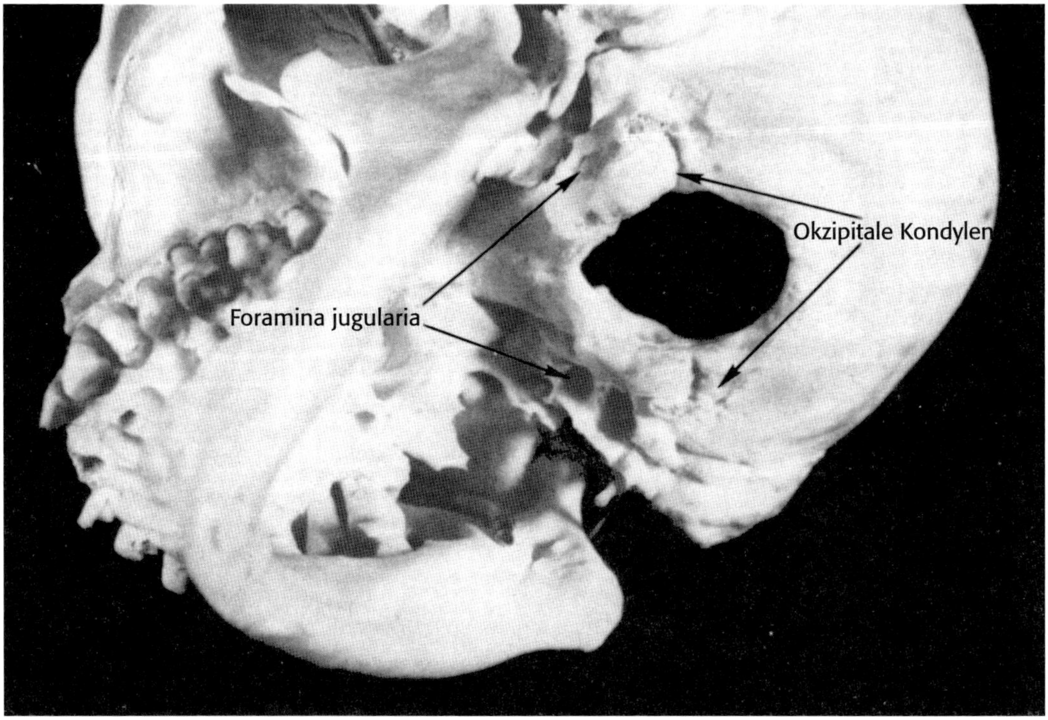

Abb. **5.11** Strukturen an der Schädelbasis, die durch eine Entspannung günstig beeinflusst werden können

dert und der Flüssigkeitsstau im Schädel verringert. Diese Entstauung der Intrakranialflüssigkeit trägt ihrerseits dazu bei, die Beweglichkeit des CranioSacralen Systems zu erhöhen.

Der Verlauf der Nn. glossopharyngeus und vagus sowie accessorius führt durch diese Foramina (Abb. **5.11**). Eine Entspannung einer Restriktion dieser Foramina wirkt sich oft auch vorteilhaft auf die Tätigkeit dieser Nerven aus.

5.5 Weitere transversale Restriktionen

Die Hüften, Knie, Sprunggelenke, Schultern, Ellenbogen, Handgelenke, sogar die Finger- und Zehengelenke können transversale Restriktionen der freien Gleitbewegung der longitudinal ausgerichteten Faszien aufweisen.

Eine Restriktion in einem dieser Bereiche schleift an der Faszie, die dann ihrerseits die freie Bewegung des CranioSacralen Systems bis zu einem gewissen Grad beeinträchtigt. Die Behandlung beruht auf der Ortung der neutralen Lage des Gelenks. Man hält diese inne, bis das Gewebe eine Entspannung erreicht. Unter Osteopathen ist diese Technik allgemein als funktionelle „Positionierungs- und Haltetechnik“ bekannt (Anhang E).

6 Funktionsstörungen im CranioSacralen Duralmembransystem: Diagnose und Behandlung

Unserer Meinung nach ist eine abnorme Spannung im Duralmembransystem die wohl meist verbreitete klinisch signifikante Ursache einer Funktionsstörung im CranioSacralen System. Die Duralmembran besteht aus zähem, faserigem Bindegewebe. Ihre kollagenelastischen Bündel sind verflochten und scheinbar nicht organisiert. Die Membran setzt sich aus zwei eng aneinander haftenden Schichten zusammen, mit Ausnahme der Stellen, an denen sich zwischen diesen beiden Schichten die venösen Sinus bilden (Rhodin, 1974).

Wird die Duralmembran in einer bestimmten Richtung während längerer Zeit abnormen Spannungen (Zugkräften) ausgesetzt, organisieren sich offenbar die Fasern der Membran und richten sich parallel zur Richtung dieser Zugkräfte aus. Beim Sezieren von Leichen kann man diese abnorm organisierten Membranfasern feststellen. Eine Untersuchung der Orientierungsmuster der Fasern kann auf die Richtungen der hauptsächlichen Zugkräfte hinweisen, die zu Lebzeiten auf diese Membranen einwirkten (Abb. **6.1**).

Wir haben sowohl menschliche Leichen als auch Primaten so seziert, dass die In-vivo-Geometrie der Duralmembranen erhalten bleibt – insbesondere die Falx cerebri, das Tentorium cerebelli und die Falx cerebelli – und haben in vielen Fällen abnorme faserige Veränderungen vorgefunden, die auf die Richtungen der hauptsächlichen Spannungen in der Membran hinweisen (Abb. **6.2a, b**).

Für die CranioSacrale Diagnose und Behandlung sowie zur Erkennung der Wichtigkeit des Duralmembransystems kann man die Knochen der Schädelkapsel als harte Stellen in der Duralmembran betrachten.

Beim Schädel des normal ausgetragenen Säuglings ist der Abstand zwischen den verschiedenen Knochen der Schädelkapsel beträchtlich. Mit fortschreitendem Alter verschmälern sich diese Abstände, im Normalfall verschwinden sie jedoch nie vollständig. Die Nähte zwischen den Knochen der Schädelkapsel verwachsen oder verknöchern *nie ganz*, und die Beweglich-

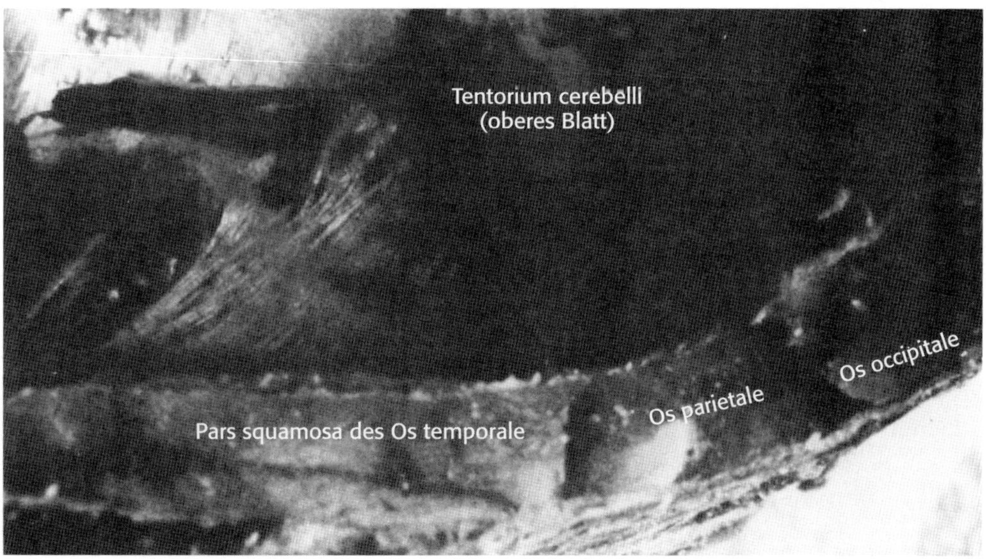

Abb. **6.1** Anordnung der Fasern der menschlichen Duralmembran

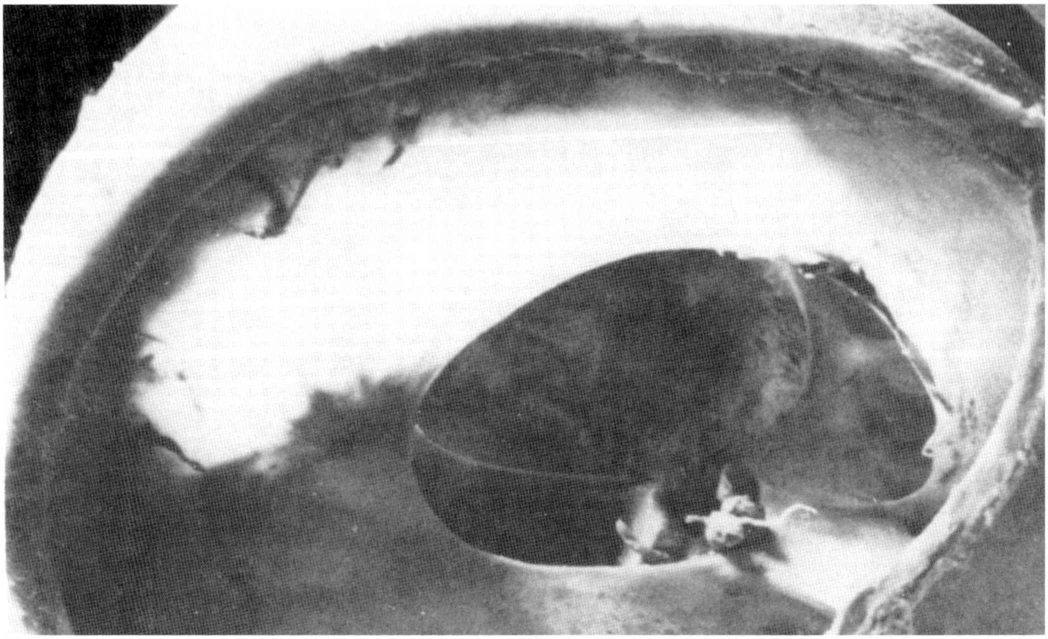

Abb. **6.2a** Die menschliche Duralmembran

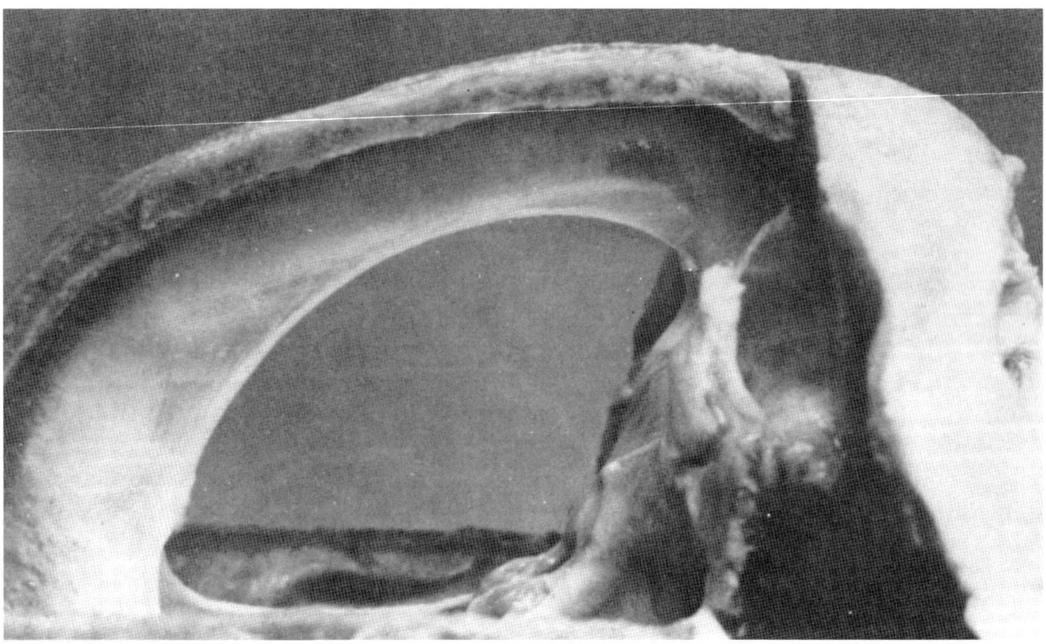

Abb. **6.2b** Die Duralmembran beim Primaten

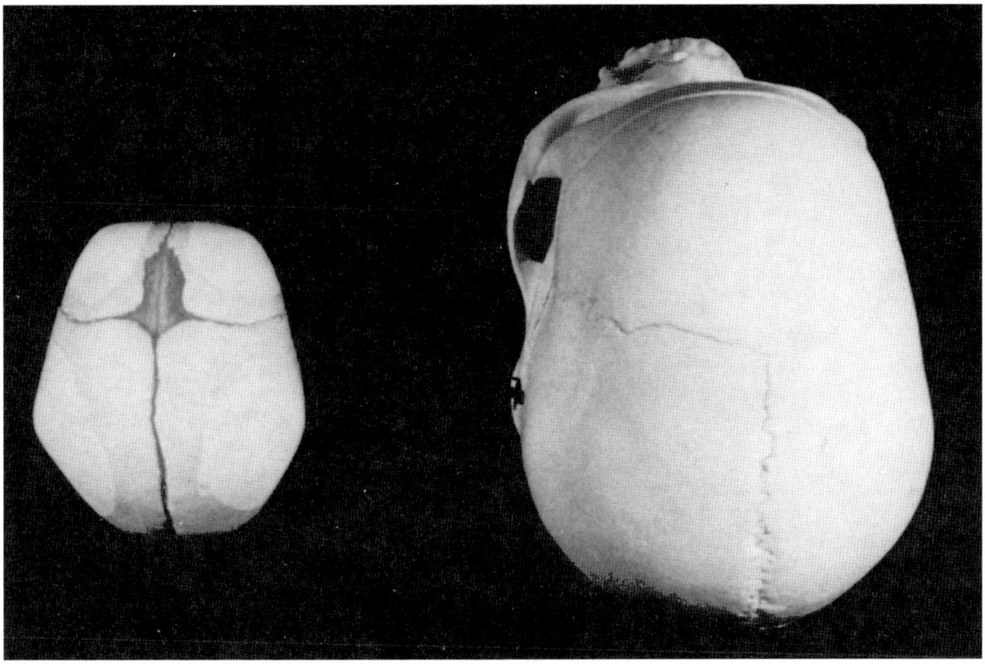

Abb. **6.3a** Scheinbarer Zusammenschluss der Knochennähte beim Schädel des menschlichen Fetus und des Erwachsenen

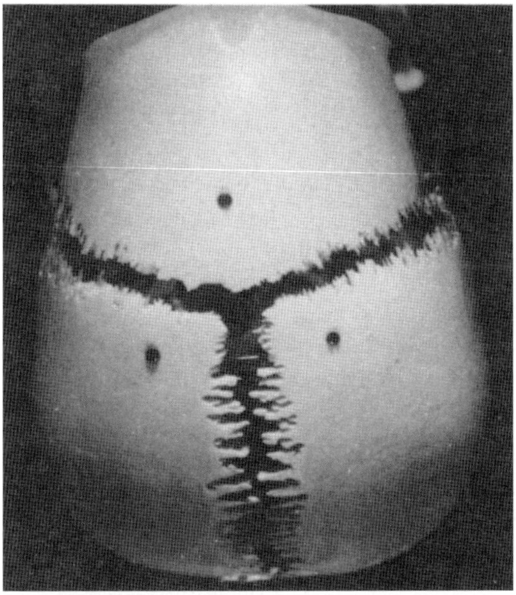

Abb. **6.3b** Die Ansicht des „geborstenen" menschlichen Schädels beim Erwachsenen zeigt den Nichtzusammenschluss der Knochennähte

keit der Knochennähte, obwohl sehr gering, wird während des ganzen Lebens beibehalten (Retzlaff, 1978) (Abb. **6.3a, b**).

Akzeptiert man einmal den Gedanken, dass die Schädelknochen nur harte Stellen in der Duralmembran sind, so werden die Techniken der Diagnose und Behandlung von abnormen duralen Spannungen wesentlich verständlicher, und man kann sich die erforderlichen Fähigkeiten viel leichter aneignen. Zu diesem Zweck kann man die Schädelknochen, das Sakrum und das Os coccygis als Hebel betrachten, die uns zur Verfügung stehen, um Anomalien in der Duralmembran zu werten und zu behandeln.

Es folgt nun eine kurze Zusammenfassung der funktionellen Anatomie des Duralmembrangebildes.

Wie bereits erwähnt, sind die beiden Schichten der Duralmembran fest miteinander verbunden, mit Ausnahme der Stellen, an denen sich zwischen den Schichten die venösen Sinus bilden. Die äußere Schicht ist fest mit der Innenseite der Schädelknochen verbunden (Endost).

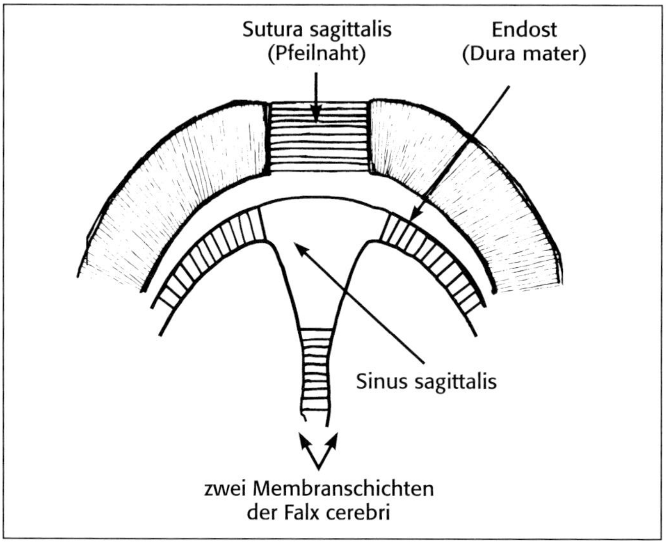

Abb. **6.4** Der intrakranielle Sinus

Am Sinus teilt sich die Dura und trennt sich vom Knochen (Abb. **6.4**). Sie bietet Platz für die Ansammlung von Blut, haftet dann an der Dura der entgegengesetzten Seite und bildet entweder eine Falx oder das Tentorium. Genau dieser endosteale Beitrag zur Duralmembran an der Schädelkapsel ermöglicht uns, diese Knochen als Hebel bei der Diagnose und Behandlung der Membranen im Schädel einzusetzen. Die Duralmembran stellt die funktionelle Grenze des hydraulischen Systems dar, auch wenn sie eigentlich nicht dessen morphologische Grenze bildet. Der Liquor cerebrospinalis ist der hydraulische Teil dieses Systems (Abb. **6.5**). Innerhalb der duralen Grenzen dieses hydraulischen Systems muss das zentrale Nervensystem sich entwickeln und arbeiten.

Ein Verständnis der Geometrie der Duralmembranen an den Stellen, wo sie nicht an den Knochen befestigt sind, ist der Schlüssel zur erfolgreichen Diagnose und Behandlung des Cra-

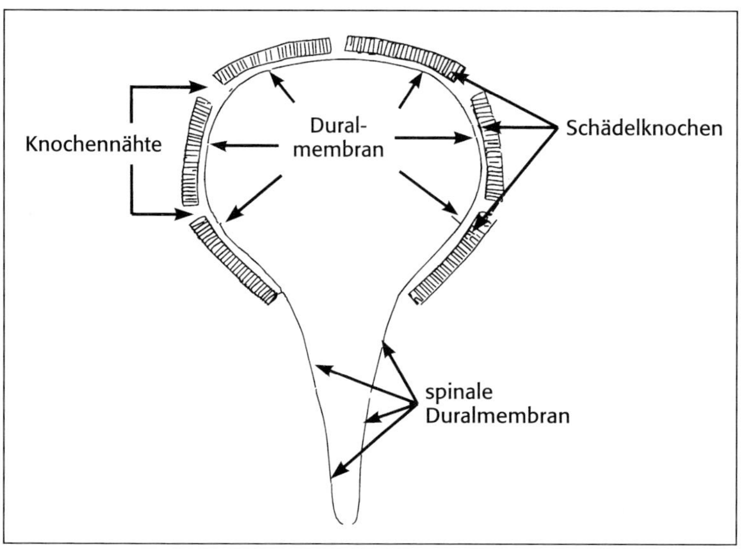

Abb. **6.5** Das teilweise geschlossene hydraulische System, der Liquor und die Duralmembran

nioSacralen Systems (Abb. **6.6**). Die beiden Falces, die Falx cerebri und cerebelli, stellen die vertikale Komponente des nicht an den Knochen befestigten intrakranialen Duralmembransystems dar. Die beiden Schenkel des Tentorium cerebelli sind die funktionell als horizontal zu betrachtende Komponente dieses Systems, wenn auch in gewissen anatomischen Bereichen das Tentorium cerebelli von der Waagerechten abweicht. Sutherland nannte dies zutreffend ein „System der reziproken Spannungsmembranen" (Sutherland, 1939; Magoun, 1966).

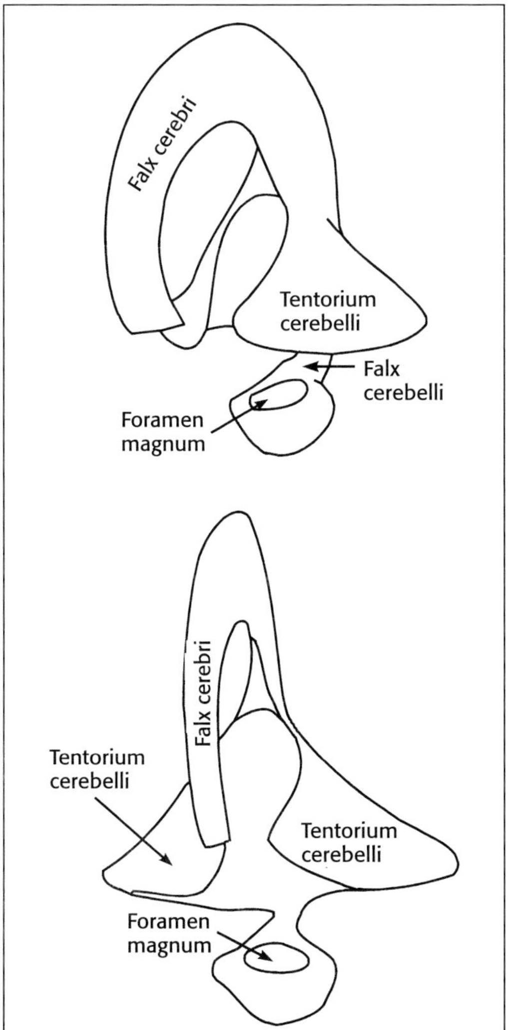

Abb. **6.6** Die Duralmembranen

Am Boden der Schädelkapsel ist der vordere untere Rand der Falx cerebri an der Crista galli des Os ethmoidale und an der Lamina cribrosa des Os ethmoidale befestigt (Abb. **6.7**). Die Verankerung der Falx cerebri verläuft dann weiter entlang der oberen Mittellinie im Inneren der Schädelkapsel und der Innenseite der Sutura metopica, unter dem Bregma, entlang der Sutura sagittalis, unter der Lambda bis zur Protuberantia occipitalis interna. In der Mitte an der Innenfläche des Schädeldaches bildet sie den Sinus sagittalis superior. Der untere, freie Rand der Falx cerebri ermöglicht dem Sinus sagittalis inferior den Durchtritt (Abb. **6.8**).

Bei der äußerst posterior gelegenen Verankerung der Falx cerebri an der Protuberantia occipitalis interna trennen sich die Schichten seitlich und bilden die obere Schicht der Schenkel des Tentorium cerebelli. Die unteren Schichten des Tentorium cerebelli treffen in der Mitte zusammen und bilden dort die andere vertikale Komponente des reziproken Membransystems, die Falx cerebelli.

Der Raum, in dem sich diese Membranen vereinigen, ist ungefähr rechteckig. Es handelt sich dabei um den Sinus rectus, der vorn und oben von der Protuberantia occipitalis interna bis zur Verbindung der freien Ränder der Falx cerebri und der beiden Schenkel des Tentorium cerebelli verläuft (Abb. **6.9**).

Die Falx cerebelli verläuft unten entlang der inneren Mittellinie des Okziput von den unteren Schenkeln des Tentorium cerebelli und dem Sinus rectus bis zum Foramen magnum. Sie trägt wesentlich zum sehr starken, dichten Faserring bei, der im Okziput diese Öffnung umgibt (Abb. **6.10**).

Damit dürfte die funktionelle Kontinuität zwischen den vorderen Verankerungen der Falx cerebri und der Glabella, am Os frontale und am Os ethmoidale, ihren hinteren Befestigungen am Sinus rectus und an der Protuberantia occipitalis interna und schließlich den unteren Verankerungen am Foramen magnum etwas leichter vorstellbar sein. Beim nächsten Schritt wird offensichtlich, dass die Kontinuität des Duralschlauches das Foramen magnum, das Sakrum und das Os coccygis funktionell in diesem *vertikalen* System miteinander verbindet. Deshalb kann man das Sakrum und das Os coccygis

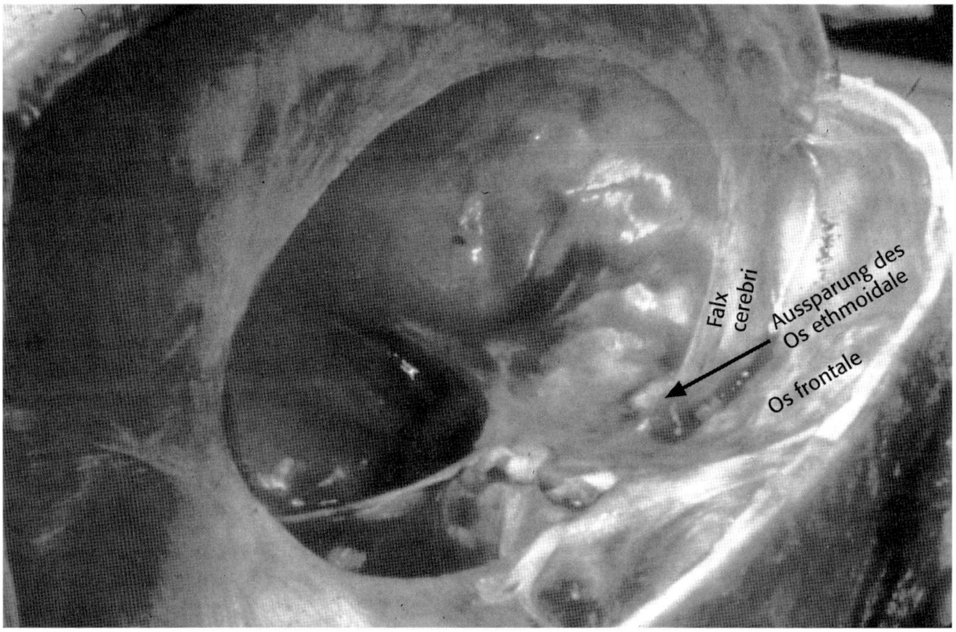

Abb. **6.7** Vordere untere Befestigung der Falx cerebri

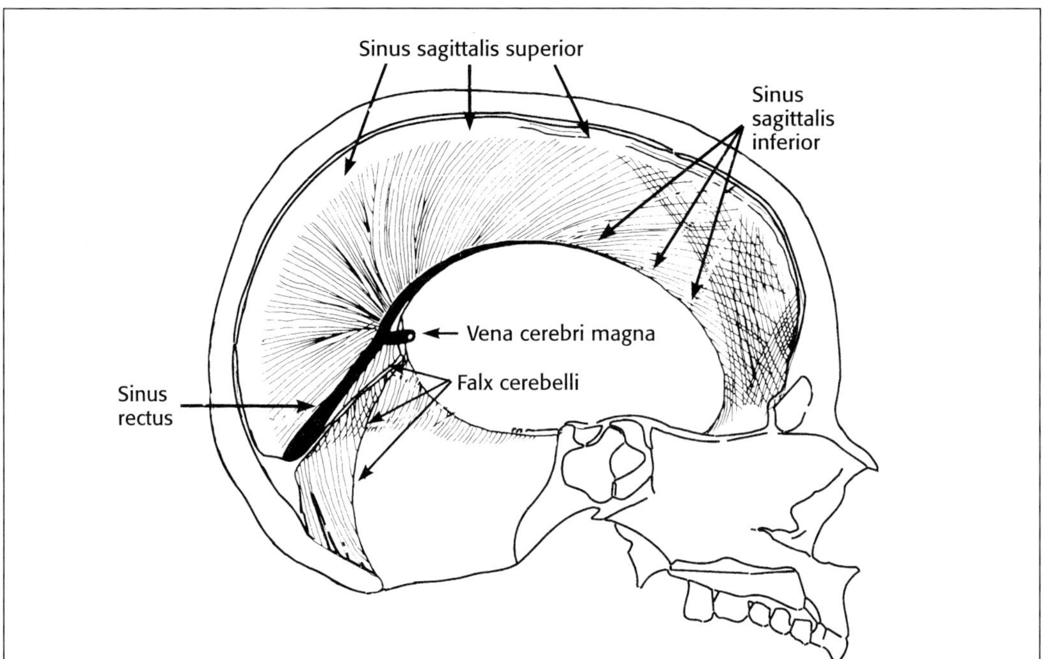

Abb. **6.8** Die venösen Sinus in der Falx cerebri

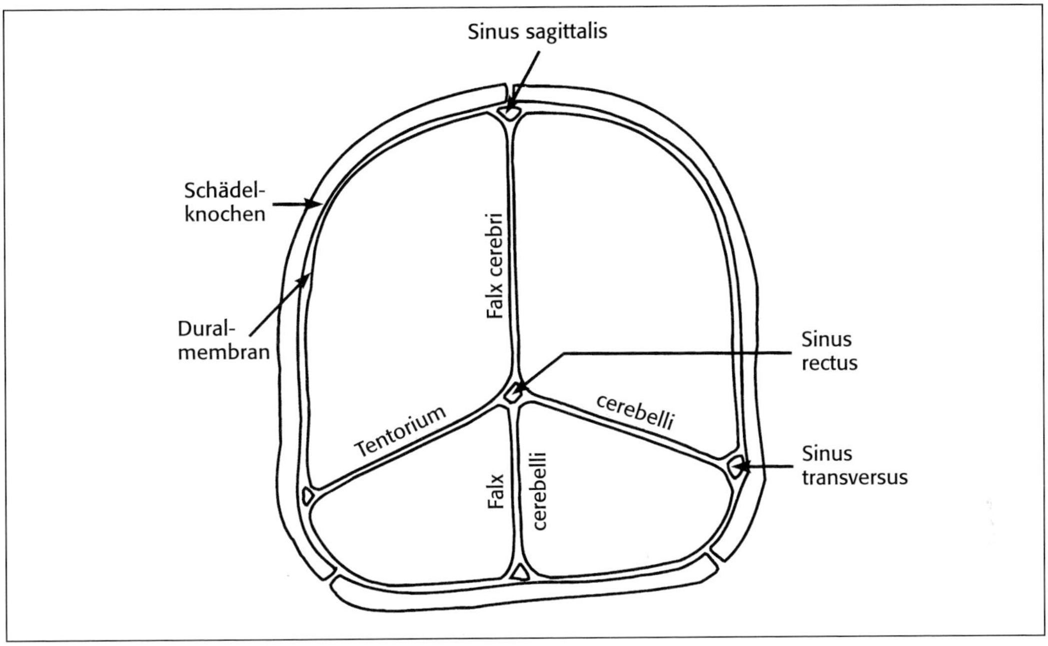

Abb. **6.9** Die Formation des Sinus venosus rectus

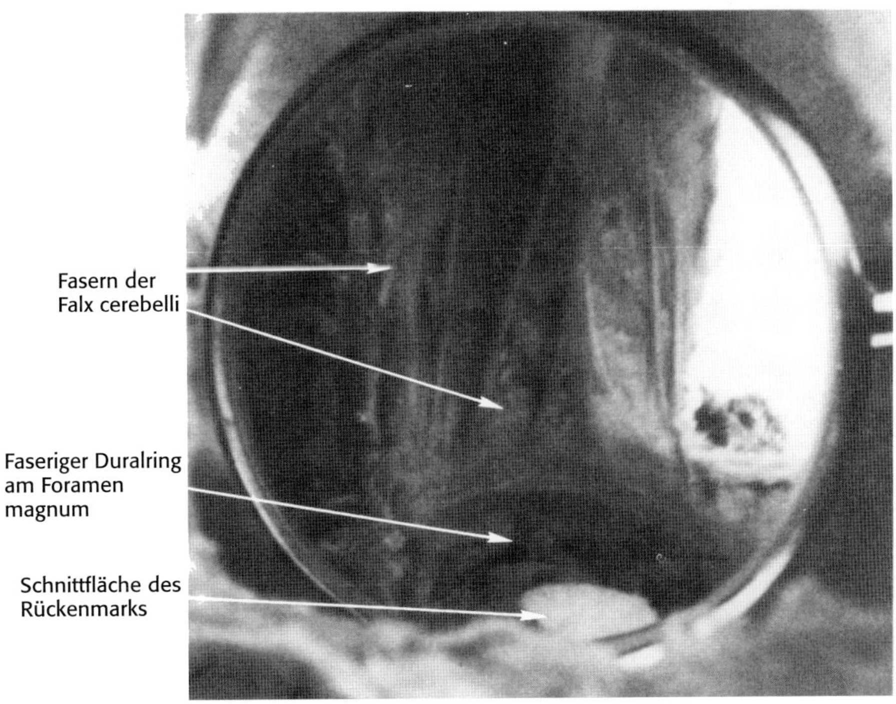

Abb. **6.10** Duralring am Foramen magnum

vom Os frontale her beeinflussen und umgekehrt, das Os frontale über Handlungen am Sakrum und Os coccygis (Abb. **6.11**).

Verfolgt man diesen Gedankengang weiter, so wird verständlich, dass man die vertikale Falx und das Duralschlauchsystem dazu einsetzen kann, das System des Sinus rectus zu beeinflussen, das seinerseits auf die Schenkel des Tentorium cerebelli einwirkt. Selbstverständlich gilt dies auch im umgekehrten Sinne: Das vertikale Duralmembransystem kann man vom Tentorium cerebelli aus beeinflussen.

Man muss unbedingt verstehen, dass es mit Ausnahme der Befestigungen an den 2. und 3. Halswirbeln normalerweise zwischen dem Foramen magnum und der Verankerung an der Innenwand des Canalis sacralis keine Verankerungen des Duralschlauches im Wirbelkanal gibt, die kleine Bewegungen einschränken. Deshalb kann sich der Duralschlauch im Kanal innerhalb gewisser Grenzen bewegen, und so kann auch eine Spannung am oberen oder unteren Ende des Duralschlauches an dessen anderes Ende übertragen werden.

Eine Übersicht über die funktionelle Anatomie der Schenkel des Tentorium cerebelli dürfte nun das Bild des intrakranialen reziproken Membransystems vervollständigen.

Die oberen Schichten der Schenkel des Tentorium cerebelli setzen sich als Falx cerebri an der Stelle fort, wo sie sich zur Bildung der beiden oberen Wände des Sinus rectus trennen. Vorn am Sinus rectus bilden die oberen Schichten der Schenkel des Tentorium cerebelli einen freien Rand, die Incisura tentorii. Durch diese Öffnung verlaufen die Pedunkel.

Die unteren Schichten des Tentorium cerebelli sind die Fortsetzung der inneren Wände des Sinus rectus und der beiden Schichten der Falx cerebelli.

Nachdem sie den Sinus rectus verlassen und sich seitlich erweitern, haften die Schichten des Tentorium cerebelli fast vollständig aneinander. Die unteren Schichten sind am Proc. clinoideus posterior des Os sphenoidale und die oberen Schichten am Proc. clinoideus anterior befestigt.

Lateral von den Verankerungen an den Proc. clinoidei sind die beiden Schenkel des Tentorium cerebelli an der Felsenbeinpyramide der beiden Ossa temporalia befestigt. Hier umschließt das Tentorium die Sinus petrosi superiores. Weiter hinten sind sie beidseits am Proc. mastoideus des Os temporale, dann am unteren hinteren Winkel des Os parietale und schließlich, hinten und zur Mitte hin, an den Querleisten des Okziput verankert, wo es dem Sinus transversus den Durchtritt ermöglicht (Abb. **6.12**).

Daraus wird ersichtlich, dass sich im Inneren der Schädelkapsel und im Wirbelkanal ein durchgehendes Membransystem befindet, durch das

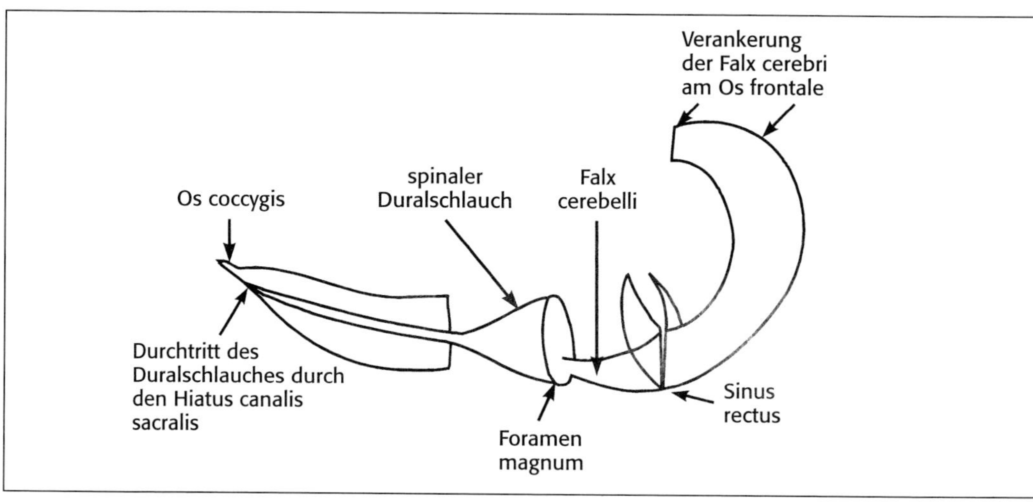

Abb. **6.11** Kontinuität der Duralmembran

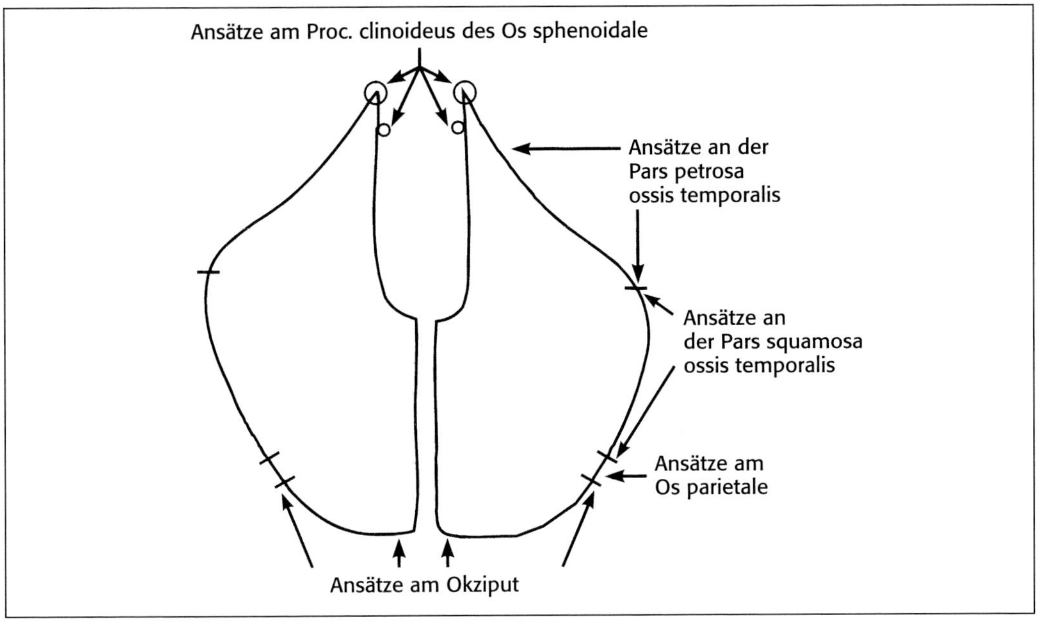

Abb. **6.12** Die Knochenansätze des Tentorium cerebelli

auftretende Spannungen in einer Vielfalt von Richtungen weitergegeben werden können.

Aus anatomischer Sicht sind dabei grundsätzlich folgende drei Achsen oder Richtungen zu berücksichtigen (Abb. **6.13, 6.14a, b**)

1. Von anterior–posterior:
   - von der Glabella bis zur Protuberantia occipitalis interna
   - von den Proc. clinoidei des Os sphenoidale und der Pars petrosa des Os temporale bis zu den inneren okzipitalen Leisten und zum Sinus rectus
2. Von superior–inferior:
   - von der Sutura sagittalis bis zum Foramen magnum, weiter zur Lamina cribrosa und zur Aussparung des Os ethmoidale und Os frontale
   - vom Foramen magnum bis zum Sakrum und Os coccygis

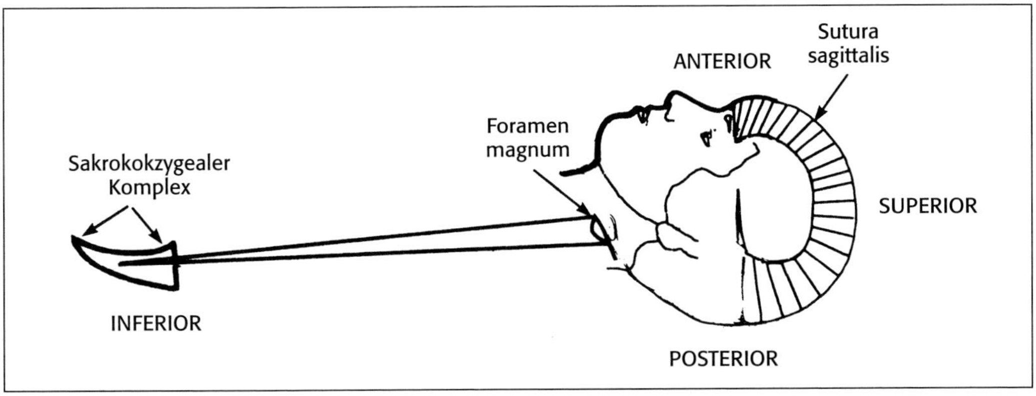

Abb. **6.13** Die anterior–posterioren und superior–inferioren Achsen des Duralmembransystems

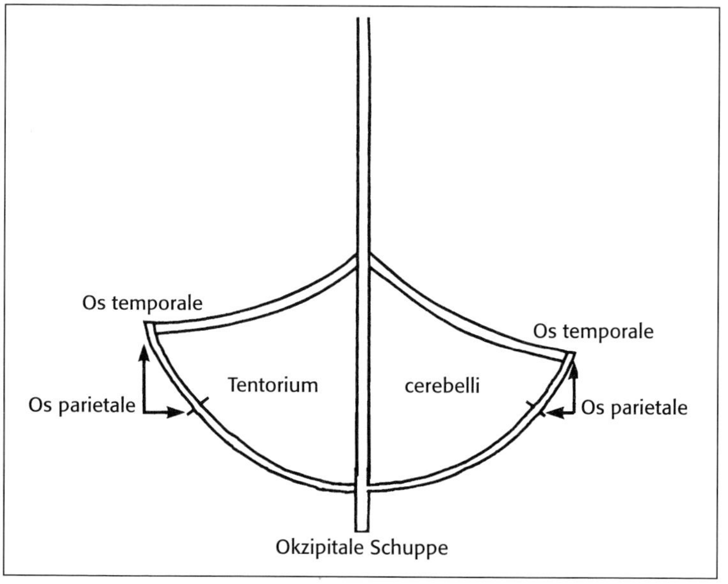

Abb. **6.14a** Das horizontale intrakranielle Membransystem

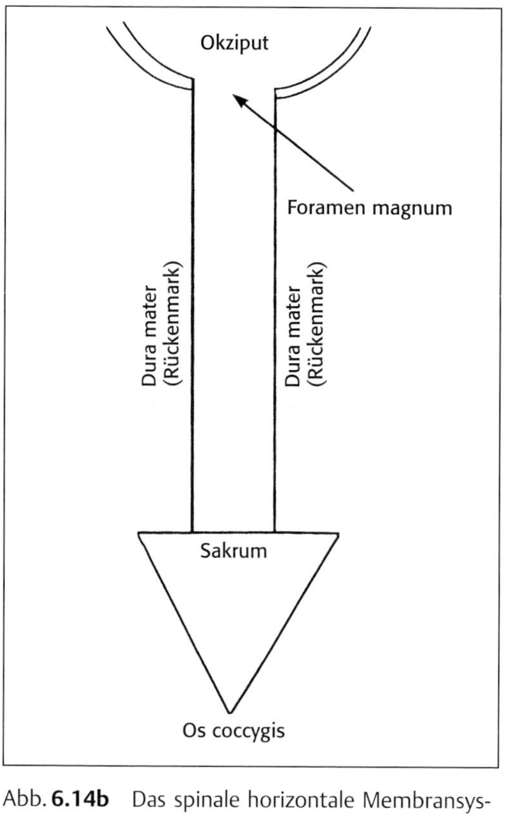

Abb. **6.14b** Das spinale horizontale Membransystem

3. Horizontal oder transversal:
   - zwischen den beiden Ossa temporalia
   - zwischen den beiden Ossa parietalia
   - zwischen den beiden okzipitalen Schuppen
   - über den gesamten CranioSacralen Bereich, vom Foramen magnum bis hin zum Sakrum

Diese Erläuterung der mechanischen Zusammenhänge dürfte ein funktionelles Verständnis des CranioSacralen Duralmembransystems erleichtern. Die Knochen, an denen diese Membranen befestigt sind, können also als Hebel eingesetzt werden, um die Membranen und ihr Gewebe zu beeinflussen.

6.1 Techniken zum Ausgleich der anterior–posterior verlaufenden Duralmembranen

Das anterior–posterior verlaufende System der Falx cerebri kann sehr leicht beeinflusst werden, indem man eine sehr geringe Zugkraft zwischen der hinteren Verankerung der Falx cerebri am Okziput und ihren vorderen Befestigungen am Os frontale ansetzt. Einen Ausgleich der anterior-posterioren Spannung der beiden Schenkel des Tentorium cerebelli erzielt man ebenfalls durch sehr sanften Zug zwischen dem Okziput einerseits und den Proc. clinoidei des Os sphenoidale und der Pars petrosa ossis temporalis anderseits.

Das von einer Zugkraft begleitete **Abheben (Lift) der Stirn** ist die nützlichste Technik zur Diagnose und Behandlung einer anterior–posterioren Spannung der Falx cerebri. Die Zugkraft ist gering und streng nach anterior ausgerichtet. Das Gewicht des Schädelinhaltes genügt, um das Okziput auf der Liege an Ort und Stelle zu halten. Die am Os frontale angesetzte Zugkraft sollte die Ruhelage des Okziput nicht verändern. Es empfiehlt sich, das Os frontale mit Mittel- oder Ringfinger beidseits entlang seiner seitlichen Kante, die den vorderen Rand der Facies temporalis bildet, anzufassen. Der weitere Kontakt wird mit den Handflächen und Daumen vor der Sutura coronalis und dem Bregma hergestellt (Abb. **6.15a, b**).

Restriktionen in den Knochennähten bieten der Zugkraft starken Widerstand; unter Umständen lässt sich das Os frontale nicht nach anterior bewegen, weil die Knochennähte nicht ausrasten. Falls vorhanden, nimmt man diesen Widerstand zuerst wahr.

Bei Bedarf muss man die nachstehend beschriebene V-Spreiz-Technik anwenden, um dieses Ausrasten zu ermöglichen. Nachdem nun die Knochennähte gelockert sind, kann die Membranspannung ausgewertet werden. Eine *zu hohe Spannung in der Falx cerebri* nimmt man als elastische Restriktion wahr. Sie ist nicht hart und unbeweglich wie eine Knochennahtrestriktion. Je weiter man das Os frontale hebt, umso mehr spürt man eine Tendenz zum elastischen Zurückweichen auf den Knochen. Mit etwas Übung kann man einzelne Restriktionsbereiche genau orten: Zum Beispiel wird die Tendenz zum Zurückweichen am stärksten über der Glabella oder über dem Bregma spürbar.

Gelegentlich spürt der Therapeut eine elastische Restriktion der Zugkraft an der Seitenpartie des Os frontale. Das bedeutet, dass wahrscheinlich die unter der Knochennaht verlaufende Endostealmembran blockiert wird.

Bei *normaler Membranspannung* kann man das Os frontale ohne Weiteres heben; nach Lockerung der Knochennaht scheint das Os frontale zu schweben. Während des Hebens verändert sich die Form des Kopfes. Anstelle einer elastischen, zur Rückkehr in die Ausgangslage neigenden Spannungsqualität verspürt man sie eher als plastisch und schwebend.

Ist eine Restriktion entweder der Knochennaht oder der Membran vorhanden, kann man in der Regel mit etwas Geduld eine Korrektur erzielen, indem man die Zugkraft aufrechterhält. Es vergehen einige Sekunden bis mehrere Minuten, bis diese Korrektur eintritt. Den Patienten kann man dabei zur Mitwirkung auffordern: Man empfiehlt ihm, einige tiefe Atemzüge zu machen und dann den Atem so lange wie möglich anzuhalten. Diese Atemübungen sind in der Regel bei den die Knochennähte betreffenden Restriktionen wirksamer als bei den durch Membranspannungen verursachten Beschwerden.

Wir haben für das Lösen von Restriktionen an der Falx cerebri eine weitere Technik als besonders nützlich befunden. Es ist dies die Energiezuführung, die sogenannte **V-Spreiz-Technik**. Man wendet sie an, indem man zwei Finger einer Hand an einer der beiden Seiten der Restriktion und einen bis alle Finger der freien Hand an einer gegenüber der Restriktion oder einer mit ihr verbundenen Stelle ansetzt. Wir stellen uns dabei vor, die Hände seien Elektroden, mit denen wir von einer Stelle zur anderen Energie hin und her senden, bis an der Restriktion eine spürbare Erweichung und ein therapeutischer Puls wahrnehmbar werden.

Bei Restriktionen an der Falx cerebri legt man zwei Finger einer Hand längs an die Stelle beidseits des Kopfes, wo im Schädelinneren die Falx am Os frontale (Sutura metopica) befestigt ist. Die Fingerspitzen sollten nach unten über dem Os nasale liegen, die Fingeransätze oben nahe der Sutura coronalis. Ein Abstand von 1 cm zwischen den beiden Fingern genügt (Abb. **6.16**). Nun legt man einen Finger der freien Hand in der Mittellinie auf oder unmittelbar unter die Protuberantia occipitalis externa und stellt sich die Hände wiederum als Elektroden vor, zwischen denen man elektrische Energie vom Finger am Okziput des Patienten über die Falx cerebri an die vorn aufgelegten Finger aussendet. In der Regel fühlt man nach einer bis zwei Minuten eine schnell pulsierende Tätigkeit im Stirnbereich (50- bis 70-mal in der Minute). Es kann auch

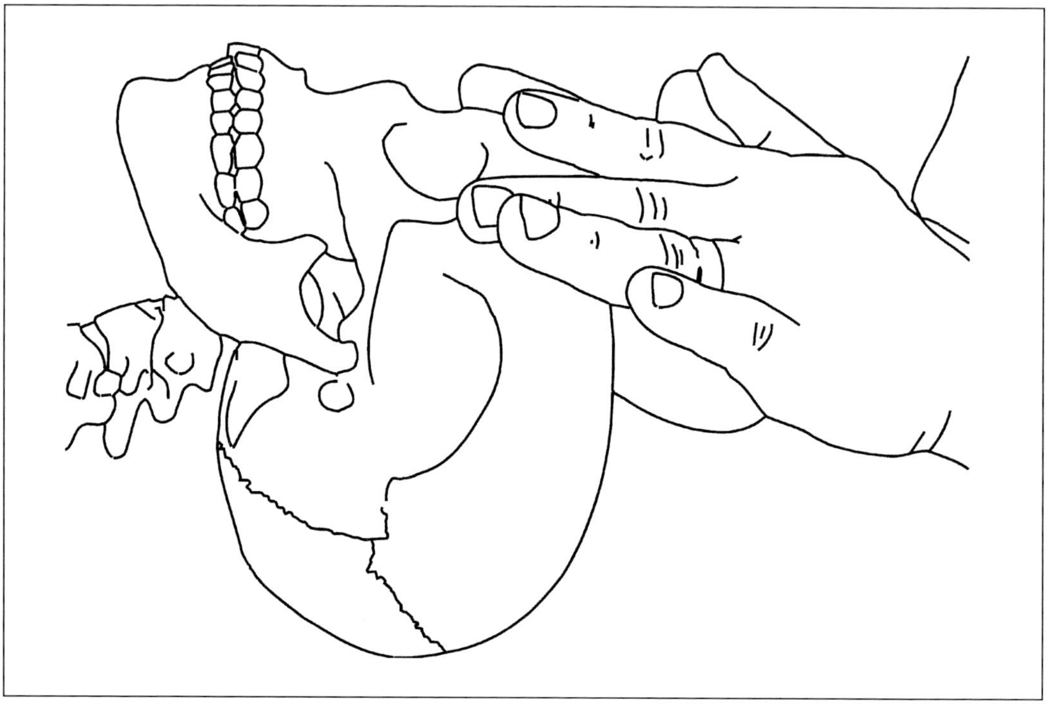

Abb. **6.15a** Abheben (Lift) und Traktion am Os frontale: Position der Hand am knöchernen Schädel

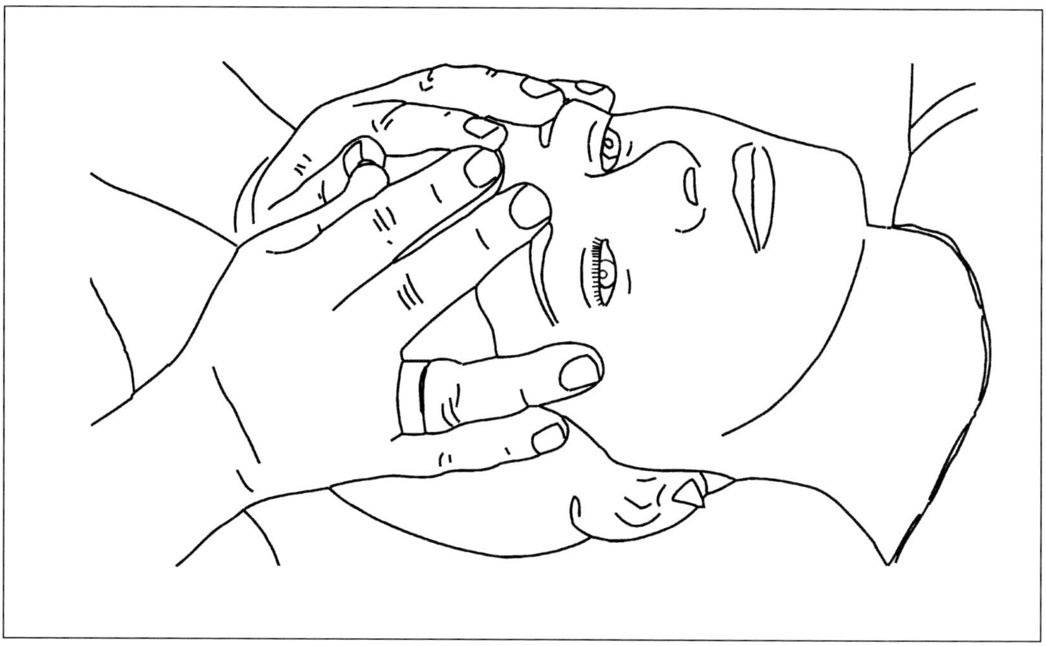

Abb. **6.15b** Abheben (Lift) und Traktion am Os frontale: Position der Hand beim Patienten

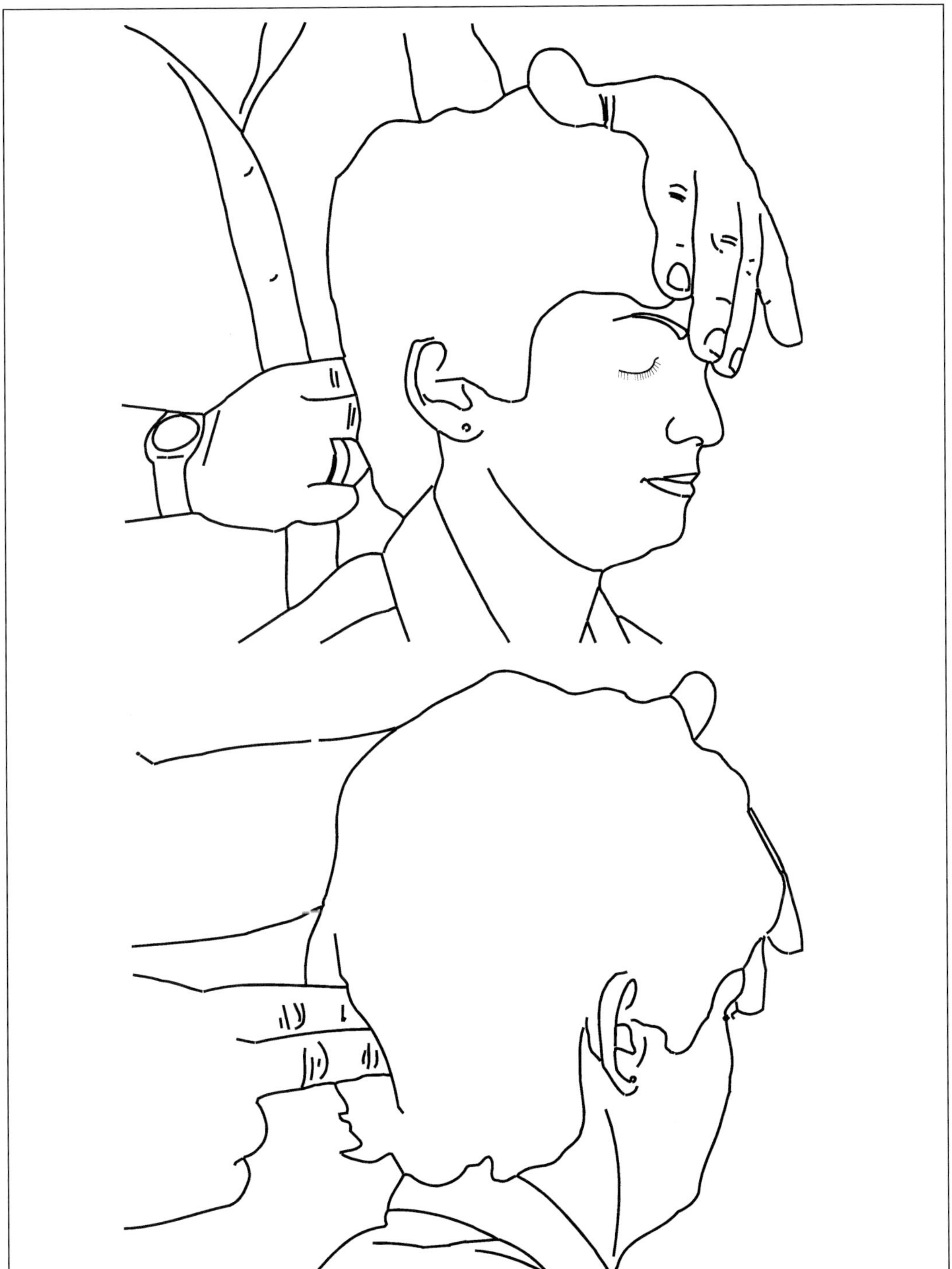

Abb. **6.16** Platzierung der Finger zur Entspannung der Falx cerebri durch Lenken der Energie

eine Tendenz zur Krümmung oder Drehung auftreten, als möchte sich die Falx einer Anzahl von Torsionsspannungen entledigen.

Wir vollziehen diese Bewegungen nach, ohne sie zu beeinträchtigen. Schließlich scheint das Os frontale frei nach anterior zu schweben. Sobald dieser Zustand eintritt, ist die Behandlung abgeschlossen.

Die V-Spreiz-Technik kann auch bei der Behandlung von Restriktionen der Subkoronalmembranen angewandt werden. Dazu führt man einen Finger in den Mund des Patienten ein. Zwei Finger der freien Hand legt man etwa 1 cm auseinander gespreizt parallel zum betroffenen Teil der Knochennaht. Man zeigt mit dem im Mund des Patienten eingeführten Finger in Senderichtung auf die Restriktion und wartet, bis die Auflösung stattfindet. Vor der Auflösung entsteht wiederum eine ähnlich pulsierende Tätigkeit (Abb. **6.17**) (Anhang D).

Bei den Bewertungs- und Behandlungstechniken für die anterior–posterior verlaufenden Restriktionen am Tentorium cerebelli benutzt man die Verankerungen des Tentorium cerebelli am Processus clinoideus und die großzügigen hinteren Befestigungen an den inneren Knochenleisten des Okziput. Die großen Flügel des Os sphenoidale, deren Außenseiten ungefähr 2 cm hinter dem lateralen Augenwinkel liegen, werden als Berührungspunkte benutzt, um eine Druckentlastung durch **eine Dekompression nach anterior zwischen Os sphenoidale und Okziput** zu erzielen. Das Okziput wird sanft von den gewölbten Händen gehalten, während die Daumen auf das Gewebe aufgelegt werden, das über den großen Flügeln des Os sphenoidale liegt, jedoch ohne stark zu drücken. Die Innenfläche der Haut ist am Bindegewebe fixiert, das schließlich an den Außenflächen der großen Flügel des Os sphenoidale verankert ist. Nur der rutschfeste Kontakt zwischen den Daumen des Therapeuten und der Haut des Patienten ist nötig. Man beseitigt das im weichen Gewebe vorhandene Spiel und setzt damit indirekt eine Zugkraft am Knochen an (Abb. **6.18**).

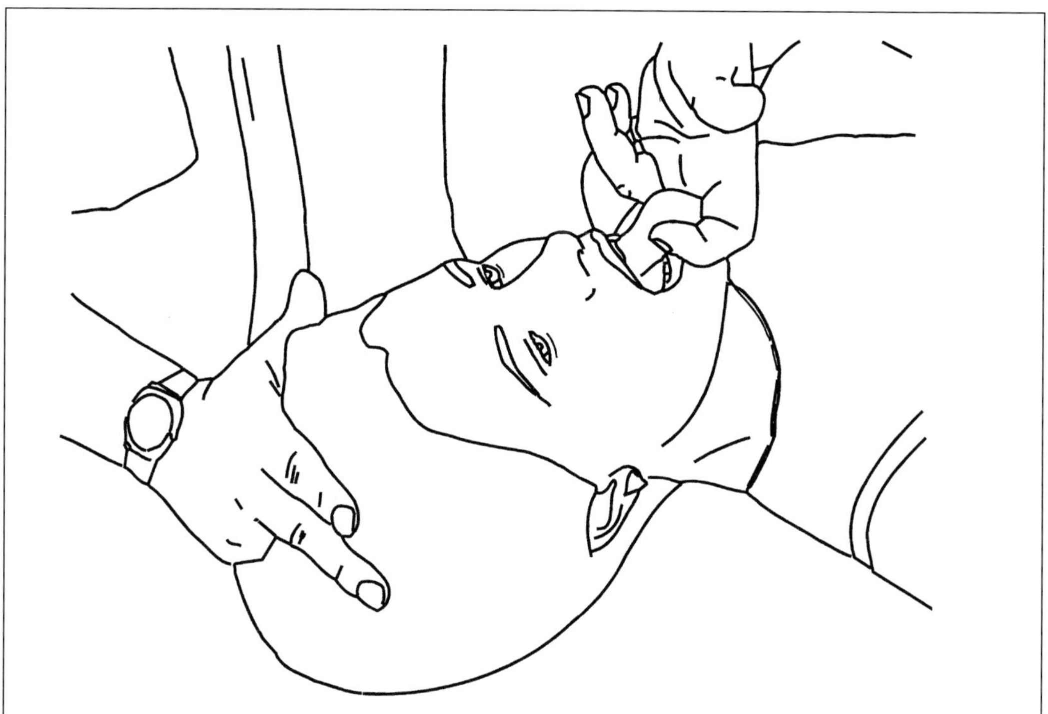

Abb. **6.17** Platzierung der Finger zur Lenkung der Energie bei koronalen und subkoronalen Restriktionen

Man hebt nun durch Dekompression nach anterior das Os sphenoidale und stößt dabei zunächst auf vorhandene starre knöcherne Restriktionen. Lösen sich diese nicht spontan, während man das Os sphenoidale hebt, so müssen sie spezifisch behandelt werden. Restriktionen an Knochen oder Knochennähten markieren immer das Vorhandensein ungleichmäßiger Membranspannungen und müssen deshalb behandelt werden, bevor man Membranhemmungen erfolgreich angehen kann. In diesen Fällen können die V-Spreiz-Techniken von Nutzen sein. Weitere Techniken für die spezifische Behandlung werden in Kapitel 7 beschrieben.

Mit dieser Technik wird das Okziput vom Os sphenoidale losgelöst. Damit kann man eine ganze Reihe von Störungen auflösen, die ihre Ursache im Bereich des Sphenobasilargelenkes haben. Gleichzeitig werden aber auch sämtliche Knochennähte der Schädelbasis wieder beweglich gemacht (Abb. **6.19**), d.h. die Knochennähte zwischen Okziput und Os temporale und zwischen Os temporale und Os sphenoidale. Man löst das Os sphenoidale und wartet geduldig auf die Korrektur. Sobald dann die Schädelbasis wieder beweglich und dekomprimiert ist, kann man den Zustand der Membranen des Tentorium cerebelli beurteilen. An dieser Stelle wird daran erinnert, dass abnorme Membranrestriktionen immer einen elastischen Widerstand bieten.

Zunächst lösen sich die Restriktionen an den Knochen oder Knochennähten, dann auch an den Membranen auf. Dabei fühlt sich das Okziput an, als wäre es eine am Os sphenoidale an Fäden hängende Puppe. Möglicherweise muss man sich fünf bis zehn Minuten lang gedulden, bis alle nötigen Korrekturen stattgefunden haben. Sie treten bestimmt ein, wenn man Geduld hat zu warten. Das Gewicht des Schädelinhaltes genügt, um die Membranen zu strecken und die Druckentlastung der Schädelbasis zu erzielen.

Druck (Kompression) auf die Schädelbasis wird oft von Druck (Kompression) auf die okzipitalen Kondylen und den lumbosakralen Übergang begleitet. Techniken zur Behandlung dieser Zustände werden später in diesem Kapitel und in Kapitel 10 näher erläutert.

Nach der Dekompression der Knochen und Knochennähte wird durch das Abheben des Os sphenoidale der freie Rand des Tentoriums gedehnt. Die eingeleitete Spannung wird auch durch den

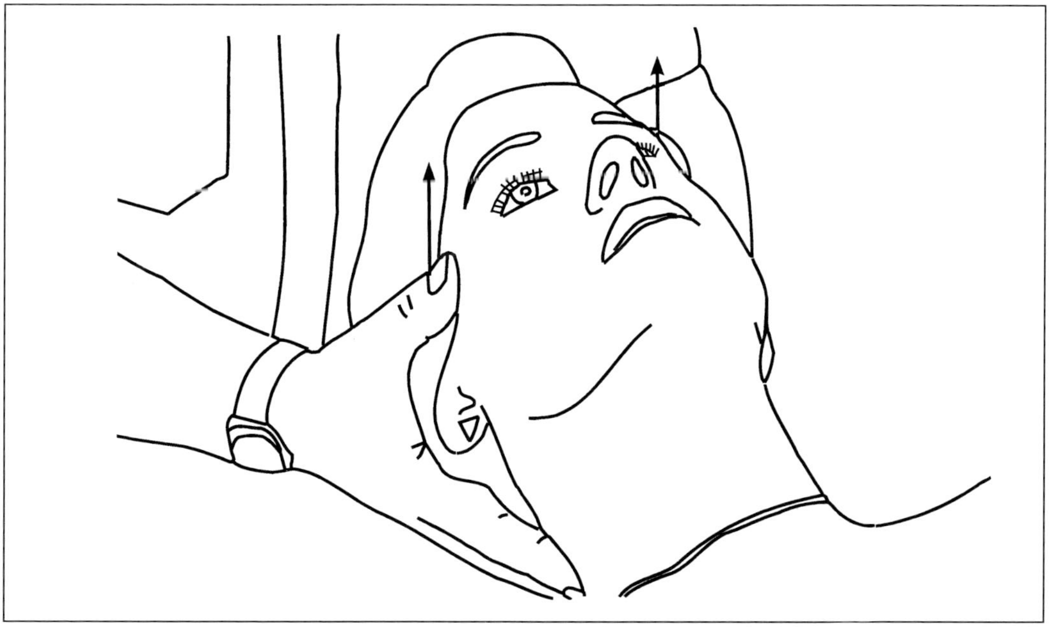

Abb. **6.18** Position der Hände zur Dekompression des Os sphenoidale

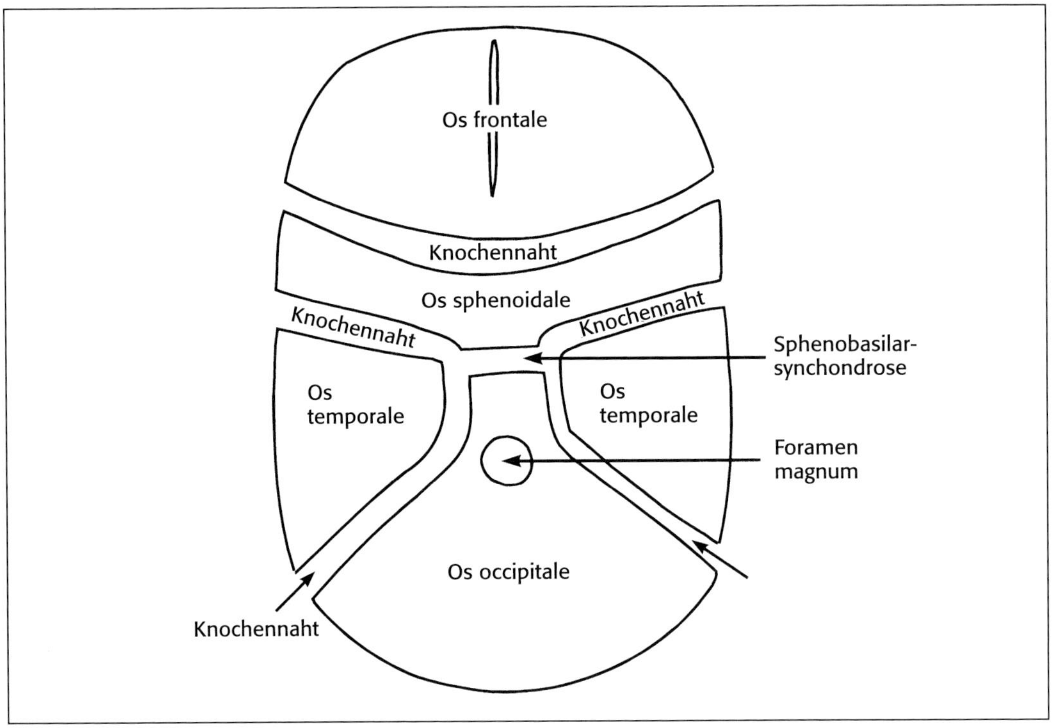

Abb. **6.19** Schematische Darstellung der Schädelbasis

Sinus rectus weitergeleitet und wirkt entleerend auf das Blut in diesem Gebilde, als würde der Sinus „gemolken". Man kann die Verankerungen des Tentorium cerebelli am Felsenbeinkamm des Os temporale auch zur anterior–posterioren Dehnung dieser Membranen nutzen. Wird das Os sphenoidale abgehoben, wird über die Membranen beidseits des Proc. clinoideus eine Zugkraft am Felsenbeinkamm des Os temporale ausgeübt. Das Os temporale wird auch durch seine Verbindungen zum Os sphenoidale über die Knochennähte beeinflusst.

6.2 Techniken des Ausgleichens der vertikal oder superior–inferior verlaufenden Duralmembranen

Den vertikal ausgerichteten Teil des Duralmembransystems kann man in die Membranen oberhalb und unterhalb des Foramen magnum unterteilen. Die in diesem anatomischen Bereich vorhandene, sehr feste knöcherne Befestigung der Dura mater macht das Foramen magnum zu einer natürlichen Grenze für diese Unterteilung. Durch seine feste Verbindung mit der Dura wird das Okziput ein besonders nützlicher Hebel für die Diagnose und Behandlung von Duralmembranstörungen, welche die vertikale, von oben nach unten verlaufende Achse des Systems in Mitleidenschaft ziehen.

Oberhalb des Formen magnum erstreckt sich auf dieser vertikalen Achse das Membransystem von den oberen Verankerungen der Falx cerebri tief in die Sutura metopica, Bregma, die Sutura sagittalis und Lambda, bis zu den unteren Verankerungen der Falx cerebelli, wo diese den hinteren Teil des kräftigen Faserringes am Foramen magnum bildet. Vorn und unten umfasst es auch die Verankerungen der Falx cerebri am Os frontale und Os ethmoidale.

Für die Behandlung dieses vertikalen Membransystems setzt man an der Linea temporalis einen nach kranial gerichteten Zug an zur **Lösung der Ossa parietalia aus ihren Knochennahtverbindungen**. Diesen Zug nach kranial setzt man fort, bis der elastische Widerstand der Membranen spürbar wird, die tief in der Sutura sagittalis verankert sind. Diese sanfte Zugkraft wird nun über die in Kapitel 9 beschriebene parietale Hebetechnik hinausgehend fortgesetzt; die Auflösung der Restriktion in der Membran bewegt sich über die Falx cerebri und den Sinus rectus weiter. An diesem Punkt der Behandlung kann man oft eine horizontale Ausgleichtätigkeit wahrnehmen. Wir lassen dieses Ausdrehen und/oder diese nach lateral gerichtete Balance zu und setzen die sanfte Zugkraft nach kranial fort. Diese torquierende Korrektur stellt die Auflösung abnormer Spannungen in der Falx cerebri und im Sinus rectus dar. Diese horizontale oder nach lateral gerichtete Balance wird hauptsächlich durch die von posterior nach anterior verlaufenden Verankerungen der Ossa parietalia mit den Schenkeln des Tentorium cerebelli (Abb. 6.**20**) bewirkt.

Man arbeitet mit diesen Faktoren, bis man den Eindruck erhält, ein Ausgleich habe stattgefunden. Nachdem die Spannungsmuster aus der Falx cerebri und dem Sinus rectus herausgearbeitet und vorhandene störende Dysbalancen des Tentorium cerebelli verringert wurden, wird die Zugkraft auf die Falx cerebelli und schließlich hinunter bis an das Foramen magnum weitergeleitet. Der Patient verspürt die Auflösung der Spannung an der Falx cerebelli, und die Ossa parietalia scheinen noch weiter nach kranial zu schweben.

Eine Membranentspannung ist nur möglich, wenn man zuerst die Nähte der Ossa parietalia wieder beweglich macht. Um Spannungen in den vertikalen Membransystemen aufzulösen, wendet man eine Zugkraft an, indem man nach erfolgreichem Heben (Lift) der Ossa parietalia sie als Hebel einsetzt (Anhang D).

Eine Entspannung des Duralmembranschlauches zwischen dem Foramen magnum und dem

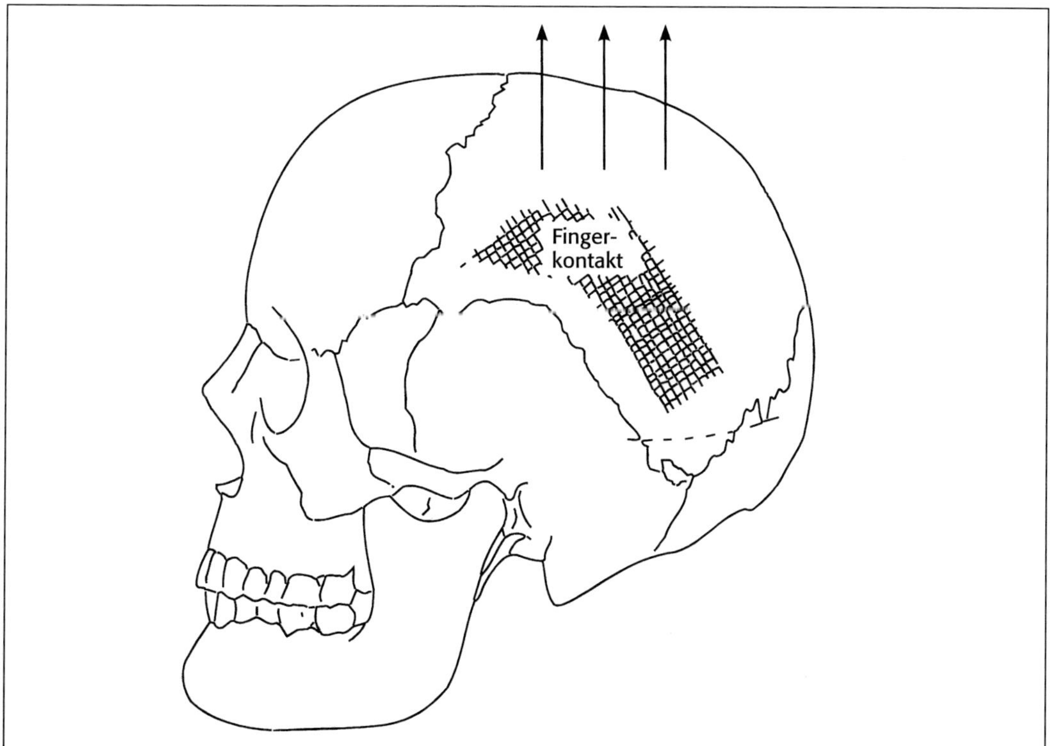

Abb. **6.20** Abheben der Ossa parietalia durch Traktion

sakrokokzygealen Komplex setzt eine vorherige Entspannung der Schädelbasis, der Thoraxapertur, des Zwerch- und Brustfells sowie des Diaphragma pelvis voraus. Osteopathische somatische Funktionsstörungen der Wirbelsäule beeinträchtigen die freie Beweglichkeit des Duralschlauches in der Wirbelsäule und sollten deshalb ebenfalls korrigiert werden.

Mit etwas Übung kann man durch eine einfache Untersuchung der Duralschlauchbeweglichkeit feststellen, ob Restriktionen an den Diaphragmata, an der Thoraxapertur oder an der Schädelbasis, oder osteopathische somatische Funktionsstörungen der Wirbelsäule vorhanden sind. Eine ausgezeichnete Methode, diese Fähigkeit zu entwickeln, besteht darin, die Beweglichkeit des Duralschlauches immer zuerst zu erfassen. Dann untersucht man die Wirbelsäulenbewegung, die paravertebralen Muskeln, die Schädelbasis, die Thoraxapertur und die Diaphragmata auf Restriktionen. Sind solche vorhanden, so muss die Beweglichkeit des Duralschlauches in der Wirbelsäule nochmals untersucht werden. Es lohnt sich dabei der Versuch, die Auswirkung dieser Restriktionen auf die Beweglichkeit des Duralschlauches festzustellen. Die extraduralen Restriktionen sind dann einzeln nacheinander zu korrigieren. Nach jeder Korrektur untersucht man wiederum den Duralschlauch auf seine Beweglichkeit und stellt die Wirkung fest, welche die Korrektur oder Auflösung der Restriktion dort erzielt hat.

Zu Beginn scheint das Erlernen dieser Fähigkeit unmöglich. Lernt man jedoch, sich auf seine Hände und Wahrnehmungen zu verlassen, so entdeckt man, dass das Unmögliche möglich wird. Man soll dabei zunächst nicht versuchen, alles mit Logik zu erklären, sondern lässt es einfach von selbst ablaufen. Mit etwas Erfahrung beginnt man dann, unter den verschiedenen Restriktionsarten zu unterscheiden. Eine weitere nützliche Übungsmethode ist die Arbeit zu zweit. Dabei überwacht ein Therapeut den Duralschlauch und der andere ortet und korrigiert gleichzeitig die Restriktionen. Durch diese Übung kann der/die Überwachende genau miterleben, wie man diese Korrekturen im CranioSacralen Mechanismus wahrnehmen kann.

Eine Bewertung und Behandlung der Duralschlauchbeweglichkeit lässt sich sowohl am Okziput als auch im sakrokokzygealen Komplex durchführen. Am Okziput muss man zuerst das weiche Bindegewebe an der Schädelbasis entspannen und die okzipitalen Kondylen vom Atlas befreien. Diese Techniken sind in den Kapiteln 5 (Entspannung der Membrane) und 10 (okzipitale Kondylen) beschrieben.

Nachdem man die okzipitalen Kondylen von den Gelenkflächen des Atlas befreit hat, beginnt man einen sehr sanften **Zug am Okziput nach kranial** (Abb. **6.21**). Der Patient befindet sich selbstverständlich in bequemer Rückenlage auf dem Behandlungstisch. Der erste leichte Zug hat eine weitere Reduktion des Druckes vom Okziput auf die Halswirbelsäule zur Folge. Der Zug muss sehr leicht sein, um eine Verspannung des Gewebes zu vermeiden. Das Okziput bewegt sich allmählich auf den Therapeuten zu. Der Duralschlauch beginnt dabei, in der Wirbelsäule nach kranial zu gleiten. Während sich das Okziput nach wie vor nach kranial bewegt, versuchen wir zu ertasten, wie weit die Zugkraft am Duralschlauch hinunterreicht. Der Duralschlauch vollzieht die Bewegungen des Foramen magnum sanft nach. Wir können unverzüglich feststellen, wenn er eine Restriktion erreicht. Tritt die Rest-

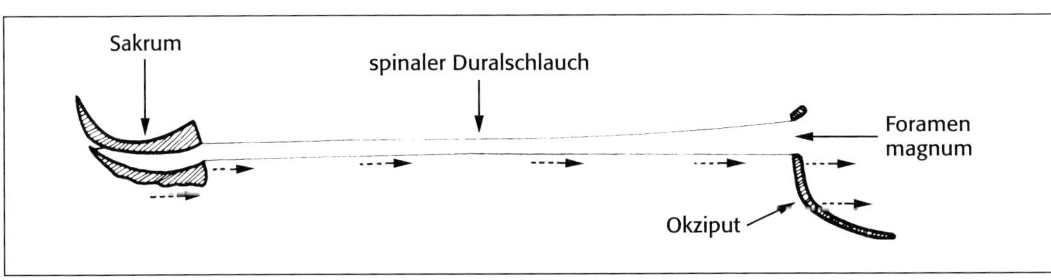

Abb. **6.21** Auswirkung auf den Duralschlauch und das Sakrum von einer am Okziput angesetzten Traktion

riktion auf und wissen wir, wie weit hinunter unsere Kraft im Duralschlauch wirksam ist, dann kennen wir auch die Segmentetage, auf der sich die Restriktion des Duralschlauches befindet. Es geht dabei um Vorstellungsvermögen und Übung; es ist erstaunlich, wie schnell man diese Fähigkeit entwickeln kann. Dabei ist es wichtig, zunächst zu vermeiden, kritisch darüber nachzudenken oder sich zu ängstigen. Welches Risiko gehen wir schließlich ein, wenn die Untersuchung vorerst kein Resultat liefert? Andererseits, sobald wir einmal die richtigen Eindrücke erhalten, entwickeln sich unsere Fähigkeiten sehr schnell.

Oft kann man eine Restriktion der freien Gleitbeweglichkeit des Duralschlauches korrigieren, wenn man die Zugkraft während einiger Minuten fortsetzt. In gewissen Fällen muss jedoch eine auf die Restriktion abgestimmte besondere Technik eingesetzt werden. Adhäsionen nach chirurgischen Eingriffen, die die Beweglichkeit des Duralschlauches beeinträchtigen, können oft erfolgreich durch mehrmalige Wiederholung der CV-4-Technik behandelt werden. Der erhöhte hydraulische Druck scheint die Adhäsionen allmählich aufzulösen. In diesen Fällen kann die CV-4 täglich wiederholt werden. Zu diesem Zweck kann man dem Patienten selbst oder einem Mitglied seiner Familie die Technik beibringen (Anhang F).

Am sakrokokzygealen Ende des Duralschlauches ist die Technik grundsätzlich ähnlich. Zuerst muss die freie Beweglichkeit des Sakrums und des Os coccygis gegenüber ihren Adnexen und Gelenken gewährleistet sein. Es besteht sehr oft eine Restriktion vorn am Os coccygis, die eine sanfte Mobilisierung erfordert. Man ermöglicht diese, indem man einen Finger in den Analkanal einführt und das Os coccygis nach hinten löst. Funktionsstörungen der Ilio- und Lumbosakralgelenke treten ebenfalls sehr häufig auf. Die herkömmlichen Methoden zur Mobilisierung des Iliosakralgelenkes sind in der Regel erfolgreich (Mitchell, 1979). Normalerweise erfordert die oft auftretende Kompression des Lumbosakralgelenkes eine Druckentlastungstechnik, die man zusammen mit der Untersuchung anwenden kann (Kapitel 8). Eine weitere, öfter auftretende Ursache der Immobilität des Sakrums ist ein Hypertonus des M. piriformis (Kapitel 8). Dieser Zustand muss zuerst gelöst werden, bevor eine zufriedenstellende sakrale Bewegung und somit auch die freie Duralschlauchbeweglichkeit erreicht werden kann.

Die **Druckentlastung der Lumbosakralverbindung** wird an dem auf dem Rücken liegenden Patienten durchgeführt. Der Therapeut legt seinen Arm zwischen die Beine des Patienten. Dabei liegt die Hand so unter dem Sakrum, dass dessen Apex in der Hohlhand und die Spina sacralis zwischen Mittel- und Ringfinger liegen. Die Fingerspitzen werden knapp oberhalb der Basis sacralis angesetzt. Die freie Hand legt man so unter die Lendenwirbelsäule des Patienten, dass die Wirbel von L5 an aufwärts stabilisiert werden. Man hält die Lendenwirbelsäule fest und übt nun einen leichten kaudalen Zug auf das Sakrum aus (Abb. 6.**22**).

Zuerst muss man L5 und S1 lösen oder vom Druck entlasten. Die Sakrumspitze versucht dann, nach kaudal und anterior zu gleiten. Erhält man den Eindruck, dass die Iliosakralgelenke die Fortsetzung der Gleitbewegung des Sakrums verhindern, fordert man den Patienten auf, mit seinen Händen einen leichten Druck nach medial auf die vorderen oberen Darmbeinkämme auszuüben. Dieser Druck befreit die Iliosakralgelenke posterior (Abb. **6.23**).

Sobald die Lumbo- und Iliosakralgelenke befreit sind, beginnt das Sakrum sich langsam nach kaudal zu bewegen als Reaktion auf den *sehr sanften,* anregenden Zug des Therapeuten. Wenn dieses Phänomen eintritt, zieht es den Duralschlauch über die Cauda equina mit. Wir versuchen dabei zu spüren, wie weit hinauf am Duralschlauch sich unser Krafteinsatz auswirkt. Begegnen wir einer Restriktion der Gleitbewegung des Duralschlauches im knöchernen Wirbelkanal, wissen wir ungefähr, wo sich die Restriktion befindet.

Arbeiten zwei Therapeuten zusammen, einer am Okziput und der andere am Sakrum, so kann man den Duralschlauch sanft zuerst in die eine und dann in die andere Richtung gleiten lassen. Die vom Therapeuten an einem Ende des Patienten angewandte Zugkraft kann stets vom anderen Therapeuten wahrgenommen werden.

Zur Erinnerung: Die Zugkraft darf nur sehr sanft und gleichmäßig angewandt werden. Das Gewebe des Patienten darf sich nicht verkrampfen.

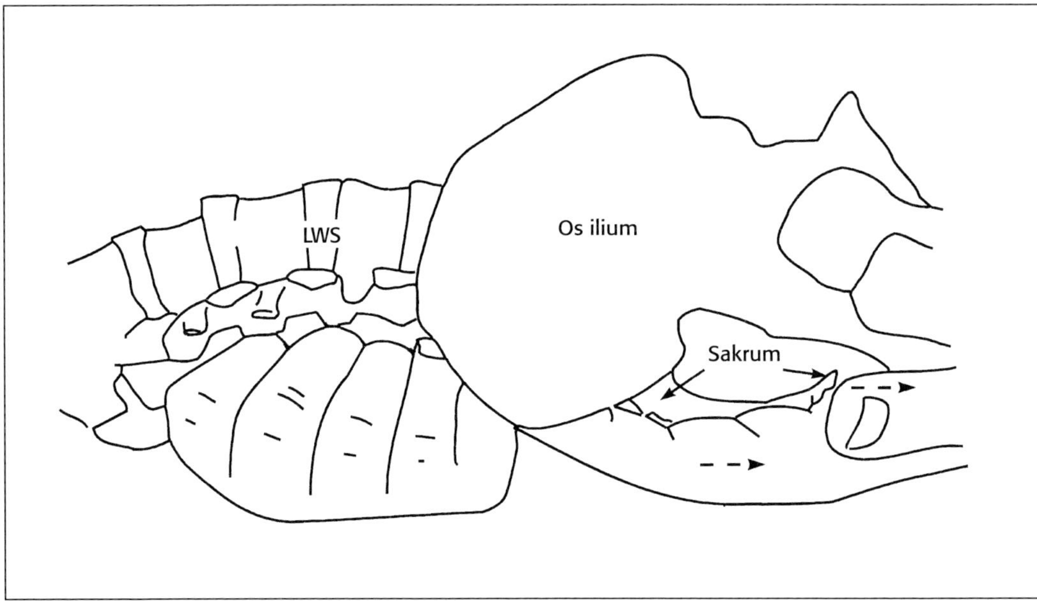

Abb. **6.22** Position der Hände zur Dekompression des lumbosakralen Übergangs

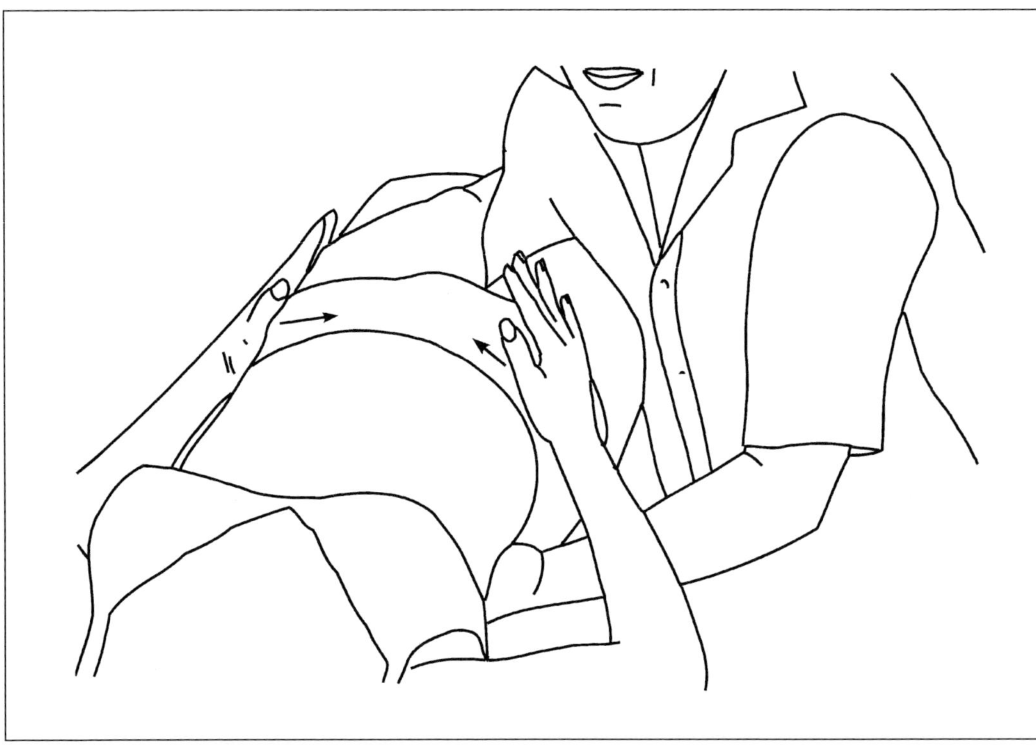

Abb. **6.23** Unterstützung durch den Patienten beim Lösen des Sakrums vom Os ilium

Eine sehr geringe Kraft über längere Zeit ist genauso wirksam wie mehr Kraft während kürzerer Zeit, mit dem Unterschied, dass die geringe Kraftanwendung keinen Widerstand im Körper hervorruft, während eine größere Kraftanwendung einen Widerstand verursacht, gegen den dann der Therapeut arbeiten muss.

6.3 Techniken zur Balance der horizontal verlaufenden Duralmembranen

Die horizontal verlaufenden Gebilde des Membransystems kann man in vier Gruppen unterteilen: (1) zwischen den beiden Ossa temporalia; (2) zwischen den beiden Ossa parietalia; (3) zwischen den beiden Schuppen des Okziput; (4) vom Foramen magnum bis hinunter zum Sakrum.

Der Einfluss der Membran zwischen den Ossa temporalia auf die beiden Schenkel des Tentorium cerebelli stützt sich auf die großzügigen, weitläufigen Verankerungen des Randes des Tentoriums an der Pars petrosa des Os temporale und den Innenflächen des Proc. mastoideus (Abb. **6.24**). Im medialen Bereich der Verankerungen am Felsenbein sind bekanntlich die vorderen Befestigungen in der Mitte des Tentoriums am Proc. clinoideus des Os sphenoidale verankert. Dieser Umstand bildet eine unmittelbare, nicht knöcherne funktionelle Verbindung zwischen Os sphenoidale und Os temporale. Wir haben in diesem Kapitel im Rahmen der Diskussion über die anterior–posterior ausgerichteten

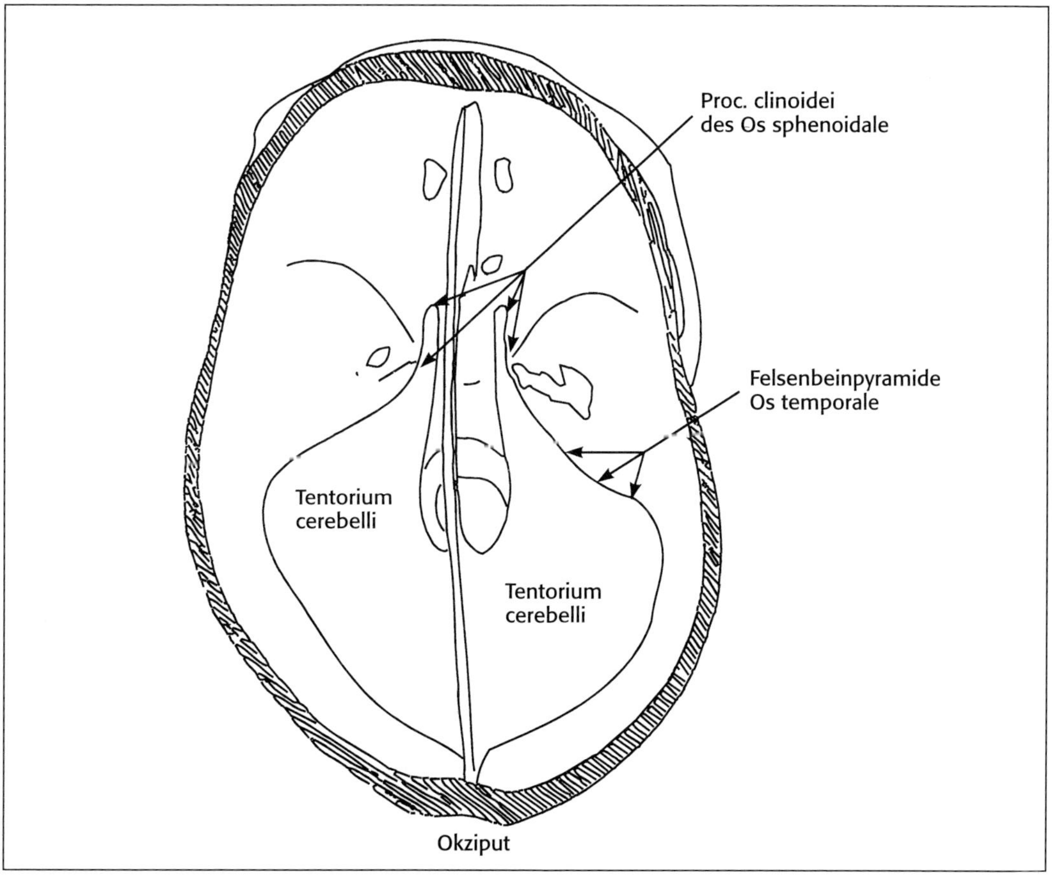

Abb. **6.24** Verankerungen des Tentorium cerebelli

Gebilde des intrakranialen Duralmembransystems bereits auf diesen Zusammenhang hingewiesen. Verwendet man das Os sphenoidale zur Erzeugung einer an den Membranen nach anterior ausgerichteten Zugkraft, so nimmt man diese nach anterior wirkende Kraft auch in der Pars petrosa des Os temporale wahr.

Die erste Technik zur Bewertung und Behandlung der Balance der horizontal verlaufenden Schenkel des Tentoriums ist die im Kapitel 12 beschriebene **Technik am Kiefergelenk** (Abb. **6.25**). Diese Technik wirkt sich weit über seine unmittelbare Wirkung auf die Kiefergelenke und die temporoparietalen Knochennähte (Sutura squamosa) aus (Anhang G).

Der *kraniale Zug auf den Unterkiefer* übt in erster Linie einen beidseitigen Druck auf die Kiefergelenke aus und wirkt dann auf die Knochennähte zwischen Os temporale und Os parietale, indem sich die Schuppen des Schläfenbeins nach kranial bewegen. Diese Kraft führt auch dazu, dass sich die Schuppen an ihren oberen Rändern nach lateral bewegen. An der Knochennaht entsteht ein unphysiologischer Schub. Die Ossa parietalia werden nach kranial bewegt. Die Falx cerebri wird nach kranial gezogen, weil eine sekundäre funktionelle Anhebung der Ossa parietalia durch den Schub in den Knochennähten zwischen den Ossa temporalia und Ossa parietalia entsteht. Dadurch, dass sich die Falx cerebelli der Zugkraft nach kranial widersetzt, entsteht bei den beiden Ossa parietalia eine Außenrotation um die eigene Achse (Abb. **6.26**).

Wenn dieser Punkt erreicht ist, beginnen die Ossa temporalia und der Unterkiefer sich seitlich hin und her zu bewegen, während sich allmählich an den Schenkeln des Tentorium cerebelli, den Ossa temporalia, den seitlichen Partien der Ossa parietalia und schließlich der Falx cerebri, wo sie diese über ihre Verankerungen am Sinus rectus beeinflusst und ihrerseits von ihnen beeinflusst wird, eine horizontale Balance einstellt. Es bildet sich nun ein geschlossener Kreis mit den Schenkeln des Tentorium cerebelli.

Setzt man den sanften Zug lange genug fort, so erhält man Auskunft über die Balance am Okziput, am Foramen magnum, am Duralschlauch sowie am Sakrum und Os coccygis.

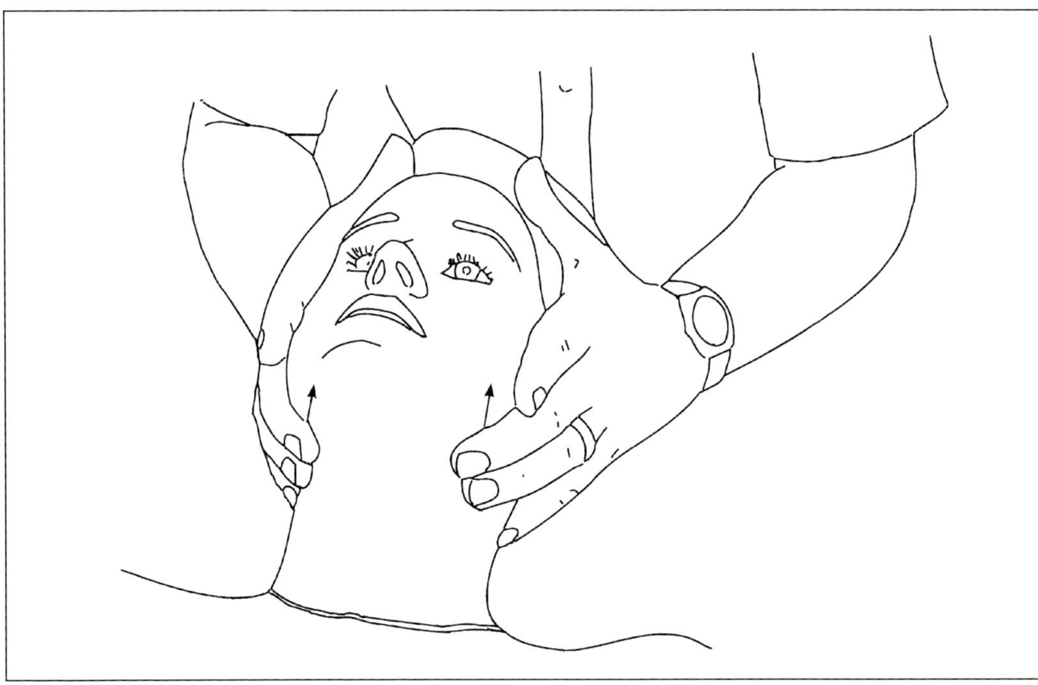

Abb. **6.25** Position der Hände zur nach kranial gerichteten Traktion am Unterkiefer

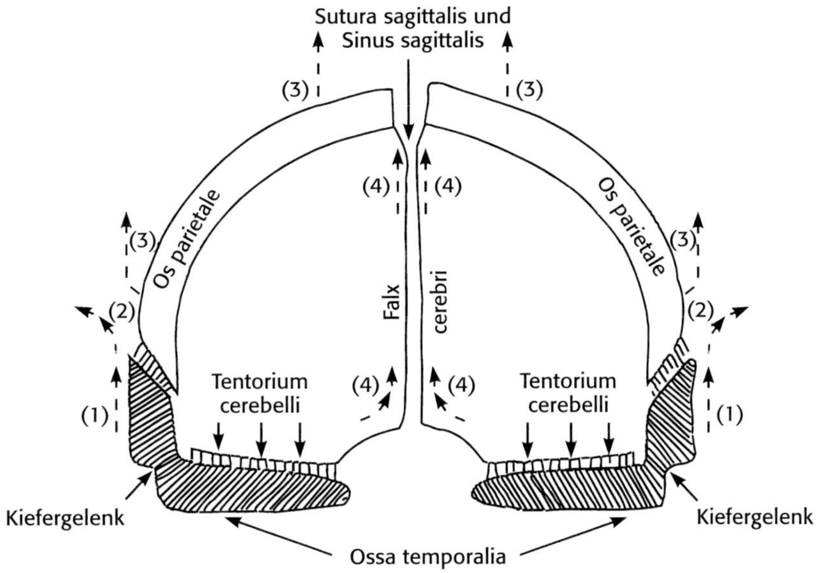

Abb. **6.26** Auswirkung der am Unterkiefer angesetzten Traktion

Die membranausgleichende Tätigkeit scheint nach Beseitigung der knöchernen Restriktionen zunächst in der Nähe des Therapeuten zu erfolgen. Zuerst hebt sich das Tentorium cerebelli. Dadurch wird die Flüssigkeit im Schädelinnern von oben in die Bereiche unterhalb des Tentoriums bewegt. Nachdem das Tentorium sich horizontal in der Balance befindet, kann man die von der Falx cerebri und cerebelli ausgehende Wirkung wahrnehmen. Daraufhin spürt man auch das Foramen magnum und schließlich den Duralschlauch mit seiner lateralen Seite bis hin zum Sakrum. Während wir die sanfte Zugkraft weiter ausüben, schließen wir die Augen, bis wir die Balance des gesamten Membransystems spüren können.

Hat man nun diese Balance durch sanften Zug auf den Unterkiefer nach kranial erzielt, setzt man die Behandlung mit einem *Zug nach kaudal* über die Unterkieferwinkel fort (Abb. **6.27**). Dazu bringt man mit den Fingern gerade genügend Druck auf die Haut des Patienten, um ein Verrutschen der Finger gegenüber der Haut zu vermeiden. Man bewegt die Haut über dem Unterkieferwinkel nach kaudal. Die Unterfläche der Haut ist an der Knochenoberfläche des Unterkiefers verankert. Zunächst muss man den Spielraum zwischen Haut und Kiefer wahrnehmen. Daraufhin wird die Zugkraft von der Haut auf den Unterkiefer übertragen. Die Handflächen sollten sanft über den Schuppen des Schläfenbeins beidseits des Kopfes des Patienten ruhen, um diese Tätigkeit später zu überwachen.

Der Zug nach kaudal bewirkt die Entspannung der Kiefergelenke. In der Regel kann die Entspannung ohne Weiteres stattfinden, da diese Technik bereits in ihrem Anfangsstadium auf die Gelenke eingewirkt und somit den Weg zur Mobilisierung der Gelenke vorbereitet hat. Die Entspannung der Kiefergelenke kann man sehr leicht ertasten, wenn man die Hand sanft an der Seite des Kopfes des Patienten ruhen lässt.

Normalerweise führt der Unterkiefer eine seitliche Schaukelbewegung aus, wenn er eine bessere Balance mit den Ossa temporalia erzielt hat. Man setzt die sanfte Zugkraft fort; die Knochennähte zwischen Os temporale und Os parietale entspannen sich nun ebenfalls. Dann beginnt sich die seitliche Partie des Os temporale leicht nach kaudal zu bewegen; oft beginnt auch das Os temporale eine seitliche Schaukelbewegung und bildet dann ein Parallelogramm zunächst in einer und dann in der entgegengesetzten Richtung.

Die Schaukelbewegung der Schuppen des Schläfenbeins setzt sich während der Entspannung der temporoparietalen Knochennähte fort; die Ossa temporalia bewegen sich nach kaudal. Diese Lageveränderung senkt die Schenkel des Tentorium cerebelli und verursacht eine Zugkraft, die sich zunächst auf den Sinus rectus und dann auf die Falx cerebri auswirkt. Der supratentorielle Intrakranialraum vergrößert sich und mehr Flüssigkeit wird durch das teilweise Vakuum in diesen Raum gezogen. Um alles genau wahrzunehmen, müssen wir sorgfältig beachten, was uns unsere Hände vermitteln. Dadurch, dass sich die Flüssigkeit neu verteilt, ist eine neue horizontale Balance der Mechanismen erreicht, und die Schaukelbewegung des Unterkiefers und der Schläfen hört auf. Der gesamte Mechanismus scheint sich nun an ein neues, ausgeglichenes Muster verringerter Membranspannung zu gewöhnen.

Die **Technik zur Balance der Schenkel des Tentorium cerebelli zwischen den Ossa parietalia** ist der bereits beschriebenen Technik für die Schläfen sehr ähnlich. Die Finger des Therapeuten berühren diesmal jedoch die Ossa parietalia; dem Anheben der nach posterior-inferior gelegenen Knochenanteile wird besondere Beachtung geschenkt, da hier das Tentorium cerebelli mit ihnen verankert ist. Bei dieser Technik müssen die Ossa parietalia frei sein von knöchernen Restriktionen bedingt durch feste Knochennähte, um eine wirksame Balance der Membranen zu erreichen. Aus eigener Erfahrung können wir keinen einzigen Fall zitieren, bei dem wir die Berührung des Os parietale zuerst für eine horizontale Balance des Tentoriums eingesetzt haben. Jeder Therapeut sollte jedoch über diese Technik Bescheid wissen, um sie bei Bedarf einsetzen zu können. Diese Technik wirkt sich günstig auf den Sinus transversus aus.

Die **Balance des Tentoriums mithilfe der okzipitalen Schuppen** beruht auf der Verankerung

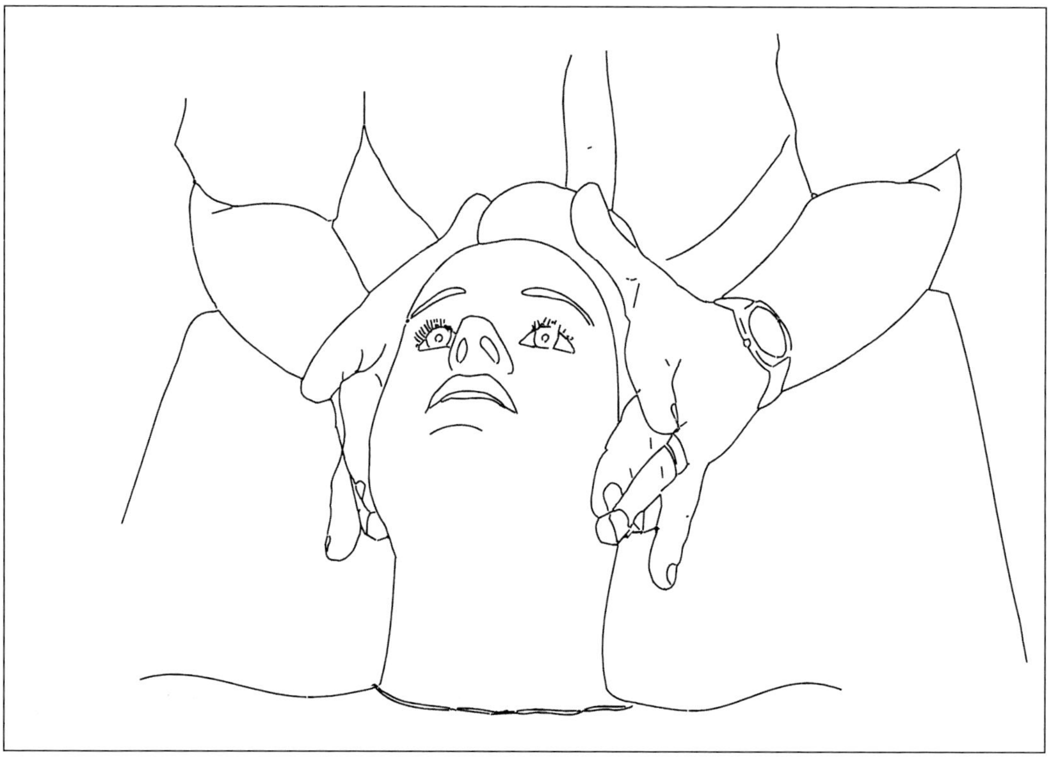

Abb. **6.27** Position der Hände zur nach kaudal gerichteten Traktion am Unterkiefer

dieser Membranen an der Protuberantia occipitalis interna. In der Regel wird das Okziput durch Kräfte außerhalb des Schädels einer übermäßigen Spannung ausgesetzt, so beispielsweise durch einen Hypertonus der zervikalen Muskeln. Das Okziput übt dann seinerseits eine unausgeglichene Spannung auf das Tentorium aus. In einer beachtlichen Anzahl von Fällen entstehen ferner durch innere, einseitig unausgeglichene Spannungen auf das Tentorium wiederholte somatische extrakraniale Funktionsstörungen am Okziput.

Das Okziput muss zunächst von sämtlichen abnormen Spannungen befreit werden, die durch extrinsische Muskeln verursacht werden. Es muss sich frei von jeglichen Restriktionen mit dem Atlas bewegen können (Kapitel 10). Die Sutura lambdoidea und die Naht zwischen Okziput und Processus mastoideus (Sutura occipitomastoidea) müssen ebenfalls frei beweglich sein. Bei diesen Knochennähten handelt es sich nicht nur um die Nähte in der äußeren Schädelkapsel, sondern auch um jene in der Schädelbasis. Hat man diese Restriktionen im Wesentlichen beseitigt, kann man das Okziput ähnlich wie ein Steuerrad einsetzen, um eine optimale Balance in Verbindung mit den Verankerungen der Schenkel des Tentoriums und der beiden Falces an ihren Befestigungsstellen an den Innenflächen des Okziput zu erzielen.

Um diese Balance zu erreichen, legen wir in der Regel das Okziput auf eine der beiden Handflächen und die freie Hand entweder unter den Nacken des Patienten oder über das Bregma. Die für einen entspannten Ausgleich nötige Bewegung wird zwischen den beiden Händen angeregt.

Die **horizontale oder transversale Balance der vertikal verlaufenden Membranen zwischen dem Foramen magnum und dem Sakrum** wird mit beiden Händen erzielt, als würde man zwei miteinander durch einen Riemen verbunde-

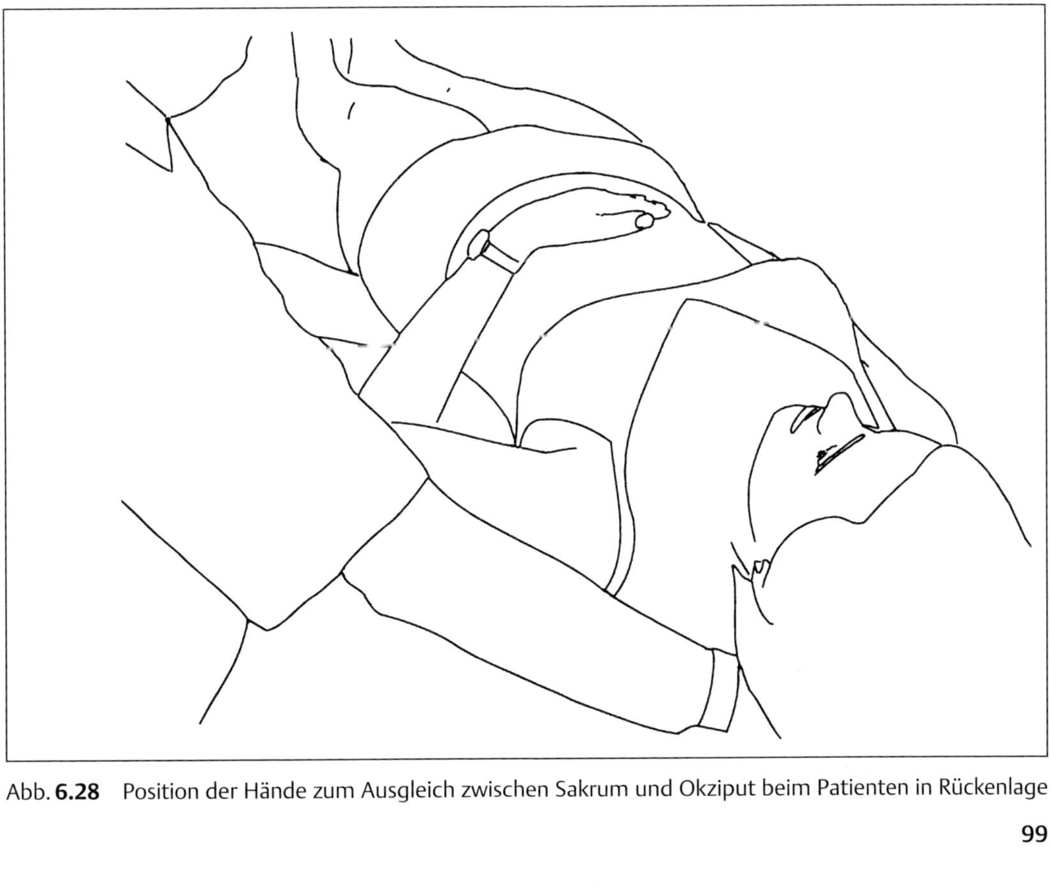

Abb. **6.28** Position der Hände zum Ausgleich zwischen Sakrum und Okziput beim Patienten in Rückenlage

ne Rollen gleichzeitig betätigen. Um die Spannung an den beiden Rollen auszugleichen, muss man sowohl die Riemenspannung als auch die beiden anderen Spannungen beherrschen, die bei jeder der Rollen einzeln durch die von ihr getragene Last verursacht wird.

Man legt eine Hand unter das Okziput des auf dem Rücken liegenden Patienten und die andere unter sein Sakrum. Der Patient liegt sozusagen auf den Händen des Therapeuten. Das Okziput stellt eine der beiden Rollen dar, das Sakrum die andere. Den Keilriemen spielt der vom Duralschlauch gebildete laterale Ring (Abb. **6.28** und **6.29**).

Wir müssen nun eine Drehbewegung an einem der beiden Enden erzeugen und die Wirkung am anderen Ende feststellen. Wenn wir die Rotation in beide Richtungen und an beiden Rollen erzeugen, scheint das System sich aufzulockern. Sobald diese Lockerung stattfindet, stellen wir eine schnellere und vollständigere Übertragung der an einem Ende erzeugten Drehkraft auf das andere Ende des Systems fest.

Nun sollten wir auch feststellen können, ob von außen her einwirkende Belastungen die freie Bewegung des Sakrums oder des Okziputs hemmen. Ist dies der Fall, müssen sie behandelt werden. Wenn endlich die freie Bewegung sowohl für das Okziput (Foramen magnum) als auch das Sakrum hergestellt ist und die Meldung unverzerrt vom einen bis zum anderen Ende des Systems übertragen wird, scheint sich das ge-

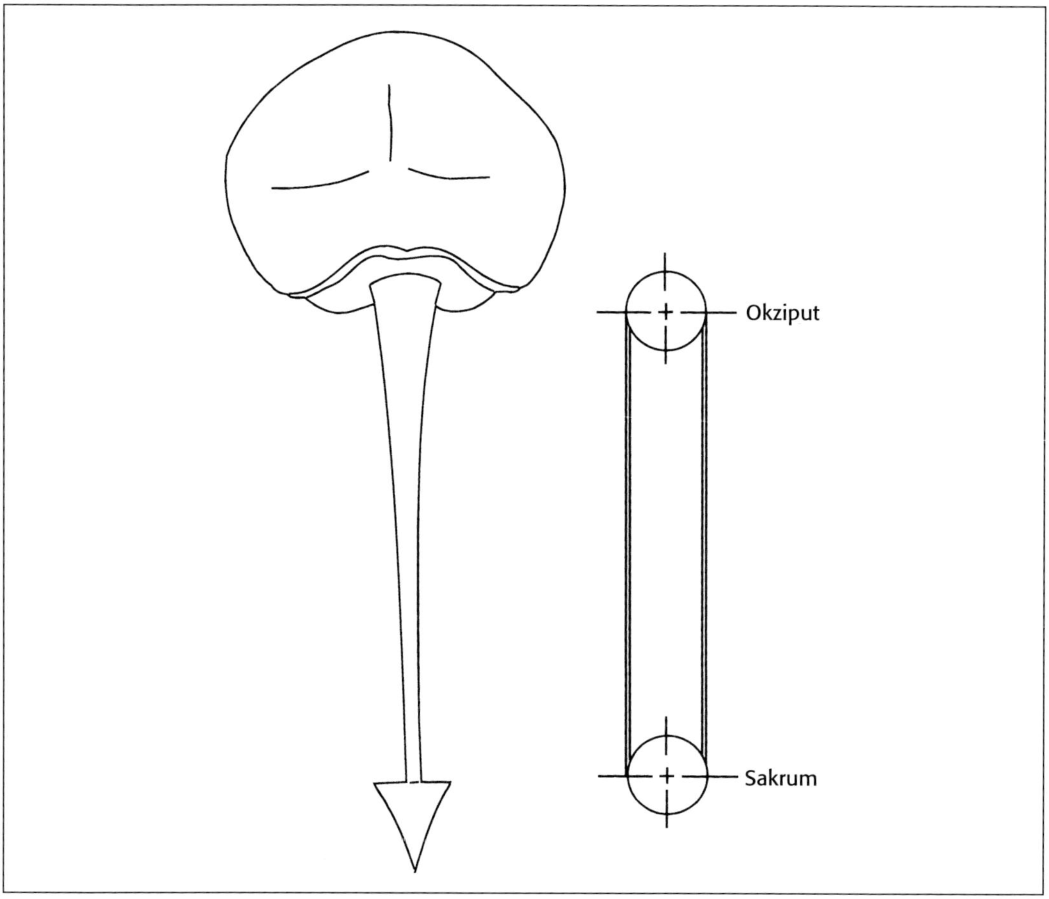

Abb. **6.29** Okziput und Sakrum als Rollen

samte System in eine sehr entspannte Gleichgewichtslage einzuspielen. Damit ist die Behandlung abgeschlossen.

Dem Leser wird damit hoffentlich klar, dass die Diagnose und Behandlung des CranioSacralen Systems und der mit ihm in Zusammenhang stehenden Systeme die umfassende Integration aller möglichen Zugangswege erfordert. Jede Unterteilung ist künstlich. Zum Zweck der Erläuterung und der besseren Verständlichkeit haben wir diese Thematik trotzdem aufgestellt, doch haben wir dabei versucht, die Aufteilung entlang natürlicher Grenzen vorzunehmen. Man halte sich jedoch immer vor Augen, dass bei dieser Art der manuellen Behandlung jede Technik nahtlos in eine andere übergeht und die Reaktionen des Patienten auf die Behandlung von Sekunde zu Sekunde und von einer Minute zur nächsten die Reihenfolge der Geschehnisse diktieren.

7 Funktionsstörungen an der Schädelbasis

Die kraniale Fläche der Schädelbasis bildet den Boden, auf dem sich das menschliche Gehirn entwickelt und lebt. Durch die Behandlung des CranioSacralen Systems kann man die Qualität der physiologischen und funktionellen Umgebung des Gehirns beeinflussen. Ursachen von Funktionsstörungen des CranioSacralen Systems sind häufig im Bereich des Bodens der Schädelhöhle zu finden. Normalerweise finden in diesem Boden kleine, freie und rhythmische Bewegungen als Antwort und Anpassung auf die Druckerhöhung und -verringerung der zerebrospinalen Flüssigkeit statt.

Die knöchernen Bestandteile der Schädelbasis sind das Os frontale, das Os ethmoidale, das Os sphenoidale, die beiden Ossa temporalia und das Os occipitale (Abb. **7.1**).

Wie Böden eines modernen Hauses besitzt die Schädelhöhle einen langlebigen, biegsamen und strapazierfähigen Bodenbelag, die Dura mater. Dieser Belag setzt sich an den Seiten der Schädelhöhle nach oben fort und bildet ihre innere Deckenverkleidung. Dieser aus der Dura mater gebildete Bodenbelag zeigt an einigen Stellen Duplikate zum Formieren von Zwischenwänden: die Falx cerebelli mit ihrem Ursprung am Os occipitale; die Falx cerebri mit ihrem Ursprung am Os occipitale und Anteilen des Os frontale sowie das Tentorium cerebelli, das am Os occipitale, den dorsalen und inferioren Partien des Os parietale und Os temporale entspringt. Es bildet dabei das zweite Geschoss in der Behausung des Gehirns. Die Duralmembran ist auch an allen vier Proc. clinoidei des Os sphenoidale befestigt.

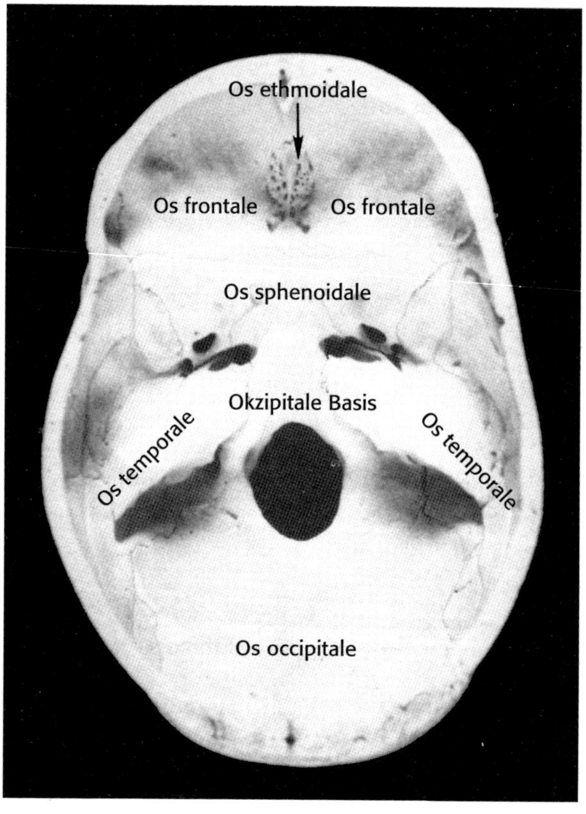

Abb. **7.1** Die Schädelbasis

Durch das Foramen magnum hindurch setzt sich der durale Belag der Schädelbasis in Form des Duralschlauches innerhalb der Wirbelsäule fort (Abb. **7.2**).

Diese kurze Beschreibung der duralen Auskleidungen der Schädelgruben und ihrer Fortsetzung verdeutlicht die intensiven Verbindungen zwischen der Schädelbasis, der Schädelkalotte und dem duralen Sack mit seinen Verankerungen. Aufgrund ihres festen Knochenkontakts trägt die durale Auskleidung wesentlich dazu bei, die Schädelbasis zu stabilisieren. Zugleich erlaubt sie jedoch aufgrund ihrer Flexibilität in einem gewissen Umfang kleine Bewegungen.

Die Duralmembran, die an die gesamte Innenfläche des Schädelgewölbes angeheftet ist, gewährleistet verschiedenen venösen Sinusoiden den Durchtritt: dem Sinus sagittalis, occipitalis, transversus, petrosus und rectus. Die Duralmembran überträgt in sich Spannungen von überall her in einer durch ihre Geometrie und Ansätze bestimmten Richtung (Abb. **7.3**). Dadurch wird leicht verständlich, dass abnorme Membranspannungen die normalen Bewegungen der Schädelknochen und den unbehinderten Blutfluss im venösen Sinussystem beeinträchtigen können. Eine venöse Stase in diesen Sinusoiden kann zu einem Anstieg des venösen, intrakraniellen Drucks führen, der dann wiederum die normale Versorgung des Gehirns mit arteriellem Blut reduziert. Dieser venöse Rückstau könnte den hydraulischen Liquordruck unwesentlich, aber entscheidend steigern und die normale Verteilung dieser lebenswichtigen Flüssigkeit im Ventrikelsystem des Gehirns und den Subduralräumen empfindlich beeinträchtigen.

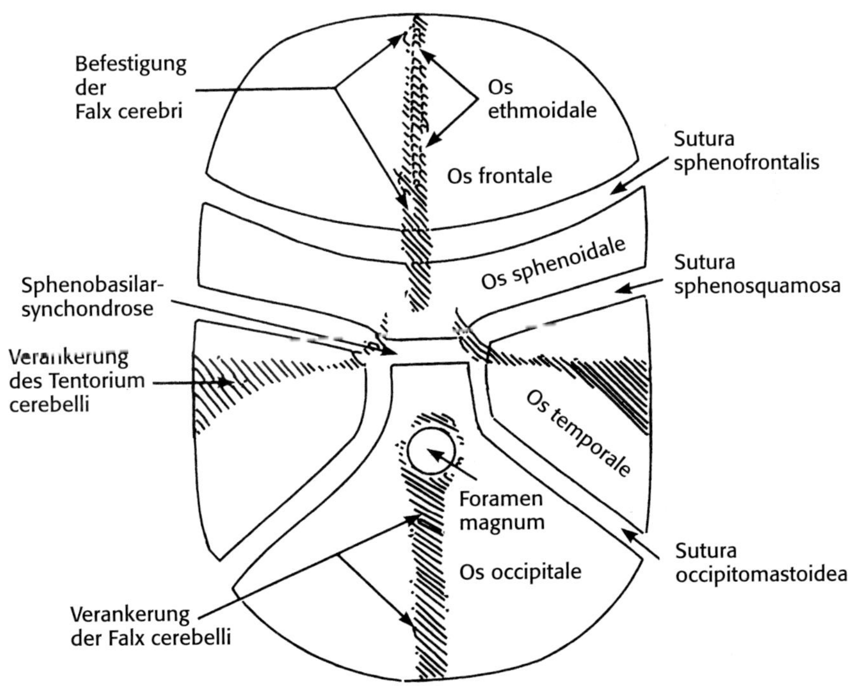

Abb. **7.2** Boden der Schädelkapsel und knöcherne Verankerung der Falx cerebri und cerebelli sowie des Tentorium cerebelli

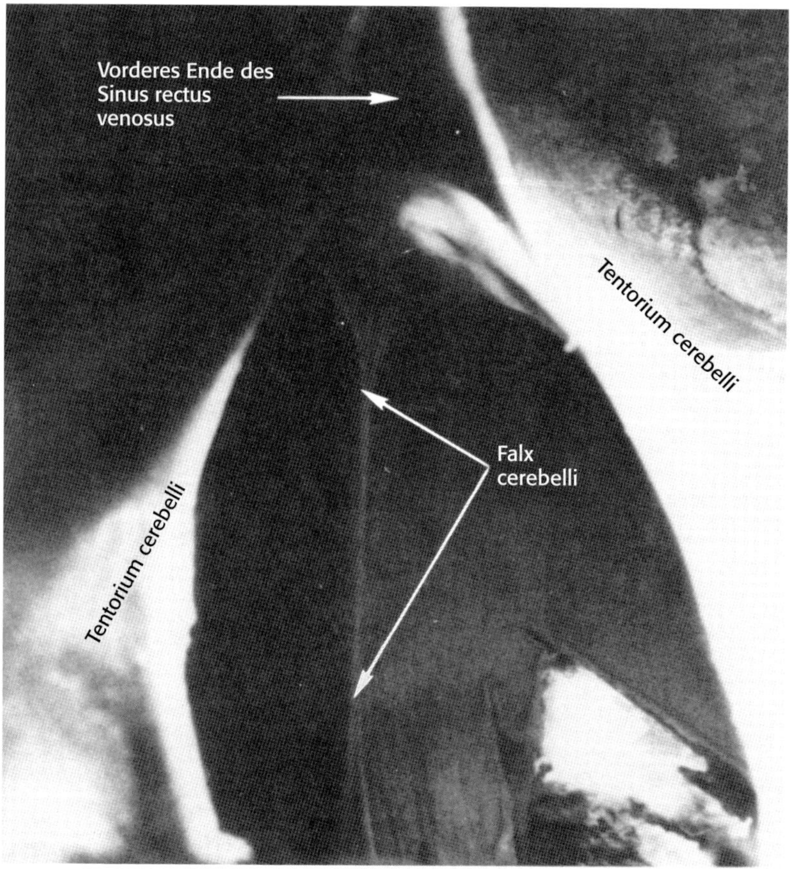

Abb. **7.3** Fibröse Veränderungen der Dura mater

7.1 Anatomie der Schädelgruben

Der Boden des Schädels wird durch die vordere, mittlere und hintere Schädelgrube gebildet. Der Boden der *vorderen Schädelgrube* wird von der Pars orbitalis des Os frontale, der Lamina cribrosa des Os ethmoidale, den Alae minoris und dem ventralen Anteil des Körpers des Os sphenoidale gebildet. Eine dorsale Abgrenzung bilden die posterioren Ränder der kleinen Alae minoris und der anteriore Rand des Sulcus chiasmatis des Os sphenoidale. Die ventrale Schädelgrube wird von der Sutura sphenoethmoidalis und der Sutura sphenofrontalis durchzogen. Ihre seitlichen Partien stützen den Lobus frontalis des Gehirns. Ihr intermediärer Anteil beidseits der Crista galli bildet das Dach der Nasenhöhle. Die Crista frontalis des Os frontale, die am Foramen caecum endet, ermöglicht die Verankerung der Falx cerebri und bildet eine kleine Inzisura für den Sinus sagittalis superior, der in die Falx integriert ist. Normalerweise verläuft durch das Foramen caecum[6] eine kleine Vene vom Sinus sagit-

6 A.d.Ü.: Das Foramen caecum liegt meistens zwischen dem Os frontale und dem Os ethmoidale, kann jedoch auch in der Substanz des Os frontale oder des Os ethmoidale gelegen sein. Bei der kleinen Vene, die es aufnimmt, handelt es sich um sein sogenanntes Emissarium santorini. Unter dem Ausdruck Emissarium santorini versteht man ganz allgemein eine jede Venenverbindung zwischen den Venen innerhalb der Schädelhöhle und denen außerhalb derselben. Diese Emissaria haben insofern eine gewisse Bedeutung, als sie bei venösen Stasen des Schädels sozusagen als Reservekanäle dienen. Gewöhnlich fließt das Blut fast aus der ganzen Schädelhöhle durch die Vena jugularis interna nach extrakraniell; wenn indessen in der Letzteren eine Stase eintritt, kann es auch durch die Emissaria santorini nach außen gelangen, welche sich an verschiedenen Stellen des Schädels ziemlich regelmäßig vorfinden.

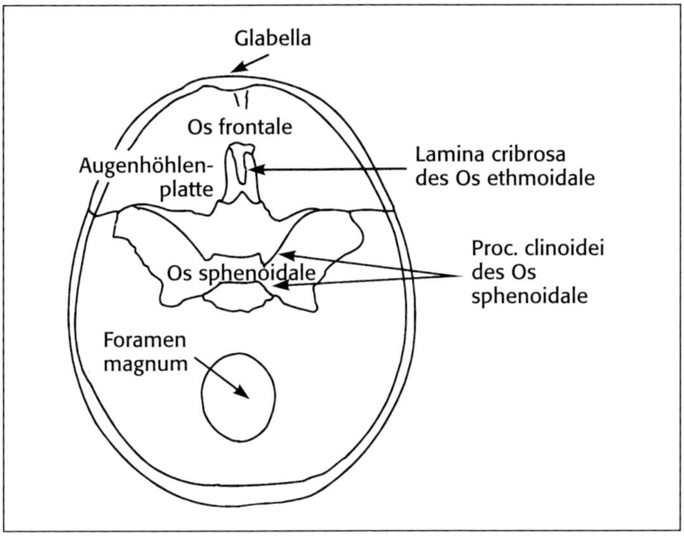

Abb. **7.4** Vordere Schädelgrube

talis superior zur Nasenhöhle. Die Laminae cribrosae des Os ethmoidale befinden sich beidseits der Crista galli. Sie nehmen den Bulbus olfactorius auf und ermöglichen den Nervi olfactorii und den Nn. nasociliarii ihren Durchtritt (Abb. **7.4**).

Die transversale Einbettung der *mittleren Schädelgrube* innerhalb der Schädelbasis erfolgt zwischen der Squama des Os temporale, der Ala major des Os sphenoidale und bilateral durch den Angulus sphenoidalis des Os parietale als laterale Begrenzungen. Die ventrale Begrenzung dieser Grube erfolgt über die posterioren Ränder der Alae minores des Os sphenoidale, die Proc. clinoidei anteriores des Os sphenoidale sowie durch den Sulcus praechiasmatis mattis. Die dorsale Begrenzung entspricht der Crista pyramidalis der Pars petrosa des Os temporale und dem Dorsum sellae.

Die mittlere Schädelgrube enthält den Sulcus chiasmatis. Dieser erstreckt sich beidseits vom Foramen opticum anterior nach posterior zum Tuberculum sellae. Hinter dem Foramen opticum befindet sich der Proc. clinoideus posterior, der den unteren Schichten des Tentorium cerebelli als Verankerung dient. Unmittelbar hinter dem Tuberculum sellae liegt die Sella turcica, in der sich die Hypophyse befindet. Das Dorsum sellae, eine mehr oder weniger vertikale viereckige Knochenplatte, bildet die hintere Grenze der Hypophysengrube. Die oberen seitlichen Winkel der Sattellehne bilden die Proc. clinoidei anteriores und dienen als Verankerungen der oberen Schichten des Tentorium cerebelli. Unterhalb des Proc. clinoideus posterior liegt die Aussparung für den N. abducens (VI. Hirnnerv). Entlang beider Seiten der Sella turcica liegen die Gruben der Karotiden, die vom Foramen lacerum bis zu den medialen Seiten der Proc. clinoidei anteriores verlaufen. Das Foramen lacerum bildet den Durchtritt für den N. petrosus superficialis major. Dieses Foramen ist in Wirklichkeit eine aus Faserknorpel bestehende Öffnung zwischen dem Ala major ossis sphenoidalis (großer Flügel des Keilbeins) und der Pars petrosa ossis temporalis (Felsenbein des Schläfenbeins) (Abb. **7.5**).

Die Forschung konnte nachweisen, dass der N. petrosus superficialis major eine signifikante Wirkung auf die arterielle Blutversorgung des Lobus occipitalis des Gehirns hat (Owman und Edvinsson, 1977). Eine zwischen dem Os sphenoidale und den beiden Ossa temporalia auftretende Funktionsstörung, welche die normale dynamische Anatomie des Foramen lacerum beeinträchtigt, kann deshalb auch die Blutversorgung und somit die Funktion des Lobus occipitalis in Mitleidenschaft ziehen.

Die tieferliegenden Seitenbereiche der mittleren Schädelgrube bilden die Schläfengruben. Sie tragen die Schläfenlappen des Gehirns. Sie besitzen Aussparungen für den Durchtritt der vorderen und hinteren Äste der Aa. und Vv. meningeae mediae. Die Rami recurrentes der Unterkieferäste des N. trigeminus (V. Hirnnerv) und die A. meningea media passieren das Foramen spinosum. Die Fissurae orbitales superiores, die zwischen den Alae majores und minores ossis sphenoidalis und den Partes orbitales des Os frontale verlaufen, befinden sich ebenfalls in diesen Schädelgruben. Diese Kerben ermöglichen den Durchtritt des N. oculomotorius (III. Hirnnerv), des N. trochlearis (IV. Hirnnerv), des N. ophthalmicus, des N. trigeminus (V. Hirnnerv) und des N. abducens

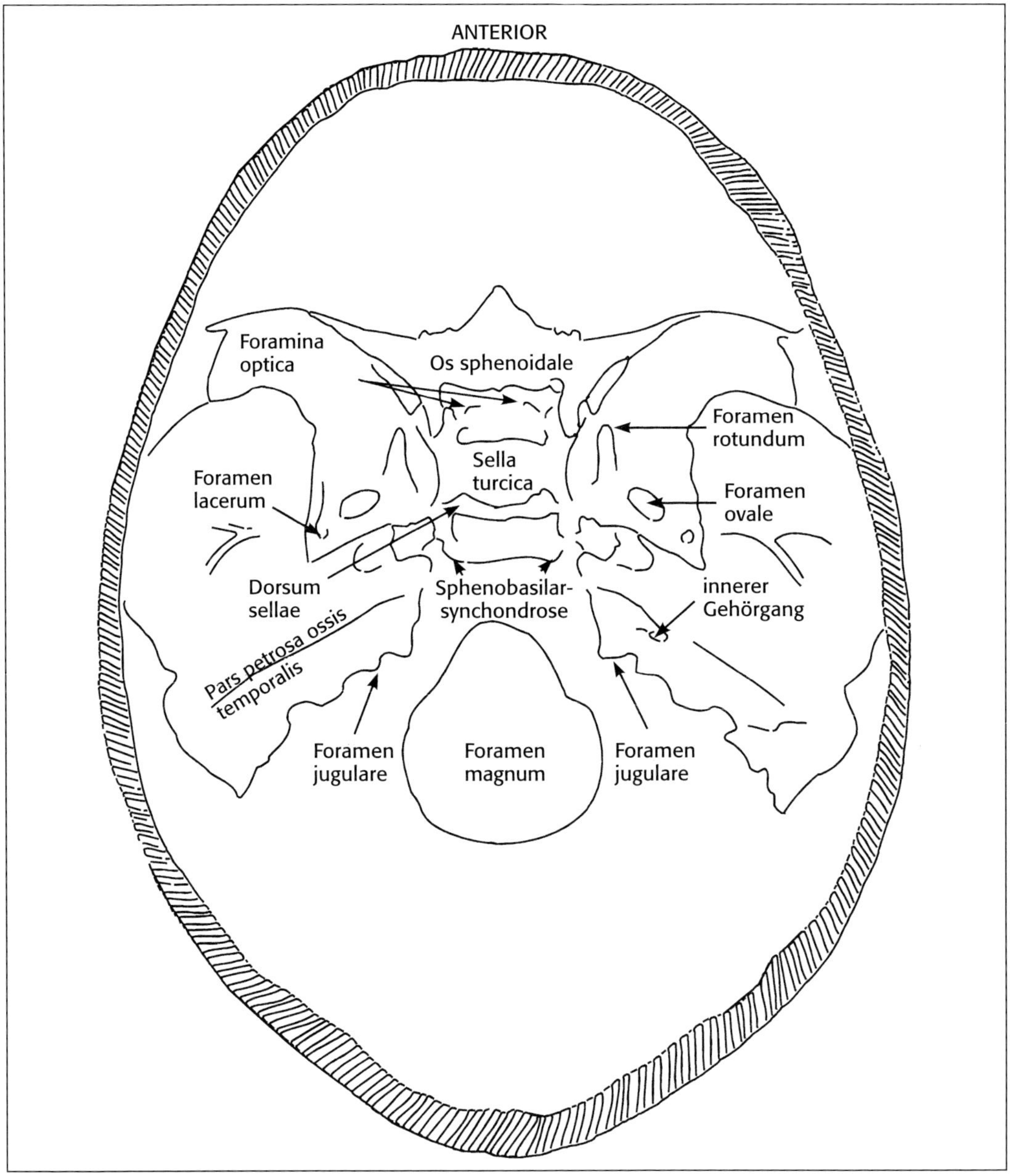

Abb. **7.5** Mittlere Fossa occipitalis

(VI. Hirnnerv) sowie die Vv. ophthalmicae. Eine Funktionsstörung an der Schädelbasis, die die Fissura orbitalis superior in Mitleidenschaft zieht, führt häufig zu motorischen Störungen und venöser Stauung am Auge.

In der Schläfengrube befinden sich ebenfalls zu beiden Seiten die folgenden Öffnungen: Das Foramen rotundum, als Passage für den Oberkieferast (N. maxillaris) des N. trigeminus (V. Hirnnerv); das Foramen ovale, als Passage für den Unterkieferast (N. mandibularis) des N. trigeminus (V. Hirnnerv), der A. meningea und der V. emissaria; das Foramen spinosum, als Passage für die Rami recurrentes des Unterkieferastes des N. trigeminus (V. Hirnnerv) und der A. meningea media; und schließlich das Foramen lacerum zum Durchtritt für den N. petrosus superficialis major. Die A. carotis interna mit ihrem sympathischen Nervengeflecht verläuft quer über den oberen Teil des mit Faserknorpel gefüllten Foramen lacerum; ein kleiner Nerv aus dem Canalis pterygoideus und ein kleiner Meningealast der A. pharyngea ascendens durchbohren dieses Knorpelgewebe. Die Apertura interna des Canalis carotis befindet sich über dem Dach der Paukenhöhle am Os temporale.

Die *hintere Schädelgrube* ist breiter und tiefer als die vordere und mittlere. Sie wird durch das Dorsum sellae, das Os sphenoidale, das Os occipitale, die Pars petrosa und Pars mastoidea des Os temporale sowie die hinteren, unteren Anteile des Os parietale begrenzt. Die Suturae occipitomastoideae und parietomastoideae durchqueren diese Grube, in der sich das Kleinhirn, die Pons und die Medulla oblongata befinden. Das Dorsum sellae und die Pars petrosa der Ossa temporalia trennen sie von der mittleren Schädelgrube. Das Tentorium und seine venösen Sinusoiden bilden das Dach der hinteren Schädelgrube. In seiner medianen Ebene wird es teilweise durch die Falx cerebelli geteilt (Abb. **7.6**).

In der Mitte des Os occipitale befindet sich das Foramen magnum. Zu beiden Seiten des Foramen magnum liegen die Canales hypoglossi. Das Foramen magnum ermöglicht die Passage der in das Rückenmark übergehenden Medulla oblongata, der Meningealmembranen (die Dura ist am Foramen magnum fest mit dem Os occipitale verbunden), des N. accessorius (XI. Hirnnerv), der Aa. vertebrales und des N. hypoglossus (XII. Hirnnerv) und der Aa. meningeae posteriores.

Vor dem Foramen magnum liegt die Synchondrosis sphenobasilaris, wo Knorpelsubstanz den basalen Teil des Os occipitale mit dem dorsalen Anteil des Körpers des Os sphenoidale verbindet. Die Medulla oblongata liegt über dieser Verbindung zwischen Os sphenoidale und Os occipitale.

Das Foramen jugulare befindet sich jeweils zwischen der Pars petrosa des Os temporale und der seitlichen Partie des Os occipitale. Diese Öffnung liegt unmittelbar lateral des Condylus occipitale und gewährt den N. glossopharyngeus (IX. Hirnnerv), N. vagus (X. Hirnnerv) und N. accessorius (XI. Hirnnerv) sowie dem venösen Sinus petrosus und Sinus transversus Durchtritt. Die venösen Sinus entleeren sich dann unmittelbar in die Venae jugulares[7]. Durch diese Öffnungen führen auch Meningealgefäße.

Bei Funktionsstörungen im CranioSacralen System sind die Foramina jugularia von besonderer Wichtigkeit. Gewebeveränderungen im Bereich dieser Öffnungen können durch hypertone Nackenmuskeln verursacht werden, durch somatische Funktionsstörungen der okzipitalen Kondylen oder der Schädelbasis und durch Spannungen, die über den Duralschlauch von unten oder von oben her über die Falx cerebelli oder das Tentorium cerebelli an das Foramen magnum übertragen werden können. Die Beeinträchtigung der normalen Funktion der Foramina jugularia führt durch venösen Rückstau zu Stauungen der Intrakranialflüssigkeit, und die dadurch entstehenden Symptome verursachen Funktionsstörungen der IX., X., XI. und XII. Hirnnerven (Anhang D).

Ebenfalls in der Fossa cranii posteriores liegen oberhalb der Foramina jugularia die inneren Gehörgänge, die von dem N. facialis (VII. Hirnnerv) und N. acusticus (alte Bezeichnung N. vestibulocochlearis) (VIII. Hirnnerv) sowie den Arteriae auditivae internae durchquert werden.

Die Crista occipitalis interna trennt die beiden Fossa cranii posteriores voneinander, welche

7 A.d.Ü.: Die Beschreibung der venösen Sinusverläufe entspricht nicht den exakten anatomischen Gegebenheiten. Sowohl der Sinus petrosus superior als auch der Sinus transversus entleeren sich in den Sinus sigmoideus, der wiederum über den Bulbus der Vena jugularis in die Vena jugularis selbst übergeht. Somit verlässt also die Vena jugularis durch das Foramen jugulare die Schädelbasis.

die beiden Hemisphären des Zerebellums tragen. Diese Crista occipitalis interna wirkt als Ansatz der Falx cerebelli, die die Hemisphären der Crista occipitalis interna voneinander trennt und den Sinus venosus occipitalis beherbergt. Eine auf die Falx cerebelli wirkende Spannung kann den Durchfluss venösen Blutes durch diesen Sinus beeinträchtigen.

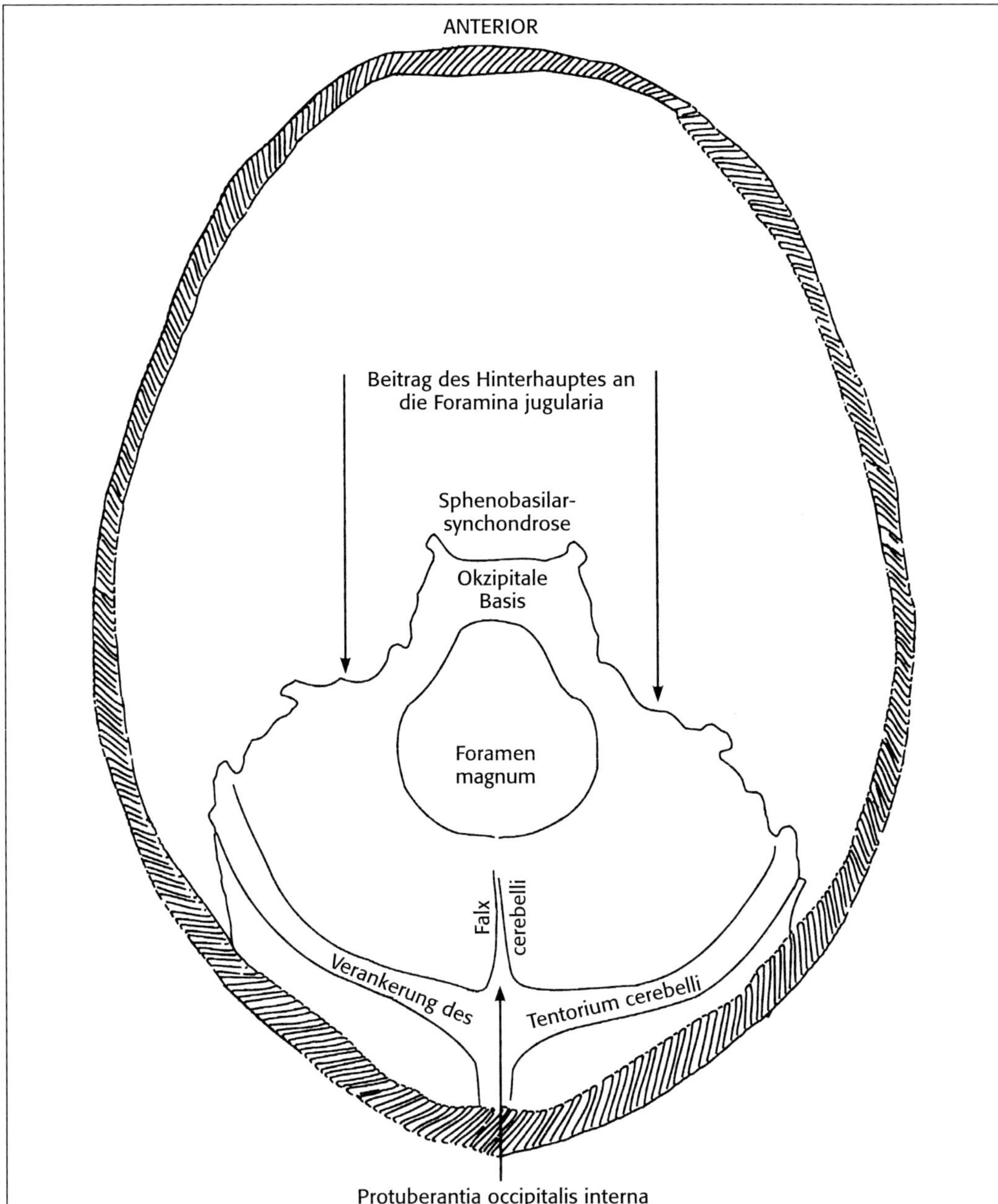

Abb. **7.6** Hintere Schädelgrube

Auch das Okziput bildet an den Ansätzen des Tentoriums tiefe Gruben für den Sinus transversus venosus. Diese Vertiefungen begrenzen die beiden Fossa cranii posteriores nach dorsal. Der Sinus transversus venosus entleert sich jeweils durch das Foramen jugulare. Deshalb kann eine auf das Tentorium wirkende Spannung auch zusätzlich die venöse Entsorgung aus dem Inneren der Schädelkapsel beeinträchtigen.

Diese kurze Übersicht über die Anatomie dieser Körpergegend erklärt, weshalb Funktionsstörungen der Membranen oder Knochen des Cranio-Sacralen Systems oft weitreichende und gelegentlich auch seltsam anmutende Auswirkungen auf die Funktionen der Nerven- und Venensysteme und des endokrinen Systems zur Folge haben können.

7.2 Funktionsstörungen an der kranialen Basis

Sutherland (1939) behauptete als Erster, dass Funktionsstörungen an der kranialen Basis vorwiegend ossär bedingt seien. Diese Vorstellung ist sowohl für die Diagnose als auch für die Behandlung ein durchaus brauchbares Gedankenmodell. Sie wird hier als das überlieferte Modell der Funktionsstörungen an der Schädelbasis und besonders an den Sphenobasilargelenken vorgestellt.

Wie bereits im 2. Kapitel erwähnt, handelt es sich beim Sphenobasilargelenk um eine Synchondrose und nicht um eine Symphyse. Das heißt, dass eine Bewegung in diesem Gelenk, insbesondere eine durch Scherkräfte verursachte, limitierter ist, als dies nach Sutherlands Vorstellungen der Fall wäre (Abb. **7.7**). Unseres Erachtens wird eine verzerrte Bewegung der Schädelbasis meist durch abnorme Bindegewebs- oder Duralmembranspannungen verursacht, die an die Knochenansätze der Duralmembran weitergeleitet werden. Immobile Suturae können ebenfalls eine der Hauptursachen sein. Diese abnormen Spannungen in den Membranen und in den Weichteilen sowie die Knochennahtrestriktionen führen zu pathologischen Stereotypen der normalen Bewegungen, die wir in der Regel auf die Funktion (oder auf die Funktionsstörung) der am Cranio-Sacralen System beteiligten Knochen zurückführen. Je weiter vom Sphenobasilargelenk entfernt äußere Kräfte auf einen dieser beiden Knochen einwirken, desto größer ist der Hebelarm, mit dem sie wirken. Wir sind deshalb der Meinung, dass zum Beispiel eine Kontraktion des M. trapezius eine größere Verzerrung der Bewegung an der Schädelbasis über das Okziput und die Ossa temporalia verursacht als beispielsweise eine Kontraktion des M. splenius capitis, dessen Ansatz sich näher bei der sphenobasilaren Synchondrose befindet.

Diese Meinungsverschiedenheit zwischen den Autoren des vorliegenden Werkes und der herkömmlichen Lehre der kranialen Osteopathie wird klinisch signifikant, sobald der Arzt die Ursachen für eine Funktionsstörung im CranioSacralen System zu finden versucht. Eine Besserung der Funktionsstörung im knöchernen Bereich ist oft nur vorübergehend wirksam. Die Funktionsstörung tritt immer wieder auf, bis der Arzt die Ursache der abnormen Weichteil- oder Duralmembranspannung gefunden und erfolgreich behandelt hat. Diese Ursache kann sich schlussendlich in der Bauchhöhle, in einer der Extremitäten oder an einer anderen Stelle am Körper des Patienten befinden. Den Bereich unserer Untersuchungen können und dürfen wir nicht nur

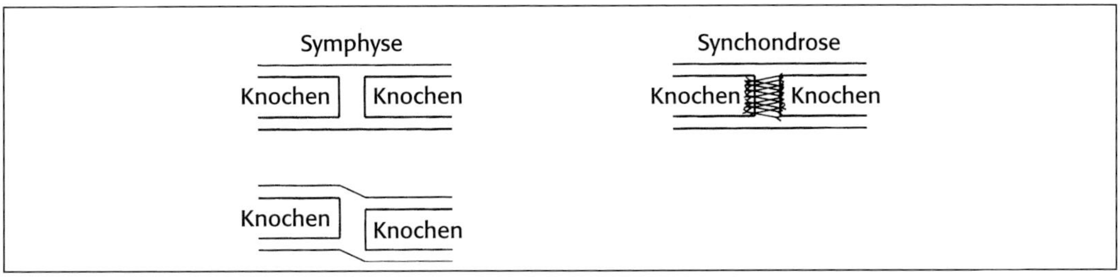

Abb. **7.7** Gegenüberstellung der möglichen Bewegungen der Symphyse und der Synchondrose

auf die Grenzen des CranioSacralen Systems beschränken.

Wir sind der Auffassung, dass eine Bewegungsanomalie bei der sphenobasilaren Synchondrose nur äußerst selten auf primäre ätiologische Ursachen zurückzuführen ist. Im Gegenteil, wir betrachten die Schädelbasis als eine Einheit, bei der die Bewegungsfunktionsstörungen als Sekundärerscheinungen von unbeweglichen Suturae, von abnormen Duralmembranspannungen oder von Spannungen in den Weichteilen auftreten, die sich ihrerseits auf wichtige Knochenansätze innerhalb und außerhalb der Schädelkapsel und des Spinalkanals auswirken. Auch können Funktionsstörungen an der Schädelbasis durch eine abnorme Flüssigkeitsdynamik im CranioSacralen System und durch andere, vorerst nicht identifizierbare Ursachen ausgelöst werden.

7.3 Untersuchungstechniken für die kraniale Basis: Schädelgriffe („Vault Holds")

Zur Auswertung der Art und Geometrie der Bewegung an der Schädelbasis gibt es drei verschiedene Schädelgriffe. Die beiden ersten dieser Schädelgriffe, wie sie traditionell bekannt wurden, beschrieb Sutherland (Magoun, 1966).

Die dritte ist eine Variante Upledgers, die er wegen der Größe und Empfindlichkeit seiner Hände als besonders nützlich empfunden hat. Wir legen demjenigen, der die Untersuchungstechnik für das CranioSacrale System lernen möchte, nahe, die drei Schädelgriffe so zu üben, dass er imstande ist, alle drei einzusetzen. Später kann er auf dieser Grundlage eine ihm persönlich passendere Variante entwickeln. Wir sind überzeugt, dass man unbedingt verschiedene zweckmäßige Wege zur Bewältigung einzelner Aufgaben suchen muss. Ein umfassendes Verständnis der Funktionsstörung ist unumgänglich. Die Therapie kann dann den Bedürfnissen des einzelnen Patienten jederzeit angepasst werden. Die häufigsten und schwerwiegendsten Fehler entstehen erfahrungsgemäß, wenn der Therapeut versucht, das Problem des Patienten in die Zwangsjacke eines vorgegebenen Modells hineinzuzwängen.

Bei der **ersten dieser Schädelgriff-Techniken** (Abb. **7.8**) setzt man die beiden Zeigefinger sanft beidseits auf den Bereich über dem Ala major (großer Flügel) des Os sphenoidale. Die beiden kleinen Finger stehen auf beiden Seiten des Kopfes mit der Schuppe des Os occipitale, ungefähr 1–1½ cm medial der Sutura occipitomastoidea und knapp oberhalb der Linea nuchae superior, in Berührung. Hat der Behandler sehr kleine Hände, bzw. ist der Kopf des Patienten besonders groß, so können die Finger von dieser Optimallage etwas abweichen. Das beeinträchtigt jedoch die propriozeptiven Wahrnehmungen nicht. Mittel- und Ringfinger berühren den Kopf des Patienten nicht unmittelbar und beteiligen sich während der Untersuchung nicht an der Informationssuche. Die beiden Daumen berühren sich gegenseitig, aber nicht den Kopf des Patienten, denn sie dienen dazu, dem Therapeuten die propriozeptiven und kinästhetischen Meldungen über die Art und Symmetrie der Bewegungen seiner Hände zu liefern. Die in einer Richtung stattfindenden Bewegungen werden mit den Bewegungen in der entgegengesetzten Richtung verglichen.

Der Patient wird auf dem Untersuchungstisch bequem und in der Regel in Rückenlage gelagert. Der Behandler sitzt hinter dem Kopf des Patienten und seine beiden Unterarme ruhen bequem auf dem Tisch. Wenn der Therapeut die Ellenbogen auf dem Tisch abstützt, verbessert er damit seine Propriozeption. Diese Stellung ist auch bequemer. *Entspannung ist sowohl für den Therapeuten als auch für den Patienten außerordentlich wichtig.* Befindet sich der Behandler in einem angespannten Zustand, so empfängt er vom eigenen Körper Reizeingaben, die wie eine Geräuschkulisse wirken und den Empfang der schwächeren Signale vom Patienten beeinträchtigen. Ein Patient, der sich nicht entspannt fühlt, weist einen erhöhten Tonus der Weichteile auf. Dieser Umstand dämpft die sanften Eigenbewegungen, die ihren Ursprung im CranioSacralen System haben und die der Therapeut auszuwerten versucht. Diese Auswertung lässt sich zwar auch beim angespannten Patienten durchführen, sie erfordert aber größeres Können vom Therapeuten. Auch der erfahrenste Therapeut kann unter schlechten Bedingungen das wahre Bild nicht immer wahrnehmen.

Der **zweite Schädelgriff** wurde ebenfalls von Sutherland beschrieben (Abb. **7.9**). Die Lage des

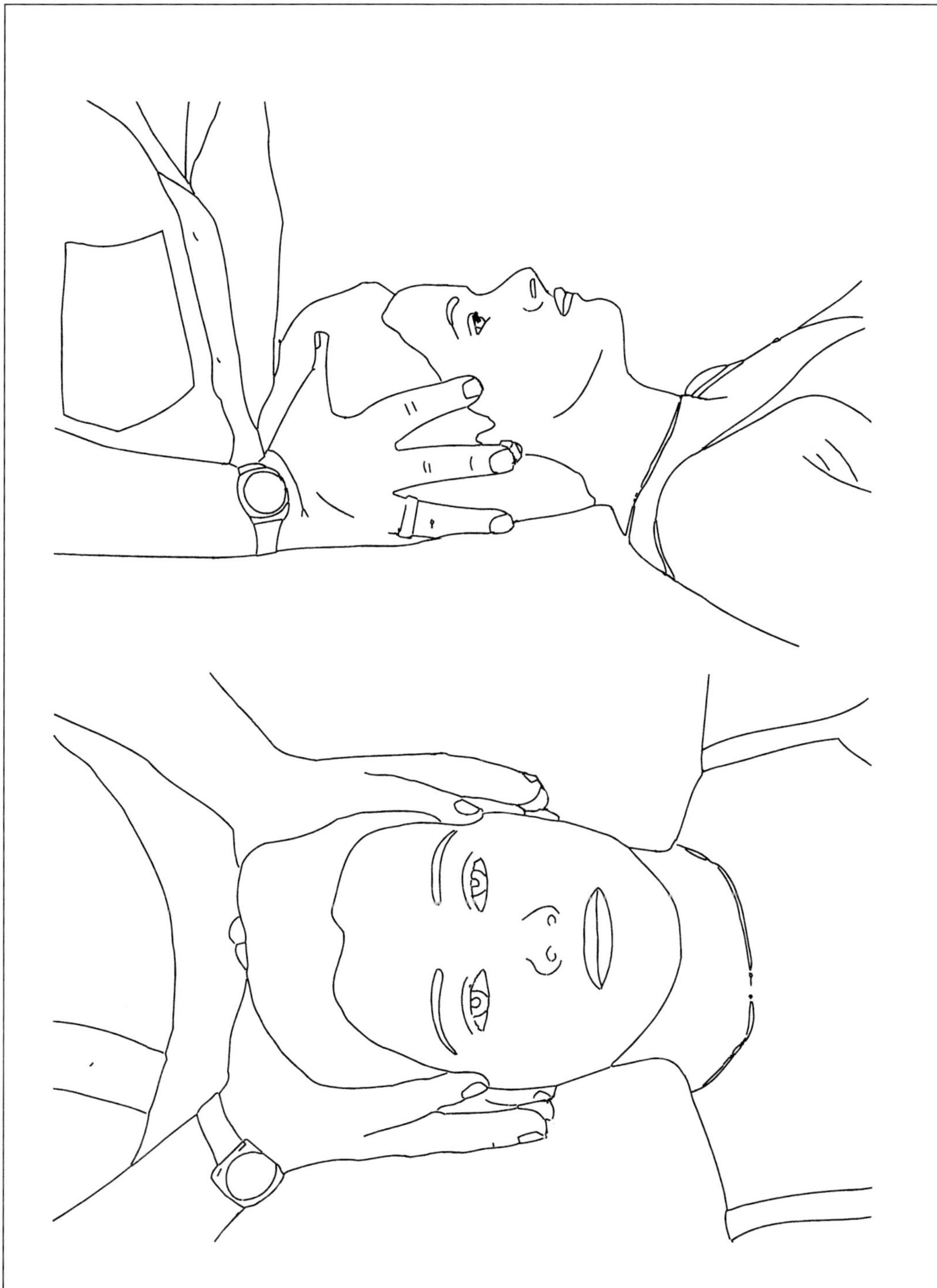

Abb. **7.8** Erster Schädelgriff

Patienten und des Behandlers bleibt gleich wie bereits beschrieben. Eine Hand des Therapeuten hält das Okziput des Patienten, während der Daumen der freien Hand über einem der großen Keilbeinflügel (Ala major des Os sphenoidale) und der kleine Finger über dem anderen liegt.

Einige Praktiker raten davon ab, die Handinnenfläche auf dem Kopf des Patienten abzulegen. Wir haben jedoch mit dieser Methode noch nie Schwierigkeiten gehabt, sofern man sich dabei auf eine sehr leichte Berührung zwischen Handinnenfläche und Os frontale beschränkt. Im Gegenteil, mit etwas Übung ermöglicht sie sogar, gleichzeitig Informationen über die Bewegungen des Os frontale und Os sphenoidale zu empfangen. Wir empfehlen, beide Methoden zu versuchen.

Die **dritte Schädelgriff-Technik** (Abb. **7.10**) stellt eine Variante Upledgers dar, die sich bei ihm ganz von selbst entwickelte. Sie liefert in kürzester Zeit die meisten möglichen Informationen über das gesamte CranioSacrale System. Der Patient liegt dabei auf dem Rücken und der Behandler sitzt am Kopfende. Der Therapeut spreizt die Finger fächerförmig, um die Kleinfinger an der Schuppe des Os occipitale des Patienten in Berührung zu bringen. Die beiden Ringfinger berühren das Okziput unmittelbar hinter der Sutura occipitomastoidea. Die Mittelfinger werden am Processus mastoideus der beiden Ossa temporalia so platziert, dass die Fingerspitzen nach kaudal über die Spitzen des Processus verlaufen. Mittel- und Ringfinger liegen aber nicht auf, sondern beidseits parallel der Sutura occipitomastoidea. Mittel- und Zeigefinger liegen gespreizt beidseits der Ohrmuschel des Patienten, der Zeigefinger vor den Ohren, mit den Fingerspitzen auf beiden Seiten mehr oder weniger über dem Kiefergelenk, je nach Fingerlänge des Behandlers und Kopfgröße des Patienten. Der Therapeut legt die Daumen über die Ala major (den großen Flügel) des Os sphenoidale. Die Handflächen ruhen leicht auf den Schläfenbeinschuppen, der Sutura squamosa und dem Os parietale. Diese Handlage wurde aus folgenden Gründen als sehr nützlich und anpassungsfähig empfunden:

1. Sie ermöglicht die Untersuchung des Patienten auf die typischen (und später beschriebenen) Funktionsstörungen am Sphenobasilargelenk. Der Therapeut stützt sich dabei auf die Meldungen, die er von der Squama occipitalis, berührt mit den Fingerspitzen, und den Alae

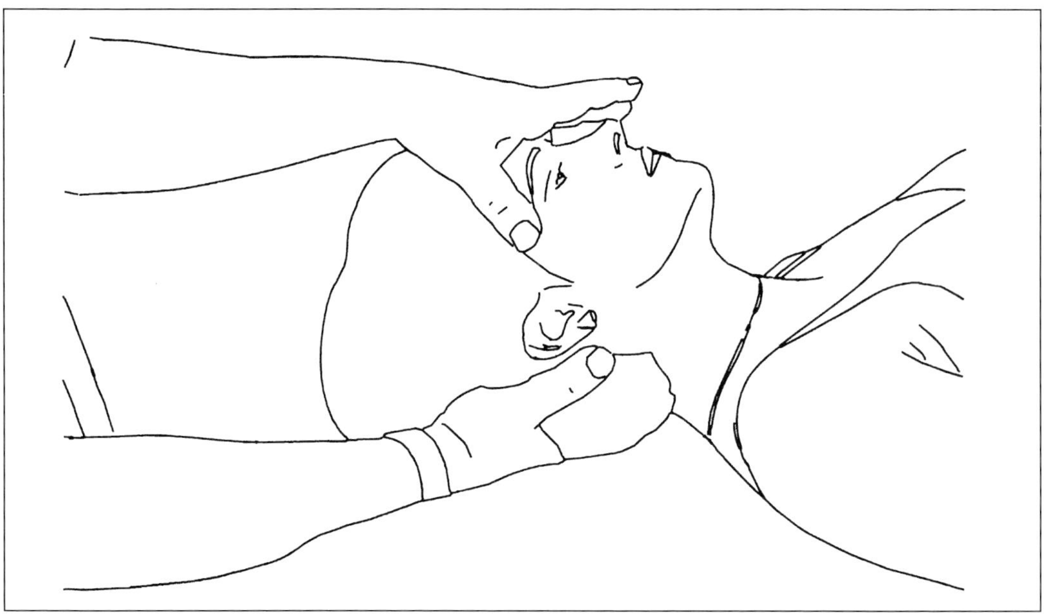

Abb. **7.9** Zweiter Schädelgriff

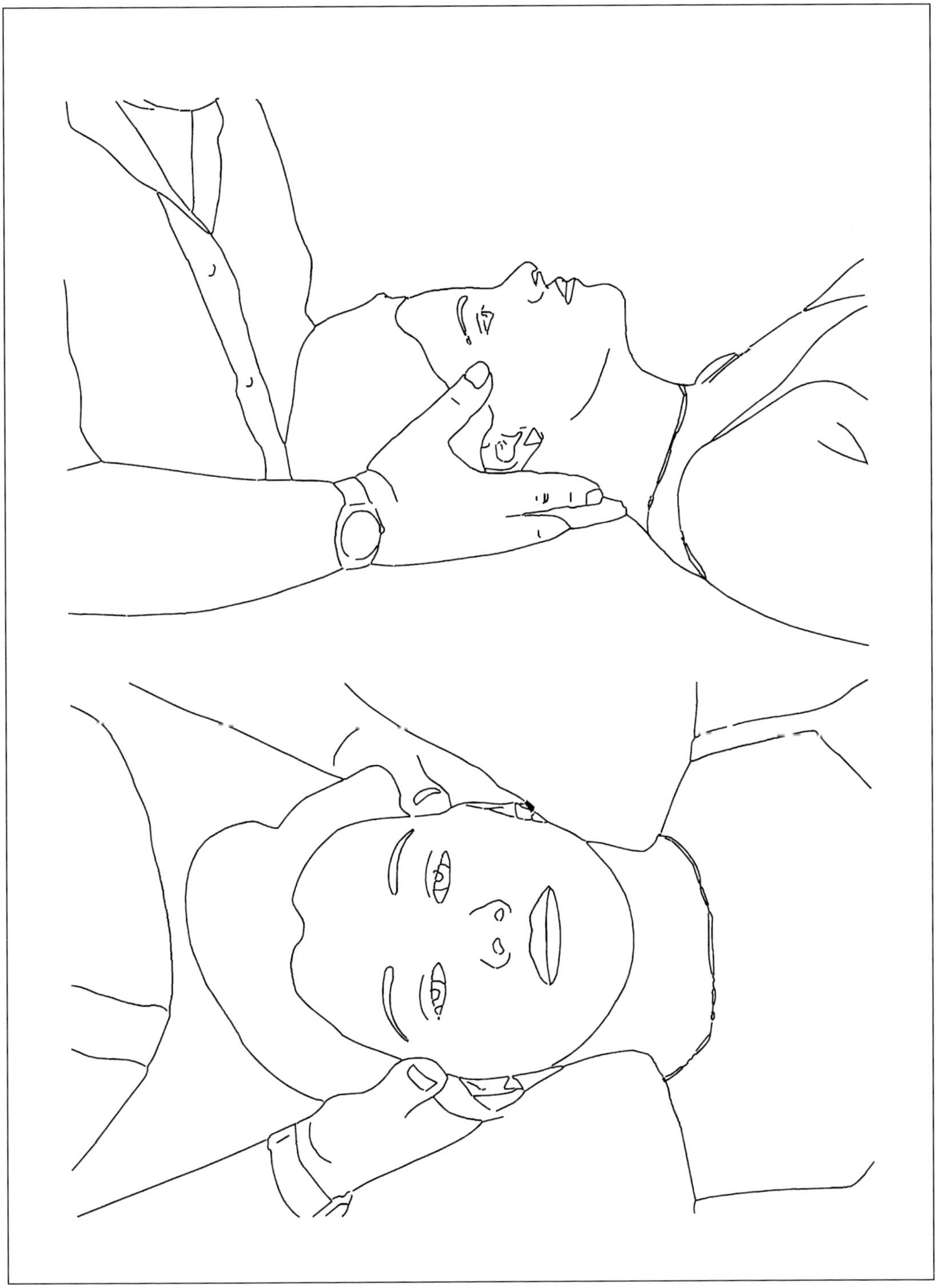

Abb. **7.10** Dritter Schädelgriff

majores ossis sphenoidalis, berührt mit den Daumenbeeren, bekommt.

2. Die Informationen der beiden Mittel- und Ringfinger ermöglichen die Untersuchung der Bewegungen an der Sutura occipitomastoidea und vermitteln einen Eindruck über die Aktivität am Foramen jugulare; betrachtet der Behandler die Aktivität an den Proc. mastoidei und ihren Spitzen sowie an den Proc. transversi des Atlas, so kann er damit auch die Bewegung am Os temporale bewerten.
3. Die Zeigefinger vermitteln Informationen über die Kiefergelenke, die ventralen Anteile des Os temporale, den Ramus zygomaticus und den Unterkiefer.
4. Die Daumen sind selbstverständlich in der Lage, die Tätigkeit des Os sphenoidale auszuwerten.
5. Die Grundphalanx der Finger und die Handflächen vermitteln Informationen über die Schuppe des Os temporale, die Bewegungen der Ossa parietalia sowie über die Aktivität der am Pterion und Asterion aufeinandertreffenden Knochennähte (Sutura coronalis, Sutura temporoparietalis [Sutura squamosa], Sutura sphenosquamosa, Sutura sphenoparietalis, Sutura sphenofrontalis und Sutura occipitomastoidea).

Mit etwas Erfahrung kann diese Handlage ausgezeichnete Informationen über die Tätigkeit des gesamten CranioSacralen Systems und nicht nur über einige seiner Teile liefern. Die Methode hat zu vielen der in diesem Buch vorgestellten, einzigartigen diagnostischen und therapeutischen Techniken geführt. Für den Lernenden empfiehlt sich deshalb, seine Wahrnehmungsfähigkeit zu fördern, auf sie zu achten und eigene Überlegungen und Techniken zu entwickeln.

7.4 Bewegungsprüfung bei klassischen Funktionsstörungen am Sphenobasilargelenk

Bei der Prüfung der nachfolgend beschriebenen Bewegungsarten löst der Therapeut die sanften Bewegungen der Schädelkapselknochen in der gewünschten Richtung aus und *überwacht* danach die daraus entstandene Bewegung, bis sie einen gehemmten Endpunkt erreicht. Dabei wertet er Bewegungsbereich, Symmetrie und Freiheit oder Restriktion der Bewegung aus.

Eine sehr geringe Kraft – im Normalfall nur 5–10 Gramm – wird am Kopf des Patienten angesetzt. Eine größere Kraft beeinträchtigt die kraniale Eigenbewegung. Man muss sich dabei stets vor Augen führen, dass diese Kraft nur eine Bewertung dessen ermöglichen soll, wie sich dieses CranioSacrale System unter normalen Bedingungen verhält und nicht, wie es auf einen von außen her kommenden Eingriff reagiert. Die meisten biologischen Systeme antworten mit einer Kontraktion auf äußere Einflüsse wie harte Berührungen, Zug oder Schmerzen. Der Therapeut muss deshalb mit seinen Patienten auf einer Berührungsebene arbeiten, die sich unterhalb dieser Reizschwelle befindet, um damit die natürliche Abwehrreaktion des von ihm beobachteten Organismus zu vermeiden.

Die mit dem Schädelgriff zu prüfenden Bewegungen, die Sutherland dem Sphenobasilargelenk beziehungsweise der Sphenobasilarsynchondrose zuordnete, sind folgende:

1. Flexion – Extension.
2. Seitneigung mit Konvexität nach links oder rechts.
3. Torsion bei links oder rechts nach kranial gehobenem Ala major ossis sphenoidalis (großer Flügel des Os sphenoidale).
4. Vertikale Verspannung („vertical strain"), bei der sich der hintere Anteil des Körpers des Os sphenoidale entweder oberhalb (superior) oder unterhalb (inferior) der vorderen Basis des Os occipitale befindet.
5. Laterale Verspannung („lateral strain"), bei der sich der hintere Anteil des Körpers des Os sphenoidale entweder links oder rechts der vorderen Basis des Os occipitale befindet.
6. Kompression („Impaction") des Sphenobasilargelenkes.

Bei den ersten fünf dieser sechs Bewegungen des Sphenobasilargelenkes vergleicht man die reziproken Bewegungen miteinander, um festzustellen, ob eine sogenannte Läsion oder Bewegungsfunktionsstörung vorliegt. Man vergleicht dabei die Flexions- mit der Extensionsbewegung. Das ursprünglich von Sutherland formulierte traditionelle kraniale Konzept definiert den Zustand, bei dem sich das Sphenobasilargelenk leichter in die Flexionslage bewegen lässt und der Extensionsbewegung größeren Widerstand leistet, als „Flexionsläsion". Bewegt sich das Sphenobasilargelenk bei der lateralen Verspannung weiter nach links als nach rechts, so handelt es sich um einen „lateral strain" nach links. Die Läsion erhält also ihre Bezeichnung von der Richtung, in der sich die Schädelbasis leichter bewegen lässt.

Ist das Sphenobasilargelenk komprimiert oder verkeilt, dann zeigt die Untersuchung einen Widerstand im Gelenk gegen eine anterior–posteriore Richtung. Es gibt hier also keine vergleichbare reziproke Bewegung. Der Therapeut muss deshalb die Diagnose aufgrund der eigenen Erfahrung bei Patienten mit und ohne Kompression erstellen. Mit wachsender Erfahrung wächst auch seine Sicherheit und seine diagnostische Fähigkeit.

Bei der Prüfung der Flexion oder Extension sollte der Therapeut seine Hände immer erst anlegen, die Hände auf die körpereigene Bewegung des Patienten einstellen und sie mitmachen. Die Prüfung der Flexion oder Extension sollte nur durchgeführt werden, während sich der Körper des Patienten von sich aus in die entsprechende Flexions- oder Extensionsphase hinein bewegt. Wir dürfen nicht versuchen, eine Flexionsbewegung auszulösen, während der Rhythmus des Patienten eine Extensionsbewegung durchführt, oder umgekehrt.

Es gibt eine neutrale oder Entspannungsphase zwischen jeder Flexions-/Extensionsbewegung. Mit anderen Worten: Nach der Extensionsbewegung entsteht vor Beginn der Flexionsphase während kurzer Zeit eine entspannte Neutralposition, ebenso am Ende der Flexionsphase. Der Therapeut hat die Aufgabe, den Bewegungsausschlag vom neutralen Bereich bis an das Ende der Bewegung auszuwerten. Zu diesem Zweck genügt es, dem CranioSacralen System des Patienten einen kleinen Schub in die entsprechende Richtung zu geben, sobald es aus dem Neutralbereich in eine der beiden aktiven Bewegungen eintritt, und dann die Reaktion des Systems auf diesen Schub zu bewerten.

In einem perfekt funktionierenden CranioSacralen System sind Flexion und Extension die einzigen Bewegungen des Sphenobasilargelenkes, die beim Patienten in entspannter Rückenlage entstehen. Das Sphenobasilargelenk und die Schädelbasis ermöglichen jedoch eine gewisse, von außen her sanft ausgelöste Torsion, Seitneigung, vertikale Verspannung, laterale Verspannung, Kompression und Dekompression. Dabei interessiert den Therapeuten die vom CranioSacralen System zugelassene Größe jeder dieser Bewegungen der Schädelbasis. Die entsprechenden Prüfmethoden sind in den folgenden Abschnitten beschrieben.

Die Bewegungsmuster der Schädelbasis können lageabhängig ausgelöst werden. Während wir die Schädelbewegung überwachen, fordern wir eine zweite Person auf, eine der oberen oder unteren Gliedmaße der Versuchsperson zu heben oder zu drehen, und beobachten die Veränderungen der Schädelbewegung, die diese von außen her ausgelösten Bewegungen hervorrufen. Diese Art des Experimentierens ermöglicht dem Therapeuten nach kurzer Zeit einen Einblick in die empfindliche Gesamtheit des menschlichen Körpers und in die Wichtigkeit des Bindegewebetonus und der Bindegewebespannung.

7.5 Flexion–Extension des Sphenobasilargelenkes und der Schädelbasis

Wir wenden nun einen der oben beschriebenen Schädelgriffe an. Wir setzen dabei sehr sanft eine geringe Kraft gleichzeitig über der Squama occipitalis und den Alae majores ossis sphenoidalis in Richtung der Füße des Patienten an. Bei dem ersten Schädelgriff werden Mittel- und Ringfinger nicht benutzt. Die Daumen berühren sich und liefern propriozeptive und kinästhetische Hinweise, damit wir unseren Kraftansatz möglichst gleichmäßig und symmetrisch gestalten können. Sobald der Schädel auf die Auslösekraft von rund 5 Gramm reagiert, verhalten wir uns passiv und folgen der Schädelbewegung bis zu dem Endpunkt nach, an dem die Restriktion auftritt. Die gewünschte Bewegung, die wir dabei prüfen, ist die Flexion an der sphenobasilaren Verbindung, dort wo ein spitzerer Winkel zwischen der Basis des Os occipitale und dem Os sphenoidale besteht. Nachdem der Endpunkt der Flexionsbewegung erreicht ist, folgen wir passiv der Bewegung der Alae majores ossis sphenoidalis (großer Flügel des Os sphenoidale) und der Squama occipitalis zurück zur neutralen, ausgeglichenen entspannten Lage.

Zur Prüfung der reziproken Bewegung, also der Extension des Sphenobasilargelenkes und der Schädelbasis, üben wir eine ähnliche, beidseits gleich starke Kraft nach kranial (kopfwärts) aus. Sobald wir die Eigenbewegung ausgelöst haben, stellen wir den Krafteinsatz unverzüglich ein und folgen passiv der Bewegung wieder bis zu dem Endpunkt, an dem die Restriktion auftritt. An der sphenobasilaren Verbindung ist der Winkel, auf den diese Bewegung hinweist, etwas stumpfer. Nun folgen wir passiv der Bewegung der Schädelknochen wieder bis zum

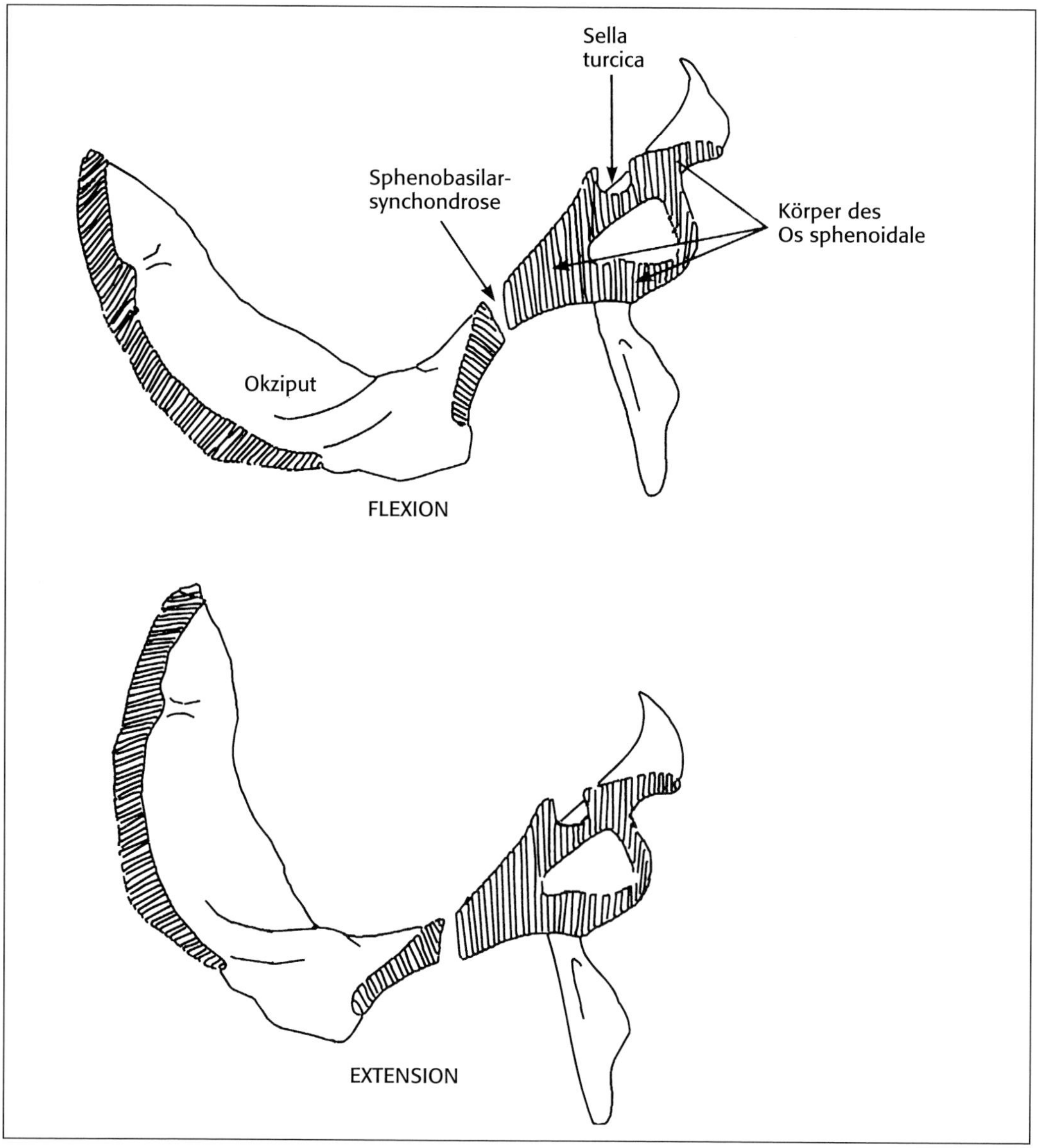

Abb. **7.11** Flexions- und Extensionsphasen der CranioSacralen Bewegungen an der Schädelbasis

Punkt der neutralen, ausgeglichenen entspannten Lage nach.

Diese Prüfung kann mehrere Male wiederholt werden, bis man überzeugt ist, einen zuverlässigen Eindruck über die relative Freiheit oder Restriktion der reziproken Bewegung erhalten zu haben. Man notiert dabei die Richtung, *in der* die Bewegung gehemmt ist. Das heißt: Ist die eingeleitete Flexionsbewegung eingeschränkt, nennt man dies eine „Extensionsläsion" und umgekehrt. Man übt die Kraft zur Prüfung grundsätzlich immer am Beginn der physiologischen Flexions- oder Extensionsbewegung aus und vergleicht das Ergebnis mit der normalen Bewegung.

Sutherlands These war – und traditionsgemäß hat sowohl die Sutherland Cranial Teaching Foundation (Stiftung für Sutherlands Craniale Lehre) als auch die Cranial Academy immer gelehrt –, dass die rhythmische, am Schädel des Patienten durch Ertasten wahrnehmbare Tätigkeit sich aus Veränderungen des Winkels ergibt, den der Körper des Os sphenoidale und die Basis des Os occipitale miteinander bilden. Der an der unteren Fläche der Synchondrose dieser beiden Knochen gebildete Winkel ist kleiner als 180°, während der Winkel an der Oberfläche mehr als 180° beträgt. In der Flexionsphase der CranioSacralen Bewegung verringert sich der an der unteren Fläche gebildete Winkel um mehrere Grad. Deshalb wird der obere Winkel zwangsläufig stumpfer. Das Gegenteil gilt bei der Extensionsbewegung. Der durch diese beiden Knochen gebildete Winkel wird jedoch nie als eine Gerade betrachtet. Ferner wird angenommen, dass sich während der Flexion das Sphenobasilargelenk leicht nach kranial und bei der Extension entsprechend nach kaudal bewegt (Abb. **7.11**). Die von Greenman unternommenen röntgenologischen Untersuchungen unterstützen diese Auffassung (Anhang H).

7.6 Seitneigung des Sphenobasilargelenkes und der Schädelbasis

Unseres Erachtens werden Bewegungsverzerrungen, die durch Seitneigung an der Schädelbasis entstehen, durch einen mangelnden Spannungsausgleich an den Knochen des Sphenobasilargelenkes aufrechterhalten. Diese Unausgeglichenheit kann auf eine einzige Ursache oder eine Verbindung von mehreren Faktoren zurückzuführen sein. Das hat zur Folge, dass auf einer Seite die anterior–posteriore Strecke zwischen dem Ala major ossis sphenoidalis und dem entsprechenden gleichseitigen Knochen der Squama occipitalis kürzer ist als auf der anderen. Das bedeutet, dass am Sphenobasilargelenk die mediane Sagittalebene durch den Kopf leicht angewinkelt ist. Die Flexions- und Extensionsphasen der Bewegungen des CranioSacralen Systems setzen sich zwar fort, jedoch aus einer geneigten Position. Wenn ein solches Läsionsbild auftritt, handelt es sich um die sogenannte Seitneigung mit links- oder rechtsseitiger Konvexität.

Die Prüfung vorhandener Läsionsbilder führt man aus, indem man sich einer der bereits beschriebenen Schädelgriffe bedient. Dabei wird die Handfläche an einer Seite des Kopfes des Patienten angelegt, um so die konvexe Wölbung wahrzunehmen. Zu Beginn der Flexionsphase der CranioSacralen Bewegung sollte der Therapeut sanft versuchen, die Squama occipitalis und den gleichseitigen Ala major ossis sphenoidalis einander anzunähern. Während er diese sanfte Annäherung durchführt, nimmt er mit der freien Handfläche die konvexe Wölbung auf der entgegengesetzten Seite wahr. Man merkt sich das Ausmaß dieser Wölbung. Die kraniale Bewegung wird nun passiv zur neutralen Lage zurückverfolgt, dann weiter durch die Extensionsphase und wieder zurück in den neutralen Bereich. Wenn die nächste Flexionsphase einsetzt, wiederholt man die Prüfung auf der entgegengesetzten Seite und vergleicht den Annäherungsgrad und das Ausmaß der konvexen Wölbung der beiden Seiten des Kopfes. Die Läsion wird nach der Seite benannt, auf der die größere Konvexität wahrnehmbar ist (Abb. **7.12**).

Wir wiederholen nochmals: Die bei dieser Prüfung vom Therapeuten angewandte Kraft ist gering (nur 5–10 Gramm) und dient nur zur Auslösung der Bewegung. Sobald als Antwort auf die von außen eingeführte Kraft die Seitneigung begonnen hat, wird der Therapeut zum passiven Überwacher, der beobachtet, wie weit das geht. Es handelt sich hier also *nicht* um einen Versuch, der prüfen soll, wie weit wir die Bewegung ver-

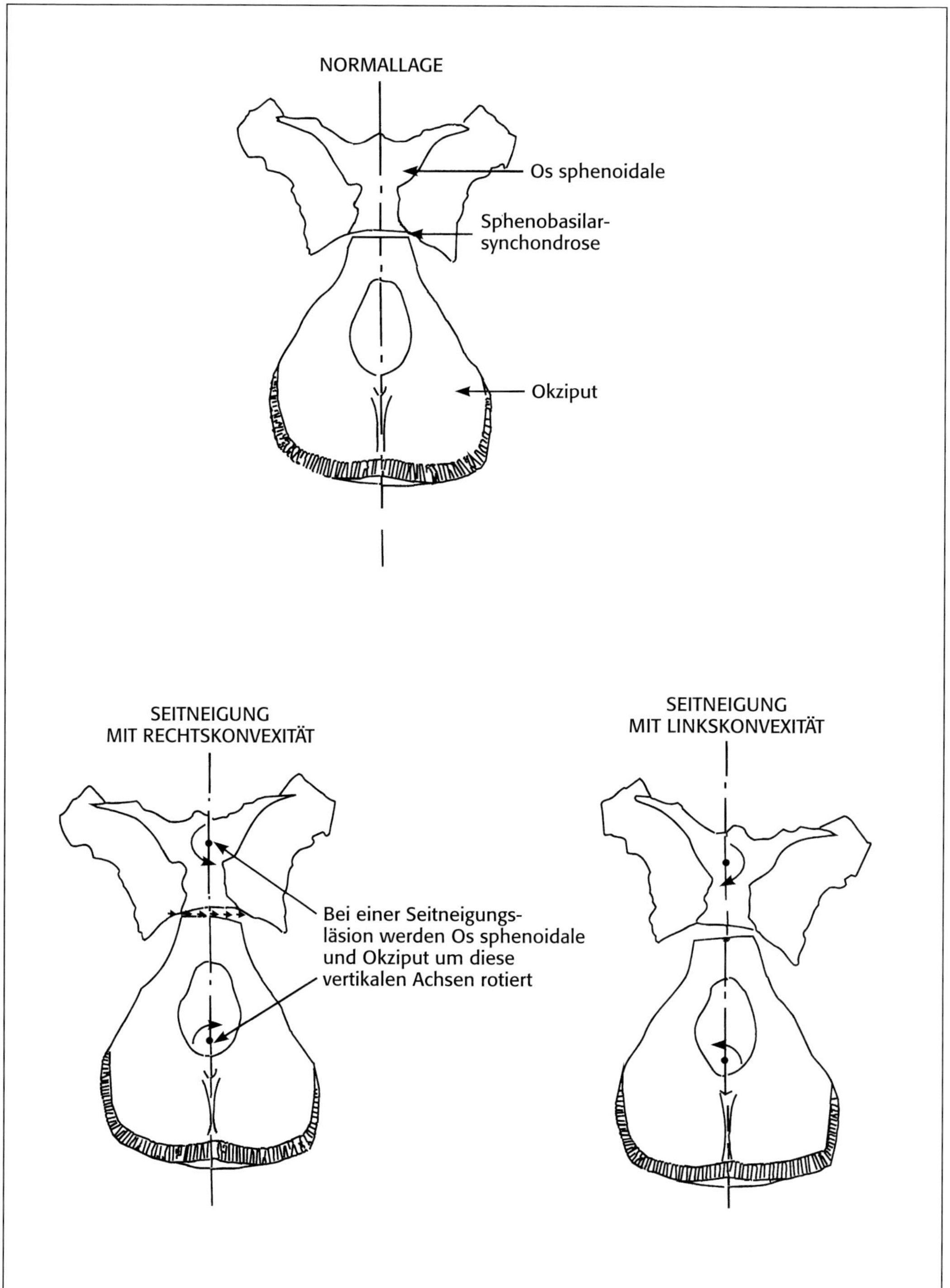

Abb. **7.12** Seitneigung (Ansicht von oben)

schieben können. Die Kraft für die Seitneigung wird nur während des natürlichen Beginns der Flexionsphase der CranioSacralen Bewegung aufgewandt. Eigentlich lösen wir dabei auf einer Seite eine forcierte Flexion des Sphenobasilargelenkes aus. Normalerweise bewegen sich während der Flexionsphase der CranioSacralen Bewegung die Squama occipitalis und Ala major ossis sphenoidalis aufeinander zu, und der Winkel der unteren sphenobasilaren Fläche verringert sich ein wenig.

7.7 Torsion des Sphenobasilargelenkes und der Schädelbasis

Die Torsionsläsion wird nach der Seite benannt, nach der sich der große Keilbeinflügel (Ala major des Os sphenoidale) am leichtesten nach kranial bewegen lässt. Eine Torsionsläsion nach rechts bedeutet somit, dass sich der rechte große Keilbeinflügel leichter nach kranial bewegen lässt als der linke. Jeder Schädel sollte ein gewisses Maß an Torsion als Antwort auf Kräfte aufweisen, die von außen her zur Auslösung von Bewegungen angesetzt werden. Den Therapeuten interessiert dabei die Symmetrie der Torsionsbewegung, mit der das CranioSacrale System auf diese Prüfung reagiert. Mangelnde Symmetrie bedeutet, dass an der Schädelbasis ein Läsionsbild vorhanden ist. Zum besseren Verständnis der Torsionsbewegung stelle man sich eine Achse vor, die zwischen dem Ende des Confluens sinuum an der Protuberantia occipitalis interna durch den Kopf des Patienten nach vorn bis zur Glabella verläuft. Ferner stelle man sich vor, das Os sphenoidale sei um diese Achse leicht zu einer Seite gedreht, während sich das Okziput um die gleiche Achse etwas zur anderen Seite dreht (Abb. **7.13**). Dabei verlaufen die rhythmischen Flexions- und Extensionsbewegungen ganz normal, aber die Schädelbasis ist gegenüber der normalen Anordnung verdreht.

Zur Prüfung der Torsion verwenden wir einen Schädelgriff. Wir leiten eine sanfte Torsionsbewegung an den Alae majores ossis sphenoidalis ein, während wir das Okziput des Patienten gegen eine Torsionsbewegung stabilisieren. Die Bewegungsprobe kann zu Beginn der Flexions- oder der Extensionsphase der CranioSacralen Bewegung eingeleitet werden. Wenn wir die zur Prüfung eingesetzte Kraft mehr auf die Ala major des Os sphenoidale konzentrieren, der sich nach kranial bewegt, dann sollte die Prüfung mit dem Beginn der Extensionsphase zusammenfallen; konzentriert man sich hingegen auf die Kaudalbewegung der Ala major des Os sphenoidale, sollte sie dem Beginn der Flexionsphase entsprechen. Auch hier prüft der Therapeut lediglich die Richtung, in der die Torsion leichter ausgelöst werden kann.

7.8 Klinische Bedeutung und Behandlung der Läsionen

Die klinische Bedeutung und Korrektur von Flexions-, Extensions-, Seitneigungs- und Torsionsläsionen an der Schädelbasis werden aus verschiedenen Gründen zusammen besprochen:

- Die Erfahrung zeigt, dass es sich bei diesen Läsionen in der Regel um Sekundärerscheinungen von somatischen Funktionsstörungen oder um ein Ungleichgewicht außerhalb des CranioSacralen Systems handelt. Oft kann man Flexions-, Extensions- und Torsionsläsionen an der Schädelbasis durch eine kraniale Behandlung beheben, sie treten aber häufig später wieder auf, wenn man unterlässt, außerhalb des CranioSacralen Systems liegende Probleme zu erkennen und zu behandeln. Die Funktionsstörungen an der Schädelbasis korrigieren sich häufig von selbst, nachdem man die primäre Funktionsstörung behoben hat. Wir benutzen diese sogenannten Spontanheilungen abnormer Flexions-, Extensions-, Seitneigungs- und Torsionsmuster als Hinweise auf die therapeutische Wirkung auf primäre Beschwerden außerhalb des CranioSacralen Systems. Die Ursachen von Belastungen und einer Kompression der Schädelbasis liegen oft im CranioSacralen System.
- Häufig sind abnorme Bewegungsbilder im CranioSacralen System vorübergehender Art. Das gilt allerdings nicht bei den schwerwiegenderen, die Schädelbasis in Mitleidenschaft ziehenden Verspannungs- und Kompressionsproblemen, auf die wir später eingehen werden. Möglicherweise liegt die vorübergehende

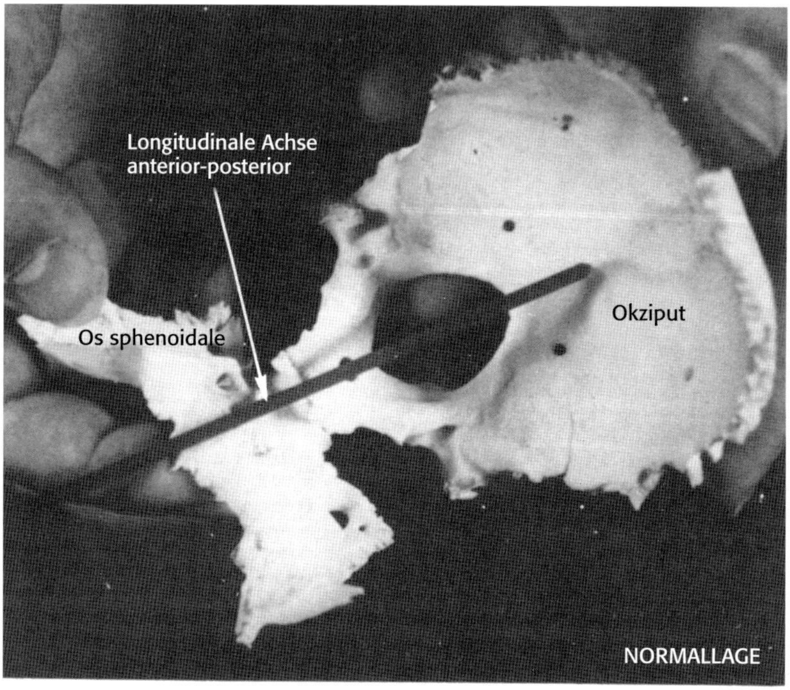

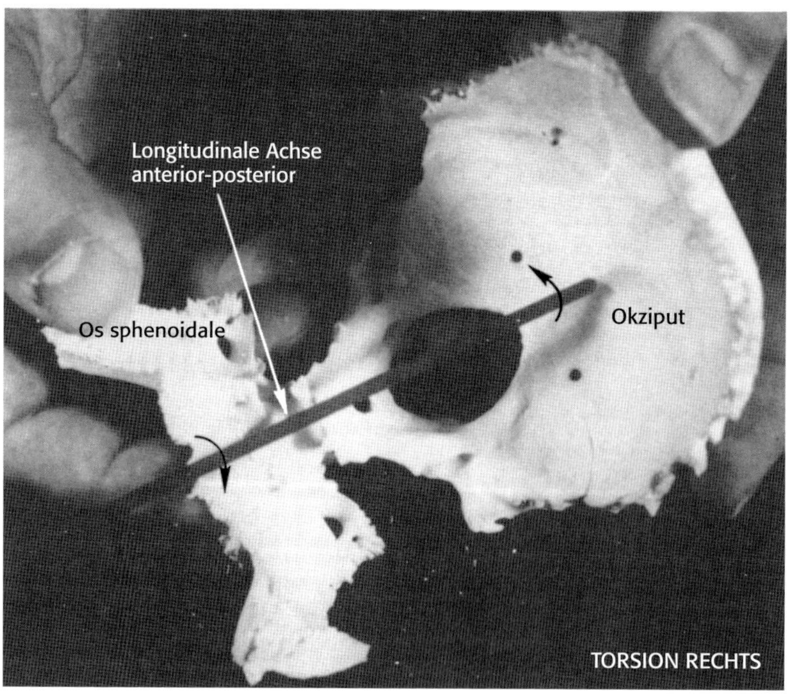

Abb. **7.13** Torsion der Schädelbasis

Art vieler dieser Probleme daran, dass es sich dabei oft um Sekundärerscheinungen bei vorübergehenden Veränderungen im neuromuskuloskelettalen System handelt. Diese Veränderungen entstehen in der Regel aus Traumen und der alltäglichen Belastung.

- Die durch Flexion–Extension, Seitneigung und Torsion verursachten Funktionsstörungen können zwar symptomatisch sein, sie sind aber selten so schwerwiegend oder kräftezehrend, dass sie zur Arbeitsunfähigkeit des Patienten führen, was jedoch häufig bei Verspannungs- und Kompressionsläsionen der Fall ist.
- Diese Läsionen können in der Regel durch Anwendung der indirekten Technik ohne Weiteres geheilt oder wenigstens vorübergehend behoben werden. Hingegen sind Verspannungs- und Kompressionsläsionen oft wesentlich schwieriger zu beheben und erfordern zum Erfolg nicht selten die Anwendung individuell angepasster direkter Methoden.

In der Regel gehört zu den Menschen, die **Flexionsläsionen** im Kopf aufweisen, auch ein nach außen gedrehter „Körper". Das heißt, dass die Extremitäten eher nach außen rotiert sind. Ihr Gang hat oft einen etwas watschelnden Charakter, der Kopf ist eher in Querrichtung verbreitert und in anterior–posteriorer Richtung kürzer.

Die Beschwerden dieser Patienten, die an Flexionsläsionen leiden, stehen häufig im Zusammenhang mit einer Labilität im Becken- und Lumbosakralbereich, mit unangenehmen, jedoch selten schweren oder zur Arbeitsunfähigkeit führenden Kopfschmerzen sowie vielfachen, vorübergehenden Beschwerden im muskuloskelettalen System. Sie leiden oft an Funktionsstörungen im endokrinen System, an rezidivierenden Nebenhöhlenentzündungen und Nasenallergien.

Diese Art von Schädelläsion kann man oft durch Anwendung der indirekten Technik vorübergehend beheben. Mit anderen Worten, nachdem feststeht, dass es sich tatsächlich um eine Flexionsläsion handelt, folgt man der Eigenbewegung des Patienten bis zum äußersten Ende der Flexionsphase und hält sehr sanft dagegen. Der Therapeut verhält sich ruhig, sobald das CranioSacrale System versucht, in die neutrale Lage zurückzukehren. Er macht keinen Versuch, gegen die indirekte Barriere zu bewegen, sondern versucht lediglich, den Schädel an der Rückkehr in die neutrale Lage zu hindern. Macht der Schädel dabei eine Torsion oder eine Seitneigung oder führt irgendein anderes Bewegungsmuster aus, lässt der Therapeut dies zu. Das sind Läsionen, die er noch nicht diagnostiziert hat und die sich wahrscheinlich von selbst beheben, wenn er das CranioSacrale System daran hindert, in den Neutralbereich zurückzukehren. Der Therapeut wirkt als passive Schranke. Schließlich wird der Schädel in ein größeres Flexionsausmaß gehen. Geschieht das nun, so haben wir zumindest eine teilweise Auflösung des Flexionsmusters erzielt. Wenn diese Weiterbewegung in den Flexionsbereich stattfindet, so vollziehen wir sie nach: Wir verbleiben an der Barriere, bewegen jedoch *nicht* dagegen. Dieser Ablauf kann ein- oder mehrmals stattfinden.

Schließlich wird eine dieser Bewegungen im Flexionsbereich von einem Gefühl des „Erweichens" des Schädels des Patienten begleitet. Wir können nicht erklären, was dabei vorgeht. Wenn man aber einmal dieses Erweichen wahrgenommen und erlebt hat, weiß man genau, was der Begriff bedeutet. Man hat das Gefühl, als wäre die Dura mater im Schädelinneren zunächst verkrampft gewesen, hätte sich dann plötzlich entspannt und sämtlichen Schädelknochen ermöglicht, sich etwas freier zu bewegen. Wir bezeichnen dieses Erweichen als Entspannung oder „Release".

Sobald dieser „Release" stattgefunden hat, sollte der Therapeut der Bewegung in den neutralen Bereich zurück folgen und dann in die nächste Extensionsphase mitgehen. Drei bis vier dieser CranioSacralen Bewegungszyklen sollten auf diese Weise passiv überwacht werden. Darauf kann man wiederum die Bewegungsphasen der Flexion und Extension auswerten, um festzustellen, ob die Korrektur stattgefunden hat.

In der Regel scheint man bereits bei einer rund 50%igen Korrektur des Ungleichgewichtes zwischen den Bereichen der Flexions- und Extensionsbewegung einen vollständigen therapeutischen Effekt zu erreichen. Man kann also die Behandlung mit gutem Gewissen abbrechen, wenn man diesen Grad der Besserung erreicht hat.

Mitunter bewegt sich eine indirekte Barriere während längerer Zeit nicht, auch wenn der Therapeut eine Rückkehr des CranioSacralen Systems in den neutralen Bereich erfolgreich verhindert hat. Geschieht dies, so kann man die Therapie oft beschleunigen, indem man den Patienten zur Mitwirkung ermuntert. Man fordert ihn auf, tief einzuatmen und dann den Atem möglichst lange anzuhalten. Wenn das nichts nützt, fordert man ihn auf, möglichst heftig auszuatmen und dann den Atem wieder so lange wie möglich anzuhalten. Die Entspannung findet in der Regel statt, wenn der Patient das Gefühl hat, er *müsse* nun endlich wieder aus- oder einatmen. Eine weitere Möglichkeit der Atemhilfe durch den Patienten ist die sogenannte schrittweise oder Stufenatmung, ein tiefes Ein- oder Ausatmen in mehreren Schritten. Zwischen den Schritten hält er den Atem an. Erfahrungsgemäß ist allerdings die Mitwirkung des Patienten in dieser Weise nur sehr selten nötig.

Wirkt keine dieser Techniken, so handelt es sich mit hoher Wahrscheinlichkeit um eine schwere somatische Funktionsstörung des neuromuskuloskelettalen Systems, die es zuerst zu beheben gilt, bevor auch nur eine vorübergehende Besserung des Flexionsmusters im CranioSacralen System erreicht werden kann.

Der Kopf bei Menschen mit **Extensionsläsionen** ist in der Regel länger und schmaler. Die Gliedmaßen sind meist nach innen rotiert.

Leiden Patienten mit Extensionsläsionen an Kopfschmerzen, so sind in der Regel die Schmer-

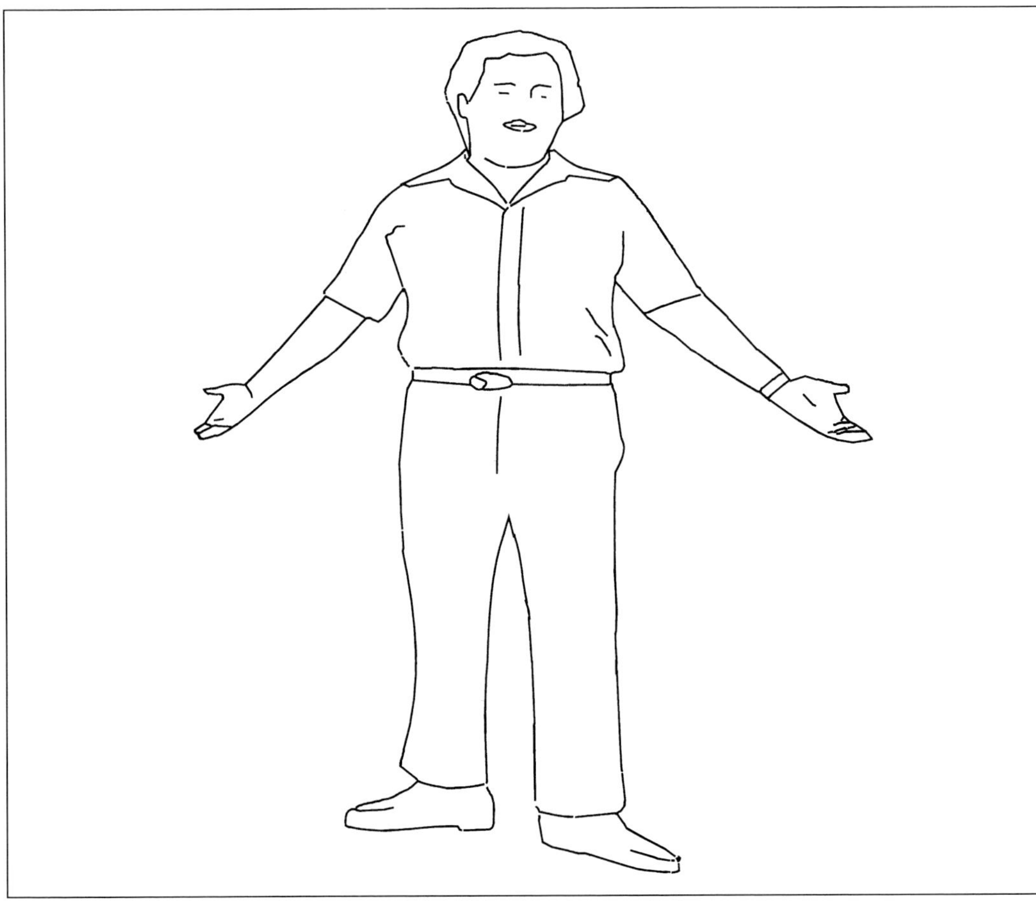

Abb. **7.14** Körperhaltung bei chronischer CranioSacraler Flexion

zen wesentlich schlimmer als bei Menschen mit Flexionsläsionen und haben oft Arbeitsunfähigkeit zur Folge. Viele Migränepatienten weisen solche sogenannten „Extensionsköpfe" auf, die nicht selten mit Funktionsstörungen der Ossa temporalia in Verbindung stehen.

Die Erfahrung zeigt, dass Patienten mit Extensionsköpfen seltener an endokrinen Problemen leiden. Sie klagen auch weniger über Beschwerden im muskuloskelettalen System, obwohl sie an ihnen leiden können. Diese Gruppe neigt vermutlich dazu, solche Leiden und Schwächen durch Turnen und Bewegung in Schach zu halten.

Die Extensionsläsion kann ebenfalls mit der indirekten Technik behoben werden. Man wendet dabei den gleichen Vorgang wie bei der Flexionsläsion an, mit dem Unterschied, dass man die Eigenbewegung des Patienten bis in den äußersten Bereich der Extension nachvollzieht und dort ihre Rückkehr in den Neutralbereich verhindert. Das CranioSacrale System versucht selbstverständlich, gegen den Widerstand des Therapeuten wieder in den Neutralbereich zurückzukehren. Bei jedem Zyklus der CranioSacralen Bewegung geht das System ein wenig mehr in Extension. Jedesmal, wenn das geschieht, nimmt der Therapeut den gewonnenen Spielraum auf und wartet möglichst geduldig. Das Vertrauen in die Selbstheilungskräfte, die jeder Mensch besitzt, entwickelt sich erst allmählich. Ist es einmal vorhanden, dann wird auch das „geduldige Warten" leichter. Übrigens, wenn die eigenen Wahr-

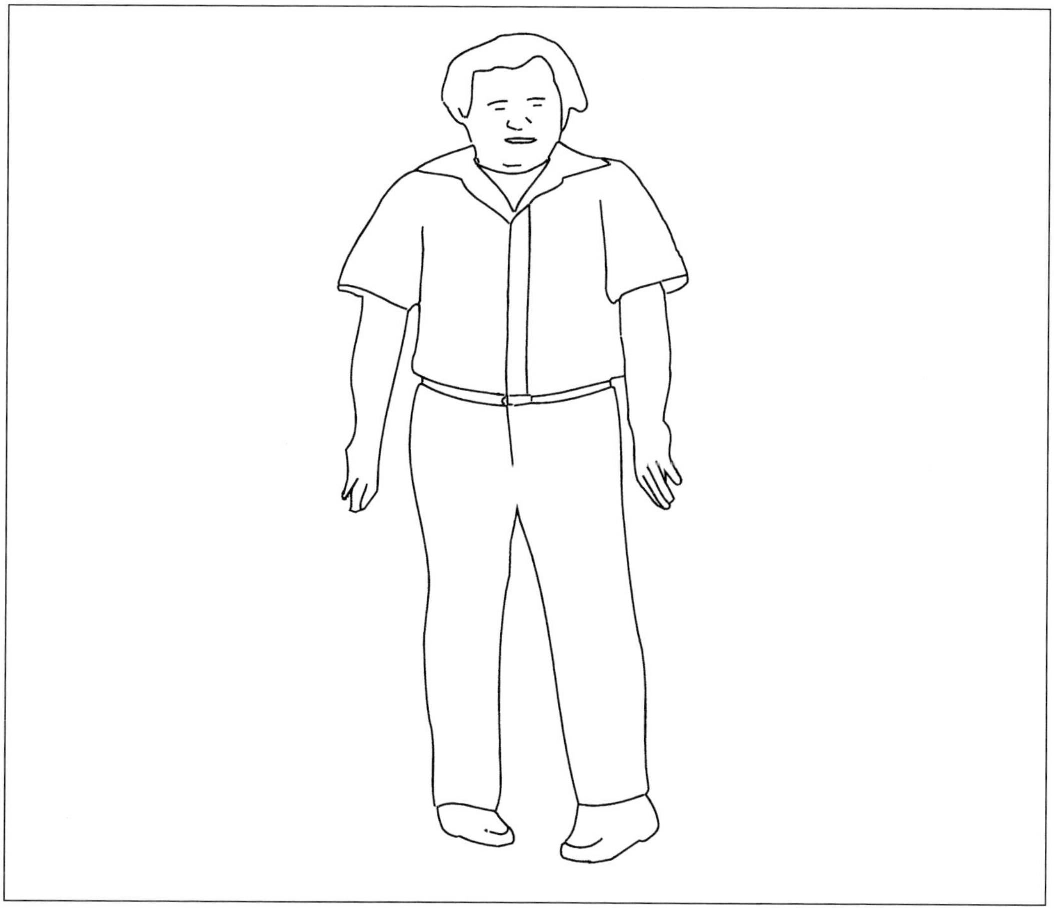

Abb. **7.15** Körperhaltung bei chronischer CranioSacraler Extension

nehmungsfähigkeiten sich weiter entwickeln, wird diese Warteperiode für die Entspannung immer faszinierender und lehrreicher.

Schließlich findet die Entspannung statt, und die Korrektur ist beendet. Findet man die Wartezeit langweilig, kann man auch hier den Patienten zur Mithilfe durch die Atmung ermuntern. Man untersucht genau wie nach der angewandten Technik der Flexionsläsion das Ausmaß der Flexions- und Extensionsbewegung, sobald man spürt, dass die Korrektur eingetreten ist. Eine rund 50%ige Korrektur des Unterschiedes zwischen den beiden Bewegungsbereichen zeigt, dass eine gute therapeutische Wirkung erzielt wurde.

Das klinische Bild der beiden Läsionsarten der Seitneigung und der Torsion wird hier zusammen betrachtet. Dieses Vorgehen begründen wir damit, dass unseres Erachtens eine Diagnose von Bewegungsfunktionsstörungen sich unbedingt auf eine körperliche Untersuchung gründen muss. Vom klinischen Krankheitsbild allein darf man nicht auf eine Verzerrung der Schädelbasisbewegung schließen.

Patienten mit einer **Seitneigungs- oder Torsionsläsion** an der Schädelbasis leiden oft an rezidivierenden Schmerzsyndromen des neuromuskuloskelettalen Systems, an Kopfschmerzen, endokrinen Erkrankungen, Seh- und motorischen Störungen, Nebenhöhlenentzündungen, Allergien der Nase und der oberen Atemwege (manche Patienten haben beide gleichzeitig), Kiefergelenkproblemen, Bissanomalien usw. Diese Probleme sind zwar unangenehm, führen aber selten zur Arbeitsunfähigkeit. Die Seitneigungsläsion kann auch zusammen mit einer Torsionsläsion der Schädelbasis auftreten.

Diese Läsion der Schädelbasis wird mit den bereits beschriebenen indirekten Techniken behoben. Man vollzieht die Eigenbewegung in der Richtung ihres freien Weges nach, verhindert ihre Rückkehr in den Neutralbereich, wartet während mehrerer Zyklen und nimmt nach jedem Zyklus den neu gewonnenen Spielraum bis zur Barriere am Ende der Bewegung auf. Schließlich findet ein Loslassen oder eine Entspannung statt. Bei Bedarf oder wenn man die Wartezeit verkürzen möchte, kann auch hier wieder der Patient mit der Atmung mithelfen. Wir wiederholen jedoch, dass sich für den Therapeuten die Wartezeit bis zur Entspannung sehr lehrreich gestalten kann.

Nach der Entspannung und der Korrektur muss der Therapeut die Lage erneut bewerten. Auch hier gilt wieder, dass eine 50%ige Verbesserung der Bewegungssymmetrie zeigt, dass eine Korrektur an der Schädelbasis stattgefunden hat.

Es empfiehlt sich immer, misstrauisch zu sein und Funktionsstörungen an anderen Stellen zu suchen, die unter Umständen die primäre Ursache der Flexions- oder Extensionsläsionen sowie Seitneigung und Torsion sein können. Die Ursache dieser Art von Primärbeschwerden liegt oft, wenn auch nicht immer, außerhalb des CranioSacralen Systems. Bei diesen Funktionsstörungen ahmt das Sakrum in der Regel die Verzerrung am Okziput nach. Es kann auch Becken- und Rückenbeschwerden widerspiegeln, die als primäre Ursachen auftreten. Eine Kontraktur oder ein Hypertonus des M. piriformis kann sich auf das Kreuzbein auswirken und an der Schädelbasis ein Seitneigungs- oder Torsionsmuster verursachen. Die Beschwerden an der Schädelbasis werden so lange immer wieder entstehen, bis die abnormen Einflüsse auf das Sakrum ausgeschaltet worden sind. Es liegen unzählige Beispiele von Funktionsstörungen an der Schädelbasis vor, die entfernte somatische und viszerale Dysfunktionen widerspiegeln. Aus verschiedenen Gründen und in ähnlicher Weise kann aber auch umgekehrt eine Funktionsstörung an der Schädelbasis Becken- und Rückenbeschwerden verursachen. Jeder Mensch hat ein anderes, ihm eigenes Funktionsstörungsschema. Zuerst muss man deshalb die im Hintergrund stehenden Beschwerden entdecken. Das ist eine Aufgabe, die vom Therapeuten sehr viel Ausdauer und Hartnäckigkeit erfordert.

7.9 Laterale Verspannung des Sphenobasilargelenkes und der Schädelbasis

Die Symptome der lateralen Verspannung an der Schädelbasis sind in der Regel wesentlich schwerwiegender und führen häufiger zu Arbeitsunfähigkeit als die drei bereits behandelten Formen der Flexions- und Extensionsläsion, der

Seitneigung und der Torsion. Auch ist hier die Wahrscheinlichkeit größer, dass sie als primäre Funktionsstörungen des eigentlichen CranioSacralen Systems und nicht nur als Sekundärerscheinungen solcher Störungen außerhalb dieses Systems auftreten. Traumen sind häufig die Ursachen von lateralen Verspannungsmustern. Es kann sich dabei um ein während der Geburt entstandenes Trauma oder um eine später erlittene Kopfverletzung handeln.

Bei der lateralen Verspannung wölbt sich die Stirn der Seite nach vorn, zu welcher die Verschiebung des Körpers des Os sphenoidale stattgefunden hat.

Dies ist auch die Seite, nach der man die Verspannung (den „strain") bezeichnet. Somit zeigt eine linksseitige laterale Verspannung an, dass der Körper des Os sphenoidale gegenüber der Basis des Os occipitale nach links verschoben ist. Dabei steht die linke Stirn weiter ventral als die rechte, und der Kopf, von kranial her betrachtet, kann nicht mehr mit einem Rechteck umschrieben werden, sondern er ist rhombusförmig verändert (Abb. **7.16**).

Zur Prüfung der Eigenbewegung bei einer lateralen Verspannung benutzt man einen der Schädelgriffe. Zu Beginn entweder der Flexions- oder der Extensionsphase der Bewegung des CranioSacralen Systems leitet man eine sanfte, nach anterior gerichtete Kraft ein. Diese Kraftrichtung ist unphysiologisch. Es ist deshalb unwesentlich, bei welcher Bewegungsphase sie angewendet wird. Man sollte jedoch eine Bewegungsphase nicht unterbrechen. Ferner ist es für Vergleichszwecke empfehlenswert, beide Seiten in gleicher Art und Weise zu prüfen. Man prüft also den Patienten zu Beginn entweder der Flexions- oder Extensionsphase auf eine laterale Verspannung nach rechts und nach links.

Die zur Prüfung angewandte Kraft liegt bei rund 5 Gramm. Sie wird an der gleichseitigen Squama occipitalis und an der Ala major des Os sphenoidale nach anterior angesetzt.

In diesen Fällen lautet die herkömmliche Lehre der kranialen Osteopathie, dass Os sphenoidale und Okziput abnorm um ihre senkrechten Achsen gelagert sind. Mit anderen Worten, beide sind in der gleichen Richtung gedreht und erzeu-

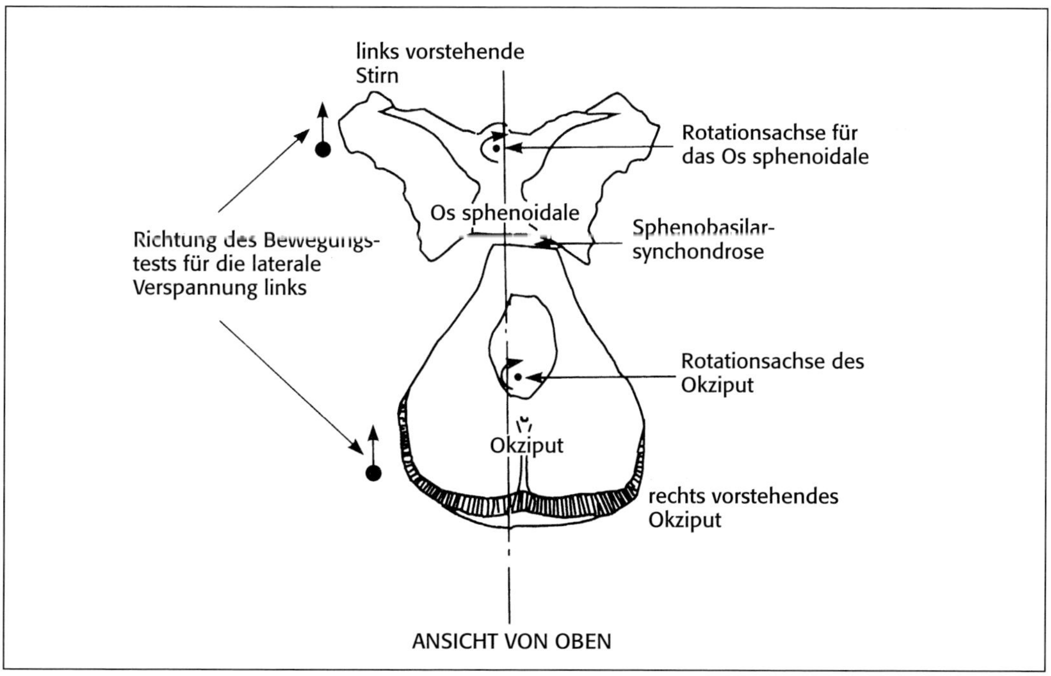

Abb. **7.16** Laterale Verspannung links

gen dadurch die laterale Verspannung. Es wird dabei angenommen, dass dieses Läsionsbild am Sphenobasilargelenk aufrechterhalten wird.

Wäre das Sphenobasilargelenk tatsächlich eine Symphyse, so könnte man dieses Denkmodell gelten lassen. Das ist jedoch nicht der Fall. Wir glauben dagegen, dass die auf eine laterale Verspannung hinweisenden Symptome an der Schädelbasis wahrscheinlich durch eine Funktionsstörung der Knochennaht oder abnorme Duralmembranspannungen verursacht werden. Diese Anomalien verursachen eine Verzerrung am Sphenobasilargelenk, das ja in Wirklichkeit eine unter Druck etwas verformbare Knorpelbrücke zwischen dem Os sphenoidale und dem Os occipitale bildet. Für diese Knorpelbrücke wäre es eigentlich typischer, eine Korrektur der Läsion anzustreben. Sie gilt also als eine der körpereigenen selbstkorrigierenden Kräfte des CranioSacralen Systems.

Sutherlands Modell kann man zur Ergründung von dysfunktionellen Beschwerden, die durch die laterale Verspannung an der Schädelbasis verursacht werden, sehr gut anwenden. Wie bereits beschrieben, wird die sanfte Bewegung zuerst an einer und dann an der anderen Seite des Kopfes des Patienten eingeleitet. Man vergleicht dabei die Freiheit, die Restriktion und den Bewegungsausschlag der beiden Seiten miteinander. Die Läsion wird nach jener Seite benannt, die sich freier nach anterior bewegt. Zum Beispiel bei einer linksseitigen lateralen Verspannung der Schädelbasis lässt sich die Bewegung auf der linken Seite am weitesten und leichtesten nach anterior durchführen (Abb. **7.17**).

Bei der lateralen Verspannung ist eine gewisse Reaktion auf die Bewegungsprobe normal. Sie sollte hinsichtlich Bewegungsfreiheit und Bewegungsausmaß auf beiden Seiten symmetrisch sein.

Eine weitere Prüfmethode zur Feststellung einer lateralen Verspannung an der Schädelbasis besteht darin, das Os sphenoidale und/oder das Os frontale nach lateral zuerst zur einen und dann zur anderen Seite zu bewegen, während man das Okziput festhält. Nach unserer Auffassung ist diese Technik einfacher und direkter, allerdings mit einem kleinen Nachteil: Erlaubt man nämlich dem Komplex von Os sphenoidale und Os frontale, von einer geraden, quer liegenden Prüflinie abzuweichen, so prüft man wahrscheinlich die Seitneigung zusammen mit der

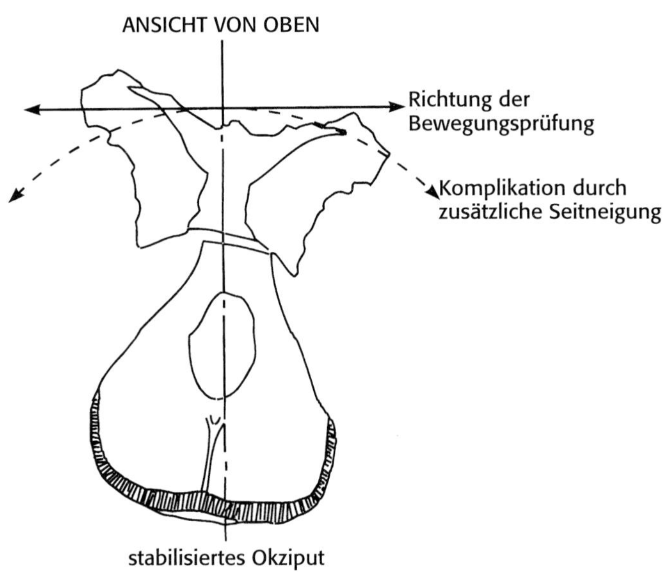

Abb. **7.17** Bewegungstest für die laterale Verspannung

lateralen Verspannung. Mit etwas Erfahrung lernt man jedoch, diese Schwierigkeit zu überwinden und die beiden Bewegungen – laterale Verspannung und Seitneigung – beinahe gleichzeitig zu prüfen. Für diese Prüfung verwendet man ebenfalls den Schädelgriff.

Bei der oben erwähnten zweiten Technik wird die laterale Verspannung nach der Richtung bezeichnet, in der die freieste Bewegung möglich ist (Abb. **7.18**).

Eine laterale Verspannung am Sphenobasilargelenk und an der Schädelbasis kann man durch eine Verstärkung der Läsion beheben, wie sie bereits im Zusammenhang mit der Flexion–Extension, der Seitneigung und der Torsion beschrieben wurde. Man verfolgt die indirekte Barriere in die freie Richtung, bis man die Entspannung wahrnimmt. Auch hier kann unter Umständen die Mitwirkung des Patienten durch Atemhilfe (Einatmen, Ausatmen und/oder Stufenatmung) notwendig sein. In der Regel benötigt man für eine Korrektur dieses Läsionsbildes länger als für die bereits beschriebenen. Sie setzt eine umfangreichere Korrektur der Bewegungseigenschaften der gesamten Schädelbasis voraus und verlangt meist, dass einige oder alle Knochennähte der Schädelbasis und unter Umständen auch mehrere Knochennähte des Schädeldaches beweglich gemacht werden. Während der Therapeut die Position der überbetonten Läsion festhält, beginnen sich alle notwendigen Korrek-

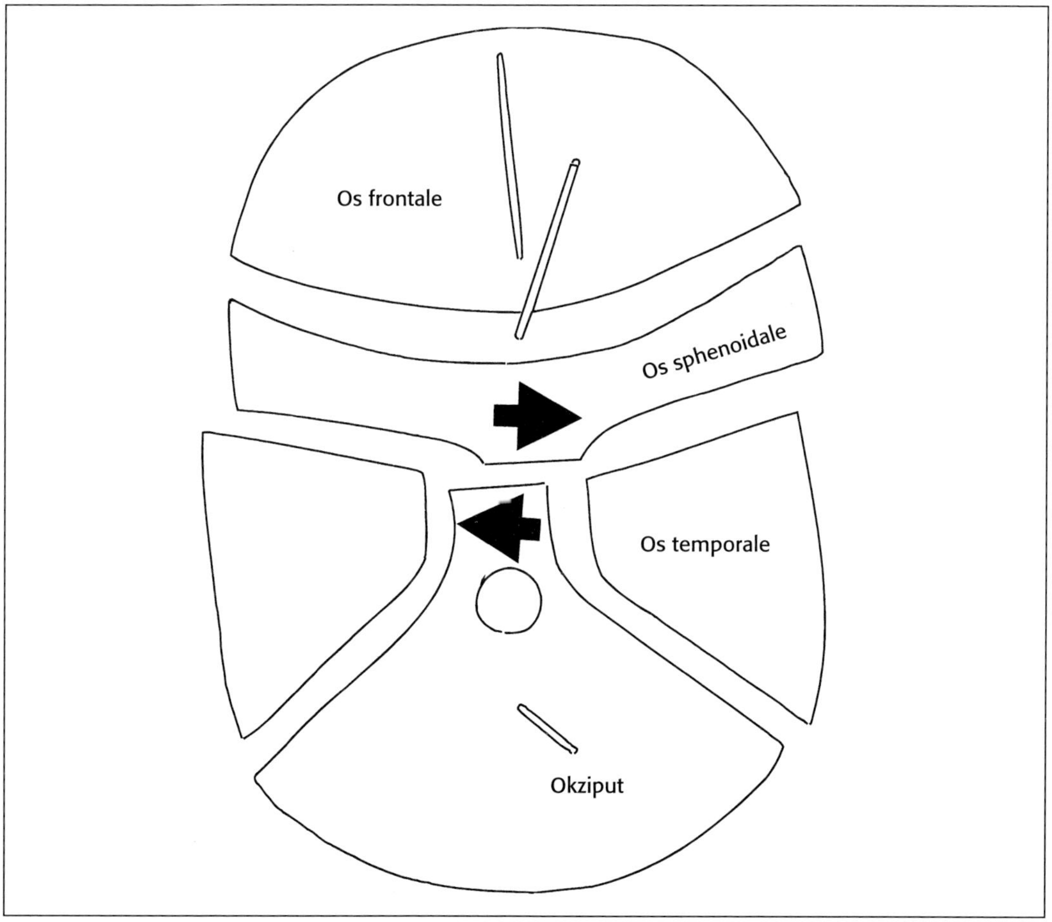

Abb. **7.18** Knochennähte der Schädelbasis bei lateraler Verspannung rechts

turen entweder nacheinander oder gleichzeitig einzustellen. Man muss sich dazu die nötige Zeit nehmen, sich sehr geduldig verhalten und allen Geschehnissen ihren Lauf lassen. Nachdem man die mit der indirekten Technik eingeleitete Korrektur vollständig ausgeschöpft hat, muss man mitunter eine direkte, jedoch sanfte Kraft gegen die Läsionsbarriere anwenden. Man setzt diese Kraft in der Richtung der Restriktion an, bis eine weitere Entspannung erreicht wird. Diese direkte Technik sollte man nur anwenden, nachdem man die Möglichkeiten der indirekten Methoden und der Atemhilfe voll ausgeschöpft hat.

Aus klinischer Sicht leiden Patienten mit Symptomen einer lateralen Verspannung am Sphenobasilargelenk und an der Schädelbasis an wesentlich schwerwiegenderen Beschwerden.

Der III., IV. und ein Teil des V. und VI. Hirnnervs verlaufen zwischen den Schenkeln des Tentorium cerebelli. Eine laterale Verspannung der Schädelbasis erzeugt eine abnorme Spannung am Tentorium cerebelli. Oft beeinträchtigt diese Spannung die motorische Funktion des Auges. Bei Kindern konnten wir durch die auf eine Verringerung abnormer Spannungen im Tentorium cerebelli abzielende kraniale Behandlung vielfach das Schielen korrigieren; vielen dieser Patienten wurde dadurch ein bereits geplanter chirurgischer Eingriff erspart. Die motorischen Nerven des Auges verlaufen durch die Fissura orbitalis superior, die gebildet wird von den großen und kleinen Flügeln des Os sphenoidale sowie des Körpers des Os sphenoidale in Verbindung mit dem Os frontale. Die Spannungen, die laterale Verspannungen an der Schädelbasis hervorrufen und somit den freien Durchgang der Nerven durch diese Öffnung im Knochenkomplex beeinträchtigen, sind deshalb leicht vorstellbar.

Bei der lateralen Verspannung der Schädelbasis treten sehr oft heftige Kopfschmerzen auf. Upledgers erster Patient, behandelt mit Techniken der kranialen Osteopathie, hatte vierzehn Jahre ständig an Kopfschmerzen gelitten. Die Schmerzen waren so schlimm, dass der Patient aus Gesundheitsgründen zwölf Jahre vorher aus der amerikanischen Marine ausgemustert worden war, nachdem er zwei Jahre lang in einem Marinekrankenhaus verbracht hatte. Seit der Ausmusterung hatte er eine regelmäßige Invalidenrente erhalten. Die Kopfschmerzen hatten nach einem Schlag auf den Kopf begonnen, den er während einer Schießübung an Bord seines Schiffs durch eine leere Geschosshülse erlitt.

Ein Neurochirurg hatte diesen Patienten an Upledger zwecks eines Behandlungsversuches mit Akupunktur überwiesen. Eine Untersuchung des Schädels zeigte eine schwere laterale Verspannung an der Schädelbasis. Die Beschwerden konnten bei der ersten Behandlung geheilt werden. Weder Läsion noch Kopfschmerzen traten während der sieben Monate dauernden Nachbehandlungsperiode wieder auf.

Seit jenem ersten Patienten hat es viele ähnliche Fälle gegeben, die meisten nach Schädeltraumen. In der Regel handelte es sich dabei um einen Schrägschlag. In Fällen dieser Art wird der Kopf, von oben betrachtet, rautenartig verformt. Häufig begleiten Persönlichkeitsveränderungen die Kopfschmerzen. Die Versuchung ist immer sehr naheliegend, für solche Persönlichkeitsveränderungen seelische oder psychiatrische Ursachen verantwortlich zu machen. Unsere Erfahrung zeigt jedoch, dass sich die Kopfschmerzen zusammen mit den Persönlichkeitsstörungen spontan auflösen, wenn man das Läsionsmuster der lateralen Verspannung an der Schädelbasis erfolgreich behandeln kann.

Mitunter haben wir mit der Korrektur einer lateralen Verspannung der Schädelbasis auch Besserungen bei Persönlichkeitsproblemen erzielt, die nicht von Kopfschmerzen begleitet waren. Diese Situation tritt zwar weniger häufig auf, doch sollte man ihr Rechnung tragen, wenn es sich um eine Persönlichkeitsveränderung handelt, die auch nach mehreren Monaten auf ein mehr oder minder schweres Schädeltrauma folgt. Schließlich ist eine sach- und fachgerecht durchgeführte Untersuchung wegen einer vermuteten verzerrten Schädelbewegung völlig unschädlich. Findet man eine Läsion vor, ungeachtet dessen, ob sie tatsächlich mit dem hauptsächlichen Leiden des Patienten im Zusammenhang steht oder nicht, so kann ihre Korrektur dem Patienten nur zugute kommen.

Während der Geburt entstehen an der Schädelbasis sehr oft laterale Verspannungen. Unsere Untersuchungen und Forschungserfahrungen weisen darauf hin, dass bei Kindern eine während der Geburt erlittene laterale Verspannung häufig zu Lernschwierigkeiten führt, in der Regel im Bereich der Lesefähigkeit (Anhang I). In einer Anzahl von Fällen führte die Korrektur der lateralen Verspannung zu einer erstaunlichen Besserung der Lesefähigkeit. Wir führen zur Zeit weitere Untersuchungen auf diesem Gebiet durch und sammeln zusätzliche Informationen. Eine Studie dieser Art setzt zwangsläufig längerfristige Beobachtungen bei einer Anzahl von Kindern voraus. Upledger beschreibt die Verbesserung der Lesefähigkeit um ca. 80 % bei mehr als 50 Kindern mit Dyslexie (Upledger 2001) *[Anm. G. Groot Landeweer]*. Der zu Leseproblemen führende Mechanismus besteht möglicherweise darin, dass die laterale Verspannung der Schädelbasis einen Druck auf den N. petrosus superficialis major bei seinem Durchtritt durch das Foramen lacerum erzeugt. Diese Öffnung zwischen der Ala major des Os sphenoidale und der Pars petrosa des Os temporale ist mit faserigem Knorpel gefüllt. Die Forschung hat gezeigt, dass der N. petrosus superficialis major beim Primaten in der Lage ist, die Blutzufuhr zum Hinterhauptslappen um bis zu 50 % des Gesamtvolumens zu beeinflussen (Owman und Edvinsson, 1977). Wird es beim Menschen komprimiert, so werden vermutlich die mit dem Sehvermögen in Zusammenhang stehenden Fähigkeiten beeinträchtigt. Die vorläufigen klinischen Ergebnisse unserer Untersuchungen unterstützen diese Annahme.

Zusammen mit anderen Läsionen des CranioSacralen Systems spielt auch bei der spastischen Zerebrallähmung die laterale Verspannung als Funktionsstörung wahrscheinlich eine Schlüsselrolle. Durch die Befreiung von diesen Läsionen an der Schädelbasis, zusammen mit weiteren Läsionsmustern am Os temporale, parietale und frontale, ist es uns bisher in sieben Fällen gelungen, Besserungen der Spastizität bei Zerebrallähmungen zu erzielen. Bei drei dieser Patienten wurde die motorische Funktion so weit verbessert, dass die vorher halbseitig gelähmten Gliedmaßen fast wieder normal funktionstüchtig wurden.

Die Flexions- und Extensionsphasen der CranioSacralen Bewegung setzen sich auch dann fort, wenn die Schädelbasis das Läsionsbild einer lateralen Verspannung aufweist. Dabei kann zwar die Amplitude der Flexions-Extensionsbewegung eingeschränkt sein, doch die rhythmische Bewegung bleibt weiterhin bestehen.

7.10 Vertikale Verspannung des Sphenobasilargelenkes und der Schädelbasis

Die Symptome der vertikalen Verspannung der Schädelbasis sind hinsichtlich ihrer klinischen Bedeutung und Heftigkeit mit denjenigen der lateralen Verspannung vergleichbar. Sie führen viel häufiger zu Arbeitsunfähigkeit und Schwäche als Flexions- und Extensionsläsionen, Seitneigung und Torsion. Die vertikale Verspannung entsteht auch sehr viel häufiger im CranioSacralen System. In der Regel liegt diesem Verspannungsmuster ebenfalls ein Trauma zugrunde.

Sowohl die superiore vertikale Verspannung als auch die inferiore vertikale Verspannung sind gekennzeichnet durch das Erscheinungsbild der Stirn des Patienten. Eine nach vorn gewölbte Stirn weist auf eine superiore vertikale Verspannung hin, während eine von der Augenbrauenlinie bis zum Kranzbereich nach hinten schräg verlaufende Stirn auf eine inferiore vertikale Verspannung deutet.

Die Stellung des Os sphenoidale an der sphenobasilaren Verbindung (Os sphenoidale und Okziput) bestimmt den Begriff der superioren und inferioren vertikalen Verspannung (Abb. **7.19a, b, c**).

Wäre das Sphenobasilargelenk eine Symphyse, die eine Scherkraft zwischen den Knochen aufrechterhalten könnte, so wäre vorstellbar, dass dieses Gelenk als Ursprung und Ursache von vertikalen Verspannungen auftreten könnte. Die sphenobasilare Verbindung ist jedoch keine Symphyse, sondern eine Knorpelleiste, die diese beiden wichtigen Knochen der Schädelbasis miteinander verbindet. Wie erwähnt, handelt es sich hier um eine etwas biegsame Synchondrose. Diese reagiert auf Spannungen, die durch die am Os sphenoidale und am Okziput befestigten Membranen bedingt sind und auf Probleme der beteiligten Knochennähte einwirken, indem sie in ihrem anatomischen Verhalten ein sekundäres Verspannungsmuster aufweist. Es handelt sich dabei selten, wenn überhaupt, um eine primär anatomische Veränderung, die durch eine in der sphenobasilaren Verbindung selbst beheimatete Funktionsstörung verursacht wird. Deshalb ist eine gründliche Suche nach der Ursache des Verspannungsmusters im gesamten Membransystem und an sämtlichen Knochennähten des Schädels unumgänglich.

Für die diagnostischen Bewegungstests im Zusammenhang mit einer superioren und inferioren vertikalen Verspannung kann man sich irgendeines der bereits beschriebenen Schädelgriffe bedienen. Der Therapeut sollte sich dabei die quer durch das Okziput und das Os sphenoidale verlaufenden Achsen vorstellen. Die äußeren Berührungspunkte liegen exzentrisch zu den Bewegungsachsen der beiden Knochen. Somit kann man eine Rotation um diese Querachsen durch eine *sanfte Kraft* mit der Hand auslösen.

Das normale CranioSacrale System erlaubt eine von außen ausgelöste superiore und inferiore vertikale Verspannung. Ist eine Läsion vorhanden, so kann man sie über die Bewegungsfreiheit und den Bewegungsausschlag in diese beiden Richtungen feststellen.

Es gibt zwei Methoden, um Bewegungen einer vertikalen Verspannung an der Schädelbasis einzuleiten. Die erste besteht darin, das Okziput festzuhalten und die Kraft ausschließlich über die Flügel des Os sphenoidale zuzuführen. Bei der zweiten werden Os sphenoidale und Okziput gleichzeitig bewegt.

Wenn man bei der Prüfung auf eine superiore vertikale Verspannung die Kraft nur über die großen Flügel des Os sphenoidale zuführt, leiten die exzentrischen Berührungspunkte sozusagen eine „Sturzflugbewegung" in Richtung der Nase des Patienten ein. Bei der Prüfung auf eine inferiore vertikale Verspannung wird an den großen Flügeln des Os sphenoidale eine Bewegung nach kranial ausgelöst.

Führt man bei der Bewegungsprobe zur Feststellung einer superioren vertikalen Verspannung die Kraft sowohl am Okziput als auch am Os sphenoidale aus, so ermöglicht das der Squama occipitalis, sich nach superior, und den Flügeln des Os sphenoidale, sich nach inferior zu bewegen. Bei der Prüfung auf eine inferiore vertikale Verspannung finden die Bewegungen in umgekehrter Richtung statt.

Die Korrekturmethode bei der vertikalen Verspannung ist derjenigen ähnlich, die zur Behebung einer lateralen Verspannung angewandt wird; die beiden Probleme sind sich in physiologischer und klinischer Hinsicht sehr ähnlich.

Zunächst verwenden wir die indirekte Technik mit der Steigerung der Läsion bis zur *indirekten* Barriere. Stellen wir fest, dass sich das Os sphenoidale leichter nach inferior (kaudal) bewegt und somit auf eine superiore vertikale Verspannung hinweist, so halten wir, *ohne zu stoßen*, am Ende der in die freie Richtung durchgeführten Bewegung an der Barriere gegen. Wir nehmen den gewonnenen Spielraum während so vieler

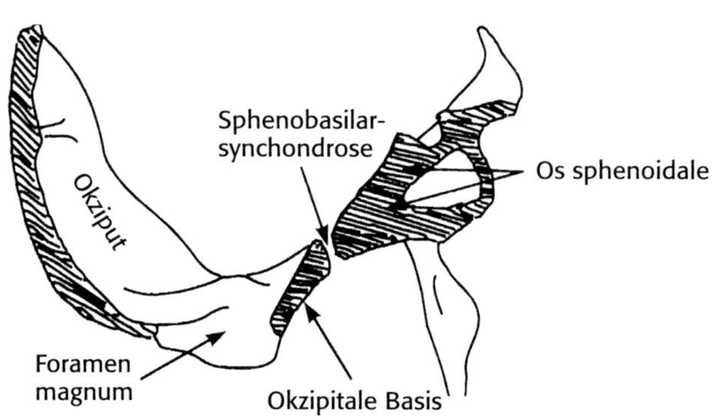

Abb. **7.19a** Sagittalschnitt durch den menschlichen Schädel: Normale anatomische Lage

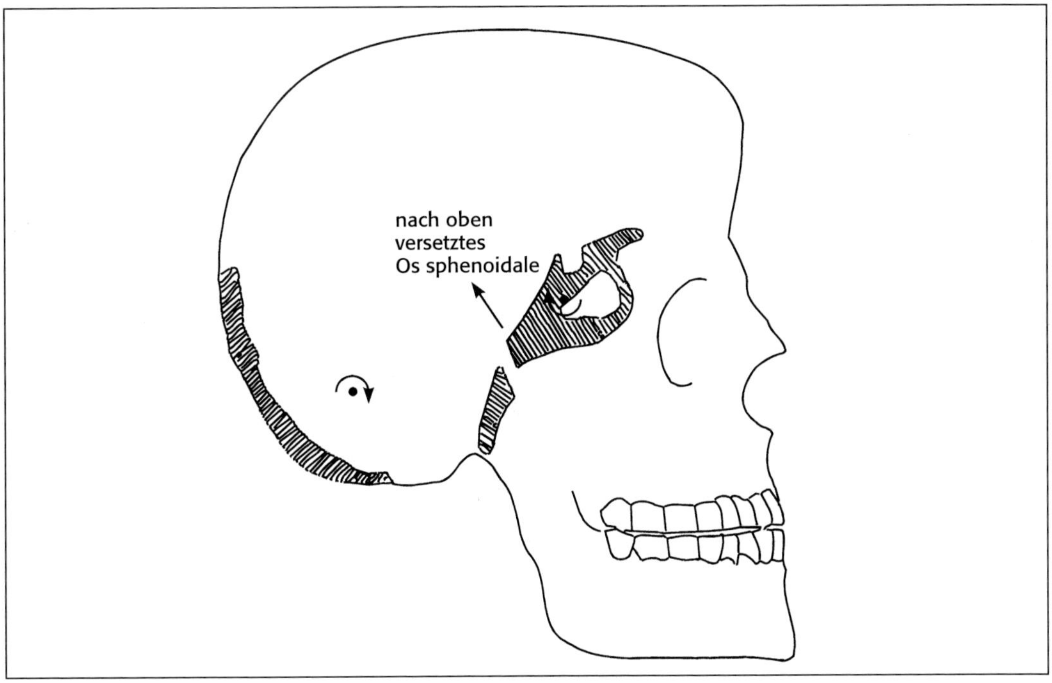

Abb. **7.19b** Superiore vertikale Verspannung

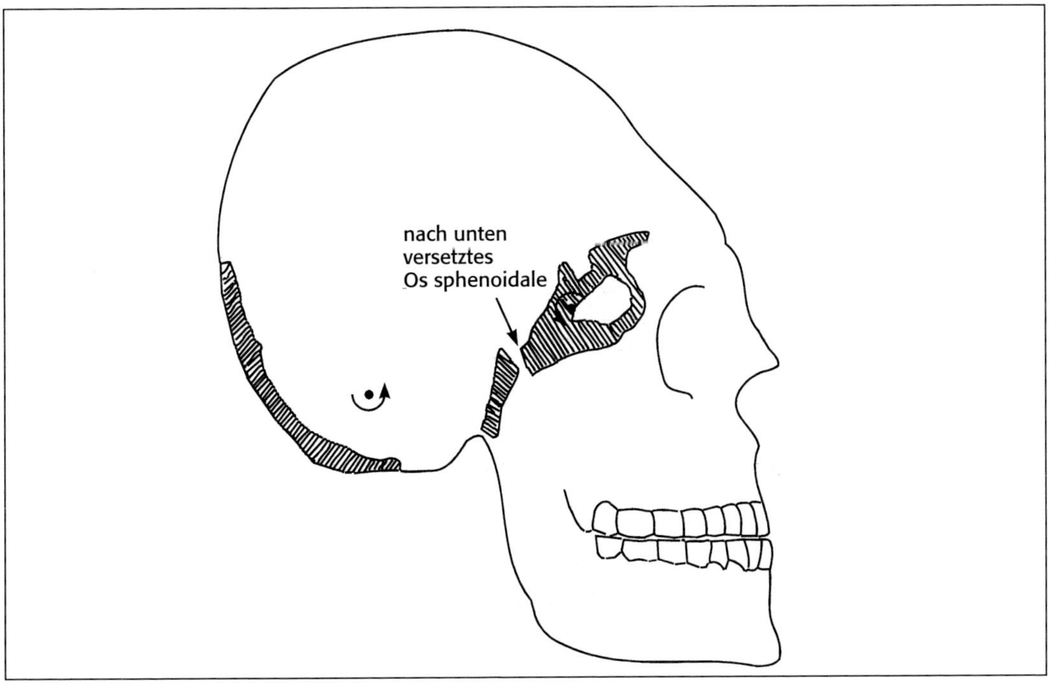

Abb. **7.19c** Inferiore vertikale Verspannung

Zyklen wahr, wie sie zur Entspannung oder Korrektur notwendig sind. Wenn wir allein nicht weiterkommen, so gilt auch hier wieder, den Patienten zur Mitwirkung mit Atemübungen aufzufordern. Ist trotzdem keine Korrektur zu erzielen, so gehen wir auf eine kontinuierliche Anwendung der direkten Korrekturtechnik über. Sanft aber beharrlich halten wir dabei die Schädelbasis an der direkten Restriktionsbarriere, bis Entspannung und Korrektur stattfinden. Danach prüfen wir, ob eine 50%ige Besserung der Bewegungssymmetrie tatsächlich stattgefunden hat.

Nachdem wir die Verspannung an der Schädelbasis mobilisiert haben, müssen wir die Suche nach der Ursache der Beschwerde aufnehmen.

Die rhythmischen Flexions- und Extensionsbewegungen des CranioSacralen Systems sind immer vorhanden, auch wenn sie oft durch vertikale Verspannungen beeinträchtigt oder gehemmt werden. Als Frühzeichen einer vertikalen Verspannung gilt eine gewisse Schwerfälligkeit, die man bei der normalen Flexions- und Extensionsbewegung im CranioSacralen System feststellen kann.

In klinischer Hinsicht sind die Auswirkungen dieser Läsionen der lateralen Verspannung ähnlich. Die Symptome scheinen absurd, bis man erkennt, dass eine Funktionsstörung im CranioSacralen System eine gemeinsame Ursache für eine ganze Reihe von offenbar nicht miteinander im Zusammenhang stehenden Symptomen bietet.

Das vertikale Verspannungsmuster an der Schädelbasis hat einen Zusammenhang mit einer abnormen Spannung an der Falx cerebri und am Tentorium cerebelli; sie kann sie entweder verursachen oder von ihr verursacht werden. Die Falx cerebri ist am Os frontale sowohl an der Schädelbasis als auch an der Stirn verankert. Eine gewölbte Stirn, wie sie bei einer superioren vertikalen Verspannung auftritt, verursacht zwangsläufig eine Spannung der Falx cerebri (Abb. **7.20**). Diese Spannung wird dann an das Tentorium cerebelli, den Sinus sagittalis und den Sinus rectus übertragen. Eine vertikale Verspannung verursacht ebenfalls eine Funktionsstörung der Knochennähte an der Schädelbasis. Dabei werden die Suturae sphenofrontalis und sphenopetrosa ganz besonders in Mitleidenschaft gezogen.

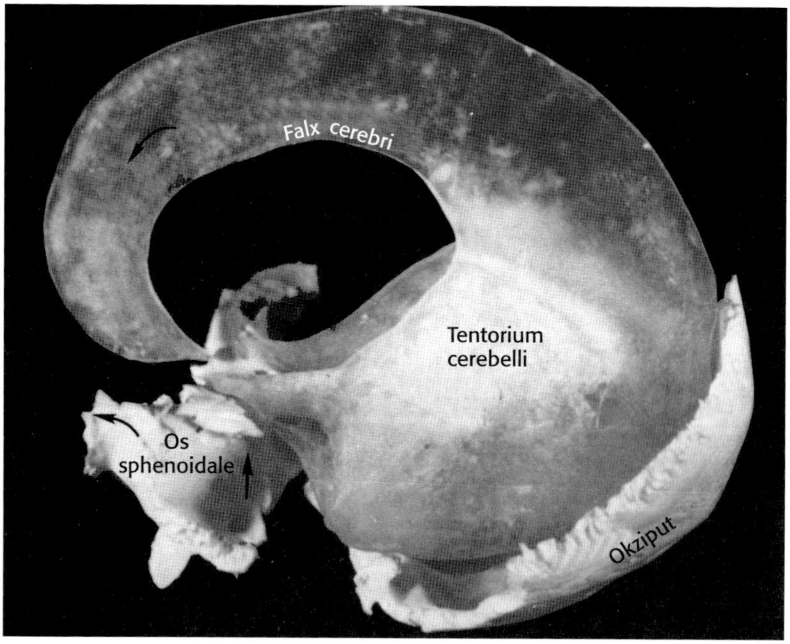

Abb. **7.20** Membranmodell, das die bei einer superioren vertikalen Verspannung erzeugte Spannung an der Falx cerebri zeigt

Diese Funktionsstörung der Knochennaht kann dann die Funktion der Nerven und Blutgefäße beeinträchtigen, die durch die verschiedenen Öffnungen entlang der Knochennähte hindurch verlaufen. Unter den betroffenen Öffnungen befindet sich auch das Foramen lacerum, durch das der N. petrosus superficialis major hindurchtritt. Dieser Nerv hat einen großen Einfluss auf die Blutversorgung der Hinterhauptlappen des Gehirns. Eine vertikale Verspannung wirkt sich auch auf die Fissura orbitalis superior aus, durch die der motorische Sehnerv hindurchtritt. Diese anatomischen Zusammenhänge können für die Sehstörungen verantwortlich sein, die oft als Begleiterscheinungen von vertikalen Verspannungsmustern auftreten.

Das Tentorium cerebelli ist vorn an den Proc. clinoidei des Os sphenoidale befestigt. Diese doppelschichtige Membran übt einen großen Einfluss auf das Diaphragma sellae aus. Die Öffnung in dieser duralen Platte ermöglicht den Durchtritt des Hypophysenstiels, an dem die Hypophyse vom Hypothalamus herunterhängt. Diese Scheidewand umgibt auch die Sinus intercavernosus und circularis. In der Regel ergeben sich für den Patienten bei der Korrektur von vertikalen Verspannungen auch „zufällige" Vorteile durch die Verbesserung der endokrinen Funktion.

Bei schweren vertikalen Verspannungen der Schädelbasis treten oft heftige Kopfschmerzen, Nebenhöhlenentzündungen, Allergien und Persönlichkeitsstörungen auf. Häufig handelt es sich bei solchen Persönlichkeitsstörungen um Wutausbrüche und antisoziales Verhalten (Abb. **7.21a, b, c**). (Aus diesem Grund hegt einer der Autoren seit Jahren den Wunsch, Gefängnisinsassen auf vertikale Verspannungen zu untersuchen; dieses Vorhaben musste jedoch bisher aus Zeitgründen aufgeschoben werden.)

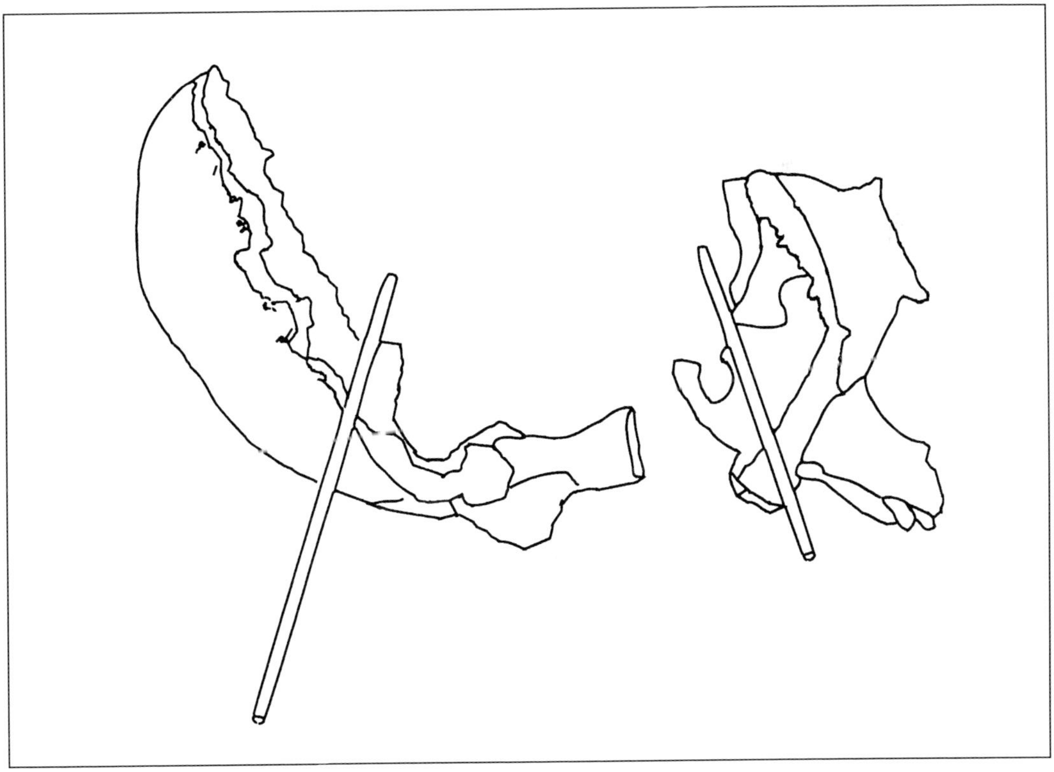

Abb. **7.21a** Achsen bei Verzerrung der Schädelbasisbewegung: transversale Achsen bei Flexion, Extension und vertikaler Verspannung

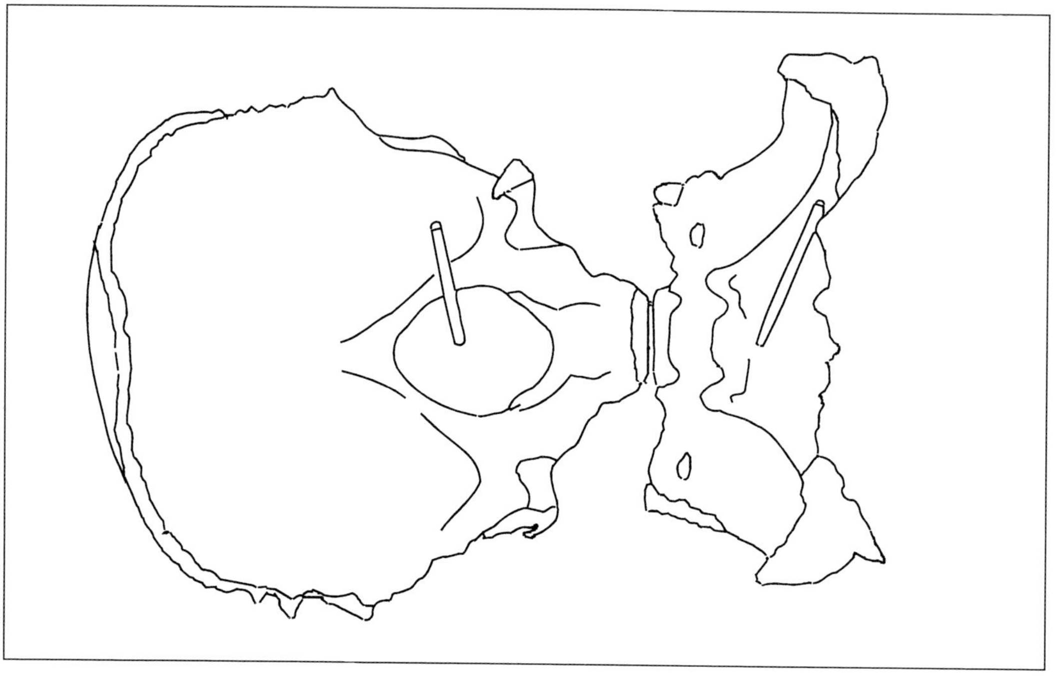

Abb. **7.21b** Achsen bei Verzerrung der Schädelbasisbewegung: vertikale Achse bei Seitneigung und lateraler Verspannung

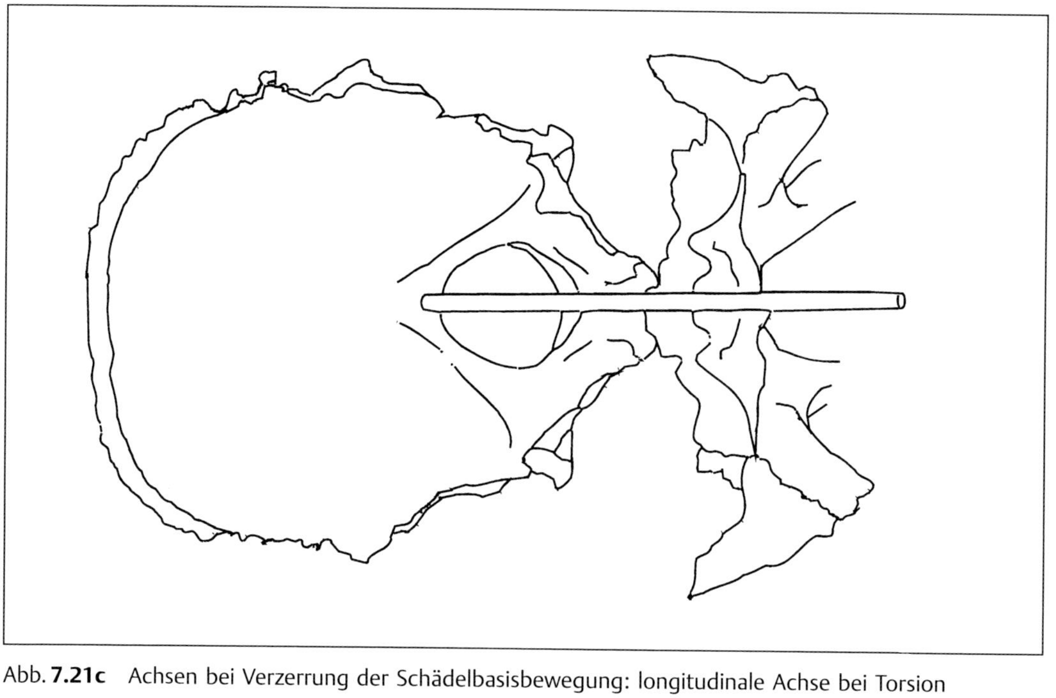

Abb. **7.21c** Achsen bei Verzerrung der Schädelbasisbewegung: longitudinale Achse bei Torsion

7.11 Kompression der Schädelbasis

Im Vergleich zu den in diesem Kapitel bereits beschriebenen Funktionsstörungen stellt die Kompression ein besonderes Problem dar. Sowohl hinsichtlich ihrer klinischen Bedeutung als auch des Ausmaßes ihrer physiologischen Wirkung ist sie wesentlich schwerwiegender. Die klinischen Symptome, die sie erzeugen kann, sind außerordentlich vielfältig und scheinen zum Teil bizarr. Bei einer Kompression der Schädelbasis ist eines der häufigsten klinischen Erscheinungsbilder das Auftreten depressiver Zustände, die oft als neurotisch endogene Depressionszustände diagnostiziert werden. Die Kompression kann jedoch auch als grundsätzliche Ursache für scheinbar zusammenhanglose Zustände wie Ischias, „Autismus" bei Kindern und Allergien auftreten. Wir haben bei der Kompression der Schädelbasis physiologische und anatomische Auswirkungen von der Fußsohle bis zum Scheitel beobachtet.

Wir wollen hier lediglich mit Nachdruck darauf hinweisen, dass ein sorgfältiger, pflichtbewusster Therapeut immer für eine mögliche Kompression der Schädelbasis aufmerksam sein muss, ungeachtet des Leidens des Patienten oder der Unwahrscheinlichkeit, dass die klinische Symptomatik oder das Syndrom in irgendeinem kausalen Zusammenhang mit einer solchen Kompression stehen könnte.

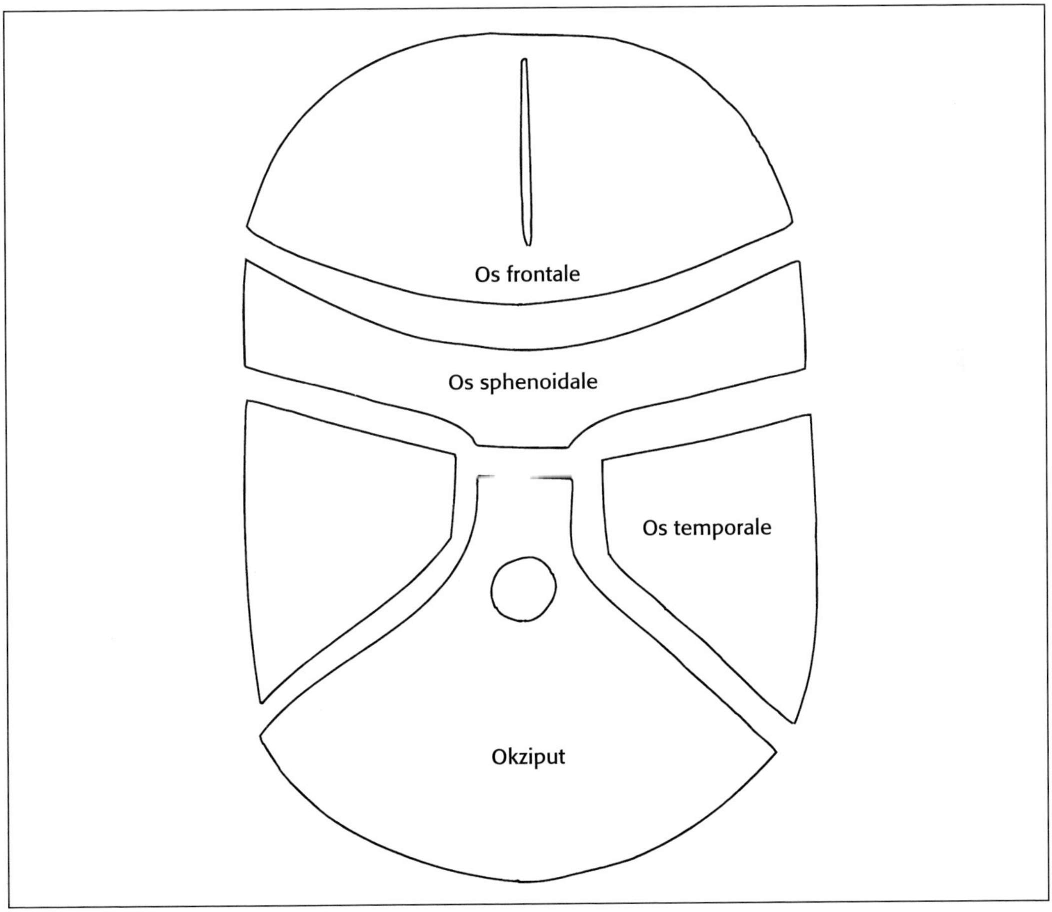

Abb. **7.22a** Schädelbasisknochen: normale Verhältnisse

Traditionsgemäß lehrt sowohl die Cranial Academy als auch die Stiftung für Sutherlands Craniale Lehre, dass eine Kompression auf eine Verkeilung entlang der anterior–posterior verlaufenden Achse am Sphenobasilargelenk zwischen dem Körper des Os sphenoidale und der Basis des Okziput hinweist. Wir möchten diesen Begriff erweitern und ihn auch für jede andere Kompression anwenden, ungeachtet ihrer Richtung oder der dabei in Mitleidenschaft gezogenen Bestandteile der Schädelbasis, ob diese Kompression nun auf eine Knochenverkeilung, eine Funktionsstörung der Knochennähte oder eine membranbedingte Restriktion zurückzuführen ist (Abb. **7.22a, b, c**).

In unseren Untersuchungen über die Funktion des CranioSacralen Systems bei einer Anzahl von schwer geschädigten Kindern (bei zerebralgelähmten, autistischen, anfallgeschädigten Kindern, bei Kindern mit Lernschwierigkeiten usw.) sind wir zu dem Schluss gekommen, dass eine sorgfältige Untersuchung des CranioSacralen Systems den Unterschied zwischen knöchernen und membranösen Restriktionen der Schädelbasis aufzeigen kann. Zusammen mit Dr. Bernard Rimland, dem Direktor des Instituts für Verhaltensforschung beim Kind (Institute for Child Behavior Research) in San Diego (Kalifornien), führten wir mit 63 Kindern einen Doppelblindversuch durch. Rimland gilt als namhafte Persönlichkeit auf dem Gebiet der Kinderpsychologie. Er hat eine Punkteskala entwickelt, mit der man den Autismus von Kindern aufgrund einer historischen Analyse durch eine Anzahl verschiedener Anhaltspunkte ihrer Entwicklung diagnos-

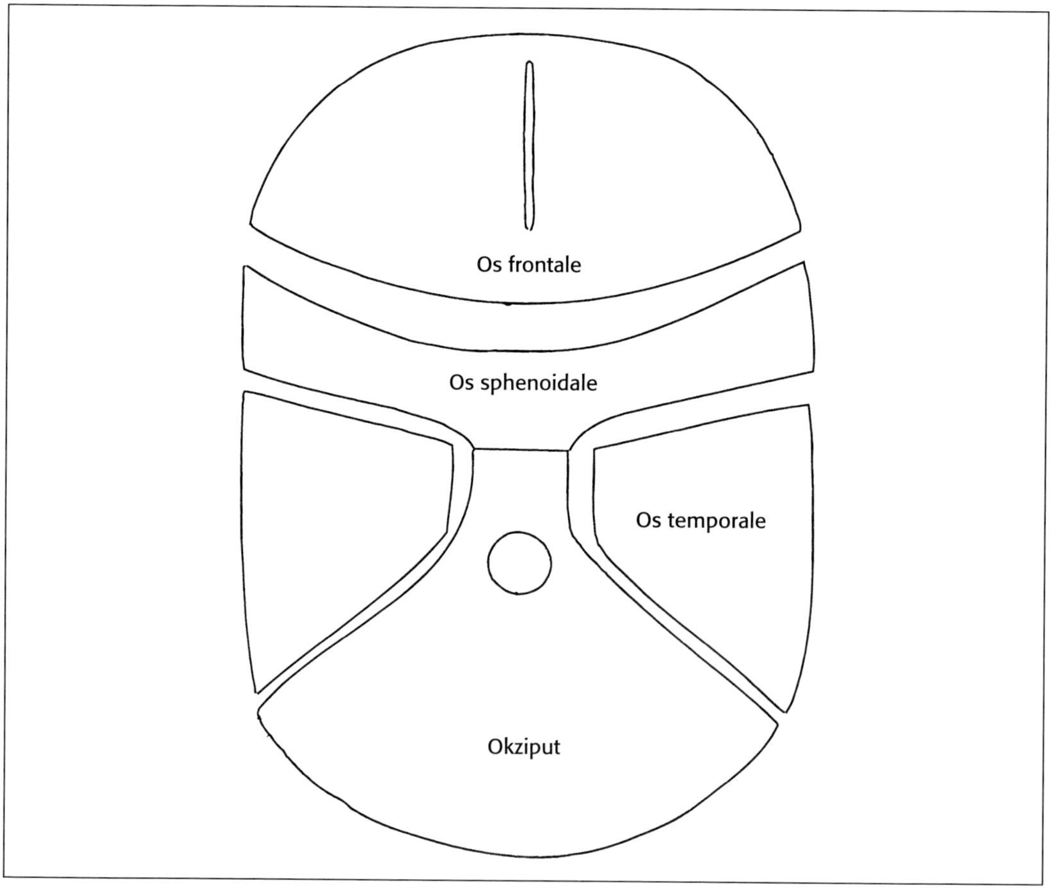

Abb. **7.22b** Kompression von Os sphenoidale und Okziput anterior–posterior

tizieren kann. Ein Kind, das über +20 Punkte auf dieser Skala erreicht, wird als Fall eines in früher Kindheit erlittenen Autismus eingestuft.

Nach dreijähriger Arbeit, von 1978 bis 1980, im Genessee Intermediate School District Center for Autism (Genessee Mittelschul-Kreiszentrum für Autismus) stellten wir die These auf, dass die mehr dem klassischen Krankheitsbild des Autismus entsprechenden Kinder in diesem Zentrum an einer Kompression der Dura mater an der Schädelbasis litten. Nach unserer These führt diese Spannung des duralen Belags am Boden der Schädelbasis zu einer Art elastischer, in allen Richtungen auftretender Kompression der Schädelbasis. Diese Art von Restriktion nimmt man im Gegensatz zur harten, starren, knöchernen Restriktion als elastisch wahr.

Um diese These zu prüfen, untersuchten wir die 63 Kinder unter Doppelblindversuchsbedingungen. Die Kinder waren vorher von Rimland gemäß seiner Skala beurteilt worden, wobei nur 5 der 63 über der Schwelle von +20 Punkten lagen und somit als autistisch galten. Diese Kinder wurden nun nach einer weiteren Skala von 1–10 hinsichtlich membranöser und knöcherner Restriktionen beurteilt. Die normale Beweglichkeit wurde mit 1, die schwersten Restriktionen mit 10 bewertet.

Wir stellten eine positive Korrelation zwischen den höheren Werten auf Rimlands Skala und unserer Skala der membranösen Bewegungsrestriktionen fest. Diese Übereinstimmung hatte eine Signifikanz von 0,01. Während es sich hier nur um eine Vorstudie handelte, zeigen die Er-

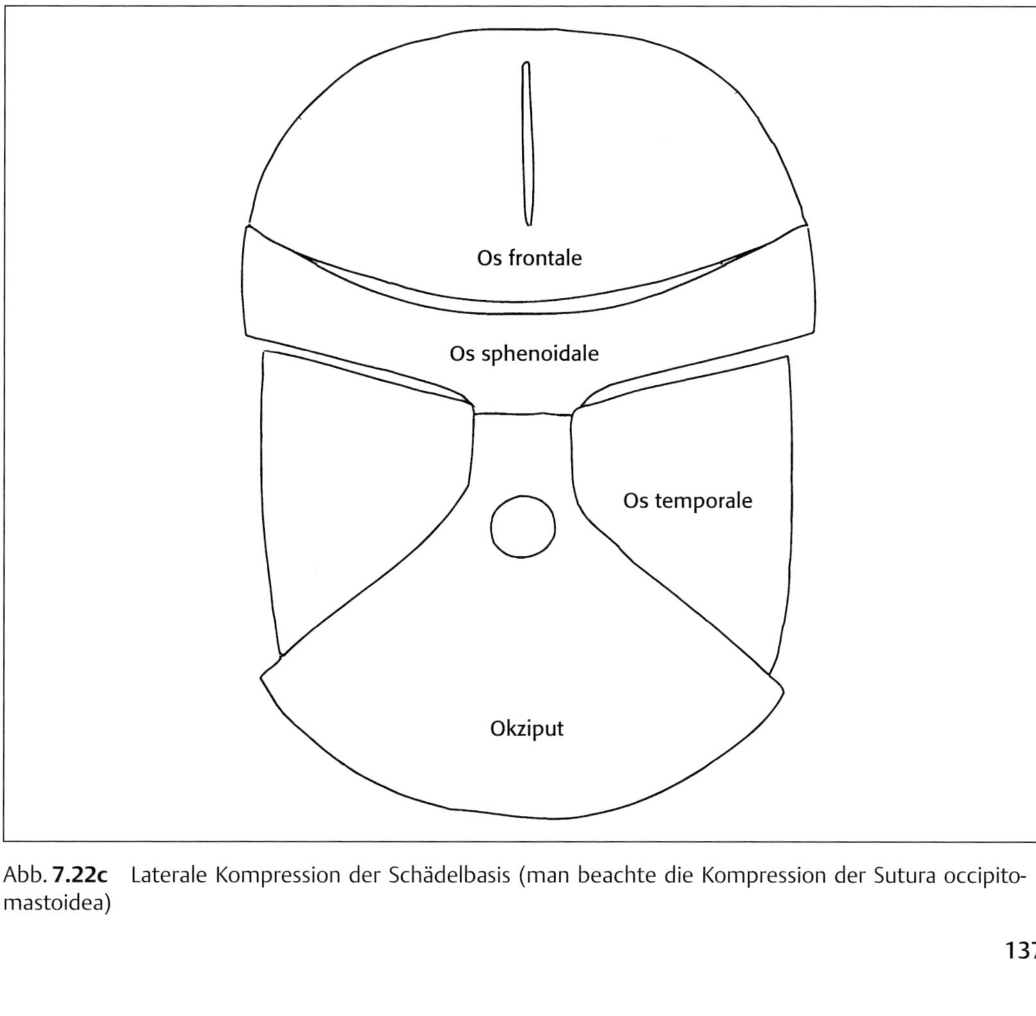

Abb. **7.22c** Laterale Kompression der Schädelbasis (man beachte die Kompression der Sutura occipitomastoidea)

gebnisse, dass sich weitere Untersuchungen lohnen würden.

Diese Informationen zeigen offensichtlich, dass eine Kompression der Schädelbasis von einer Reihe verschiedener ätiologischer Ursachen stammen kann. Sie kann durch einen Schlag auf den Kopf verursacht werden, der die Knochen und/oder Knochennähte der Schädelbasis mechanisch buchstäblich ineinander verkeilt. Sie kann durch ein Geburtstrauma im Geburtskanal oder durch einen Zangeneinsatz entstehen, bei dem die Schädelbasis so weit komprimiert wurde, dass der innere, durch die Zerebrospinalflüssigkeit erzeugte hydraulische Druck nach der Geburt nicht mehr in der Lage ist, sich selbst zu korrigieren. Ferner kann sie ein entzündlicher Vorgang verursachen, der die Duralmembran in Mitleidenschaft gezogen und die Fähigkeit dieser Membran beeinträchtigt hat, sich dem Knochenwachstum der Schädelbasis anzupassen. Sie kann aber auch auf eine Spannung zurückzuführen sein, die posttraumatisch von dem nach ventral flektierten Os coccygis übertragen oder durch eine lumbosakrale Verkeilung verursacht wird. Auch eine Kompression der okzipitalen Kondylen zwischen den Gelenkflächen des Atlas kann als Ursache auftreten. Und schließlich kann sie auf irgendeine noch unerklärliche Weise auch durch ein seelisches Trauma entstehen.

7.12 Auswertung einer anterior-posterioren Kompression der Schädelbasis

Das hier beschriebene Verfahren wird mithilfe einer der Schädelgriffe an dem auf dem Rücken liegenden Patienten durchgeführt. Der erste Schritt besteht darin, den Kopf des Patienten in anterior-posteriorer Richtung sanft zu komprimieren. Damit kann man eine vorübergehende oder unwesentliche Funktionsstörung an der Schädelbasis steigern und auf diese Weise schnell behandeln. Man beginnt mit sanfter Kompressionskraft und erhält sie aufrecht, bis man eine Ausweitung des Kopfes des Patienten nach lateral und eine Entspannung wahrnimmt. Oft können während dieser Phase weitere Läsionsbilder an der Schädelbasis auftreten, zum Beispiel eine Torsion, laterale Verspannung usw. Der Therapeut vollzieht die Bewegungen der Schädelbasis passiv nach, während er die sanfte Kompressionskraft bis zur Entspannung, an der er eine Ausweitung der Schädelkapsel nach lateral verspürt, aufrechterhält. In diesen Fällen sind die betreffenden weiteren Läsionsmuster tatsächlich vorhanden und wirken als Folge auf den von außen angesetzten Druck selbstkorrigierend.

Uns wird immer wieder die Frage gestellt: „Wie viel Druck wendet man an?" Jede Schädelbasis ist verschieden und benötigt eine unterschiedliche Druckkraft. Wir beginnen mit einer sehr sanften Berührung und „denken" nur an die Kompression. Dieser Gedanke genügt, um einen quantitativ kaum wahrnehmbaren Druck durch die Hände zu vermitteln. Ist an der Schädelbasis des Patienten nach rund 30 Sekunden noch nichts geschehen, steigert man die Kraft *sehr langsam*, bis sich etwas ereignet. Dieses Ereignis kann eine Flexion, eine Torsion, ein Verspannungsmuster oder eine sonstige Bewegung sein. Die bei Beginn dieser Bewegung angewendete Kraft ist diejenige, die man dann bis zur Entspannung fortsetzt.

Manchmal findet die Entspannung statt, ohne dass vorher ein weiteres Läsionsmuster auftritt. Das scheint dann eine „perfekte" Schädelbasis zu sein, falls es so etwas überhaupt gibt. Muss man einen deutlichen Druck (200–400 Gramm) ausüben und es geschieht immer noch nichts, so wurde die Kraft zu schnell gesteigert und der Kopf des Patienten hatte keine Möglichkeit, darauf zu reagieren. Dann muss man noch mal zurück zum Anfang. Diesmal steigert man den Druck langsamer und konzentriert sich, um die fast unmerklichen Veränderungen wahrnehmen zu können, die anzeigen, dass die eingesetzte Kraft die richtige Stärke erreicht hat. Wir müssen daran denken, dass unsere erste Berührung einen Rückkopplungsschaltkreis, eine kybernetische Schlaufe erzeugt hat. Wir müssen bereit und in der Lage sein, die vom Patienten von Moment zu Moment zurückgesandten Informationen zu empfangen und zu verarbeiten.

Haben wir diese Steigerungsphase der Kompression beendet und wurde endlich die Entspannung erzielt, so können wir mit der Dekompression der Schädelbasis des Patienten beginnen.

Die tieferen Schichten der Haut sind letztendlich, wenn auch nur mittelbar, am darunter liegenden

Schädelknochen verankert. Bei dem Schädelgriff wird das Okziput von hinten umfasst, um seine Tätigkeit zu überwachen. Nun üben wir über die großen Flügel des Os sphenoidale einen sanften, aber ausreichenden Druck aus, um zwischen der Haut des Patienten und der Haut unserer Finger oder Daumen, je nach der angewandten Haltelage, eine Friktion zu erzeugen. Dann setzen wir eine sanfte Dekompression nach anterior ein. Beim Patienten in Rückenlage zielt diese Kraft zur Zimmerdecke.

Genügt die angewandte Kraft der Dekompression, so scheint sich das Okziput nach posterior zu verlagern. Nun werden zusätzlich die großen Flügel des Os sphenoidale angehoben, was bewirkt, dass das Okziput noch „leichter" wird und sich dann später wieder verlagert. Wir steigern die Dekompression nach anterior noch weiter und wiederholen den Vorgang, bis der das Okziput überwachende Therapeut das Gefühl hat, dass sich das Okziput losgelöst hat und im Gleichgewicht befindet. In schwierigen Fällen kann unter Umständen diese Lösung zwischen Okziput und Os sphenoidale nicht in einer einzigen Behandlung vollständig erzielt werden und erfordert mehrere Behandlungen.

Während der Dekompressionsphase der Behandlung besteht abermals die Möglichkeit, an der Schädelbasis verschiedene Restriktions- oder Läsionsmuster wahrzunehmen. Wenn wir das Okziput sozusagen wie eine an mehreren Fäden hängende Marionette in der Schwebe halten, korrigieren sich diese Läsionsmuster meist von selbst. Diejenigen, die sich während der Dekompressionsphase nicht von selbst korrigieren, können wir einzeln behandeln, wie wir dies in diesem Kapitel bereits beschrieben haben. Sobald wir die gewünschte Korrektur erzielt haben, wiederholen wir die Dekompression der Schädelbasis zur weiteren Auswertung und Behandlung.

Die zur Dekompression eingesetzte Zugkraft wirkt in zwei Richtungen. Erstens werden die transversal verlaufenden Knochennähte der Schädelbasis durch das Zusammenwirken des Eigengewichts des Okziput und des Gehirns mit den hydraulischen Kräften im Schädelinneren beweglich gemacht und begünstigen dadurch eine Korrektur. Zweitens dienen die Verankerungen des Tentorium cerebelli an den Proc. clinoidei anteriores und posteriores des Os sphenoidale zur therapeutischen Streckung dieses Membrangebildes. Diese Zugkraft entspannt die Fasern des Tentorium cerebelli und hat eine günstige „melkende" Auswirkung auf das mit dem Tentorium cerebelli in Verbindung stehende System der Sinus venosus.

Die oben beschriebene Kompressions–Dekompressionstechnik dient uns zusammen mit unserem bevorzugten Schädelgriff als universelle Methode zur Diagnose und Behandlung der überwiegenden Mehrzahl von Läsionsmustern der Schädelbasis. Sie ermöglicht uns, spezifische Läsionen der Schädelbasis leicht und schnell aufzufinden und zu beheben. Zusätzlich zur Dekompression bedarf mitunter eine Schädelbasisläsion ausnahmsweise auch einer unabhängigen, besonderen Korrekturtechnik. Stößt man von Zeit zu Zeit auf eine hartnäckige Läsion dieser Art, so darf man davon ausgehen, dass sie bedeutungsvoll ist und man sozusagen über die Spreu zum Weizen gelangt ist.

Verlagert sich das Okziput nicht erwartungsgemäß nach posterior – also beim Patienten in Rückenlage Richtung Boden –, nachdem man es „leichter" gemacht hat, so handelt es sich um eine Kompressionsläsion der Schädelbasis. Nur durch die Erfahrung kann man die richtige Beurteilung der normalerweise nötigen Zeit und des dabei erzielten „Leichtermachens" im Verhältnis zur erreichten Verlagerung des Okziput oder der Entspannung erlernen. Verfolgt das Okziput starr die vom Os sphenoidale ausgeführte Bewegung nach anterior, wenn man das Os sphenoidale nach anterior hebt, so handelt es sich dabei wahrscheinlich um eine Verkeilung der Knochen. Scheint das Okziput hingegen an einem elastischen System aufgehängt zu sein, und lässt das Os sphenoidale eine Dekompression zwar zu, setzt ihr aber einen elastischen Widerstand oder Rückschlag entgegen, so handelt es sich um ein membranöses Problem.

Wenn man einmal diese Technik bei sehr, sehr vielen Patienten angewandt hat, lernt man alle diese verschiedenen Läsionsarten mit den Fingerspitzen zu identifizieren. Das gleiche Prinzip gilt aber auch bei der Palpation einer Lebervergrößerung, einer abnormen Präkordialbewegung oder der Herz- und Lungenauskultation. Jeder

Therapeut muss sich einen Vorrat an Erfahrungsinformationen erarbeiten und in der Datenbank seines Gehirns speichern, die ihn mit der Zeit in die Lage versetzen, den Normalitäts- und Abnormitätsgrad der am Patienten entdeckten Gegebenheiten zu beurteilen. Es handelt sich dabei um die Erfahrung aus der Praxis, die keine am Rechnerbildschirm ablesbaren Zahlen liefert, mit denen wir die normalen von abnormalen Werten unterscheiden können. Wir müssen lernen, die neuen Meldungen aufgrund der bei anderen Patienten wahrgenommenen Informationen auszuwerten und Urteile zu fällen, für die wir selbst verantwortlich sind. Erfreulicherweise hat bei der Durchführung der Dekompressionstechnik ein falsches Urteil keine schwerwiegenden Folgen, denn das System verzeiht sehr viel.

7.13 Auswertung einer lateralen Kompression der Schädelbasis

Das Konzept der lateralen Kompression der Schädelbasis und die entsprechenden Prüf- und Behandlungstechniken haben wir anhand unserer Arbeiten im Zusammenhang mit dem Autismus entwickelt. Bei vielen Einzelversuchen, das oft erheblich innenrotierte Os temporale beweglich zu machen, entwickelten wir eine Technik, die wir halb im Spaß als „Ohrenziehen" oder „Ear pull" bezeichneten. Es handelt sich dabei um eine sehr einfache, direkte Technik. Nach etwas Übung ist sie bei praktisch jeder Art von Funktionsstörung der Ossa temporalia wirksam, insbesondere bei denen, welche die Pars petrosa des Os temporale und seine Knochennähte betreffen.

Die äußere Ohrmuschel ist letztendlich über kollagene Fasern am knöchernen Gehörgang des Os temporale befestigt. Übt man an der Ohrmuschel einen sanften Zug in Längsrichtung der Pars petrosa des Os temporale aus, so dekomprimiert dieser Zug die Schädelbasis in Querrichtung (Abb. **7.23**). Der Zug löst die Suturae sphenosquamosa, occipitomastoidea und occipitotemporalis sowie die mediale Verbindung zwischen der Pars petrosa des Os temporale und dem sphenobasilaren Bereich.

Der Patient liegt auf dem Rücken. Man fasst beide Ohrmuscheln des Patienten, nicht wie ein zorniger Lehrer, sondern wie es sich für einen Heilkundigen gehört. Nun übt man beidseits eine *sanfte,* möglichst gleichmäßige Zugkraft nach posterior in Verlängerung des äußeren Gehörganges aus. Wir dürfen uns den Bewegungen, die dabei in Erscheinung treten, nicht widersetzen, sondern vollziehen sie passiv nach: Drehung, Verdrehung, Schub. Allmählich beginnen die Ossa temporalia, an denen die Ohrmuscheln verankert sind, sich nach lateral zu bewegen. Wir ziehen weiterhin, bis wir das Gefühl eines beidseitigen Erweichens (die Entspannung) wahrnehmen. Tritt nach einer zumutbaren Zeit diese beidseitige Entspannung nicht ein, dann müssen wir das ganze Vorgehen beim nächsten Besuch des Patienten wiederholen. Die Entspannung wird früher oder später bestimmt eintreten.

Eine über längere Zeit eingesetzte geringe Kraft hat eine große Wirkung. Durch sie wird der Gewebewiderstand und ein Verkrampfen des Patienten vermindert, was bei Ungeduld und allzu großer Kraftanwendung auftritt. Im Wasser kann man mit einem Finger eine 30 m lange Jacht bewegen, wenn man bereit ist, diese Kraft während längerer Zeit auszuüben. Das gleiche Prinzip gilt auch bei der Behandlung von Funktionsstörungen im CranioSacralen System und im Umgang mit sämtlichen Bindegeweben im Körper. Das Erfolgsrezept nennt sich sanfte Kraft, die keine Bedrohung darstellt und im Bindegewebe keine Abwehrreaktion hervorrufen kann.

7.14 Die klinische Bedeutung der mechanischen Eigenschaften des Bindegewebes

Die Wissenschaft der Biomechanik befasst sich mit den mechanischen Eigenschaften des biologischen Gewebes. Ein großer Teil unseres Forschungsaufwandes in der Abteilung für Biomechanik am Institut für osteopathische Medizin der Staatlichen Universität von Michigan befasst sich mit den mechanischen Eigenschaften des Bindegewebes. Ihr Vorsitzender, Dr. phil. Robert W. Little, hat Modelle entwickelt, die viele der klinisch bedeutsamen Eigenschaften veranschaulichen, mit denen sich der Therapeut auseinanderzusetzen hat, wenn er sich mit dem CranioSacralen System, dem neuromuskuloskelettalen System und sämtlichen Körperfaszien befasst.

Die bisher von Little und unserer Abteilung unternommenen Forschungsarbeiten weisen darauf hin, dass man die Eigenschaften des Bindegewebes, mit denen die oben beschriebenen Erfahrungen erklärt werden können, am besten durch das dem Physiker und Ingenieur geläufige Feder- und Stoßdämpfermodell veranschaulichen kann.

Die **Feder** ist im Grunde genommen ein lineares, elastisches Element. Die Kraft, die sich in diesem Element befindet, ist ausschließlich vom Zustand seiner Verformung abhängig. Eine größere Verformung steht in einem unmittelbaren Zusammenhang mit dem Einsatz einer größeren Kraft. Eine von der *Steifigkeit* der Feder bedingte Konstante bestimmt das Ausmaß der Verformung, die eine gegebene Belastung verursacht. Steifigkeit bedeutet Widerstand gegen Verformung. Die Festigkeit bezieht sich auf die Höchstlast, die von der Feder getragen werden kann, ohne zu brechen. Festigkeit und Steifigkeit darf man nicht verwechseln. Verformt man eine Feder, so spielt die Belastungsgeschwindigkeit keine Rolle, nur die Größe der Belastung (das Gewicht der Last). Die Feder kehrt zu ihrer ursprünglichen Größe zurück, sobald man sie von der Last wieder befreit.

Der **Stoßdämpfer** stellt die Viskosität dar. Beim Stoßdämpfer ist deshalb die *Belastungsgeschwindigkeit* der ausschlaggebende Faktor, denn sie bestimmt die sich ergebende Verformung (Abb. **7.24a**).

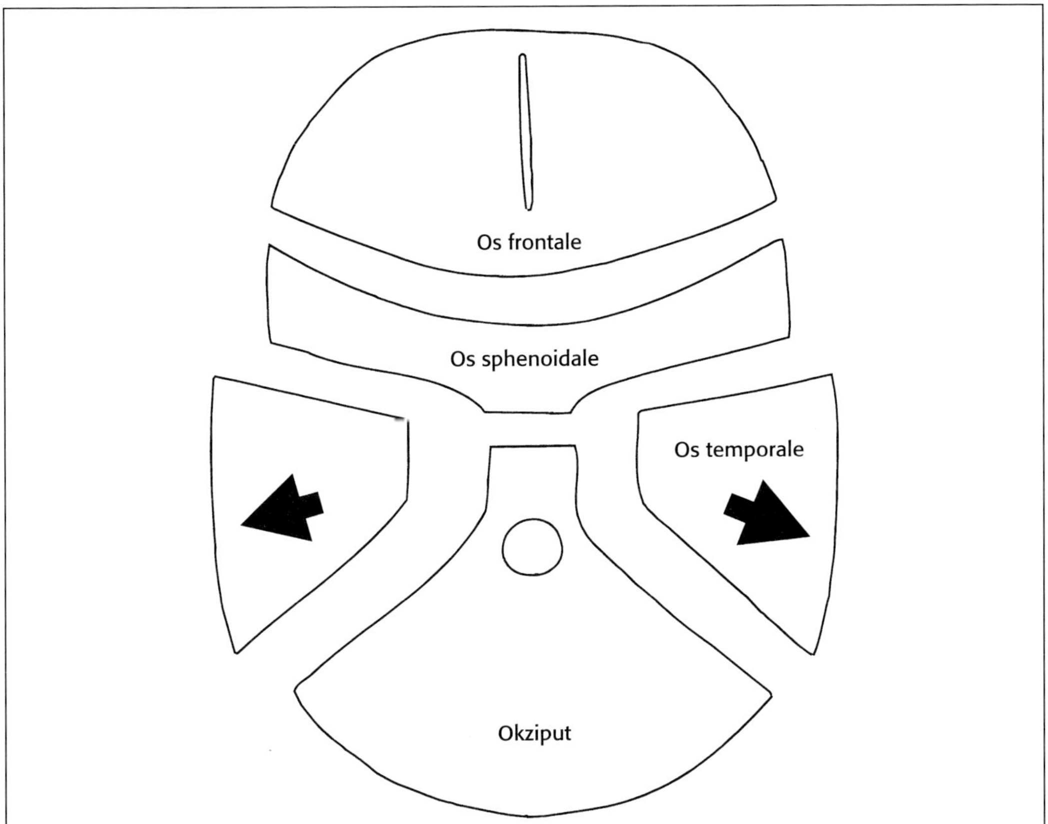

Abb. **7.23** Auswirkung der „Ear-pull"-Technik auf die Knochennähte der Schädelbasis

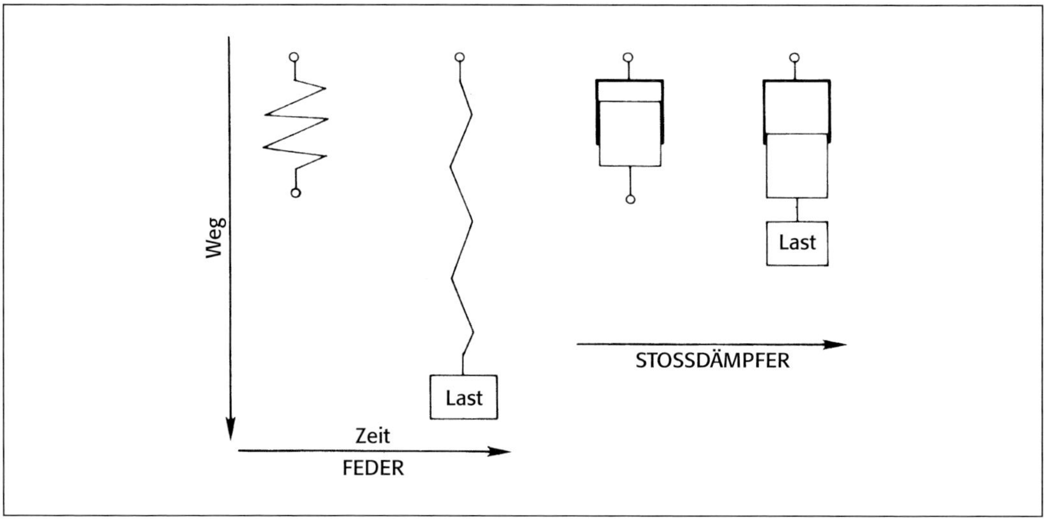

Abb. **7.24a** Feder und Stoßdämpfer

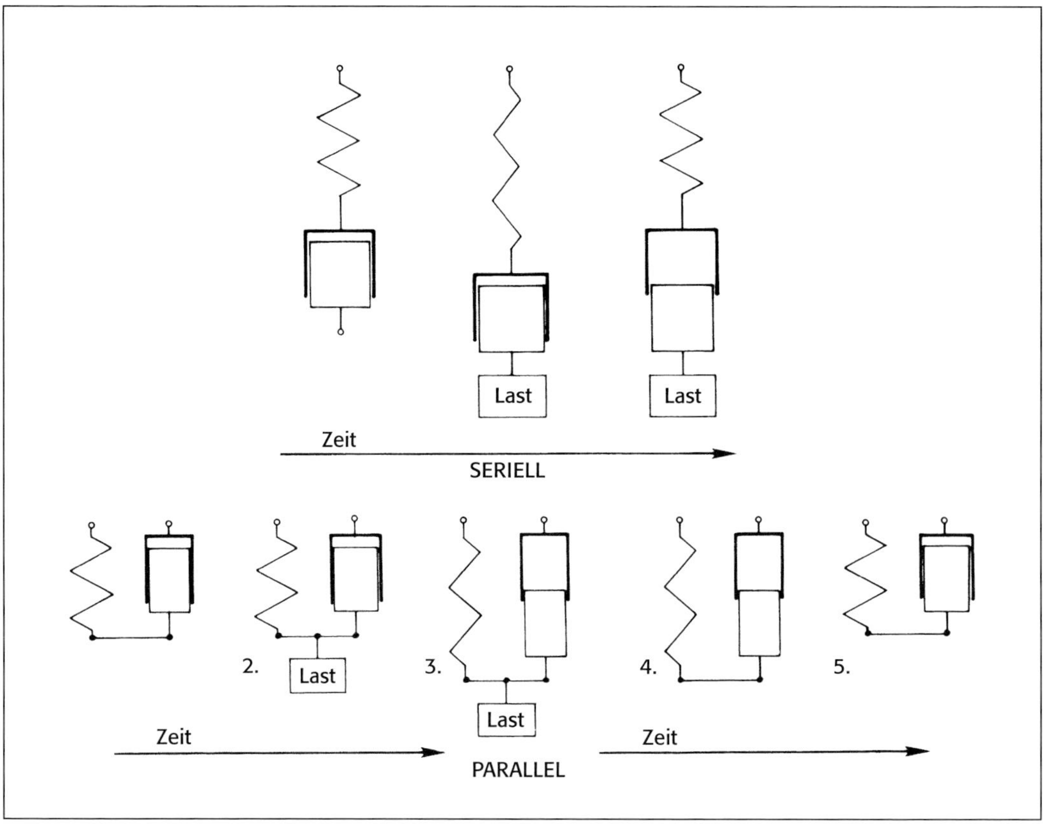

Abb. **7.24b** Verhalten des Feder-Stoßdämpfer-Systems in serieller und paralleler Anordnung bei Belastung

Weichteile wie Muskeln, Bänder, Sehnen, Faszien usw. verhalten sich wie eine Kombination der beiden Elemente Feder und Stoßdämpfer, als wären sie seriell miteinander verbunden. Hingegen verhalten sich die Knochen unter Belastung, als wären Feder und Stoßdämpfer parallel miteinander verbunden (Abb. **7.24b**).

Die bisher von Little und unserer Abteilung unternommenen Forschungsarbeiten scheinen aufzuzeigen, dass eine Belastung der Feder zuerst durch Streckung der Feder aufgenommen wird. Dann beginnt sich auch der Stoßdämpfer zu bewegen, jedoch langsamer, und übernimmt allmählich die Last von der Feder. Das Gewebe besitzt also ein Gedächtnis und erinnert sich an seinen Zustand vor der Belastung, so lange es als Feder der Belastung ausgesetzt ist. Hat endlich der Stoßdämpfer die gesamte Belastung aufgenommen und wird die Feder nicht mehr gestreckt, erinnert sich das Gewebe auch nicht mehr an seinen Zustand vor der Verformung unter Belastung. Dieses Modell versinnbildlicht sehr gut die Art der Korrekturen, die durch die Anwendung der in diesem Kapitel beschriebenen Techniken im CranioSacralen System entstehen. Aus diesem Modell wird ersichtlich, dass alle Stoßdämpfer sämtliche Belastungen aufnehmen müssen, wenn man eine dauerhafte Veränderung und Korrektur erzielen will. Diese Stoßdämpferbewegung braucht Zeit. Sobald die Feder nicht mehr belastet wird, nimmt der Therapeut mit der Entspannung die spürbare Entlastung wahr.

Beim Parallelmodell braucht das träge Element, der Stoßdämpfer, eine gewisse Zeit, um auf die Belastung reagieren zu können. Findet die Belastung jedoch über einen längeren Zeitraum statt, so reagiert der Stoßdämpfer, indem er sich verformt. Dadurch wird die Feder belastet. Die Übertragung der Last vom Stoßdämpfer zur Feder setzt sich so lange fort, bis endlich die Feder die gesamte Belastung trägt. Wird die Last später entfernt, so kehrt die Feder in ihren normalen, unverformten Zustand zurück, wobei sich jedoch der Stoßdämpfer vorerst dieser Rückkehr widersetzt. Indem die Feder die Last weiterhin an den Stoßdämpfer überträgt, tritt schließlich der ursprüngliche, unverformte Zustand wieder ein und es besteht keine Belastung mehr.

Beim Serienmodell entsteht nach einer genügend langen Belastungszeit eine anhaltende Verformung, auch wenn die Last entfernt wird. Im Parallelmodell kehrt das Material hingegen nach einiger Zeit wieder in seinen Ausgangszustand zurück.

Diese Modelle lehren, dass man bei einer therapeutischen Betrachtung des Bindegewebes sowohl die der Feder als auch die dem Stoßdämpfer entsprechenden Eigenschaften des Gewebes berücksichtigen muss. Das Kollagen tritt in der Regel als ein wachsartiges, entspanntes Gebilde auf. Es übernimmt keine Belastung, bevor das Elastin durch die Ausgangslast gestreckt wurde. Die kollagene Grundsubstanz trägt wesentlich zur Stoßdämpferreaktion des Bindegewebes bei. Deshalb lohnt es sich, der Rückkopplungswirkung bei der Reaktion des Patienten auf die von uns ausgelöste Belastung unsere volle Aufmerksamkeit zu schenken, denn sie wird uns erfolgreich durch die zu befolgenden Behandlungstechniken führen und die Wahrscheinlichkeit genauer Prognosen und dauerhafter Heilerfolge wesentlich fördern.

8 Die Dura mater spinalis und der sakrokokzygeale Komplex

Die Dura mater spinalis verbindet das Okziput mit dem sakrokokzygealen Komplex. Sie liegt im sogenannten Wirbel- oder Duralkanal, in dem die Duralmembran eine lockere Scheide für das Rückenmark bildet. Unterhalb des Foramen magnum stellt das vertebrale Periost, das die Innenflächen des Wirbelkanals verkleidet, das Endost der intrakranialen Dura dar. Die Duralmembran der Wirbelsäule wird als Verlängerung der inneren oder meningealen Schicht der Dura mater encephali im Schädelinneren betrachtet.

In der Regel besitzt die Dura nur um das gesamte Foramen magnum, am posterioren Teil des 2. und 3. Halswirbelkörpers und ventral im Canalis sacralis auf Höhe des 2. Sakralsegmentes feste Knochenverankerungen. Am Ligamentum longitudinale posterius ist sie durch eine faserige Gleitschicht befestigt. Diese Ansätze am Ligamentum longitudinale sind variabel und verstärken sich in der Regel nach kaudal.

Das Ende des Subduralraumes im Canalis sacralis liegt ungefähr auf Höhe des 2. Sakralsegmentes. Hier liegt die Dura sehr eng am Filum terminale an und umhüllt es, verlässt dann den Canalis sacralis über den Hiatus canalis sacralis und vereinigt sich mit dem Periost des Os coccygis. Der kaudale Teil der schlauchartigen Duralscheide unterhalb des 2. Lumbalsegmentes, wo sich der Conus medullaris formt, wird von der Cauda equina ausgefüllt.

An den Stellen, wo die Spinalnerven aus dem Wirbelkanal durch die Foramina intervertebralia austreten, werden sie von Verlängerungen der Duralscheide umhüllt und geschützt. An ihren Enden gehen diese schlauchartigen Verlängerungen der Dura in die paravertebralen Faszien über. In den oberen Anteilen des Wirbelkanals liegen sie annähernd quer, während sie sich nach kaudal immer mehr längs ausrichten. Diese Anordnung ist der Grund, weshalb im Duralschlauch die kaudalen Anteile eine größere Spannung übertragen als die oberen. Die obere transversale durale Muffe gibt der Längsbewegung des Duralschlauches eine größere Bewegungsfreiheit, auch wenn diese Muffen unter Spannung sind (Abb. **8.1**).

Der Subduralraum innerhalb der tubulären Dura mater ist viel größer als notwendig. Der Subarachnoidalraum füllt den größten Teil dieses überflüssigen Raumes aus und ermöglicht dadurch eine gewisse Unabhängigkeit der Bewegung des Rückenmarks einerseits und der Duralmembran andererseits.

Der Epiduralraum zwischen der Duralscheide und dem Periost des Wirbelkanals ist ebenfalls verhältnismäßig groß. Er enthält venöse Plexus analog den duralen Sinus im Schädel sowie netzförmiges Gewebe.

Unter normalen Ruhebedingungen ermöglicht die funktionelle Anatomie zwischen Okziput und sakrokokzygealem Komplex die Wiedergabe der okzipitalen Bewegungen am entgegengesetzten Ende, also im sakrokokzygealen Bereich. Umgekehrt widerspiegeln sich die Bewegungen des sakrokokzygealen Komplexes am Okziput. Diese Wiedergabe kann aufgrund der relativen Gleitbewegungsfreiheit in Längsrichtung stattfinden, welche die Dura mater im Wirbelkanal kennzeichnet.

Dieselbe Kontinuität der Dura ist aber auch der Grund, weshalb Bewegungsrestriktionen, die entweder am Okziput oder im sakrokokzygealen Komplex entstehen, normalerweise ebenfalls an beiden Enden der Dura mater spinalis als Symptome auftreten. Dieser Mechanismus bewirkt zum Beispiel oft ein gleichzeitiges Auftreten von Kreuz- und Kopfschmerzen. Die Knochenansätze der Duralmembran am posterioren Teil des 2. und 3. Halswirbelkörpers sind auch der Grund, weshalb es häufig einen sehr bedeutenden klinischen Zusammenhang zwischen einem oberen Zervikalsyndrom, Kopf- und Kreuzschmerzen gibt. Die Ursache dieser Beschwerden kann an irgendeinem der drei Knochenansatzbereiche der Duralmembran entstehen. Mit der Zeit kann sich dann das Leiden in Form von symptomatischen Schmerzen und Funktionsstörungen auf alle drei Körperbereiche ausweiten. Ferner kann eine somatische Funktionsstörung der Wirbelsäule oder des paravertebralen Bereichs die Beweglichkeit des Duralschlauches beeinträchtigen und als sekundäre Funktionsstörung in einem oder sämtlichen dieser drei Bereiche der duralen Knochenansätze auftreten.

Angesichts der oben beschriebenen funktionellen Bedingungen werden die Wichtigkeit und die Vorteile der Techniken ohne Weiteres verständlich, mit denen man die Bewegungsfreiheit der Dura mater im Wirbelkanal bewerten kann. Die Beweglichkeit der Duralmembran kann man zur Suche von somatischen Funktionsstörungen einsetzen, die das Okziput, die oberen Zervikalsegmente, das Sakrum, das Os coccygis und sämtliche Foramina intervertebralia in Mitleidenschaft ziehen. Man kann die Beweglichkeit der Duralscheide auch zur Ortung von duralen Adhäsionen nutzen, die eine Vielfalt von Schmerzsyndromen verursachen können. Solche duralen Adhäsionen scheinen manchmal beim Einsatz von Techniken zu verschwinden, die darauf abzielen, die intraduralen hydraulischen Kräfte zu verändern oder die Gleitbewegung der Duralmembran im Wirbelkanal zu verbessern. Bei diesen Techniken werden die Hebelkräfte ausgenutzt, die an den Knochenansätzen der Duralmembran in der Wirbelsäule ausgeübt werden können. Zum Versuch, die Dura mater spinalis zu mobilisieren, werden die Beine, das Kreuz und der Kopf eingesetzt.

8.1 Bewertung der Mobilität des Duralschlauches in der Wirbelsäule

Der Beweglichkeitsgrad des Duralschlauches kann am besten bewertet werden, indem man die Bewegung gleichzeitig am Okziput und am Sakrum prüft. Normalerweise empfiehlt es sich, diese Prüfung durch eine einzelne Person durchführen zu lassen, doch während der Ausbildung

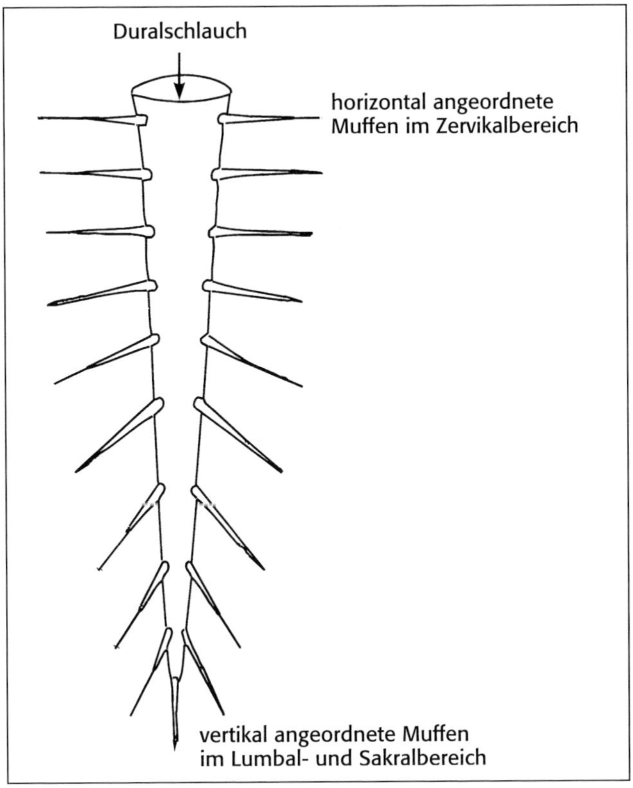

Abb. **8.1** Anordnung der Duralmuffen

und des Erfahrungsaufbaus lohnt es sich, zu zweit am Patienten zu arbeiten.

Der Patient liegt auf einer 5–10 cm dicken Schaumgummi- oder Luftmatratze bequem auf dem Rücken. Arbeitet der Therapeut allein, sollte er sich bequem so an die Seite des Patienten setzen, dass er eine seiner Hände unter das Sakrum des Patienten und die andere Hand unter dessen Okziput legen kann. Die weiche Unterlage bezweckt, dass der Therapeut seine Hand und den Arm unter dem Gesäß- und Sakralbereich des Patienten unbehindert hinlegen kann, ohne dabei dessen Ruhelage auf dem Behandlungstisch um mehr als ein absolutes Mindestmaß zu stören.

Bei der Bewertung der Duralschlauchbeweglichkeit im Wirbelkanal ist es wichtig, darauf zu achten, dass bei der Untersuchung keine von außen einwirkenden Faktoren eine Gewebeabwehrreaktion in Form einer Verkrampfung oder eines Hypertonus verursachen. Das heißt, dass das Vorgehen und die Untersuchungsbedingungen zu keinen Veränderungen der Knochenbewegungen am Okziput oder im sakrokokzygealen Komplex führen dürfen. Künstliche Bewegungsänderungen entstehen allzu leicht. Falsche Informationen führen zu falschen diagnostischen Eindrücken und letztendlich zu einer unwirksamen Behandlung. Wir können deshalb nicht genügend betonen, dass während der Untersuchungen die bequeme Lage des Patienten und die Entspannung des Bindegewebes äußerst wichtig sind. Der Therapeut muss die physiologische Bewegung des Patienten so beurteilen, wie sie tatsächlich ist, und nicht, wie sie auf seinen Eingriff reagiert.

Nachdem wir eine Hand korrekt und bequem unter das Sakrum und die andere unter das Okziput des Patienten gelegt haben, können wir die pendelnden Flexions-/Extensionsbewegungen dieser beiden Knochen bewerten. Die Bewegungen von Okziput und Sakrum sind offenbar synchron und parallel als Reaktion auf den Rhythmus des CranioSacralen Systems. Die Drehachsen für das Okziput und das Sakrum liegen quer (Abb. **8.2**). Der Duralschlauch und wahrscheinlich die Ligamenta longitudinalia anterius und posterius wirken als Verbindung zwischen diesen beiden Knochenansätzen.

Bekanntlich sind Flexion und Extension rhythmisch abwechselnde Bewegungen des CranioSacralen Systems. Während der Flexionsphase wird der anteriore Teil des Duralschlauches zusammen mit dem Ligamentum longitudinale anterius nach kranial gespannt. Die Zeichnung zeigt, dass daraus eine Rotation des Sakrums resultiert, wobei der Apex des Sakrums sich nach anterior bewegt. Während der Extensionsphase der Bewegung werden der posteriore Teil des Duralschlauches und das Ligamentum longitudinale

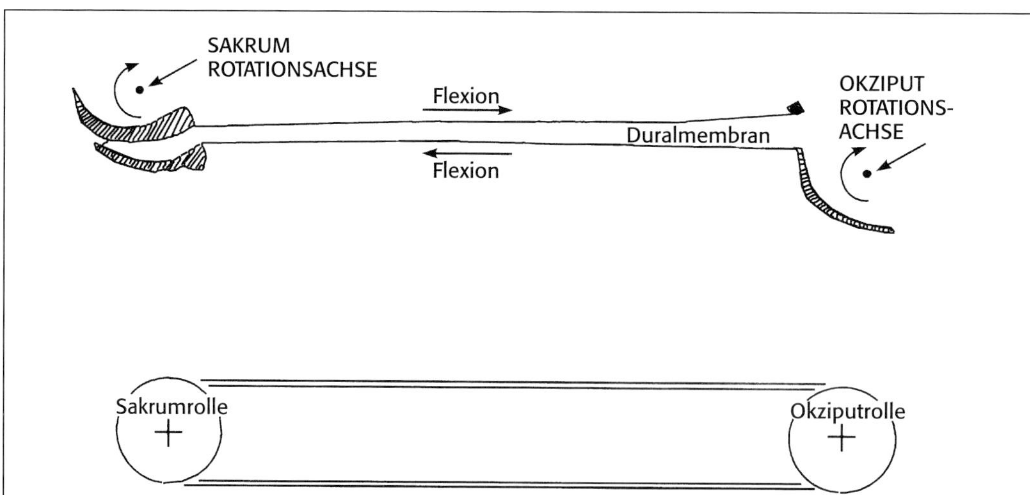

Abb. **8.2** Synchronisierungsmechanismus von Okziput und Sakrum

posterius nach kranial gestreckt, während die anterioren Verbindungen entspannt werden. Das führt zu einer Bewegung der Basis des Sakrums nach anterior bei Rotation des Sakrums um die in der Zeichnung angedeutete Achse.

Während sich der Therapeut gleichzeitig auf die Bewegungen des Okziputs und des Sakrums einstellt, sollte er sich folgende Fragen stellen:

- Bewegen sich das Okziput und das Sakrum frei und synchron miteinander?
- Bewegt sich einer dieser beiden Knochen langsamer oder mit knapper Verzögerung nach dem anderen?
- Falls es eine solche Bewegungsverzögerung gibt, scheint sie durch eine Behinderung außerhalb der Duralmembran verursacht zu sein? Stammt sie von seiner Hand oder von einem äußerlich fixierten Muskel- oder Bandansatz?
- Scheint die Verzögerung aus dem Bereich zwischen den Therapeutenhänden zu kommen?
- Kann man am Duralschlauch einen Widerstand spüren und orten? Ist der betreffende Bereich berührungsempfindlich? Befindet sich die Stelle am Duralschlauch selbst oder an einer der duralen Muffen, welche die Austrittspunkte der Spinalnerven schützen?

Mit den Antworten auf diese Fragen, die der Therapeut nach etwas Erfahrung mit mehreren Patienten geben kann, entwickelt er die Fähigkeit, die Ursachen von Restriktionen der freien Beweglichkeit der beiden Knochen zu orten, denn diese Knochen stellen die Knochenansätze an den Enden des Duralschlauches im Wirbelkanal dar.

Zu Lernzwecken lohnt es sich, die Eigenbewegung entweder des Okziputs oder des Sakrums mit einer Hand leicht zu hemmen und die Auswirkung dieser künstlich erzeugten Restriktion auf die mit der anderen Hand empfundene Bewegung festzustellen.

Bei einem Zusammenwirken von zwei Therapeuten bei der Beweglichkeitsuntersuchung des in der Wirbelsäule liegenden Teils des CranioSacralen Systems arbeitet einer am Okziput und der andere am Sakrum des Patienten. Für den am Kopf des Patienten arbeitenden Therapeuten ist es oft eine sehr lehrreiche Erfahrung, einen der in Kapitel 7 beschriebenen Schädelgriffe („vault holds“) anzuwenden, um so die Wirkung des sakrokokzygealen Komplexes nicht nur am Okziput, sondern an der gesamten Schädelkapsel wahrnehmen zu können.

Der am Sakrum des Patienten arbeitende Therapeut legt seinen Arm zwischen die Beine des auf dem Rücken liegenden Patienten und die Hand unter dessen Os coccygis und Sakrum. Der sakrokokzygeale Komplex muss dabei so liegen, dass

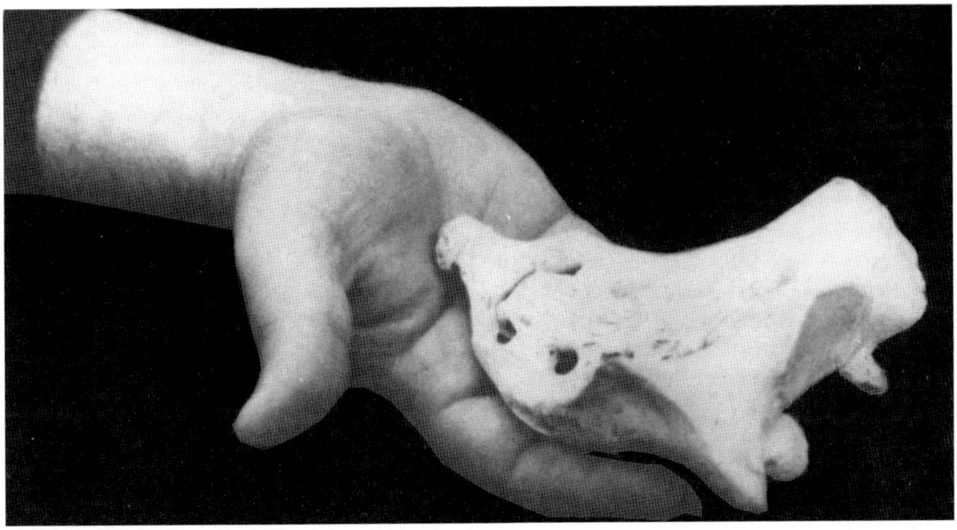

Abb. **8.3** Position der Hand bei der Palpation des Sakrums

der Apex des Sakrums auf der Handfläche des Therapeuten aufliegt, die Dornfortsatzreihe des Sakrums liegt zwischen und parallel zu seinem Mittel- und Ringfinger. Die Fingerspitzen des Therapeuten können sich in Höhe der Querfortsätze des 4. oder 5. Lendenwirbels befinden, je nach Größe der Hand des Therapeuten und des Sakrums des Patienten. Offenbar spielt das Gewicht, das der Therapeut auf seinen Ellenbogen stützt, eine besondere Rolle: je größer das Gewicht auf den Ellenbogen, desto besser. Dabei darf er jedoch nicht versuchen, mit der unter das Sakrum gelegten Hand etwas zu ertasten, sondern er muss versuchen, sie mit dem Sakrum zu vereinigen und mit ihm bewegen zu lassen. Sobald wir das erreicht haben, beobachten wir, was die Hand tut beziehungsweise was das Sakrum tut. Arbeitet nur ein Therapeut allein mit dem Patienten, so ist sein Handeinsatz am sakrokokzygealen Komplex identisch (Abb. **8.3**).

Nachdem sich beide Therapeuten auf diese Weise auf den Patienten eingestellt haben, sollten sie einander mitteilen, was sich an den beiden Enden des spinalen Duralschlauches ereignet. Beide sollten die gleichen oben erwähnten Fragen beantworten. Dann sollte einer von ihnen künstliche Restriktionen erzeugen, um die Auswirkung einer Restriktion am Okziput auf das Sakrum und einer Restriktion am Sakrum auf das Okziput zu erfahren. Sie können auch einen tiefen paravertebralen Druck ausüben, um die Auswirkung von somatischen paraspinalen Funktionsstörungen auf die Funktion des CranioSacralen Systems festzustellen.

8.2 Ursachen und Behandlung von Restriktionen des Duralschlauches

Wir haben bereits die Ursachen von Restriktionen des Duralschlauches behandelt, die innerhalb des Membransystems im Schädelinneren liegen. Hier genügt es, darauf hinzuweisen, dass sich jede Hemmung des Membransystems im Schädel auf den Duralschlauch auswirkt.

Als äußere, die okzipitalen Bewegungen beeinflussende Faktoren gelten sämtliche der an diesem als Angelpunkt dienenden Schädelknochen verankerten Muskeln, Bänder und Faszien. Bei den meisten Patienten beträgt die Gesamtdicke der subokzipitalen Muskulatur mehr als 25 mm. Man kann diese Muskeln einzeln betrachten (Kapitel 13); in diesem Kapitel befassen wir uns jedoch mit ihnen als Ganzem. Wird die Beweglichkeit des Okziputs von Faktoren beeinträchtigt, die sich außerhalb der Duralmembran befinden, so macht sich ihre Auswirkung im ganzen CranioSacralen System bemerkbar. Deshalb ist es äußerst wichtig zu verstehen, dass abnorme, zum Okziput verlaufende bindegewebige Verspannungen zuerst erfolgreich beseitigt werden müssen, bevor eine genaue Bewertung der Bewegung des CranioSacralen Systems möglich wird.

Die Technik zur Entspannung der Schädelbasis (Kapitel 5) ist unsere übliche Methode, um die Lösung von allgemeinen Verspannungen zu erreichen, die durch die Bindegewebsansätze am Okziput entstehen. Diese Technik lockert auch die Atlantookzipitalgelenke, die ebenfalls häufig als Ursache einer Restriktion des Okziput auftreten. Die Kompression der okzipitalen Kondylen ist eine der Ursachen von schweren Funktionsstörungen des CranioSacralen Systems und setzt eine erfolgreiche Behandlung voraus, um eine normale Funktion des CranioSacralen Systems zu ermöglichen.

Wie bereits erwähnt, ist die spinale Duralmembran innerhalb des Wirbelkanals an den hinteren Partien der 2. und 3. Halswirbelkörper verankert. Eine somatische Funktionsstörung dieser Wirbelkörper, sei sie nun primär oder sekundär aufgrund einer somatischen Funktionsstörung an einer anderen Stelle, hat zwangsläufig eine Bewegungsbeeinträchtigung des CranioSacralen Systems zur Folge. Solche somatischen Funktionsstörungen müssen deshalb immer korrigiert werden.

Wenn somatische Funktionsstörungen im oberen Zervikalbereich die Beweglichkeit des CranioSacralen Systems beeinträchtigen, verwenden wir mit Vorliebe die Positions- und Haltetechniken zu ihrer Auflösung. Diese Techniken sind problemlos erlernbar, wenn man die Sensitivität für die Wahrnehmung der CranioSacralen Bewegung besitzt. Der Patient sitzt oder liegt auf dem Rücken (Abb. **8.4a, b**). Mit einer Hand führt man den Kopf, während die andere Hand den Nacken des Patienten hält und die örtliche Gewebespannung überwacht. Durch Positionierung des Kopfes werden die Nackenmuskeln zur größtmöglichen Entspannung oder Erweichung gebracht. Zu Beginn muss man viele praktische Versuche unternehmen, bis man die Ideallage findet. Eine sanfte, genaue Positionierung ist erforder-

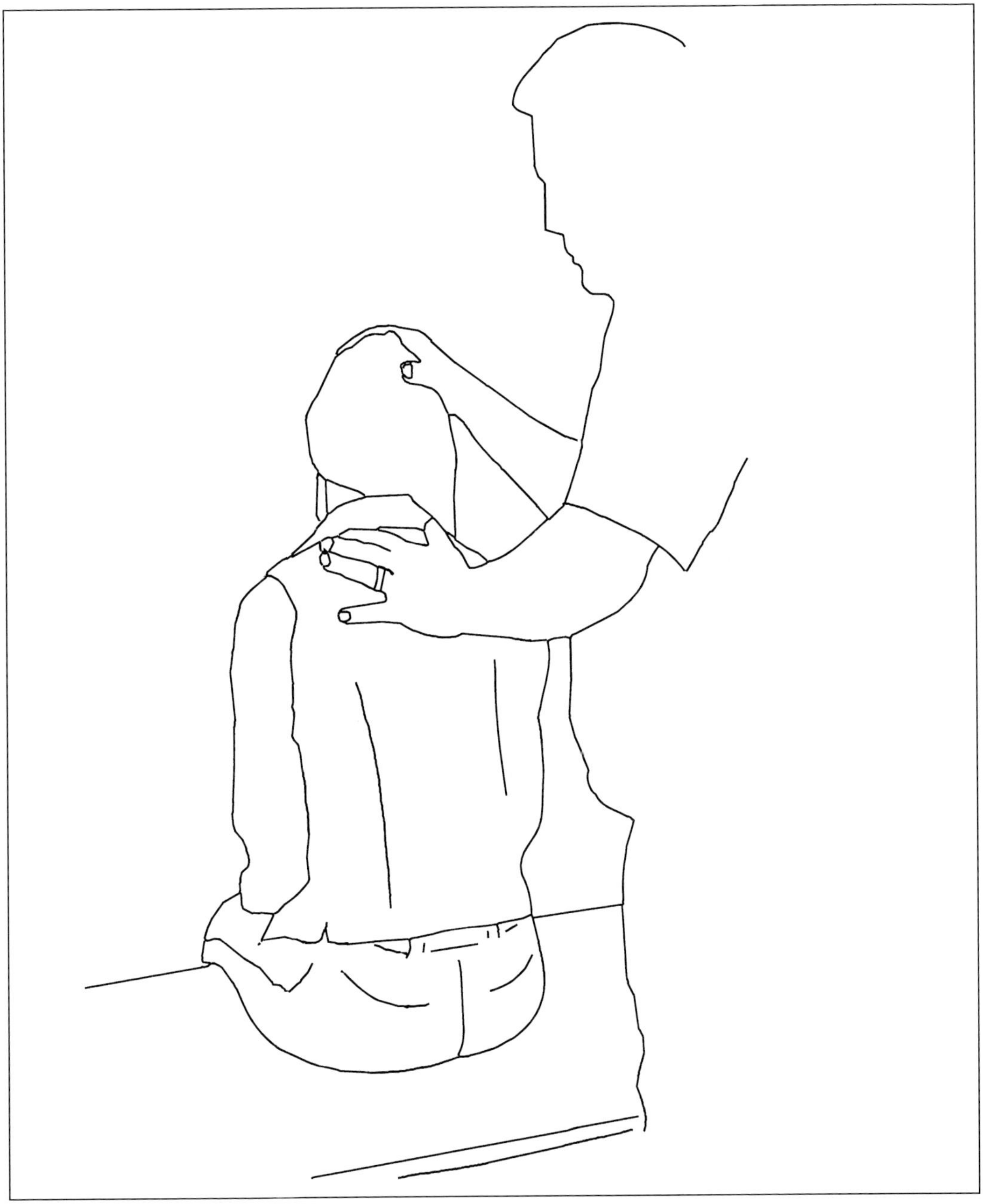

Abb. **8.4a** Positions- und Haltetechnik für den Nacken beim sitzenden Patienten

lich, um die maximale Entspannung der Nackenmuskulatur zu erzielen. Mit etwas Erfahrung scheint sich dann der Kopf des Patienten praktisch von selbst in die richtige Lage zu versetzen (Anhang E).

Während sich einige der Muskeln entspannen, verändert sich die Optimallage, denn es handelt sich hier nicht um eine statische Behandlungstechnik, sondern um eine dynamische. Unsere Forschung hat gezeigt, dass das Bindegewebe ein Gedächtnis besitzt (Kapitel 7). Sobald wir Stellen entdecken, an denen das Gewebe unter Zugspannung steht oder verspannt ist, verschwindet das Zug- oder Verspannungsmuster bereits aus dem entsprechenden Gewebe. Während sich die Korrektur vollzieht, fühlt man öfter eine Wärmeausstrahlung aus dem in Mitleidenschaft gezogenen Bereich, mitunter auch eine ziemlich rasch pulsierende Aktivität. Wir halten die Lage des Patienten fest, bis die Wärmeausstrahlung und das Pulsieren abgeklungen sind. Wird die Lage vor Abklingen dieser Korrekturphänomene verändert, so kann sich die volle therapeutische Wirkung nicht entfalten.

Es gibt eine ganze Reihe von weiteren Methoden zur Behebung von somatischen Funktionsstörungen (Mitchell, 1979); in fachlich versierten Händen sind die meisten dieser Methoden akzeptabel. Die oben beschriebene Methode ist unschädlich und bei korrekter Anwendung äußerst wirksam. Das oberste Gesetz lautet jedoch immer, Geduld mit dem Patienten zu haben. Richtig ist jede Technik, die man bequem findet und welche die gewünschte therapeutische Wirkung erzielt.

Wir haben noch nie eine mehr als nur vorübergehende somatische paravertebrale Funktionsstörung erlebt, die nicht als spürbarer, schleifender Widerstand am spinalen Duralschlauch auftrat. Die Bewertung der Duralschlauchbeweglichkeit in der Wirbelsäule kann, wie bereits beschrieben, erfolgreich zur Ortung von bedeuten-

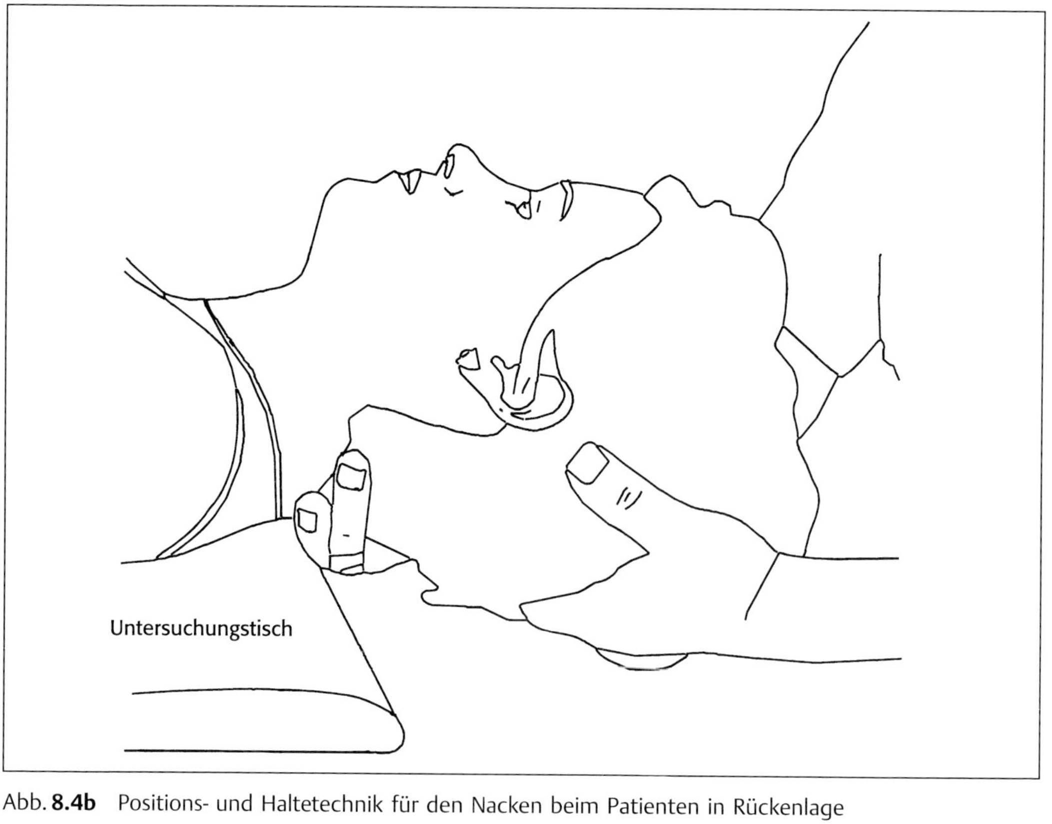

Abb. **8.4b** Positions- und Haltetechnik für den Nacken beim Patienten in Rückenlage

den paraspinalen somatischen Funktionsstörungen eingesetzt werden. Finden wir solche Störungen, so müssen wir sie beseitigen, um den Duralschlauch von seiner Bewegungsrestriktion zu befreien.

Wiederum ist jede Technik akzeptabel, die der Therapeut beherrscht und mit der er die erwünschte Wirkung erzielt. Die Korrektur der somatischen Funktionsstörung beseitigt unverzüglich die Restriktion des Duralschlauches, und deshalb dient die durale Beweglichkeit als Indiz des therapeutischen Erfolges.

Es stehen drei einfache, sichere und wirksame Techniken zur Verfügung, um den Duralschlauch in der Wirbelsäule zu mobilisieren und die mitbeteiligten paraspinalen Beschwerden zu beseitigen.

Die erste besteht darin, den Duralschlauch von seinen beiden Enden her zur Bewegung zu animieren. Dabei regt man sanft, aber beharrlich die Bewegungssynchronisierung vom Okziput und Sakrum her an mit dem Ziel, den Bewegungsausschlag über 30–50 Flexions-/Extensionszyklen zu erweitern. Häufig kann man die Restriktion der Duralmembran auf diese Weise überwinden; gleichzeitig korrigiert sich die somatische paraspinale Funktionsstörung von selbst.

Die zweite Korrekturtechnik für wesentliche paraspinale, die CranioSacrale Funktion beeinträchtigende Läsionen ist die Anwendung der CV-4-Technik über mehrere Ruhepunkte hinweg (Kapitel 4). Der Patient durchläuft eine Reihe von Ruhepunkten oder Unterbrechungen im CranioSacralen Rhythmus. Dabei entstehen oft Schmerzen an der Stelle der somatischen Funktionsstörung, sobald sich der Patient dem Ruhepunkt nähert. Die Schmerzen verschwinden in der Regel während des Ruhepunktes. Die somatische Funktionsstörung bleibt bestehen, solange die Schmerzen durch die Anwendung der CV-4-Technik ausgelöst werden können. Wenn keine Schmerzen mehr entstehen, wissen wir, dass die somatische Funktionsstörung beseitigt wurde.

Die dritte Methode zur Mobilisierung einer paraspinalen somatischen Funktionsstörung ist nichts anderes als die sogenannte „Lenkung der Energie“. Diese Technik stützt sich auf die Tatsache, dass alle Menschen im elektrischen Sinne lebende Batterien, Generatoren und Kondensatoren sind. Die Haut wirkt dabei als Isolator, der die körpereigene Elektrizität im Körper hält und ihn gegen elektrische Phänomene aus seiner Umgebung schützt, die seine elektrische „Gesundheit“ und Funktionstüchtigkeit beeinträchtigen könnten.

Wenn ein Mensch seine Haut in unmittelbare Berührung mit der Haut eines anderen Menschen bringt, geht ein Teil des Widerstandes dieser beiden isolierenden Hautschichten offenbar verloren. Durch die sich stets steigernde Leitfähigkeit der Haut vereinigen sich schließlich diese beiden Kondensatoren, Therapeut und Patient, und bilden eine Einheit. Wir müssen uns allerdings zunächst über die romantischen Begleittöne dieser Aussage hinwegsetzen und nur an ihre therapeutischen Anwendungsmöglichkeiten denken.

Finden wir eine paravertebrale somatische Funktionsstörung vor, so genügt es, wenn wir nur je einen Finger auf den Querfortsatz des beteiligten Wirbelkörpers und die freie Hand *sehr sanft* oben auf den Kopf des Patienten legen, mit der wir dann den größten Teil der Ossa parietalia und ihrer Knochennähte überdecken (Abb. **8.5a, b**).

Nach ungefähr 30–60 Sekunden nimmt man den Beginn einer sanften Bewegung wahr, als würde der beteiligte Wirbelkörper sich selbstständig bewegen. Sobald diese Bewegung stattfindet, vollziehen wir sie sanft nach, bleiben dabei aber mit den Querfortsätzen in Kontakt. In der Regel entstehen an der Stelle der somatischen Funktionsstörung zunächst Wärme und eine pulsierende Tätigkeit. Wir setzen diese Behandlung fort, bis die Bewegung, die Wärme und das Pulsieren nicht mehr wahrzunehmen sind. Dann hat sich nämlich die somatische Funktionsstörung aufgelöst.

Mitunter verursacht eine somatische Funktionsstörung strukturelle Beschwerden, die für eine vollständige Beseitigung durch diese Technik zu schwerwiegend sind. In solchen Fällen kann nach der Energiezufuhr eine einfache Gelenkkorrektur zu vollständiger Beschwerdefreiheit führen. Somatische Funktionsstörungen, die durch eine Fehlstellung der Knochen aufrechterhalten werden, sprechen weniger gut auf die V-Spreiz-Technik an als Kontrakturen des Bindegewebes.

Eine weitere Ursache von schweren Funktionsstörungen im CranioSacralen System ist die Kompression des lumbosakralen Überganges (L5–S1). Eine rezidivierende Kompression der Schädelbasis ist häufig auf dieses Problem zurückzuführen und verursacht Kopfschmerzen, Gedächtnisstörungen und psychoneurotische Depressionen. In solchen Fällen muss man während der gleichen Behandlungssitzung selbstverständlich die Kompression der Schädelbasis beheben, wie wir dies im Kapitel 7 beschrieben haben. Eine häufige Begleiterscheinung ist auch die Kompression der okzipitalen Kondylen, die gleichzeitig behandelt werden muss. Der dritte Teil dieser Kompressionstrias befindet sich oft am lumbosakralen Übergang selbst. Mit anderen Worten, die Gelenkoberflächen der Lumbalwirbelkörper haben sich dann in diejenigen des Sakrums verkeilt. Wahrscheinlich im Sinne eines Schutzmechanismus wirkt das Bindegewebe als Schienung, um weiteren Verletzungen vorzubeugen, und trägt somit am Fortbestehen der Beschwerden bei. Vermutlich entsteht dieser Zustand normalerweise durch einen Sturz auf den sakrokokzygealen Komplex, doch kann ihn auch ein Hypertonus der Weichteile verursachen, dessen Ursprung in anderen Beschwerden im neuromuskuloskelettalen System liegt. Wir haben diese Beschwerden mit einer gewissen Regelmäßigkeit bei autistischen Kindern vorgefunden. In diesen Fällen ist die Vermutung naheliegend, dass sie durch die vom Duralschlauch ständig nach kranial ausgeübte Zugspannung verursacht werden.

Wir kennen nur eine Möglichkeit, diesen Zustand zu prüfen: durch einen direkten Versuch, das Sakrum vom Druck der unteren Lendenwirbelkörper zu entlasten (Abb. **8.6a, b**). Dazu hält man eine Hand unter das Sakrum des auf dem Rücken liegenden Patienten. Mitunter hilft dabei, wenn der Patient die Beine etwas hochzieht und

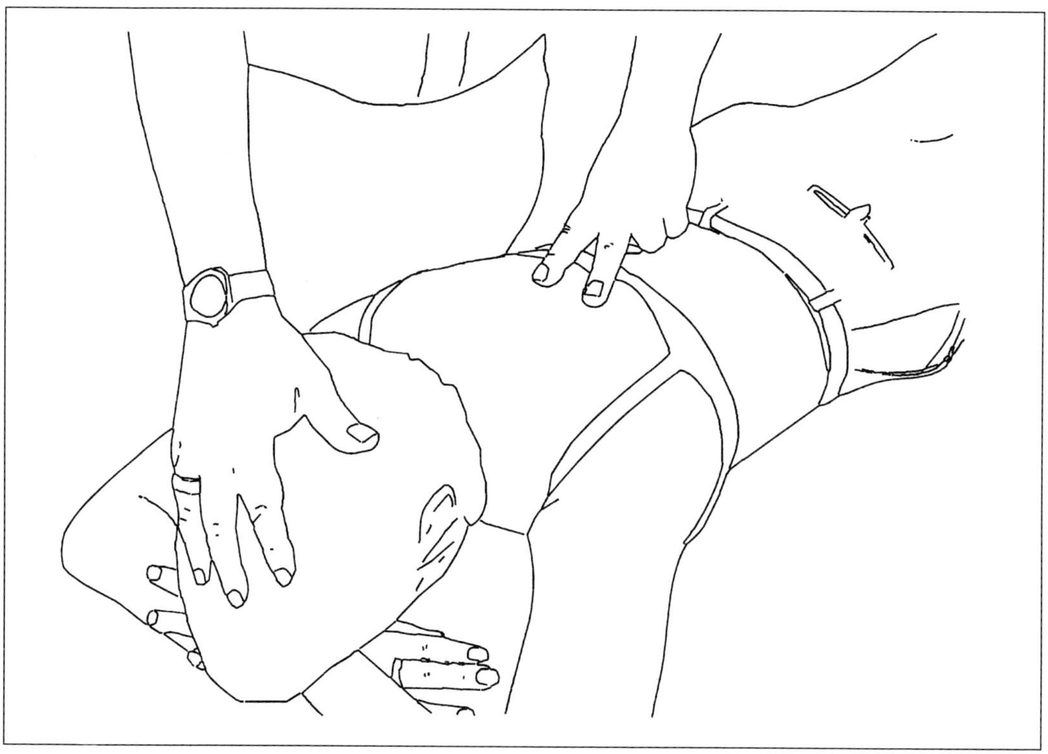

Abb. **8.5a** Behebung einer somatischen Funktionsstörung durch Lenkung der Energie beim Patienten in Bauchlage

die Knie anwinkelt. Dann legt man die andere Hand von der Seite des Patienten so an, dass die Dornfortsätze der Lendenwirbelkörper zwischen den quer liegenden Fingern liegen; der kleine Finger liegt im Zwischenraum zwischen den Dornfortsätzen des 5. Lendenwirbels und des 1. Sakralwirbelkörpers, der Ringfinger zwischen denen des 4. und 5. Lendenwirbelkörpers. Die restlichen Finger des Therapeuten werden lediglich zur Stützung der Lendenwirbelsäule benutzt.

Nun stabilisiert man die Lendenwirbel mit einer Hand. Mit der Hand unter dem Sakrum setzt man eine nach kaudal gerichtete Zugkraft am Sakrum ein. Diese Zugkraft beginnt mit einem sehr geringen Kraftaufwand, den man allmählich steigert. Der 5. Lendenwirbel und das 1. Sakralsegment sollten sich dabei sehr leicht trennen lassen. Wird zu viel Kraft angewendet, so spürt man, wie sich das Gewebe verkrampft. Das zeigt an, dass man den Kraftaufwand verringern sollte. Trennt sich dabei der lumbosakrale Übergang nicht, so handelt es sich um eine örtliche knö-

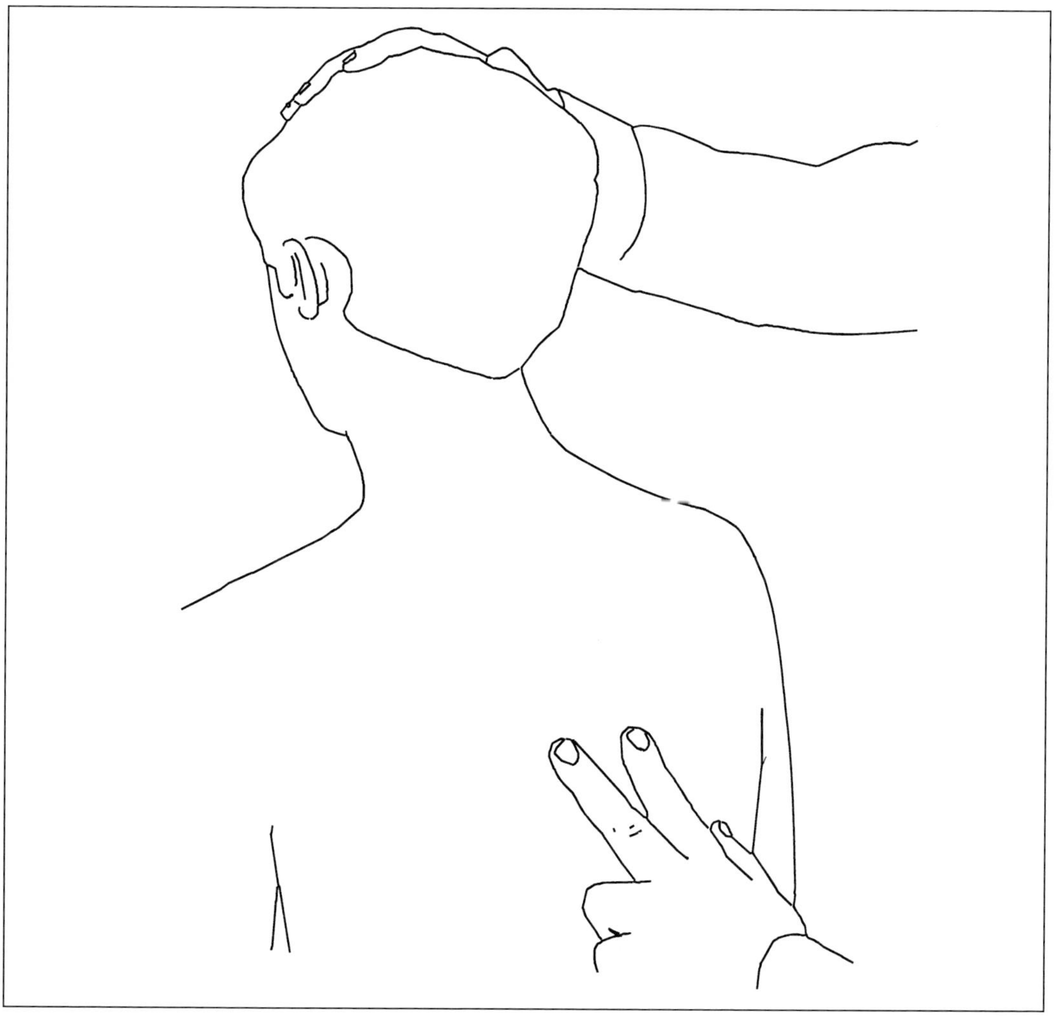

Abb. **8.5b** Behebung einer somatischen Funktionsstörung durch Lenkung der Energie beim sitzenden Patienten

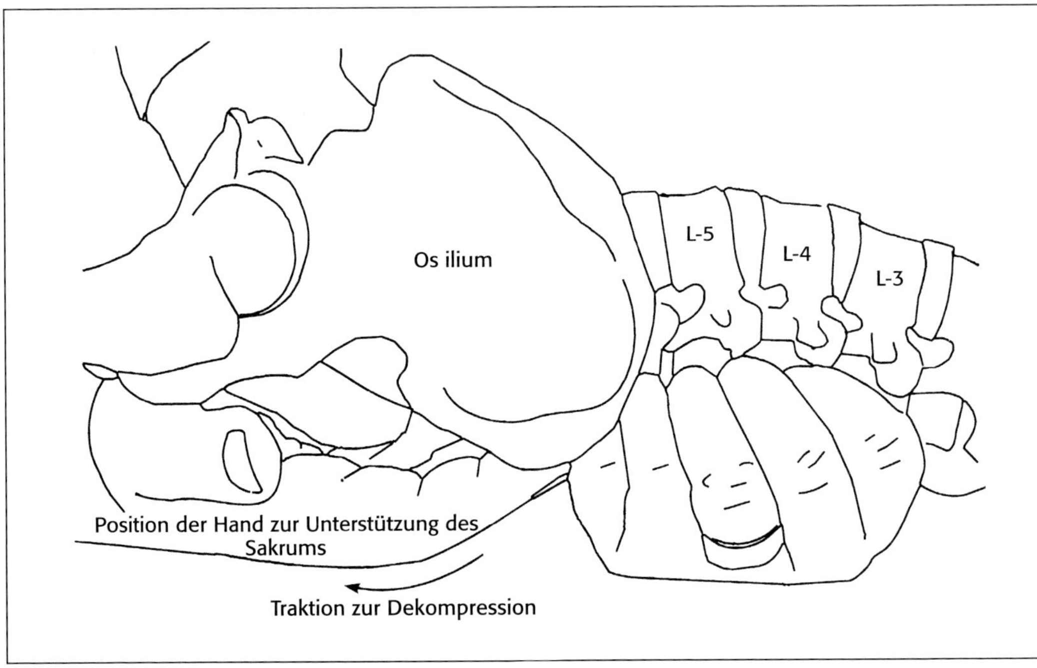

Abb. **8.6a** Lumbosakrale Dekompression: Position der Hände bei Diagnose und Behandlung

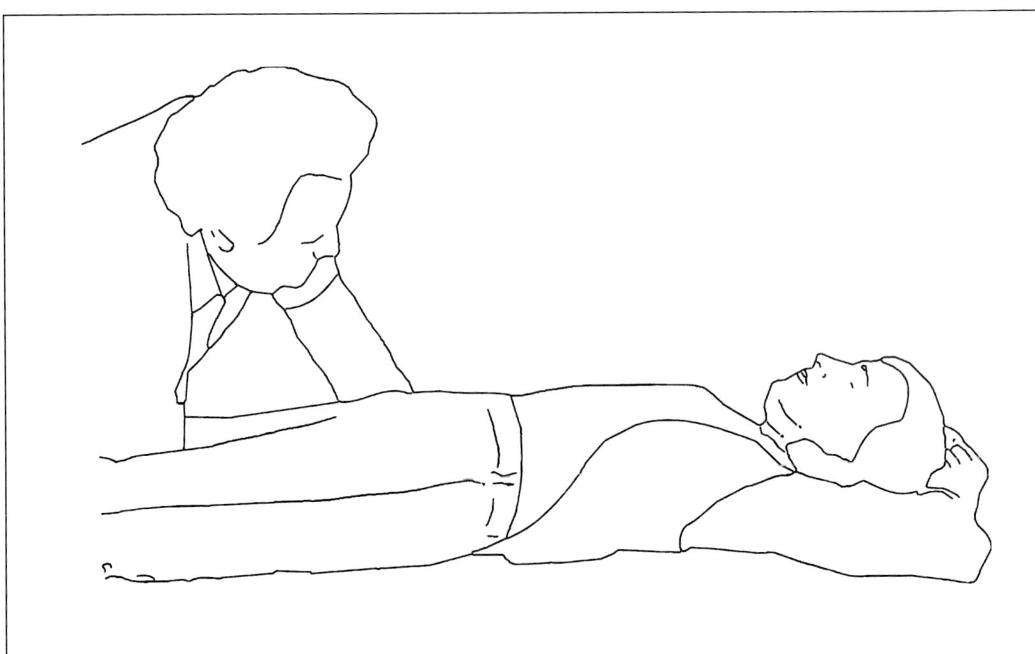

Abb. **8.6b** Lumbosakrale Dekompression: Position bei Diagnose und Behandlung

cherne Kompression dieser Verbindung. Zur Behandlung einer solchen Kompression hält man die Zugkraft unterhalb der Schwelle, bei der eine Gewebereaktion entstehen kann, bis die Druckentlastung (Dekompression) stattfindet. Das kann mehrere Minuten dauern. Wenn man zwar eine teilweise Trennung erzielt, eine gewisse Restriktion aber immer noch vorhanden ist, behandelt man den Patienten in gleicher Weise weiter, so lange, bis die Entspannung stattfindet. Die Restriktion scheint sich dann sehr oft ruckartig und wechselseitig aufzulösen, vergleichbar in etwa mit dem Herausziehen einer verspannten Schublade.

Findet bei Anwendung der Zugkraft zwar eine Dekompression des lumbosakralen Überganges statt, springt sie dann aber wieder wie von einem Gummiband gezogen zurück, so wird die Kompression durch eine erhöhte Spannung des Duralschlauches von oben her verursacht. Oft kann man diese Spannung den Duralschlauch entlang bis zur Falx cerebelli und zum Tentorium cerebelli, dann weiter über die Falx cerebri bis zur Glabella hin verfolgen. Das Tentorium verursacht eine Kompression an der Schädelbasis vom Os sphenoidale bis zum Okziput, während die Falx cerebri ihrerseits einen Zug nach posterior auf das Os frontale ausübt. Diese Beschwerden müssen alle während der gleichen Behandlungssitzung beseitigt werden. In der Regel sind Wiederholungen der Behandlung erforderlich, als hätte die Duralmembran ein Gedächtnis, das eine Reihe von wiederholten Umerziehungskursen benötigt.

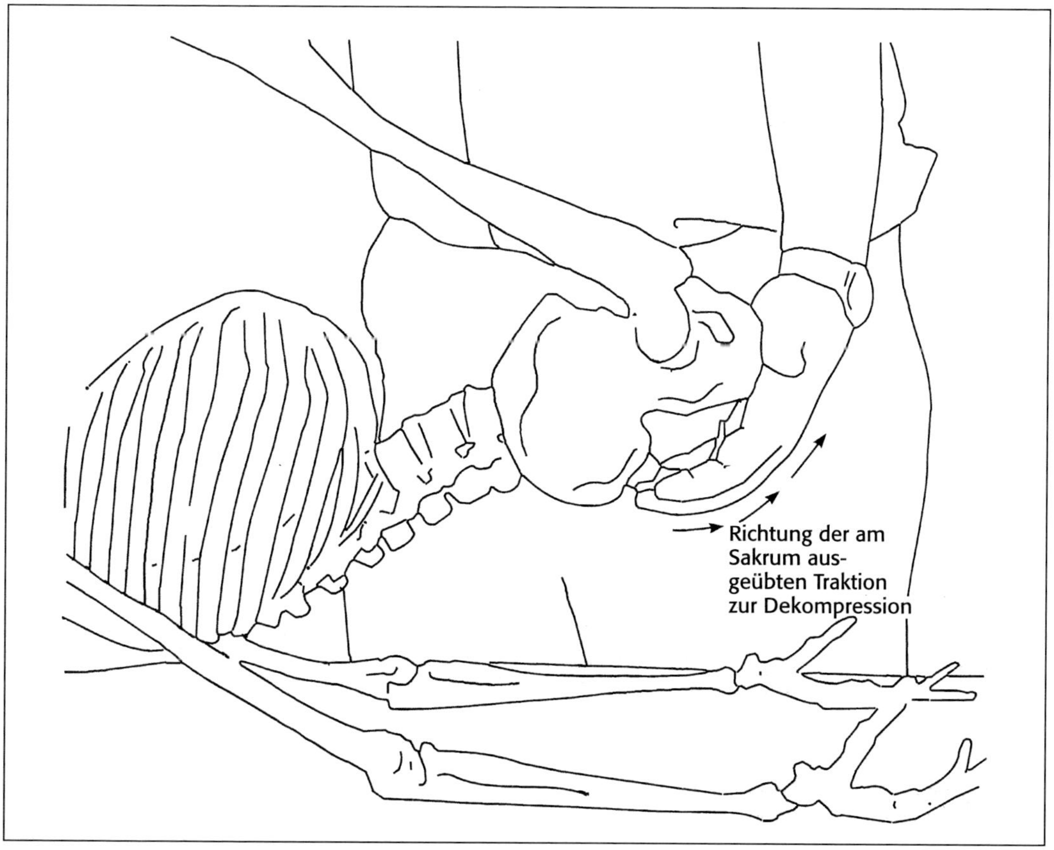

Abb. **8.7a** Hebelwirkung der Beine bei der lumbosakralen Dekompression: Position der Hände im Verhältnis zu den ossären Strukturen

Oft empfiehlt sich bei solchen Fällen die Zusammenarbeit von zwei Therapeuten. Einer von ihnen sollte den lumbosakralen Übergang dekomprimieren, der zweite führt die Dekompression zur gleichen Zeit am Kopf durch. Zudem kann dieses Vorgehen für beide Therapeuten eine wertvolle Lernerfahrung sein.

Nach der örtlichen Dekompression des lumbosakralen Überganges gibt es eine weitere sehr nützliche Behandlungstechnik. Sie bezweckt, durch den Einsatz der Beine als Hebel eine Flexion des Beckens zu erreichen (Abb. **8.7a, b**). Dabei fixiert das Gewicht des Körpers des Patienten die Lendenwirbel, während man die Kraft zur Dekompression aufbringt. Man kann gleichzeitig auch einen zusätzlichen Druck auf den suprapubischen Bereich ausüben, um die Drehpunktwirkung der Lendenwirbel zu verstärken. Wahrscheinlich erzielt diese Technik eine Umerziehung des Gewebes, das die lumbosakrale Kom-

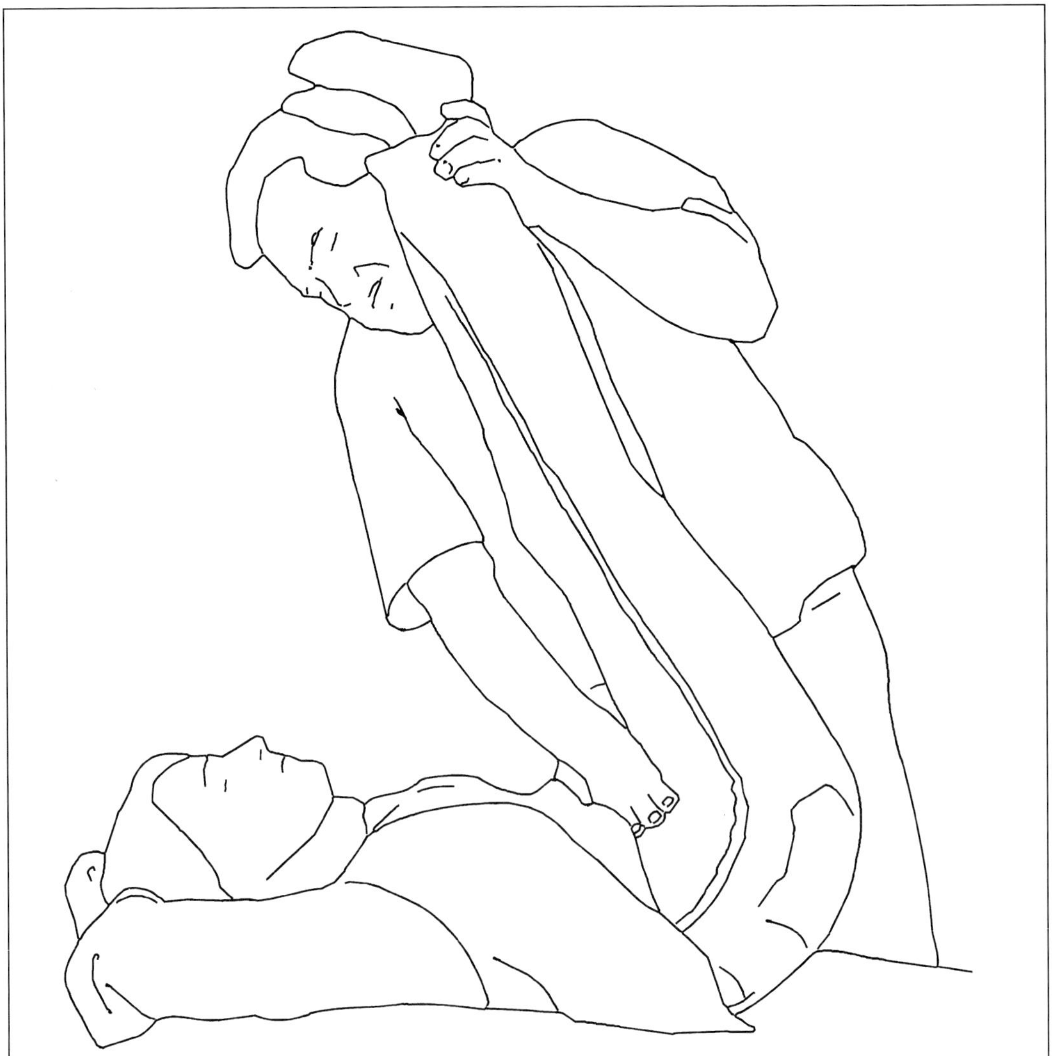

Abb. **8.7b** Hebelwirkung der Beine bei der lumbosakralen Dekompression: Zusätzlicher Krafteinsatz im suprapubischen Bereich

pression aufrechterhalten hatte, und korrigiert sämtliche daraus entstandenen sekundären Auswirkungen. Diese Technik setzt einen langsamen Krafteinsatz voraus, um dem Gewebe die nötige allmähliche Anpassung zu ermöglichen. Neigt das Becken während der vom Therapeuten eingeleiteten Flexion zur Lateralflexion oder zur Rotation, soll man diese Bewegungen ohne Weiteres gestatten. Lässt die Gewebeentspannung allmählich mehr und mehr Flexion zu, so nimmt man laufend den erweiterten Spielraum auf. Die Beine des Patienten bleiben gerade, und die Knie dürfen nicht angewinkelt werden. Verursacht diese Technik dem Patienten Schmerzen, so zeigt das an, dass der Therapeut zu schnell arbeitet; er muss dann etwas zurückgehen und langsamer weiterarbeiten. Wir wenden diese Technik sehr selten zu Beginn an, sondern erst nachdem wir die lokale Dekompression am lumbosakralen Übergang durchgeführt haben. Oft ist die Unterstützung eines zweiten Therapeuten sehr nützlich, der während der Durchführung dieser Tech-

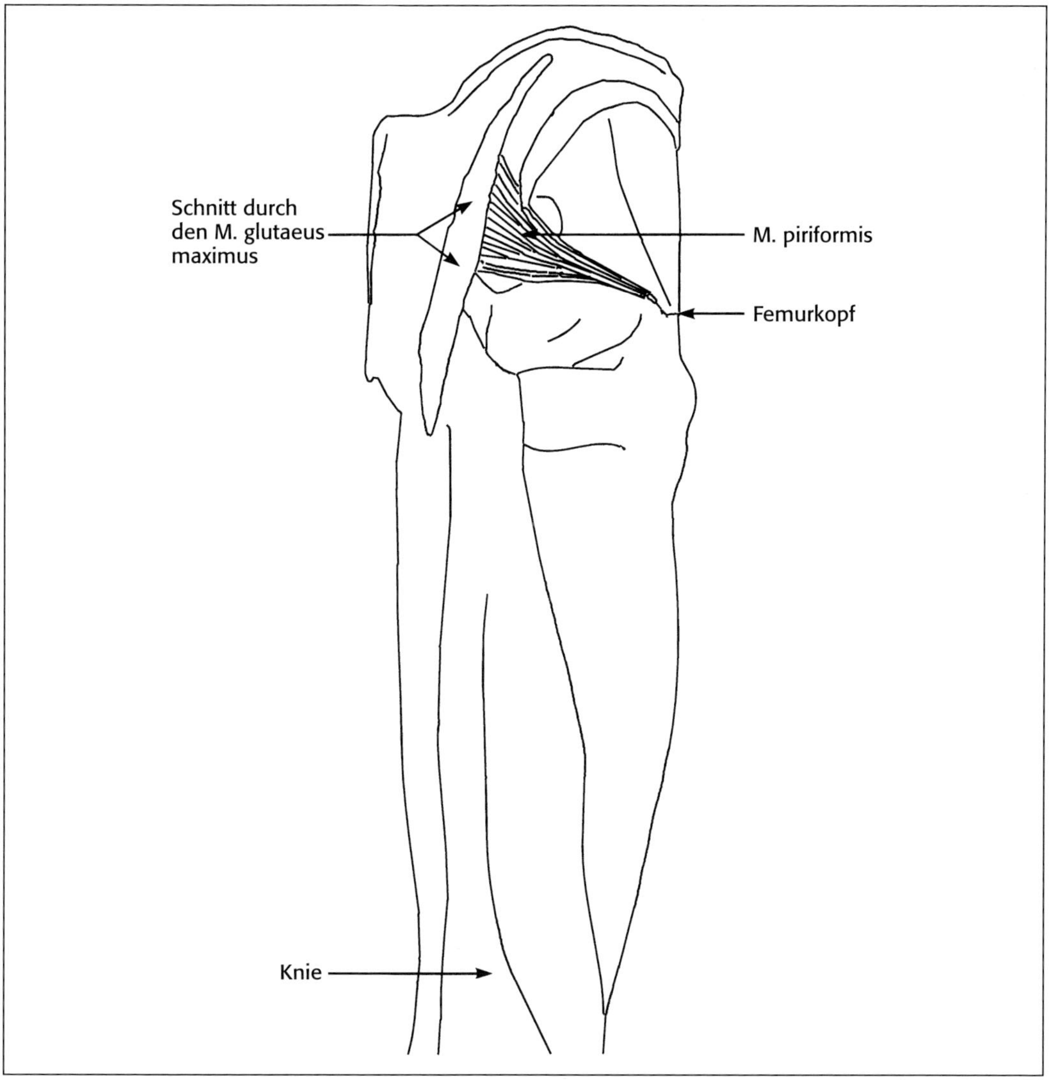

Abb. **8.8** M. piriformis

nik den Schädel des Patienten im Gleichgewicht hält.

Zu den extraduralen Faktoren, die die Beweglichkeit des CranioSacralen Systems am Sakrum beeinträchtigen, zählen sämtliche Muskeln und Bänder, die am Sakrum und an den Iliosakralgelenken verankert sind.

Der *M. piriformis* hat seinen Ursprung anterior am Sakrum, zwischen den 1., 2., 3. und 4. vorderen Foramina und den Furchen, die von diesen Foramina herrühren, sowie am Foramen ischiadicum majus und an der vorderen Fläche der Ligg. sacrotuberalia. Nach dem Durchtritt durch das Foramen ischiadicum majus setzt der M. piriformis über eine Sehne am oberen Rand des Trochanter major am Femur an, knapp hinter und oft gemeinsam mit der Sehne des M. obturator internus und der Mm. gemelli. Der Piriformis wird von Ästen des 2. und mitunter des 1. Sakralnervs sowie 5. Lendennervs innerviert. Der Muskel dient der Abduktion und Außenrotation des Oberschenkels. Er kann auch eine gewisse Extension des Oberschenkels bewirken (Abb. **8.8**).

Eine Verkrampfung dieses Muskels findet man häufig bei Patienten vor, die an Kreuzschmerzen und Ischias leiden. Sie verursacht zwangsläufig einen Widerstand am Sakrum, sodass ein abnorm hypertoner M. piriformis das CranioSacrale System zumindest teilweise in Mitleidenschaft zieht. In dieser negativen Auswirkung auf das CranioSacrale System liegt möglicherweise die Erklärung, weshalb Beschwerden am M. piriformis oft ein Gefühl des allgemeinen Unwohlseins und Persönlichkeitsveränderungen als Begleiterscheinungen aufweisen. Ist der Piriformis einseitig hyperton, so neigt er dazu, das Sakrum auf eine Seite hin zu verspannen. Diese Situation am Sakrum spiegelt sich dann auch am Okziput wider.

Es gibt eine ganze Reihe von Techniken zur Behebung eines Hypertonus des M. piriformis. Eine der unserer Erfahrung nach wirksamsten verwendet das Prinzip der reziproken Inner-

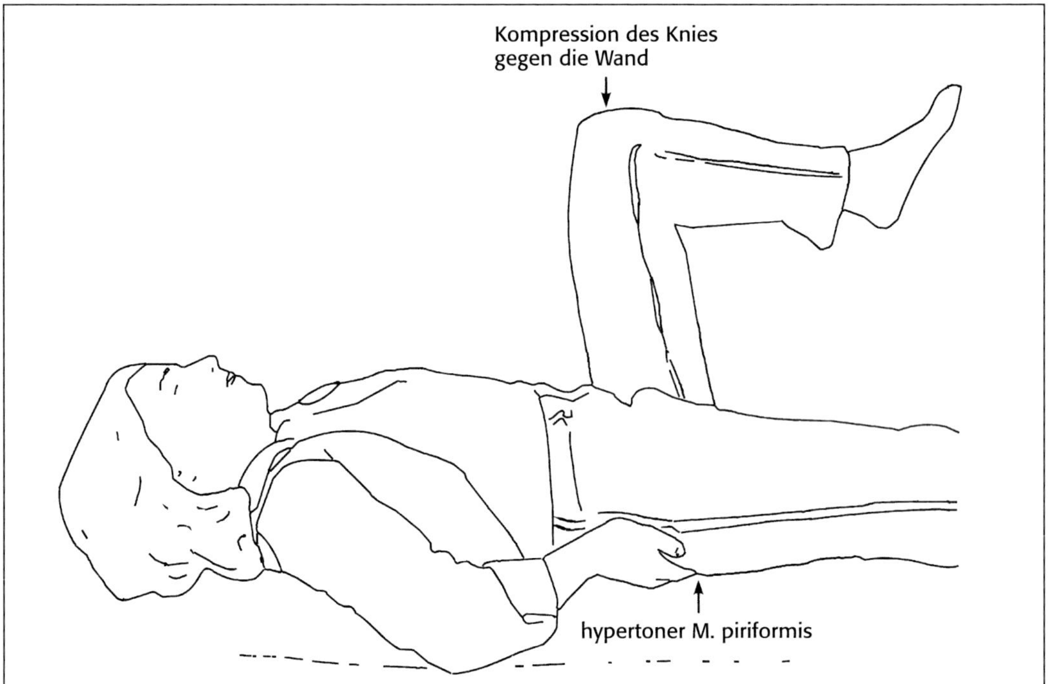

Abb. **8.9** Selbsthilfeübung zur Entspannung eines hypertonen M. piriformis

vation. Der Patient muss dabei mindestens dreimal täglich und jeweils bei auftretenden Schmerzen im betroffenen Muskel eine Übung ausführen, die den gegenüberliegenden Piriformis während drei bis fünf Minuten strafft (Abb. **8.9**).

Zu dieser Übung legt sich der Patient parallel zur Wand auf den Boden, seine gesunde (nicht schmerzhafte) Seite gegen die Wand. Der Therapeut zeigt dem Patienten, wie man den verspannten Piriformis palpiert. Der liegende Patient beugt sein gesundes Bein in der Hüfte, das Knie bequem gebeugt, bis die Gewebeveränderung am verspannten Piriformis ertastet werden kann. Er überwacht mit einem Finger den verspannten Piriformis weiterhin, hält den Oberschenkel gebeugt und drückt das Knie seiner gesunden Seite nach lateral gegen die Wand. Er steigert dabei den Druck gegen die Wand, bis er spürt, dass sich der verspannte M. piriformis entspannt. Die Übung ist beendet, sobald er diese Entspannung wahrnimmt. Diese Übung wird dreimal täglich über einen Zeitraum von einigen Tagen bis mehreren Wochen wiederholt und erwirkt eine günstige Reaktion des chronisch verspannten Muskels. Die Entspannung ermöglicht eine effizientere Arbeit des CranioSacralen Systems.

Der *M. iliacus* füllt jeweils die Beckenschaufeln als flacher, dreieckiger Muskel. Er hat seinen Ursprung am oberen Teil der Beckenschaufel, am inneren Rand des Darmbeinkamms, an den vorderen Iliosakral- und Iliolumbalbändern sowie an der Rückseite der Basis sacralis. Die Muskelfasern konvergieren nach unten und sind seitlich am Psoas major, Trochanter minor, an der Hüftgelenkkapsel und am Oberschenkelknochen verankert. Der M. iliacus wird von Ästen des N. femoralis innerviert, deren Ursprung in der Regel

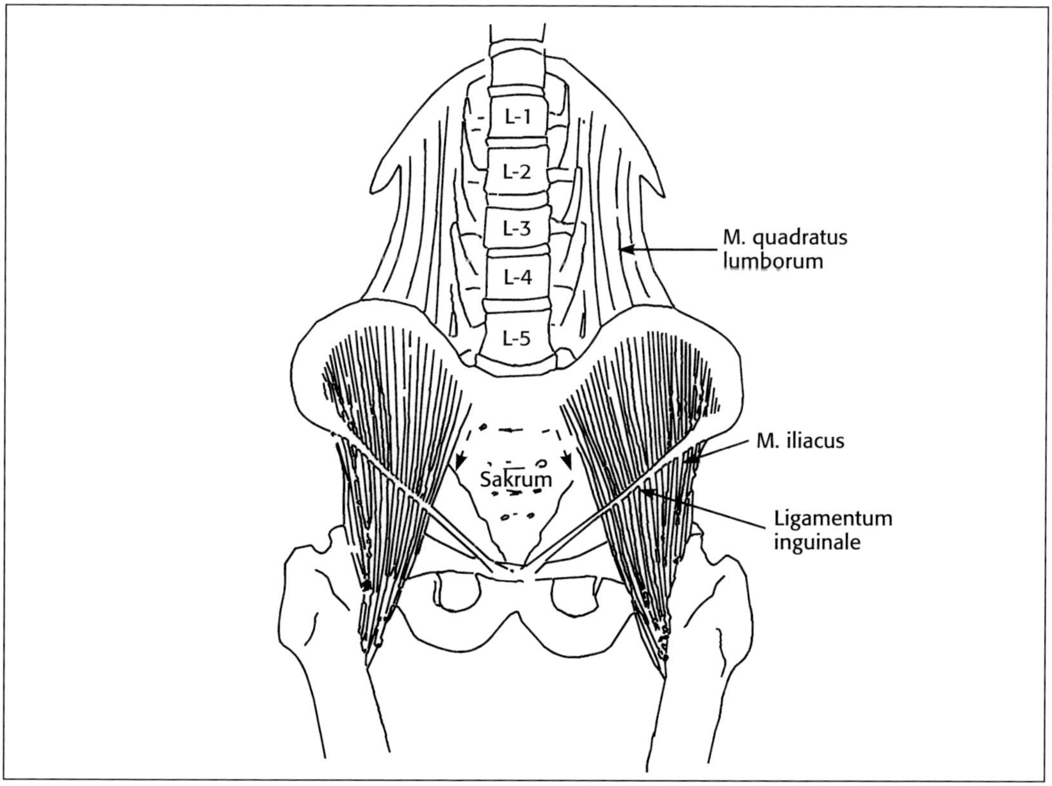

Abb. **8.10** M. iliacus: Die Pfeile zeigen, wie dieser Muskel die freie Beweglichkeit des Sakrums beeinträchtigen kann

bei der 2. und 3. lumbalen Nervenwurzel liegt. Der Muskel flektiert den Oberschenkel und neigt das Becken nach vorn.

Bei abnormer Kontraktur hält der M. iliacus das Sakrum in einer Lage, die der Extension des CranioSacralen Systems entspricht (Abb. **8.10**). Eine einseitige Kontraktur trägt dann zur Torsion des Sakrums bei, die ihrerseits vom Okziput nachgeahmt wird. Eine beidseitige Kontraktur kann Extensionsläsionen mit verursachen, die ebenfalls am Okziput und somit auch an der Schädelbasis widergespiegelt werden. Es gibt eine ganze Anzahl von Techniken zur Entspannung des M. iliacus. Unserer Erfahrung nach hat sich die Mobilisierung der oberen Lendenwirbel durch die bereits beschriebene V-Spreiz-Technik als sehr wirksam erwiesen. Techniken der reziproken Innervation, bei denen der Oberschenkel gegen einen Widerstand gebeugt wird, bewirken auch eine Entspannung des gegenüberliegenden M. iliacus.

Die *großen Glutäen* sind die breiten Muskeln, die für den größten Teil des im Gesäß vorhandenen Muskelumfanges verantwortlich sind. Ihre Form ist annähernd rechteckig. Sie haben ihren Ursprung an der Linea glutaea posterior, den Sehnen der sakrospinalen Muskulatur, an der Dorsalseite des Sakrums auf seiner ganzen Länge, an der Dorsalseite des Os coccygis und an den Ligg. sacrotuberalia. Sie inserieren an der Tuberositas glutaea und den Iliotibialbändern der Fascia lata. Der M. glutaeus maximus wird vom N. glutaeus inferior innerviert, der seinerseits dem 5. Lenden- sowie 1. und 2. Sakralnerv entspringt.

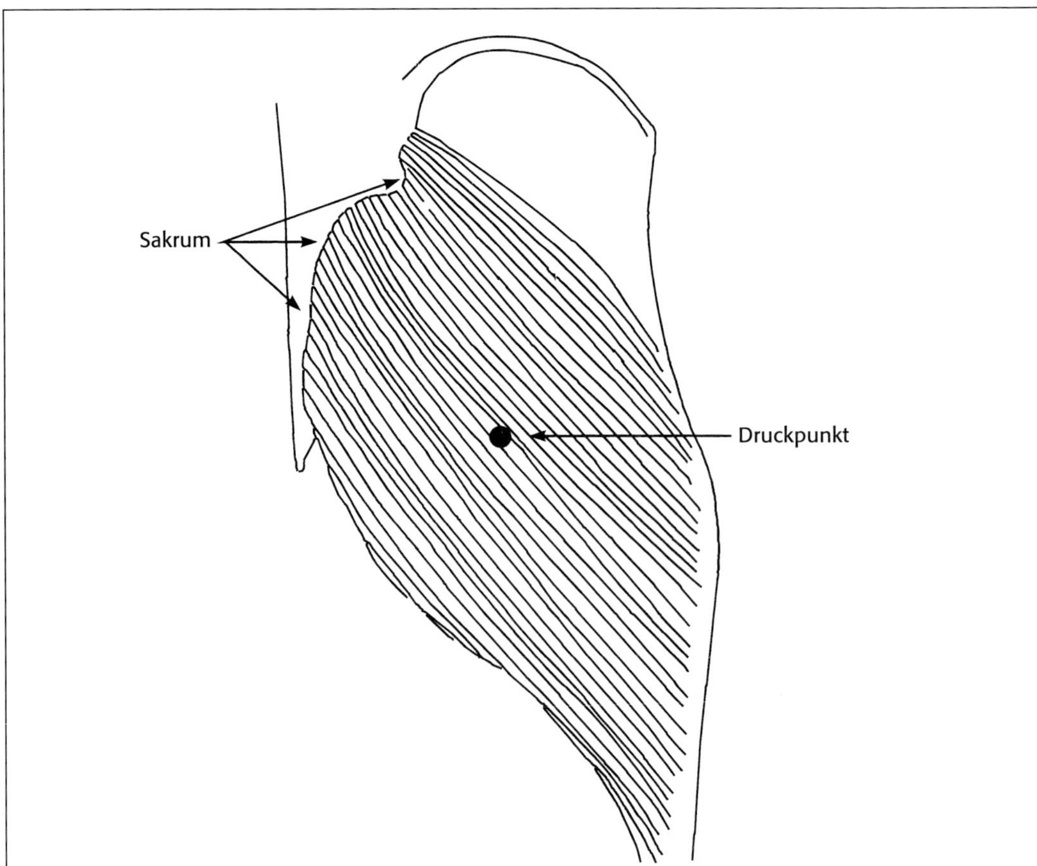

Abb. **8.11** M. glutaeus maximus

Der M. glutaeus maximus ist ein kräftiger Extensor-, Adduktor- und Außenrotator des Oberschenkels. Bei stabilem Oberschenkel extendiert er den Rumpf. Einseitiger Hypertonus dieses Muskels kann das Sakrum immobilisieren und es etwas vom Muskel abdrehen. Beidseitiger Hypertonus immobilisiert das Sakrum und verursacht dadurch einen Widerstand im CranioSacralen System.

Den M. glutaeus maximus kann man mit dem Prinzip der reziproken Innervation oder durch tiefen Druck am motorischen Punkt entspannen (Abb. **8.11**). Dieser Druck wird mit dem Daumen, Fingerknöchel oder den Ellenbogen an der druckempfindlichsten Stelle ausgeübt und gehalten, bis eine deutliche Entspannung des Muskels wahrzunehmen ist.

Die *Mm. multifidi* setzen sich aus einer Anzahl kleiner Muskelbündel zusammen, die sich in den Knochengruben beidseits der Dornfortsätze der Wirbel von Axis bis Sakrum befinden. Der Ursprung dieser Muskelbündel liegt jeweils lateral an den Querfortsätzen. Das Bündel verläuft von dort zwei bis vier Segmente nach oben bis zu seinem Ansatz am entsprechend höher gelegenen Dornfortsatz (Abb. **8.12**).

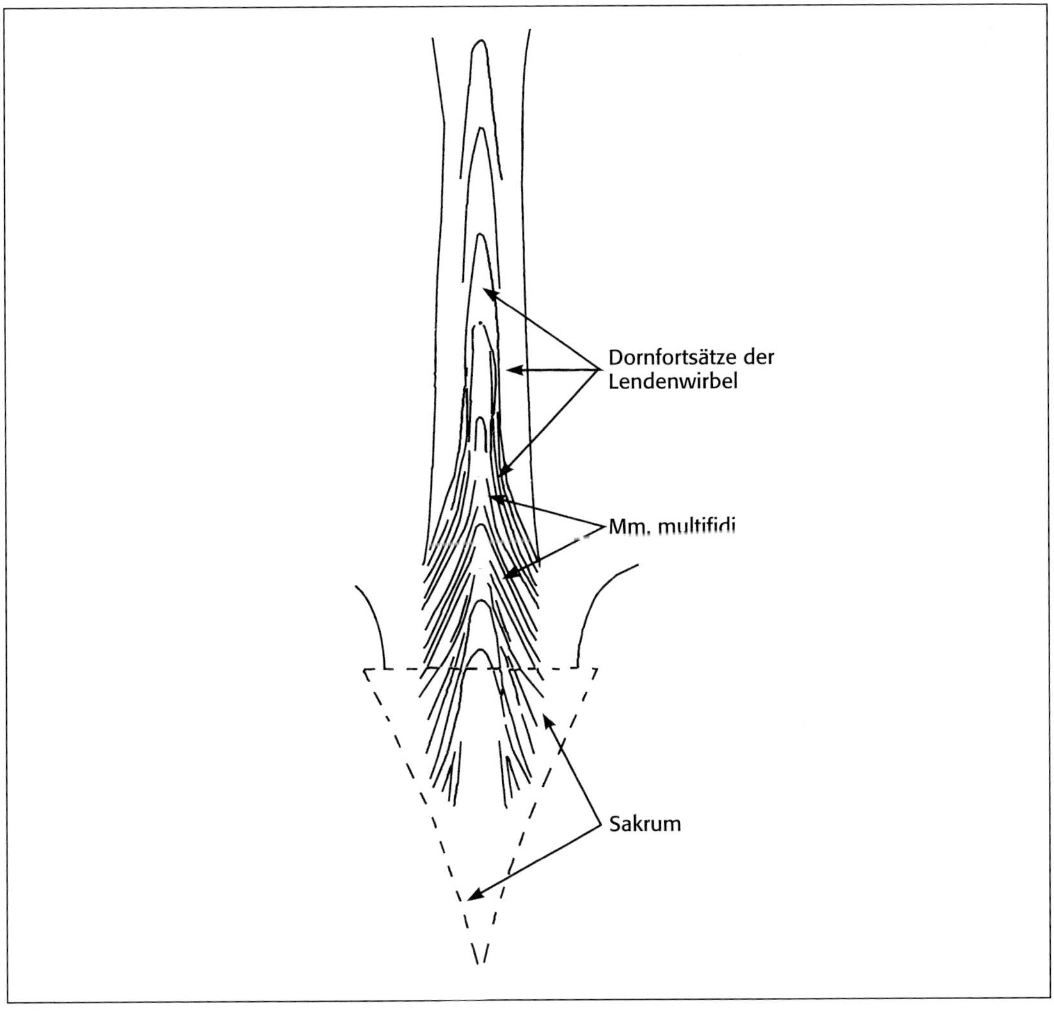

Abb. **8.12** Mm. multifidi

Die Multifidusmuskeln werden von den entsprechenden Ästen der Spinalnerven innerviert. Bei einseitiger Anspannung verursachen sie die Seitneigung der Wirbelsäule, beidseitig angespannt strecken sie die Wirbelsäule. Eine Hypertonie dieser Muskeln verursacht eine Immobilität des Sakrums. Beidseitiger Hypertonus beeinträchtigt die Flexionsbewegung des CranioSacralen Systems, einseitiger Hypertonus verursacht eine Lateralflexion oder Torsion des Sakrums. Diese Beschwerden spiegeln sich auch in abnormen Bewegungsmustern am Okziput und an der Schädelbasis wider.

Ein hypertoner M. multifidus lässt sich erfolgreich mit der Positions- und Haltetechnik behandeln, die in diesem Kapitel bereits für die Dekompression des lumbosakralen Übergangs beschrieben wurde. Die gestreckten Beine des Patienten werden in der Hüfte in Richtung zum Brustkorb gebeugt. Man wartet, bis im Gewebe und damit im M. multifidus eine Entspannung stattfindet.

Sämtliche komplexen Bänder im Beckenbereich beeinflussen die Sakralbewegung, wenn sie sich in einem unausgeglichenen Spannungszustand befinden. Diese Verspannungen behandelt man durch einen Ausgleich der Körperhaltung, Mobilisierung des Beckens und Entspannung des Diaphragma pelvis (Kapitel 5). Die wichtigsten Bänder, die man dabei berücksichtigen muss, sind die Ligamenta sacrococcygealia, sacroglutealia, sacroiliacalia, sacrospinalia und sacrotuberalia. Ähnlich wie die Faszien dienen viele dieser Bänder auch als Muskelansätze und können somit Verspannungen, die ihren Ursprung in den entsprechenden Muskeln haben, auf das Sakrum übertragen.

Zwei sehr häufig auftretende, die Funktion des CranioSacralen Systems beeinträchtigende Verletzungen, die nicht selten Kopfschmerzen und Funktionsstörungen im autonomen Nervensystem verursachen, sind die Verkeilung des Sakrums zwischen den beiden Darmbeinen und eine Ventralflexion des Os coccygis.

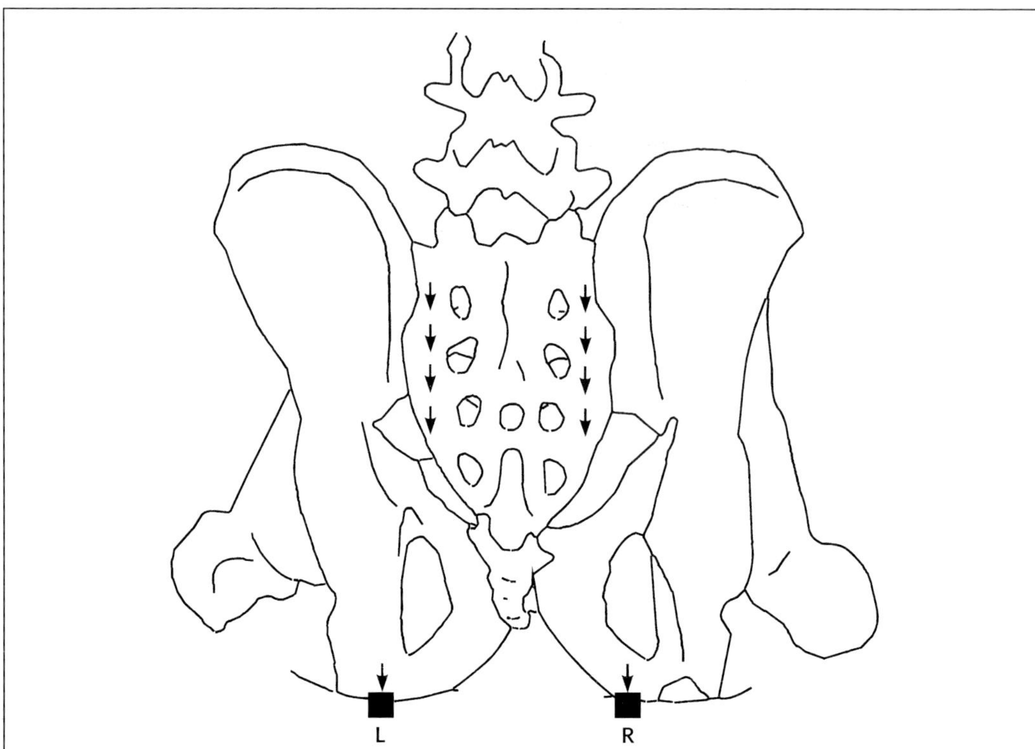

Abb. **8.13** Sakrum und Ilium. Die Pfeile zeigen die Richtung der Krafteinwirkung

Die Verkeilung des Sakrums zwischen den Darmbeinen wird durch einen Sturz auf die Sitzbeinhöcker verursacht, wobei die Bewegung der Höcker nach unten durch plötzliches Aufprallen auf eine harte Fläche unterbrochen wird. Der Impuls des Sakrums und der darüberliegenden Gebilde zwingen es nach unten zwischen die Darmbeine. Dieser Fall tritt nur selten völlig symmetrisch auf, sodass in der Regel eine Lateralflexionskomponente vorhanden ist (Abb. **8.13**).

Die beste Behandlung für diesen Zustand besteht darin, den Zeigefinger in den Enddarm einzuführen und das Sakrum mit dem Zeigefinger und dem außerhalb des Körpers liegenden Daumen zu ergreifen. Mit der freien Hand hält man die Darmbeine fest und bewegt das Sakrum nach kranial, bis es sozusagen frei schwebt, also wieder beweglich wird. Für diese Behandlung liegt der Patient zweckmäßigerweise auf der Seite, mit angezogenen Knien. Man kann hier gegebenenfalls die Mitwirkung des Patienten einschalten, indem er einen medialen Druck auf die Außenseite der Spinae iliacae ant. sup. (SIAS) ausübt, um dadurch die hinteren Darmbeinanteile zur Seite spreizen zu lassen; das hilft, das verkeilte Sakrum zu befreien.

Auch die Anteflexion des Os coccygis tritt häufig als Folge einer Verletzung ein. Sie verursacht Kopfschmerzen und Funktionsstörungen des autonomen Nervensystems im Beckenbereich. Diese Flexion bewirkt, dass eine zusätzliche Spannung über den hinteren Teil des Duralschlauches an das Foramen magnum übertragen wird. Von dort kann es über die Falx cerebelli an den Sinus rectus und die Falx cerebri übertragen werden. Über die Falx cerebri tritt dann die Spannung als Kopfschmerzen im Stirnbereich auf. Noch häufiger verstreut sich die Verspannung, wenn sie das Okziput erreicht, und verursacht dann Hinterhauptschmerzen.

Zur Behandlung der Anteflexion des Os coccygis liegt der Patient wiederum auf der Seite. Der Therapeut führt den Zeigefinger in den Enddarm ein, ergreift das Os coccygis zwischen Zeigefinger und Daumen und mobilisiert es *sanft, aber fest.*

Häufig können Kopfschmerzen sowohl mit einer Verkeilung des Sakrums als auch bei der Anteflexion des Os coccygis durch Steigerung oder Linderung der Läsion unverzüglich erzeugt oder beseitigt werden. Diese Tatsache weist auf einen kausalen Zusammenhang zwischen der somatischen Funktionsstörung im sakrokokzygealen Komplex und den Kopfschmerzen hin. Ähnliche Kausalzusammenhänge können oft auch zwischen Beschwerden im sakrokokzygealen Bereich einerseits und Kreuz-, Becken- und/oder Organschmerzen in der Bauchhöhle andererseits nachgewiesen werden.

9 Diagnose und Behandlung von Funktionsstörungen der Knochen und Knochennähte des Schädelgewölbes

Im 7. Kapitel haben wir uns mit der Schädelbasis befasst, die den Boden des Schädels bildet. Dieses Kapitel befasst sich mit dem Schädelgewölbe, das die Seitenwände und das Dach des Schädels bildet. Embryologisch entstand die Schädelbasis aus Knorpel, die Seitenwände und das Dach hingegen aus membranösem Gewebe.

Die beiden Ossa parietalia sind die einzigen Knochen des Schädelgewölbes, die nicht auch an der Schädelbasis beteiligt sind. Es handelt sich hier somit offensichtlich um eine willkürliche Unterteilung. Die restlichen Partien der Seitenwände und des Gewölbes sind das Os frontale, die Alae majores des Os sphenoidale, die Pars squamosa des Os temporale, die Anteile des Proc. mastoideus und die Pars squamosa des Os occipitale.

In diesem Kapitel befassen wir uns mit der Sutura coronalis, sagittalis, lambdoidea, occipitomastoidea, squamosa, sphenosquamosa, sphenofrontalis und sphenoparietalis. Weitere Knochennähte wurden entweder bereits im Zusammenhang mit der Schädelbasis behandelt oder werden im 12. Kapitel diskutiert, das sich mit dem Mund, dem Gesicht und den Kiefergelenken befasst.

Die natürliche Beschaffenheit der Knochennaht bestimmt die Art der Bewegung, an der sie beteiligt ist und die sie ermöglicht. Die herkömmliche Lehre des Abendlandes betrachtet die Knochennähte des Schädels als faserige Verbindungen oder Synarthrosen (Pritchard, 1956; Jacob und Francone, 1974; Warwick und Williams, 1978). Knochennähte wurden als immobile Gelenke betrachtet. Die Knochennaht stellt jene Gelenkform dar, bei der die aneinanderliegenden Knochenränder durch Bindegewebe miteinander verbunden sind. Unsere Forschung zeigt jedoch eindeutig, dass diese Knochennähte ein beschränktes Maß an Bewegung zwischen den benachbarten Knochen erlauben (Retzlaff, 1978, Anhang G und J). Die Knochennähte enthalten nicht nur Bindegewebe, sondern auch ein reiches Netzwerk von Gefäßen, Nervengeflechten und Rezeptoren. In unserem Labor haben wir beim Affen den Verlauf eines einzigen Dendriten von der Sutura sagittalis durch die Duralmembran in die Hirnsubstanz und bis in die Wand des dritten Hirnventrikels verfolgt[8]. Die Knochennähte des Schädels (Abb. **9.1**) werden nach folgender Klassifikation eingeteilt:

1. *Sutura dentata:* Zahnähnliche Zacken. Beispiel: Sutura sagittalis.
2. *Sutura serrata:* Die Knochenkanten sind wie bei einer Säge verzahnt. Beispiel: Sutura metopica.
3. *Sutura lumbosa:* Zusätzlich zur Verzahnung besteht eine Schräge, sodass sich die Knochen überlappen. Beispiel: Sutura coronalis.
4. *Sutura squamosa:* Sehr breite, abgeschrägte Knochenkanten. Die beiden Knochen überlagern sich schuppenartig. Beispiel: Sutura temporoparietalis.
5. *Sutura plana:* Einfache Überlagerung der benachbarten groben Kantenflächen (Stoßkanten). Beispiel: Sutura intermaxillaris.
6. *Schindylesis:* Eine dünne Platte eines der beiden Knochen sitzt in einer vom (von den) anderen Knochen gebildeten Nut. Beispiele: Zwischen Vomer und Os ethmoidale, zwischen Vomer und den Maxillae und Ossa palatinae, die den harten Gaumen bilden.
7. Die *Synchondrose* ist genau genommen keine Knochennaht. Beispiel: Knorpelbrücke zwischen Okziput und Os sphenoidale.

Unsere Beobachtungen weisen darauf hin, dass je größer die Zacken bei der Verzahnung sind, desto größer ist die mögliche Bewegung im entsprechenden Knochennahtbereich (Abb. **9.2a**).

Die Bestandteile der Sutura squamosa sind sowohl abgeschrägt als auch genutet. Die Morphologie zeigt die Richtung, in der diese Knochennähte eine Bewegung zulassen (Abb. **9.2b**).

---

8 Diese Arbeit wird von Retzlaff und seinen Mitarbeitern fortgesetzt.

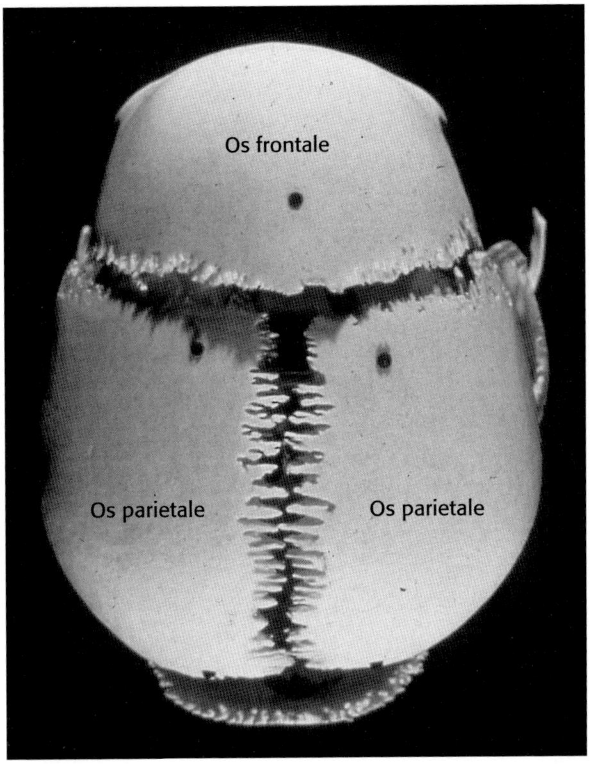

Abb. 9.1 Unterschiedliche Knochennähte des Schädels

Sutherland und seine Schüler postulieren für jeden Knochen des Schädelgewölbes spezifische Bewegungen um bestimmte Achsen. Betrachtet man den Schädel als mechanisches Modell, so wird offensichtlich, dass die Bewegung eines Knochens bei den anderen der mit ihm in Verbindung stehenden Knochen ebenfalls eine Bewegung auslöst, bis schließlich der gesamte Schädel mit einer Bewegung auf die auslösende Kraft anspricht (Magoun, 1966). Wir glauben, dass dabei als treibende Kraft die Veränderung des hydraulischen Druckes auftritt: Die Schädelknochen bewegen sich, um sich den sehr kleinen Veränderungen im hydraulischen Druck des Liquor cerebrospinalis anzupassen.

Wenn aus irgendeinem Grund die Bewegung einer Knochennaht oder eines der Knochen des Schädelgewölbes eingeschränkt wird, verursacht diese Beeinträchtigung eine Bewegungsverzerrung in dem gesamten Schädelgewölbe, während das System sich dieser örtlichen Bewegungsrestriktion anpasst. Als Beispiel einer iatrogen ausgelösten Restriktion der okzipitalen Bewegung kann man hier die CV-4-Technik erwähnen. Die Folge ist eine kleine, aber signifikante Steigerung der Bewegung aller anderen Knochen und Knochennähte des kraniosakralen Systems. Würde man die CV-4-Technik längere Zeit über ihre therapeutische Nützlichkeit hinaus fortsetzen, so könnte sie sich zu einer schweren, restriktiven Läsion im kraniosakralen System entwickeln, etwa wie bei einer somatischen Funktionsstörung des Okziput.

9.1 Akkommodationsbewegungen der Knochen des Schädelgewölbes

Um eine Übersicht über die Akkommodationsbewegungen dieser Knochen zu erhalten, müssen wir sie einzeln erörtern. Zu diesem Zweck stellen wir uns für die verschiedenen Knochen des Schädelgewölbes theoretische Bewegungsachsen vor. Dabei ist jedoch zu berücksichtigen, dass grundsätzlich niemand die verschiedenen Bewegungen aus der Theorie erlernen kann, sondern dass sie jeder Therapeut selbst wahrnehmen und erfahren muss.

Diese Bewegungen ändern sich von einem Patienten zum anderen, und die Bewegungsnormen verändern sich auch beim gleichen Patienten von einem Knochen des Schädelgewölbes zum nächsten. Die Bewegung ist von vielen Fak-

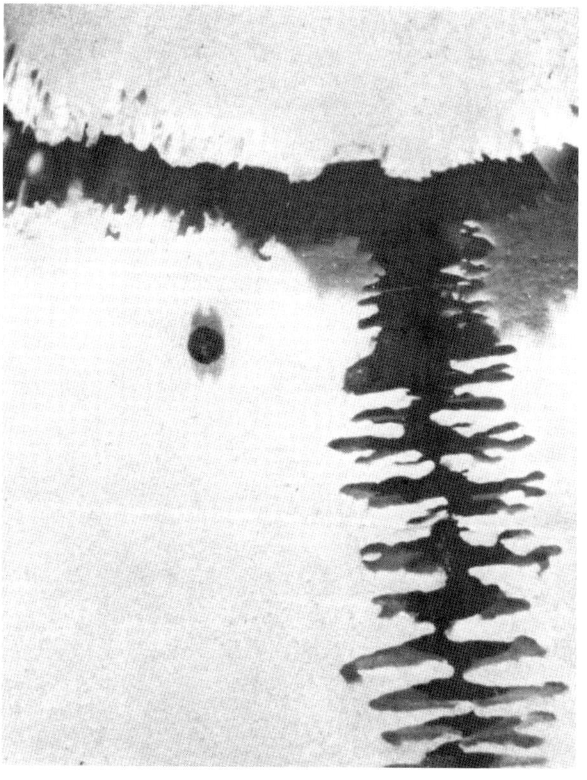

Abb. **9.2a** Sutura sagittalis: Vorsprünge verschiedener Längen

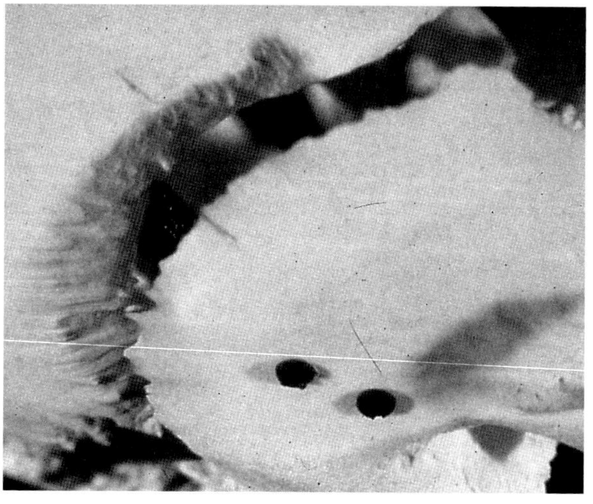

Abb. **9.2b** Abgeschrägte und gefurchte Sutura squamosa

toren abhängig, nicht zuletzt auch von der Form des Kopfes. Unser Hauptinteresse gilt der Bewegungsqualität, das heißt, ob die wahrgenommene Bewegung gleichmäßig ist, ob sich der Knochen gegen einen Widerstand bewegt, ob der Bewegungsausschlag abnorm eingeschränkt ist usw. Scheint sich ein Knochen des Schädelgewölbes frei zu bewegen, weicht seine Bewegung jedoch von dem hier vorzustellenden Modell abweichender Bewegungsmuster ab, so müssen wir uns diese Tatsache merken. Wir dürfen dabei jedoch nicht unbedingt versuchen, dessen Bewegungsmuster zu normalisieren oder es beim betreffenden Patienten als abnorm zu betrachten.

Für ein umfassendes Verständnis der Bewegungen der Knochen des Schädelgewölbes muss jeder Therapeut die Bewegungen bei vielen Schädeln erlebt haben. Man muss dabei nicht unbedingt in der Lage sein, das Wahrgenommene zu verbalisieren. Wesentlich wichtiger ist es, diese Bewegungen von der Wahrnehmung her zu verstehen und schließlich ihre Bedeutung und die damit im Zusammenhang stehenden Symptome erkennen zu können.

9.1.1 Das Os sphenoidale

Wenn das Os sphenoidale in die Flexionsphase des CranioSacralen Bewegungszyklus eintritt, bewegen sich seine hinteren Anteile nach kranial, während die vorderen einen „Sturzflug" nach anterior-kaudal vollziehen. Die transversale Drehachse liegt ungefähr in der Mitte zwischen den vorderen und den hinteren Grenzen des Körpers des Os sphenoidale, den wir uns in der mittleren Sagittalebene angeschnitten vorstellen müssen. In der Horizontalebene liegt diese Achse auf Höhe des untersten Punktes der Sella turcica (Abb. **9.3**).

Beim Flexions-/Extensionszyklus des CranioSacralen Systems dreht sich das Sphenoid um diese Achse, und die Alae majores des Os sphenoidale üben eine signifikante Wirkung auf die mit ihnen im Zusammenhang stehenden Knochen des Schädelgewölbes aus. Es handelt sich dabei um das Os frontale, das Os temporale und das Os parietale (Abb. **9.4**). Ferner stehen das Os sphenoidale mit dem Os occipitale, dem Vomer, dem Os ethmoidale und der Pars petrosa des Os temporale mit der Schädelbasis in Verbindung (Abb. **9.5**). Zieht man die Wirkung des Os sphenoidale auf die anderen Knochen des Bodens, der Seitenwände und des Schädelgewölbes in Betracht, so muss man auch an die gleichzeitigen Sekundärwirkungen all dieser Knochen auf weitere Knochen denken, mit denen sie artikulieren.

Die exzentrisch gelegenen Alae majores des Os sphenoidale drehen sich mit ihrer kranialen Grenze während der Flexion nach ventral. Über die Sutura sphenofrontalis löst das Sphenoid somit am unteren Teil des Os frontale ebenfalls eine Vorwärtsbewegung aus. Da die Drehachse des Os frontale jedoch oberhalb der durch den Keilbeinflügel beeinflussten Knochenkante liegt, rotiert das Os frontale in entgegengesetzter Richtung. Gleichzeitig trägt das vom Os sphenoidale beeinflusste Os ethmoidale dazu bei, die Querachse des Os frontale nach ventral zu verlagern, und dadurch kann gegebenenfalls die Wirkung der Keilbeinflügel auf das Os frontale vermindert werden. Die Bewegung des Os frontale während der Flexion entspricht nach unseren Erfahrungen einer rückwärtigen Rotation um eine quere translatorische Achse, die es nach vorn und hinten bewegt.

Die hintere Kante des Flügels des Os sphenoidale hat ebenfalls Knochennahtkontakt mit dem vorderen Rand der Pars squamosa des Os temporale. Dieser hintere Rand des Os sphenoidale liegt der Drehachse des Körpers des Os sphenoidale sehr nahe. Es wirkt somit wahrscheinlich auf die Bewegung des Os temporale mehr hemmend als aktivierend. Das stark vom Okziput beeinflusste Os temporale dirigiert seinerseits das Os sphenoidale. Der Winkel der Sutura occipitomastoidea, mit seinen wechselnden Schrägflächen, ermöglicht eine Schaukelbewegung zwischen diesen beiden Knochenkanten (Abb. **9.6**).

9.1.2 Die Ossa temporalia

Jeder der beiden Pars squamosa des Os temporale dreht sich exzentrisch um eine Achse, die von außen nach innen ungefähr vom äußeren Gehörgang durch die Pars petrosa des Os temporale bis zu seiner medialen Verbindung im sphenobasilaren Bereich verläuft. Da diese beiden Achsen von außen zur Mitte hin diagonal nach ventral verlaufen, bewirken sie eine schaukelnde Rotations-

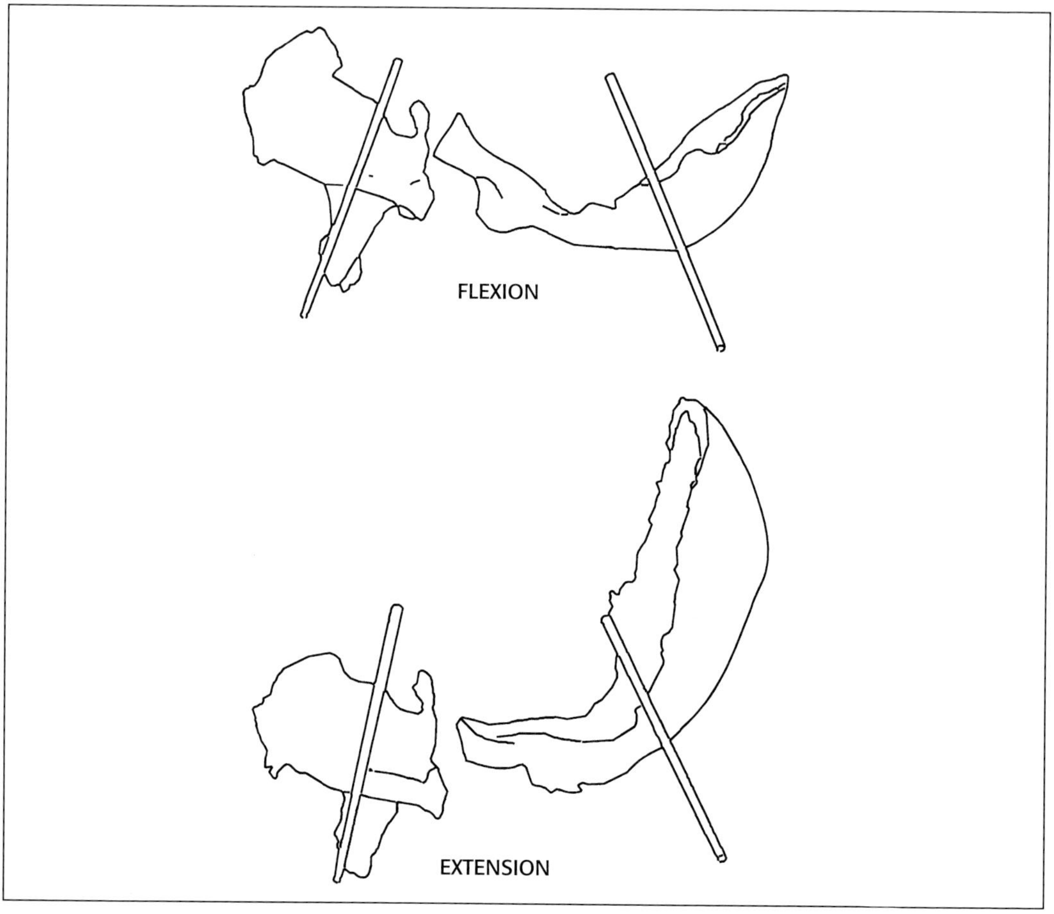

Abb. **9.3:** Os sphenoidale und Os occipitale: Man beachte die transversalen Achsen.

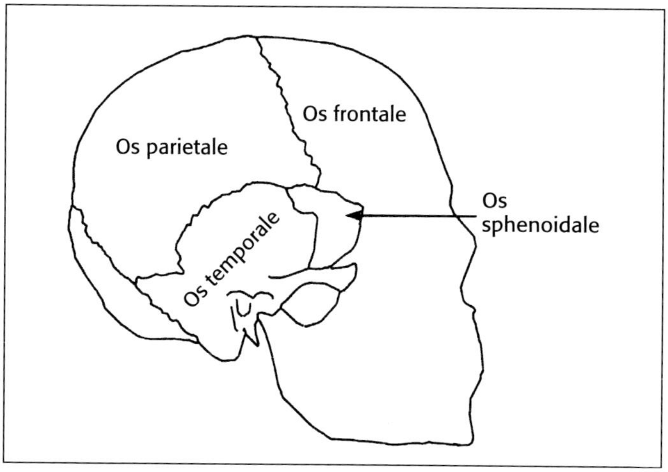

Abb. **9.4** Artikulationen des Os sphenoidale am Schädel

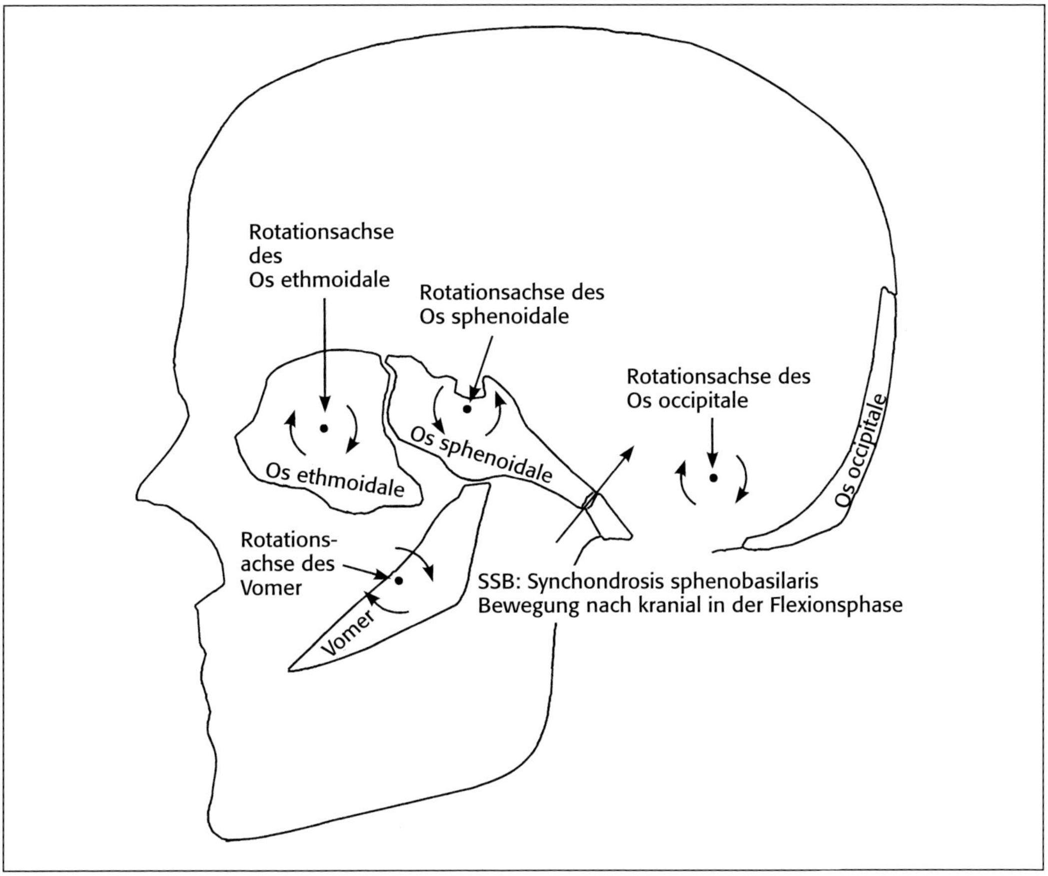

Abb. **9.5** Wechselwirkung der Bewegung der Schädelbasisknochen in der Flexionsphase

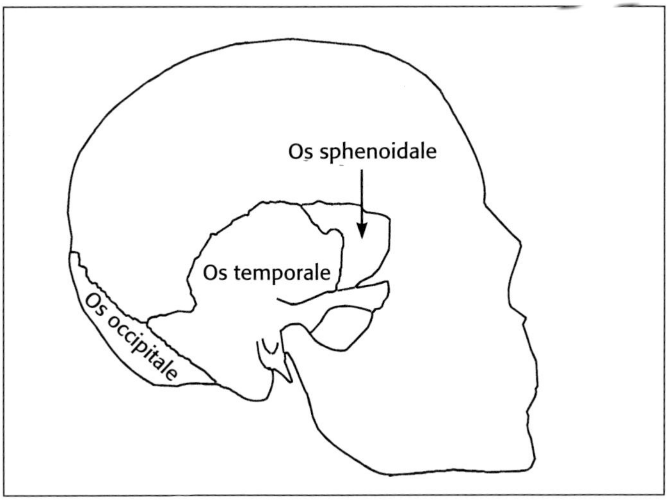

Abb. **9.6** Zusammenhänge zwischen Os sphenoidale, Os temporale und Os occipitale

bewegung der beiden Pars squamosa des Os temporale. Während der Flexionsphase der CranioSacralen Bewegung vergrößert sich durch ihre Vorwärtsbewegung der Abstand zwischen den oberen Kanten der beiden Pars squamosa des Os temporale. Es handelt sich dabei um die Außenrotation der Ossa temporalia. Während der Extensionsphase der CranioSacralen Bewegung verlaufen diese Bewegungen als sogenannte Innenrotation der Ossa temporalia in umgekehrter Richtung: Der transversale Abstand zwischen den oberen Kanten der Ossa temporalia verringert sich während der Rückwärtsbewegung dieser Knochenkanten. Alle paarweise angeordneten Knochen des Körpers bewegen sich während der Flexionsbewegung des CranioSacralen Systems in Außenrotation und während seiner Extensionsphase in Innenrotation (Abb. **9.7**).

9.1.3 Das Okziput

In der Flexionsphase der CranioSacralen Bewegung bewegt sich die vordere Basis des Okziput kranial, während sich die Schuppe in einem Bogen um eine oberhalb des Foramen magnum ungefähr auf Höhe der oberen Linea nuchae liegenden Querachse nach inferior und anterior bewegt.

Wenn das Okziput als Folge der Veränderung des hydraulischen Druckes in die Flexionsphase eintritt, zwingt es das Os temporale in die Außenrotation. Die größte Kraft entsteht dabei an der Stelle, wo sich die Schräge der Sutura occipitomastoidea verändert (Abb. **9.8**).

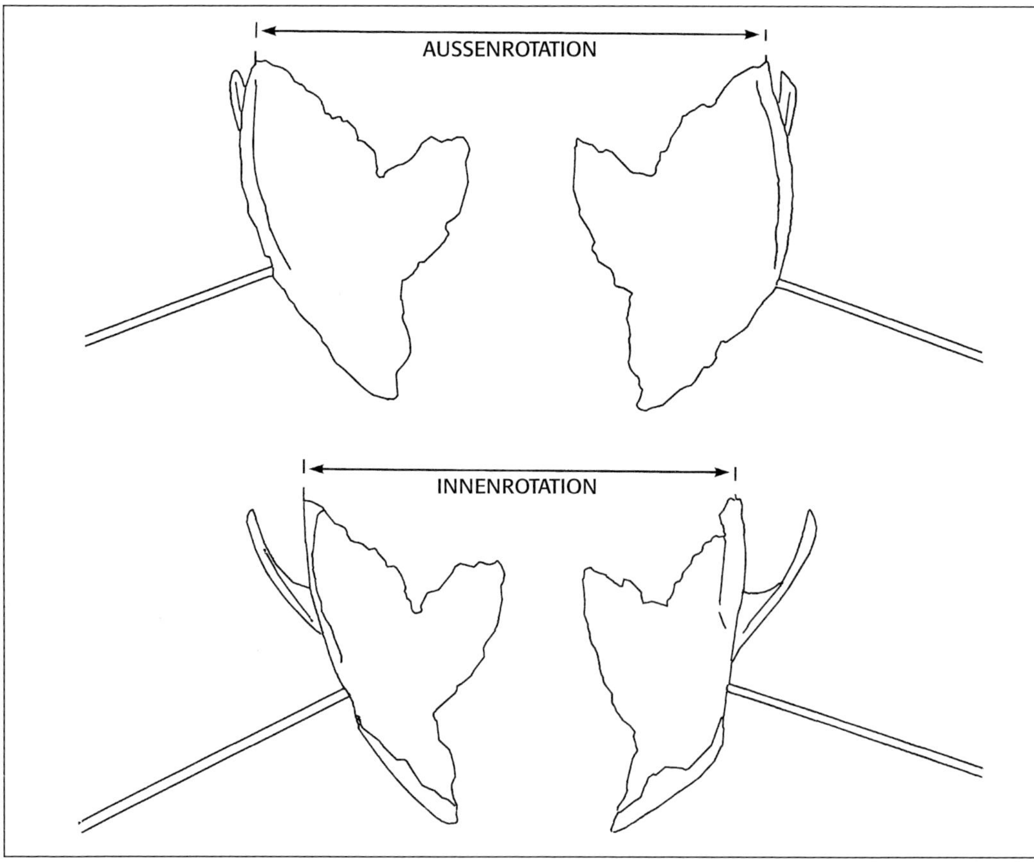

Abb. **9.7** Bewegung des Os temporale: Man beachte die Achsen und die Veränderung der Distanz zwischen den Partes squamosae ossis temporalis

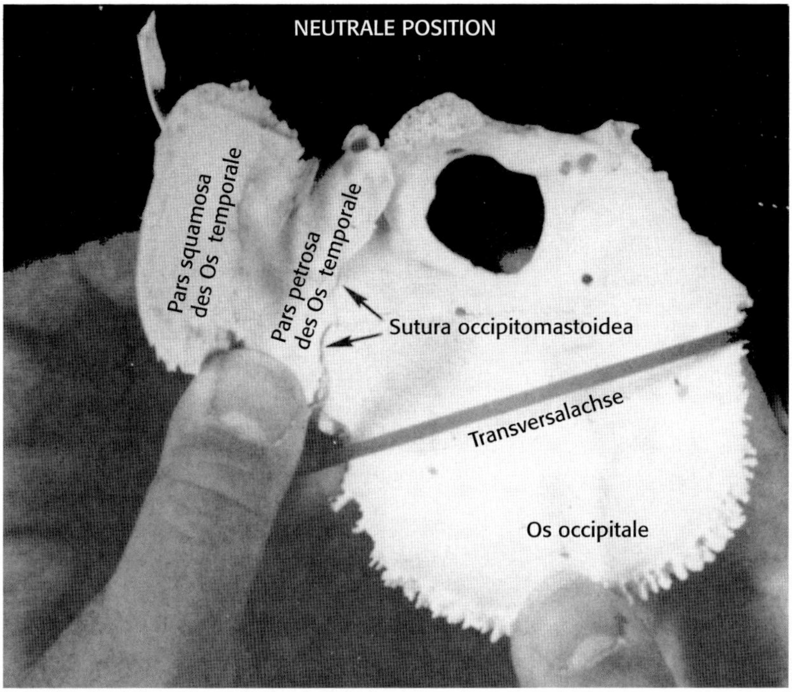

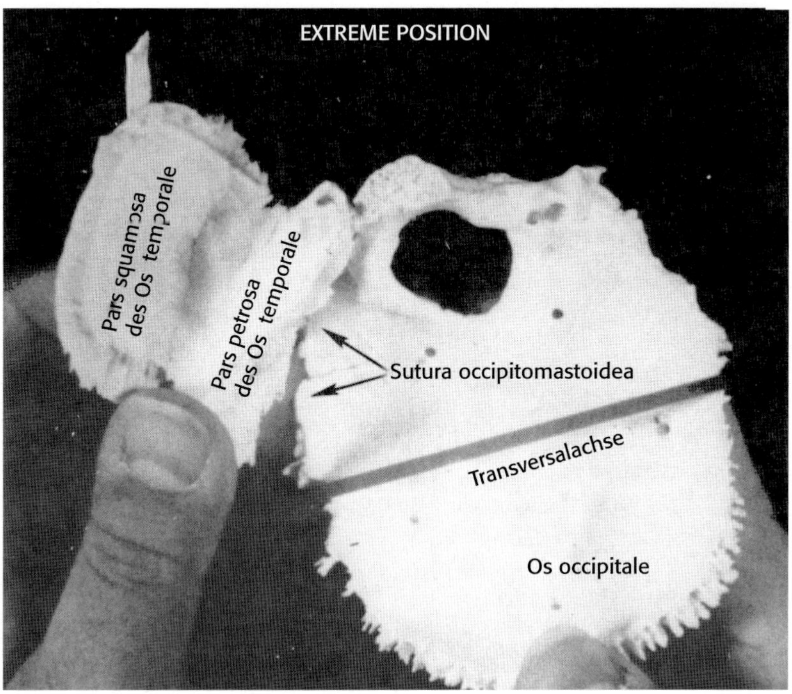

Abb. **9.8** Beziehung zwischen Okziput und Os temporale: Man beachte die Achse

9.1.4 Die Ossa parietalia

Die Ossa parietalia und die beiden Pars petrosa des Os temporale können gegeneinander verhältnismäßig frei auf- und abwärts gleiten, solange keine Schubkraft auf sie einwirkt. Das heißt, wenn die Oberkanten des Os temporale sich nach anterior in die Außenrotation bewegen, bewegt sich das Os parietale ebenfalls nach vorn und verbreitert sich zur Seite hin. Diese Bewegung nach anterior wird durch die Verzahnungen zwischen dem Okziput und den Ossa parietalia an der Sutura lambdoidea ermöglicht. Die Verzahnung der Sutura sagittalis ermöglicht die Verbreiterung der Ossa parietalia während der Außenrotation.

9.2 Behandlungstechniken für das Schädelgewölbe

9.2.1 Abheben (Lift) des Os parietale

Mit dem sogenannten Abheben der Scheitelbeine kann die Beweglichkeit dieser Knochen erhöht werden. Zur Durchführung dieser Technik setzt sich der Therapeut ans Kopfende des Patienten und legt seine Fingerspitzen beidseits behutsam an die Seiten der Ossa parietalia. Die Fingerbeere des kleinen Fingers berührt das Asterion vor der Sutura lambdoidea und knapp oberhalb der Sutura squamosa. Die anderen drei Finger werden ungefähr je einen Zentimeter auseinandergespreizt und müssen sich oberhalb der Sutura squamosa befinden (Abb. **9.9**). Die Daumen kreuzen sich oberhalb des Kopfes, ohne diesen jedoch zu berühren. Zunächst wird die Lage der Finger

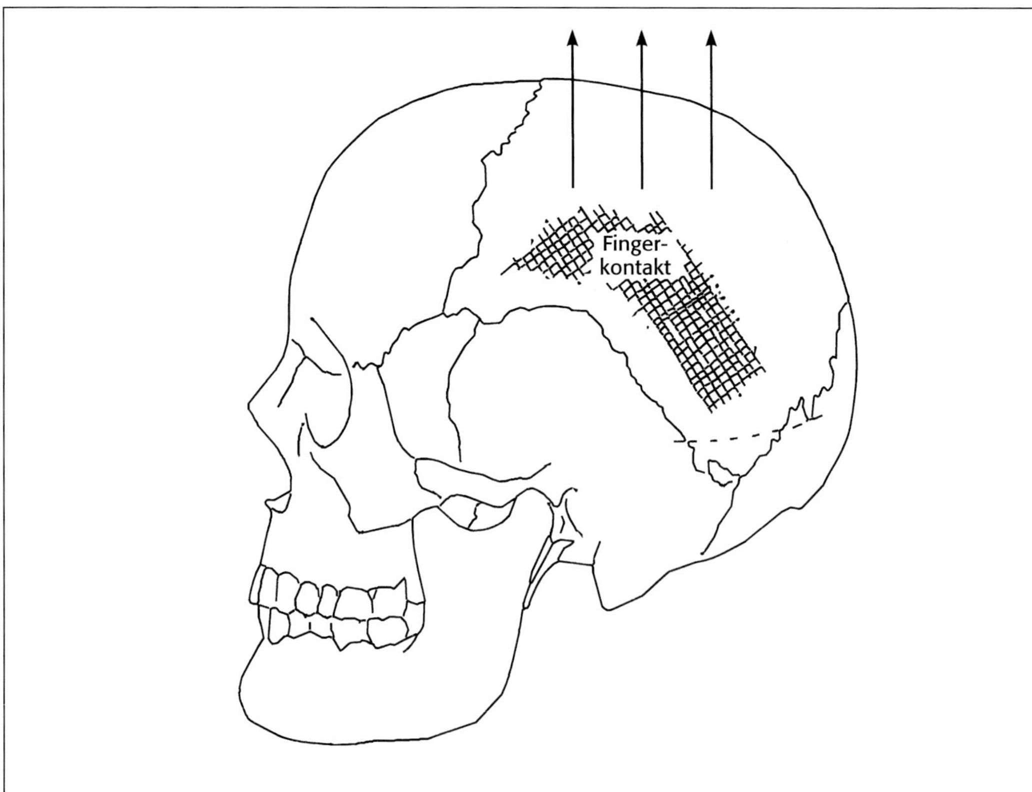

Abb. **9.9** Position der Finger beim Lift des Os parietale

kontrolliert, dann üben wir einen *sanften* Druck aus, um die Seiten der Ossa parietalia leicht nach medial zusammenzudrücken (Abb. **9.10**). Diese Technik ist unwirksam, wenn die Ossa parietalia zu stark zusammengedrückt werden, und kann dann sogar zur Verschlimmerung der klinischen Symptome führen. Der Druck sollte die Größenordnung von 5 Gramm nicht überschreiten. Die miteinander in Berührung liegenden Daumen helfen, die Hände ruhig zu halten. Man erhält diesen sanften Druck *ausschließlich auf die Ossa parietalia* während einiger Minuten aufrecht; in der Regel genügen drei bis fünf Minuten. Das Ausrasten der Sutura squamosa registrieren wir als kraniale Bewegung und geringes Auseinanderweichen der Ossa parietalia. Wir müssen diese Bewegung zulassen. *Der Druck auf die Ossa parietalia darf nicht plötzlich, sondern muss allmählich gelöst werden,* sonst können sich die Symptome verschlimmern. Wenn die Auflösung eintritt, verspürt sie der Patient in der Regel als Druckentlastung im Kopf (Anhang D).

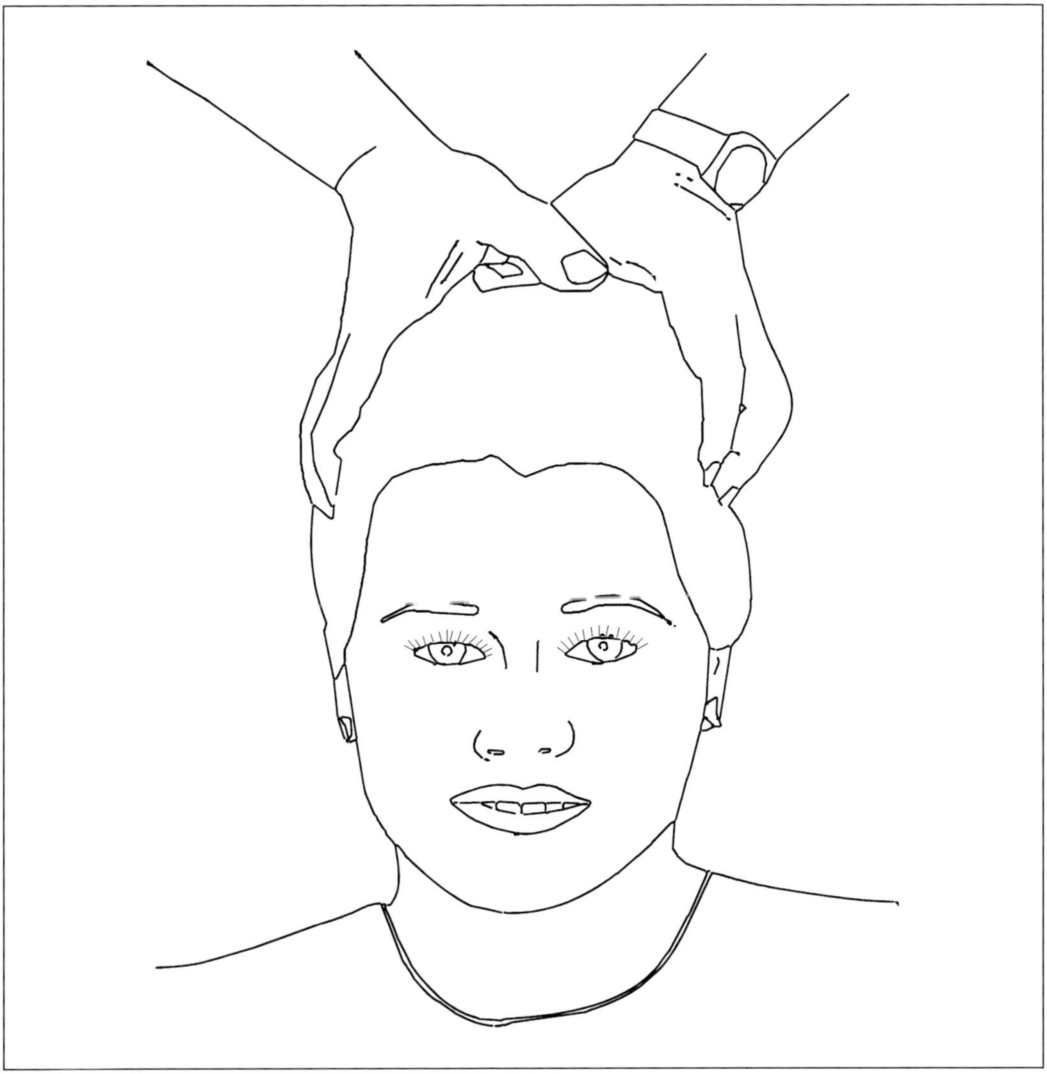

Abb. **9.10** Position der Hände beim Lift des Os parietale

9.2.2 Abheben des Stirnbeins (Frontallift)

Das Os frontale scheint nach posterior zu rotieren, während seine Achse sich nach anterior verlagert. Während der Flexionsphase der Cranio-Sacralen Bewegung wird es offenbar auch in der transversalen Richtung breiter, als wäre die Sutura metopica noch offen.

Wie erwähnt, lernt man die Bewegungen der Schädelknochen am besten mit den eigenen Händen kennen. Die normale Bewegung des Os frontale variiert sehr stark von einem Kopf zum anderen. Jeder Patient hat seine ihm eigenen Bewegungen; der Untersucher sollte sich darauf beschränken, die Bewegungsfreiheit nach Möglichkeit zu fördern, und sich dann mit den vorhandenen Bewegungen befassen, um zu erlernen, was das Os frontale tut.

Man verwendet den sogenannten Frontallift, wenn sich das Os frontale nicht frei zu bewegen scheint (Abb. **9.11**). Der Patient liegt auf dem Rücken. Der Therapeut legt die Finger behutsam über das Os frontale, um hinter dessen Knochenleiste, unmittelbar seitlich der Augenhöhle, mit dem Mittel- oder Ringfinger der Hand anzuhaken. Dann führt er eine nach anterior gerichtete Zug- und Hebekraft aus, bis er spürt, dass das Os frontale entspannt und frei schwebt. Tritt während der Anwendung dieser Technik eine spezifische Knochennahtrestriktion auf, so kann man die Behandlung unterbrechen, um zunächst die Beweglichkeit der Knochennaht wieder herzustellen. Die Techniken der Knochennahtmobilisierung werden im letzten Teil dieses Kapitels behandelt.

Offenbar wird die Bewegung des Os frontale häufig durch die Falx cerebri gehemmt oder gar unmöglich. Diese Art Restriktion tritt als elastischer Widerstand gegen die vom Therapeuten eingesetzte Zug- und Hebekraft auf. In diesen Fällen ist die Anwendung der „Lenkung der Energie" (V-Spreiz-Technik) zur Falx cerebri zu empfehlen, bis man die Entspannung wahrnehmen kann (Abb. **9.12**). Dabei wird die Energie am besten so zugeführt, dass ein Finger auf der Unterseite des Okziput in Richtung auf die vordere Falx cerebri angelegt wird. Wir legen zwei Finger der freien Hand beidseits an die vordere Veran-

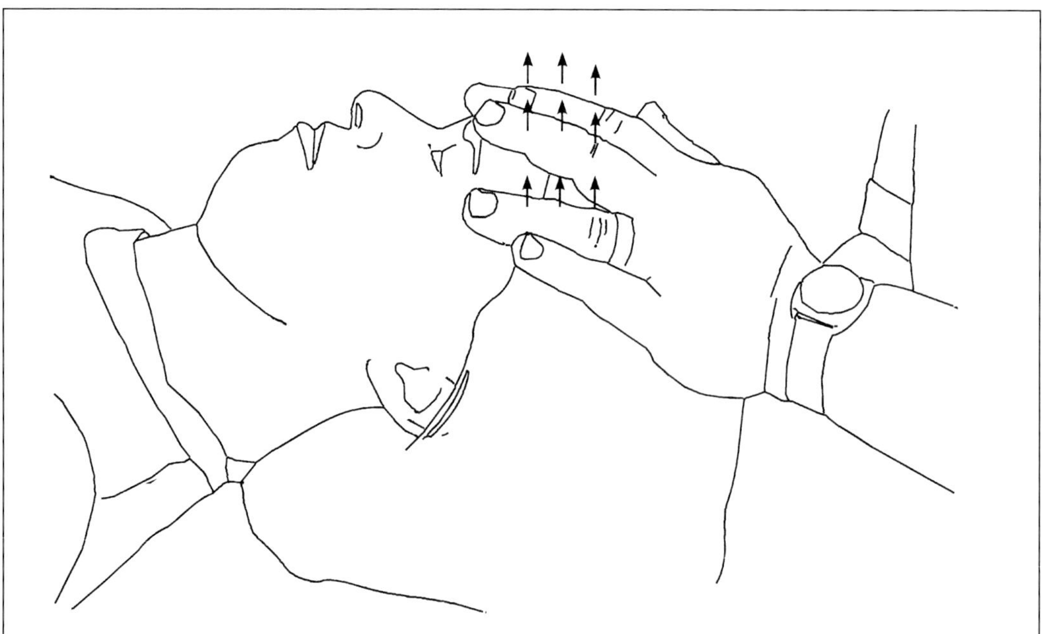

Abb. **9.11** Position der Hände und Zugrichtung beim Frontallift

kerung der Falx cerebri am Os frontale und parallel zu ihr auf die Stirn des Patienten. Zunächst verspüren wir eine Wärmeabgabe, dann ein Pulsieren und zuletzt eine gewisse Bewegung während der Entspannung der Falx cerebri. Sobald alle diese Abläufe vollendet sind, kann die V-Spreiz-Technik beendet werden; wir setzen nun den Frontallift fort und werten dann das Ergebnis aus.

Die spezifischen Korrekturen für Os sphenoidale und Okziput wurden im 7. Kapitel bereits beschrieben und werden im 10. Kapitel weiter behandelt. Das 11. Kapitel enthält Einzelheiten über spezifische Techniken für Funktionsstörungen der Ossa temporalia.

9.3 Spezifische Knochennahtrestriktionen

Die beste Behandlung für spezifische Knochennahtrestriktionen (Anhang D) ist die V-Spreiz-Technik. Hierbei legt man eine Fingerbeere auf die eingeschränkte Knochennaht, den betreffenden Finger in Richtung auf den größten Durchmesser des Schädelgewölbes. Nun palpiert man mit der ganzen freien Hand sanft den Teil des Schädels, auf den der Finger zeigt. Nach einigen Sekunden nimmt die palpierende Hand eine pulsierende Bewegung wahr. Wenn man dieses Pulsieren verspürt, legt man einen Finger der palpierenden Hand auf die Mitte des pulsieren-

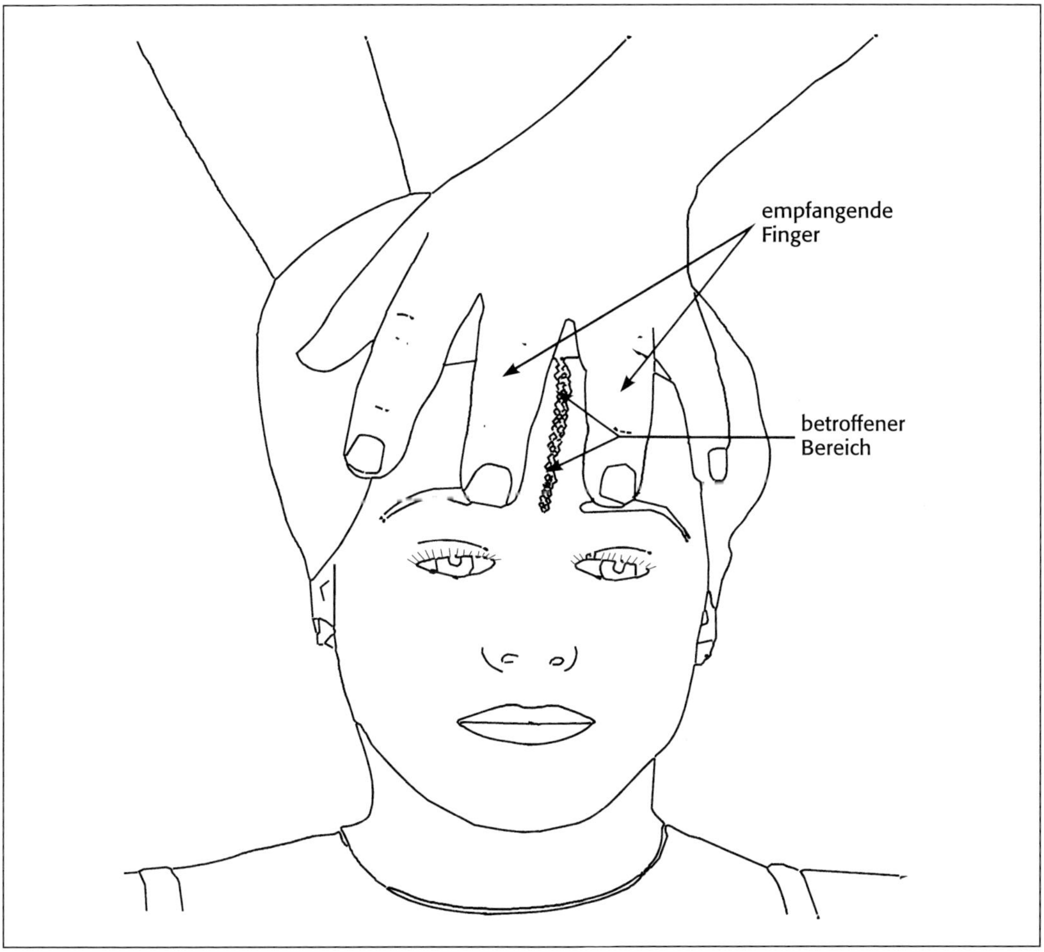

Abb. **9.12** Position der Hände bei der V-Spreiz-Technik an der Falx cerebri den Bereiches und zeigt damit direkt durch den Schädel auf die eingeschränkte Knochennaht. Darauf legt man zwei Finger der ersten Hand beidseits parallel an die eingeschränkte Knochennaht, als wenn man die vom Finger auf der anderen Seite her ausgesandte Energie zwischen diesen beiden Fingern empfangen möchte. Zunächst verspürt man im eingeschränkten Bereich Wärme und ein Pulsieren, dann beginnen sich die Knochen (unter jedem der beiden Finger) unabhängig voneinander zu bewegen, als möchten sie sich befreien. Diese unabhängigen Bewegungen fördern wir sehr sachte. Die Korrektur ist beendet, sobald man die Entspannung der Restriktion verspürt.

Die wirksamste Technik zur Behandlung von Knochennähten wie der Sutura coronalis oder der Sutura sagittalis ist die V-Spreiz-Technik von der Mitte des harten Gaumens aus (Abb. **9.13**). Man führt den zuführenden Finger in den Mund des Patienten ein und zeigt mit ihm

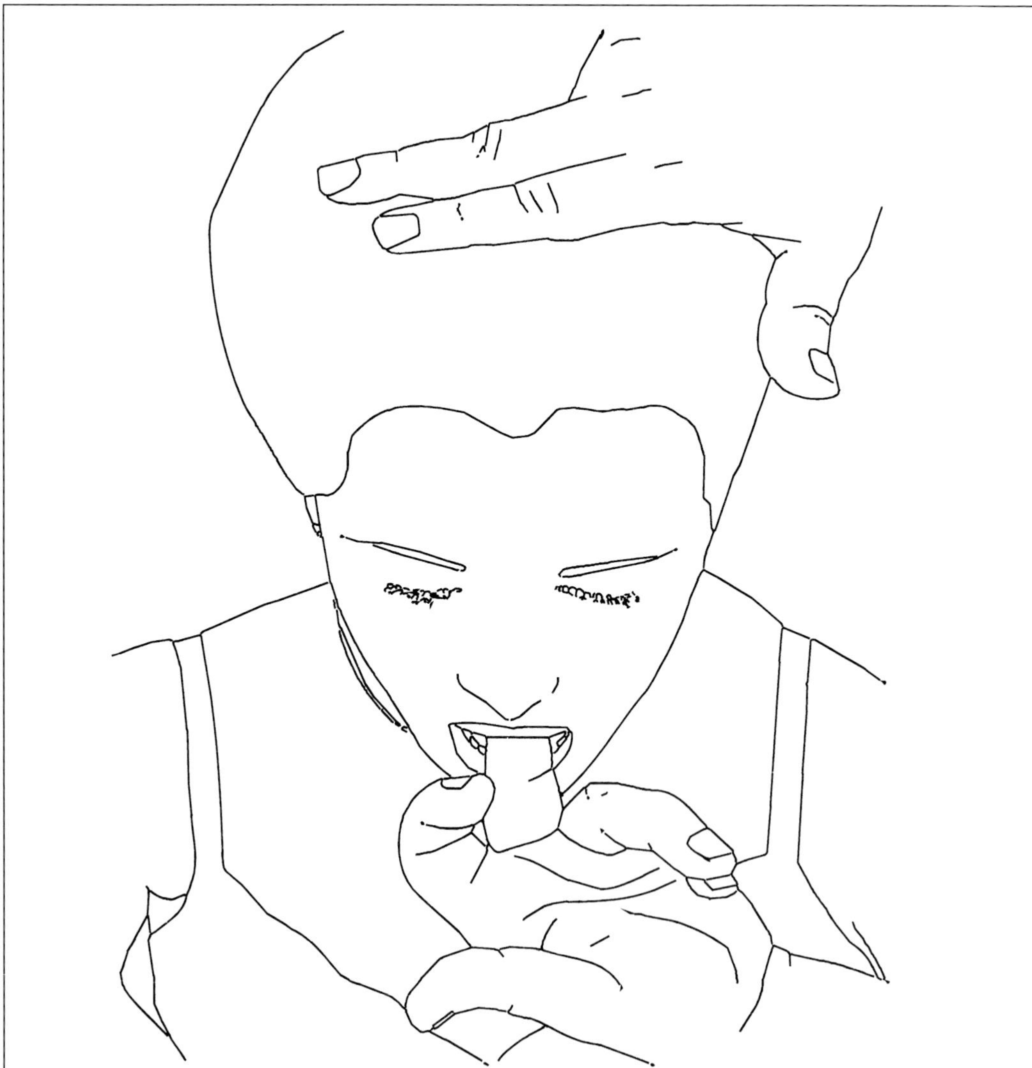

Abb. **9.13** Position der Hände bei der V-Spreiz-Technik vom harten Gaumen aus

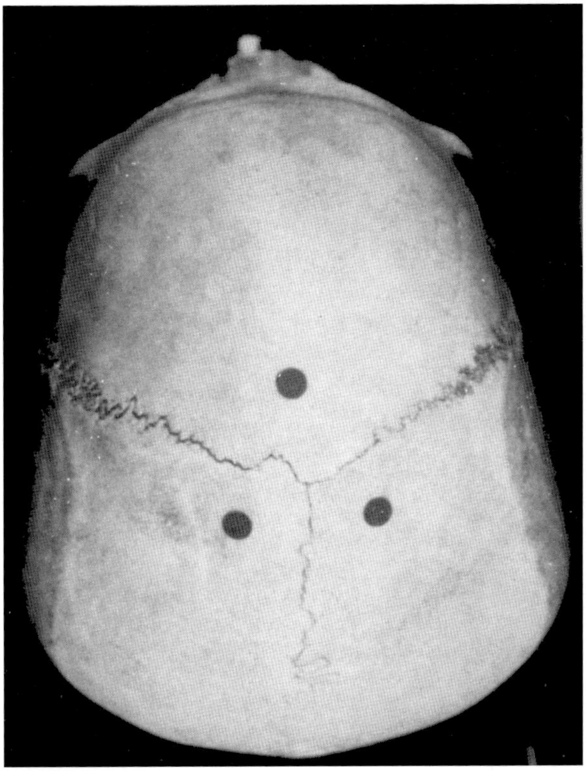

Abb. **9.14** Position der Finger für die Energieaufnahme an der Verbindung von drei Schädelknochen

auf die Restriktion. Auch hier wird die Energie wiederum zwischen zwei Fingern der freien Hand empfangen, die man parallel zur eingeschränkten Knochennaht auf die Oberfläche des Kopfes des Patienten legt. Betrifft die Restriktion eine Stelle, wo drei Knochen zusammentreffen, wie beispielsweise am Bregma, werden sinngemäß drei Finger aufgesetzt, je einer auf jeden der drei betroffenen Knochen, und die Energie wird mit der anderen Hand dorthin gesandt (Abb. **9.14**).

Wir wissen nicht, welcher Mechanismus bei dieser Technik wirksam wird. Als Methode hat sie sich in unseren Händen und in den Händen vieler unserer Schüler außerordentlich bewährt. Bevor man sie als esoterisch verwirft, lohnt es sich auf jeden Fall, sie zu versuchen!

10 Die okzipitalen Kondylen

Die okzipitalen Kondylen nehmen eine kritische Stelle im CranioSacralen System an der Verbindung zwischen Schädel und Wirbelsäule ein. Eine somatische Funktionsstörung der okzipitalen Kondylen führt immer zu schwerwiegenden Folgen. Bei vielen Syndromen muss eine mögliche Kompression der okzipitalen Kondylen unbedingt als potenzielle Ursache in Betracht gezogen werden.

Man könnte vielleicht meinen, dass ein ganzes Kapitel, das sich nur mit einem Teil des Knochens befasst, kaum den höchsten Ansprüchen des ganzheitsmedizinischen Gedankens entspricht. Wir erhoffen uns jedoch von einer konzentrierten Betrachtung der okzipitalen Kondylen ein besseres Verständnis ihrer Wichtigkeit für den ganzen Körper.

10.1 Die embryonale Entwicklung des Okziput

Für das Verständnis der okzipitalen Kondylen ist eine kurze Betrachtung der embryonalen Entwicklung des Schädels erforderlich. Die ersten Zeichen des membranösen Schädels treten im sphenobasilaren Bereich und rund um die Gehörbläschen auf. Das Mesoderm entspringt im Basilarbereich und setzt sich bis hinauf zum ektodermalen Gehirn und um dieses herum fort, bis die Membran das Gehirn umhüllt. Diese Hülle ist der sogenannte membranöse Schädel. Sie wird von Öffnungen an jenen Stellen unterbrochen, an denen die großen Nerven und Blutgefäße in diesen membranösen Raum eintreten und ihn verlassen.

Bevor der obere Teil des membranösen Gewölbes vervollständigt ist, beginnt sich der Basilarbereich in Knorpel umzuwandeln. Die Schädelbasis besteht somit aus Knorpel, die Seitenwände und der obere Teil des Schädelgewölbes sind hingegen membranös. In der Regel ist die Hülle des Schädelgewölbes bereits am Ende der vierten Woche der Schwangerschaft vollständig vorhanden.

Die Entwicklung der knorpelartigen okzipitalen Basis beginnt in den zwei mesodermalen Wachstumszentren, die sich beidseits des primitiven Achsenskeletts befinden. Beim späteren medialen Wachstum werden diese beiden Zentren den vorderen Rand des Foramen magnum bilden. Das lateral von diesen Zentren ausgehende Wachstum wird die Canales hypoglossi bilden. Die okzipitalen Kondylen werden ebenfalls von diesen Zentren gebildet. Von den lateral gelegenen Regionen des okzipitalen Knorpels entwickelt sich die Nackenplatte, erstreckt sich um das primitive Gehirn und bildet dann am Foramen magnum dessen hinteren Rand.

Das Wachstum des okzipitalen Knorpels dehnt sich auch nach vorn zum Vorderhirn aus, wo es auf Knorpel trifft, dessen Entwicklung von den Zentren des Os sphenoidale ausgeht. An der Stelle, wo diese beiden Knorpelgebilde aufeinandertreffen, bildet sich die Sphenobasilarsynchondrose.

In seinem seitlichen Wachstum trifft der okzipitale Knorpel auf Knorpelgebilde, das von den Gehörkapseln abstammt. An den Stellen, wo diese beiden Knorpelgebilde aufeinandertreffen, bilden sich die Foramina jugularia und lacera sowie die Knochennähte, die das Okziput von der Pars petrosa des Os temporale trennen.

Sämtliche Knochen des Os okzipitale (mit Ausnahme der Squama interparietalis), die Pars petrosa und die Pars mastoidea der Ossa temporalia, das Os sphenoidale (mit Ausnahme der Lamina proc. pterygoideus und der am weitest lateral gelegenen Teile der Alae majores des Os sphenoidale) und das Os ethmoidale werden von den Knorpelossifikationszentren gebildet. Die restlichen Teile des Schädels entstehen aus membranösen Gebilden.

Bei der Geburt sind die Kondylen des Okziput nicht vollständig verknöchert; Knorpelmaterial ist weiterhin vorhanden. Das Vorhandensein dieses Knorpelmaterials ermöglicht eine gewisse Geschmeidigkeit. Werden die Kondylen durch die Hyperextension des Halses während der Geburt nach anterior gedrückt, besteht die Möglichkeit ihrer Verkeilung in der von den Gelenkflächen des Atlas gebildeten, sich verengenden Aussparung. Wenn der selbstkorrigierende hydraulische Druck des CranioSacralen Systems diesen Sachverhalt nicht selbstständig behebt und keine erfolgreiche CranioSacrale Behandlung ausgeführt wird, so kann die Kondylenkompression bestehen bleiben (Abb. **10.1**).

Das Knorpelmaterial lässt sich verhältnismäßig leicht verformen, während das Knochenwachstum sich stets in der Richtung des geringsten Widerstandes entwickelt. Deshalb kann eine Kompression oder Verkeilung der okzipitalen Kondylen zwischen den Gelenkflächen des Atlas ohne Weiteres zur Ursache abnormen Wachstums und morphologischer Fehlentwicklungen des Okziput werden. Diese Sachlage kann eine Asymmetrie des Schädels und seiner Duralmembranen verursachen (Abb. **10.2**). Das kann zu Verformungen des Foramen magnum, der okzipitalen Kondylen, der Canales hypoglossi, des Foramen lacerum und des Foramen jugulare führen. Die klinischen Zusammenhänge solcher Missbildungen sind äußerst verschieden und können schwerwiegende Folgen haben.

Der kaudale Teil der Medulla oblongata, die Meningen und ihre Blutgefäße, die Aa. vertebrales, die Nn. accessorii, die Aa. spinales anterior und posterior, die Membranae tectoriae und Ligg. alaria durchqueren alle das Foramen magnum. Der abnorme Druck rings um das Foramen magnum, den eine solche Verformung verursacht, kann deshalb eine ganze Reihe von Beschwerden heraufbeschwören, die aus dem Druck auf irgendeines dieser Gebilde entstehen.

Eine Kompression der Kondylen kann ohne Weiteres zu Fehlentwicklungen im Canalis hypoglossus führen. Ein solcher Zustand verursacht klinische Symptome, die im Zusammenhang mit Funktionsstörungen des N. sublingualis stehen, wie motorische Koordinationsstörungen, Atrophie oder Fehlentwicklungen der Zunge. Die Verkeilung der okzipitalen Kondylen zwischen den Gelenkflächen des Atlas kann auch die normale Funktion der Schädelbasisnaht zwischen dem Okziput und den beiden Pars petrosa des Os temporale beeinträchtigen. Diese Beeinträchtigung tritt in Form von klinischen Syndromen im Zusammenhang mit Verformungen und/ oder Funktionsstörungen der Foramina jugularia

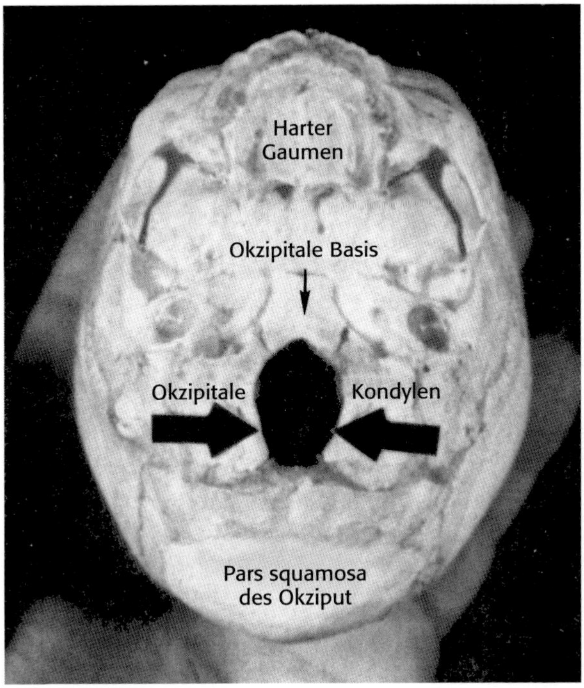

Abb. **10.1** Ansicht des fetalen Schädels von unten. Die Pfeile zeigen in Richtung der Kompression der Kondylen

und lacera sowie der Gelenke zwischen Atlas und Okziput auf. Da das Okziput erst im Alter von ungefähr sechs Jahren vollständig verknöchert wird, kann die frühzeitige Korrektur von abnormen, auf die okzipitalen Kondylen wirkenden Kräften die Gesundheit eines Kindes für sein gesamtes Leben außerordentlich günstig beeinflussen.

Die venöse Blutentsorgung aus dem Schädel verläuft über die Foramina jugularia. Zieht eine Verformung oder Funktionsstörung diese Foramina in Mitleidenschaft, so führt sie oft zu Symptomen aufgrund einer Stauung der Intrakranialflüssigkeit, die als Hirnfunktionsstörungen oder Kopfschmerzen auftreten können. Auch die IX., X. und XI. Hirnnerven durchqueren diese Foramina. Bei Funktionsstörungen dieser Nerven können Würgereflexbeschwerden, Geschmackssinnesstörungen im hinteren Drittel der Zunge, Sprach- und Schluckschwierigkeiten, Herzrhythmusstörungen, Verdauungs- und Ausscheidebeschwerden im Zusammenhang mit der parasympathischen Magen- und Dickdarmsteuerung sowie ein abnormer Tonus der Mm. sternocleidomastoidei und trapezii auftreten. Das Foramen lacerum ist zum Teil mit faserigem Knorpelmaterial gefüllt. Es ist auch sehr eng mit dem N. petrosus superficialis majus und dem Gehörgang verbunden. Eine Kompression der okzipitalen Kondylen führt nicht selten zu Symptomen im Zusammenhang mit dem Gehörgang. Ähnliches gilt auch für Krankheitsbilder, die auf eine Beeinträchtigung der Blutzufuhr an den Lobus okzipitalis des Gehirns zurückzuführen sind, da diese Zufuhr sehr stark vom N. petrosus superficialis majus beeinflusst wird (Osman und Edvinsson, 1977).

10.2 Diagnose und Behandlung von somatischen Funktionsstörungen der okzipitalen Kondylen

Wie oft beim CranioSacralen System sind auch bei somatischen Funktionsstörungen der okzipitalen Kondylen Diagnose und Behandlung untrennbar miteinander verknüpft. Die Diagnose beschränkt sich darauf festzustellen, ob die okzipitalen Kondylen genügend Mobilität besitzen,

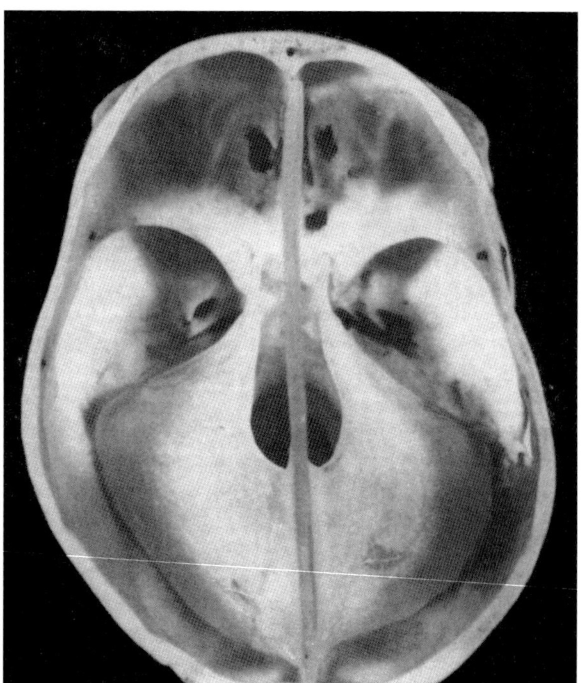

Abb. **10.2** Ansicht von oben auf den Boden der Schädelkapsel. Man beachte die asymmetrische Duralmembran

um sich gegenüber den Gelenkflächen des Atlas nach dorsal verschieben zu lassen. Weisen sie diese Mobilität nicht auf, so muss die Behandlung die nötige Beweglichkeit herstellen und dann die kondylären Anteile des Os occipitale möglichst weit nach lateral auseinanderspreizen.

Die diagnostische und therapeutische Betrachtung der okzipitalen Kondylen ist eine logische Konsequenz der im 5. Kapitel beschriebenen Entspannung von Bindegeweberestriktionen an der Schädelbasis. Diese extraduralen Restriktionen müssen entspannt werden, bevor eine genaue und zuverlässige Auswertung des Zustandes der okzipitalen Kondylen möglich ist.

Die Diagnose wird an dem auf dem Rücken liegenden Patienten durchgeführt. Das Okziput liegt leicht auf den Hand- und Fingerflächen des Therapeuten. Soweit es der Patient toleriert, kann der Therapeut versuchen, mit den Fingerspitzen entlang des kaudalen Randes am Os occipitale nach anterior zu palpieren und die kaudalen Anteile des Okziput um dessen theoretische Querachse nach posterior zu drehen (Abb. **10.3**).

Die eingesetzte Zugkraft bleibt minimal, denn ist sie zu stark, dann reagiert das Gewebe des Patienten mit Spasmus. Wenn sich das im Bereich des Okziput verankerte Bindegewebe in einem hypertonen Zustand befindet, lassen sich keine brauchbaren Untersuchungsergebnisse erheben.

Wenn die okzipitalen Kondylen nicht zwischen den Gelenkflächen des Atlas verkeilt sind, scheint das Okziput frei um seine Achse zu schweben. Sind die okzipitalen Kondylen jedoch funktionsgestört und zwischen den Gelenkflächen des Atlas eingekeilt, dann leistet das Okziput Widerstand gegen die Bewegung, die der Therapeut auszulösen versucht.

Zeigt die Bewegungsprüfung, dass eine Einschränkung der Kondylen am Atlas vorliegt, so kann man den ersten Schritt der Behandlung

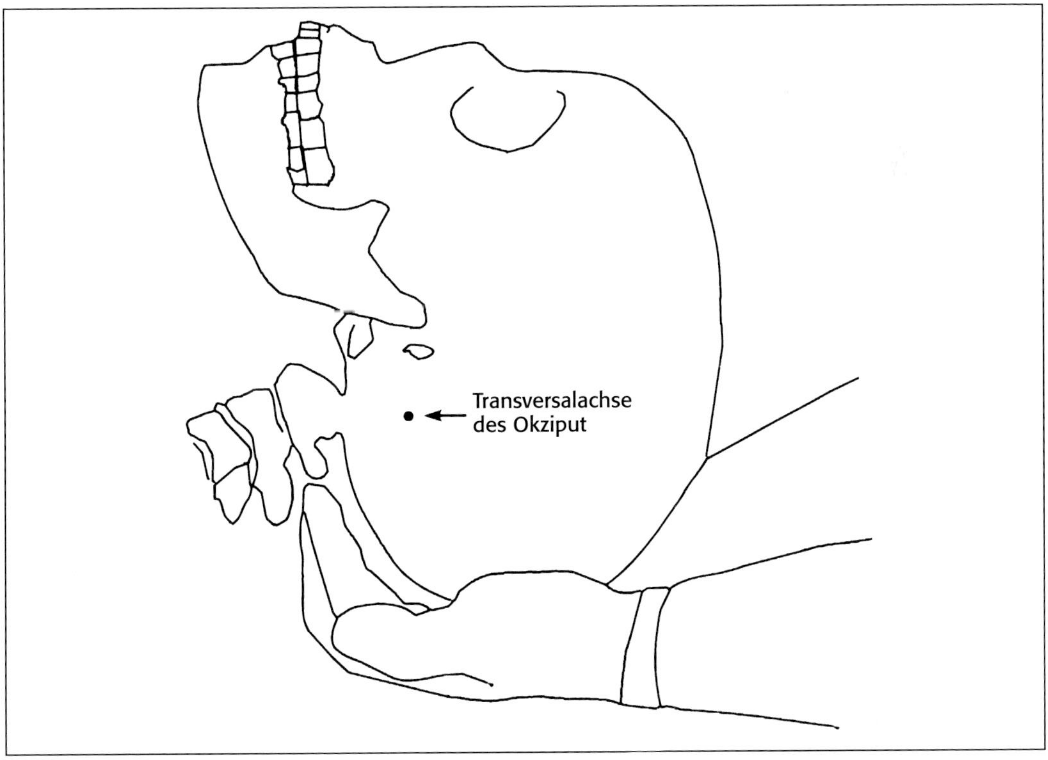

Abb. **10.3** Position der Hände bei der Diagnose und Behandlung einer Kompression der Kondylen

bei unveränderter Lage der Hände im Bereich des Okziput unmittelbar einleiten. Zu diesem Zweck setzt man die sanften Bewegungen fort, um die okzipitalen Kondylen dazu zu bringen, sich nach hinten aus den durch die Gelenkflächen des Atlas gebildeten keilförmigen Aussparungen zu lösen, bis man allmählich durch die angewandte sanfte Zugkraft ein Gleiten der okzipitalen Basis nach posterior wahrnimmt. Mit zu großem Krafteinsatz erreicht man nichts. Nachdem die Kondylen gelöst sind, führt der Therapeut ein Spreizen nach lateral an den Kondylen aus. Diese Phase der Behandlungstechnik bewirkt in der Regel eine Druckentlastung des Foramen magnum und hilft, Restriktionen an den Foramina jugularia zu entspannen.

Für das erwähnte laterale Spreizen der Kondylen bringt der Therapeut unter Einsatz der Arme als Hebel und der Daumenballen und Handflächen als Drehpunkte seine Ellenbogen langsam näher zusammen. Stellt man sich die Fingerspitzen als Verlängerungen der Kondylen vor, so kann man sich auch die Auswirkung dieser Verlängerung vorstellen, wenn man die Ellenbogen näher aneinander bewegt. Diese zweite Stufe der Behandlung setzt man fort, bis die Entspannung wahrnehmbar wird.

Eine Kompression der Kondylen wird oft begleitet von einer Kompression der Schädelbasis und des Lumbosakralbereichs. Beobachtungen bei einer großen Anzahl praktizierender CranioSacraler Therapeuten weisen darauf hin, da diese Beschwerden und das sogenannte hyperaktive Verhalten von Kindern (Anhang I), heftige Kopfschmerzen bei Erwachsenen (Miller, 1972) und verschiedene Atemnotsyndrome bei Neugeborenen und Säuglingen (Fryman, 1966) in einem kausalen Zusammenhang stehen. Wir haben uns oft gefragt, inwiefern schwere Funktionsstörungen der okzipitalen Kondylen nicht auch am Syndrom des plötzlichen Kindstods beteiligt sein könnten.

11 Funktionsstörungen der Ossa temporalia

Die Pars petrosa der paarigen Ossa temporalia sind wesentlich am Aufbau der Schädelbasis beteiligt, die Pars squamosa, die Pars tympanica und die Pars mastoidea bilden teilweise die seitlichen Wände des Schädelgewölbes (Abb. **11.1a, b, c, d**). Am kaudoventralen Teil der Pars squamosa des Os temporale befindet sich beidseits der Proc. zygomaticus, der mit dem Os zygomaticum

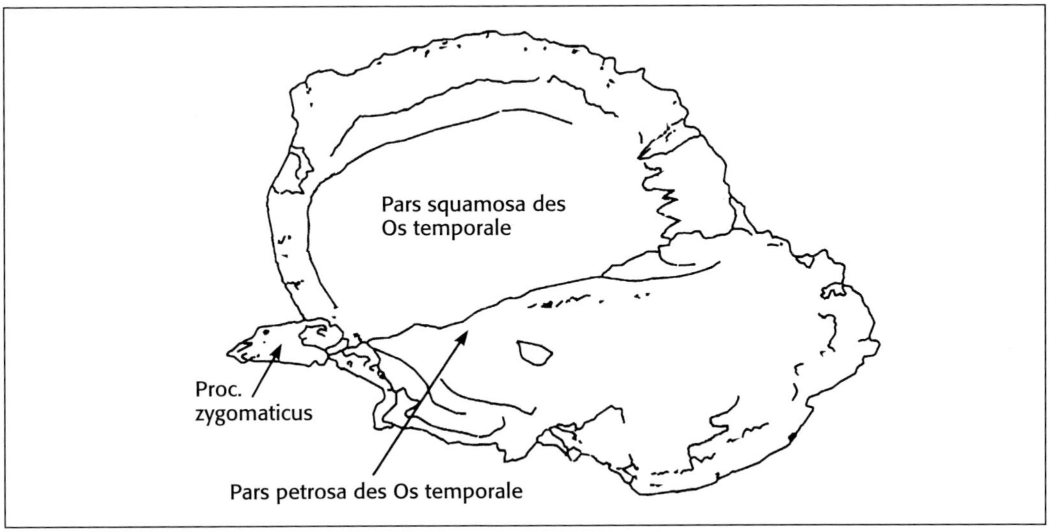

Abb. **11.1a** Os temporale, Innenansicht

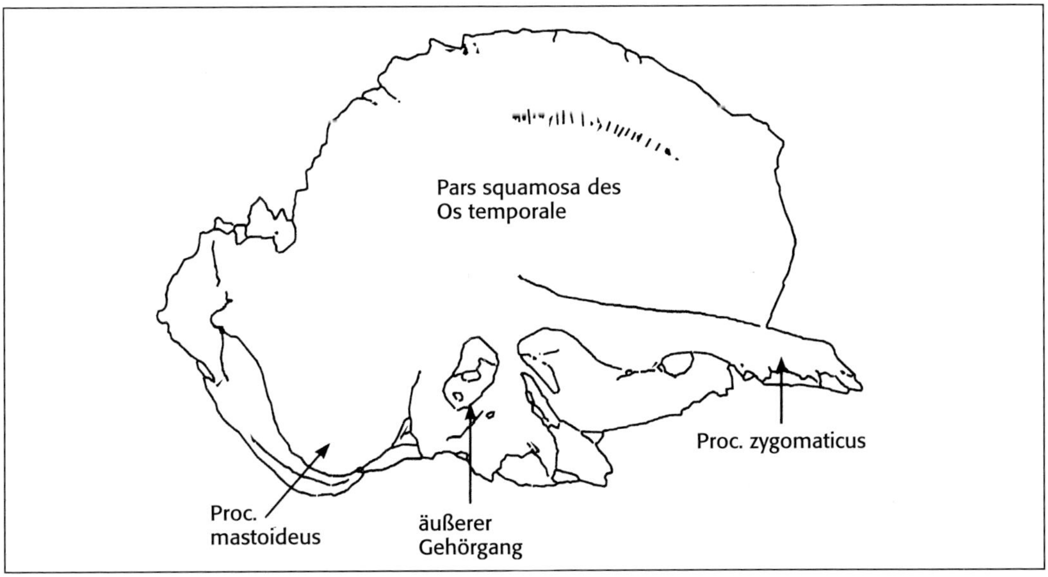

Abb. **11.1b** Os temporale, Innenansicht

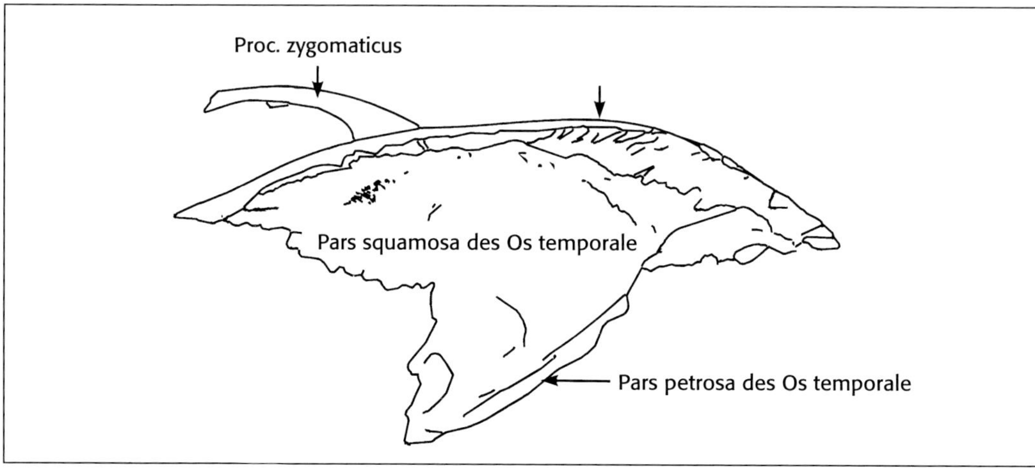

Abb. **11.1c** Os temporale, Ansicht von oben

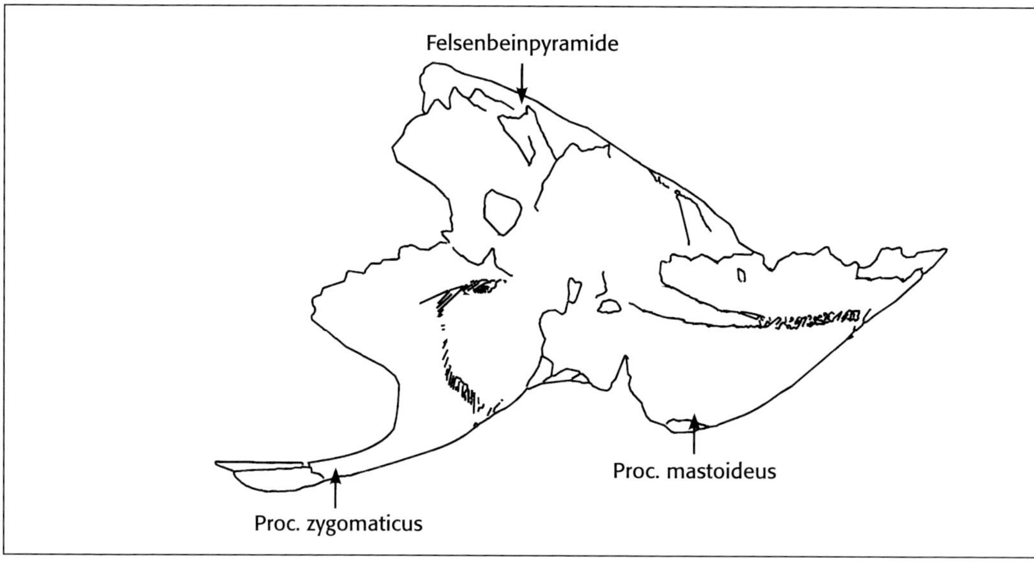

Abb. **11.1d** Os temporale, Ansicht von unten

verbunden ist. Wir werden sehen, dass uns diese Proc. zygomatici bei der Behandlung von Funktionsstörungen der Ossa temporalia als Hebel dienlich sind.

Aus embryonaler Sicht verknöchert das Os temporale von acht Zentren aus. Im Neugeborenen besteht das Os temporale aus drei Teilen: Pars squamosa, Pars petrosa und dem Trommelfellring (Abb. **11.2**).

Der Trommelfellring, der zur Verankerung des Trommelfells dient, verwächst kurz vor der Geburt mit der Pars squamosa, während sich die Pars petrosa mit der Pars squamosa erst während des ersten Lebensjahres vereinigt.

Das Os temporale ist mit dem Os occipitale, dem Os parietale und Os sphenoidale, der Mandibula und dem Os zygomaticum verbunden.

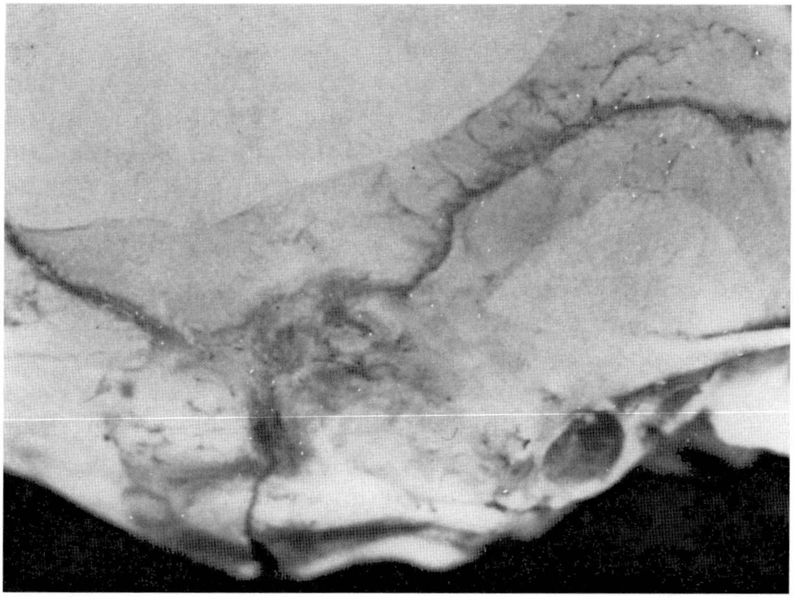

Abb. **11.2** Os temporale des Fetus: Man beachte die membranösen Partien

11.1 Die physiologische Bewegung des Os temporale

Unsere Befunde und Eindrücke bezüglich der Bewegung des Os temporale stimmen im Wesentlichen mit den von Sutherland beschriebenen überein (Magoun, 1966). Er nahm an, dass sich die Ossa temporalia um Achsen drehen, die ungefähr 1 cm unterhalb der Pars petrosa des Os temporale liegen und durch die äußeren Gehörgänge in das Schädelgewölbe eintreten. Beim aufrecht gehaltenen Kopf sind diese Achsen annähernd horizontal und bilden in ihrem Verlauf nach medial entlang den Pars petrosa der Ossa temporalia beidseits einen Winkel nach anterior.

Während der Flexionsphase der Bewegung des CranioSacralen Systems bewegt sich der obere Rand der Pars squamosa des Os temporale nach anterior. Durch die Achsenrichtung bedingt bewegt sie sich gleichzeitig auch nach lateral. Dadurch vergrößert sich der Querabstand zwischen den oberen Bereichen der beiden Pars squamosa des Os temporale. Dies ist ein Teil der Außenrotation der Ossa temporalia.

Während dieser Divergenz- und Ventralbewegung der oberen Schuppenanteile bewegt sich der Proc. zygomaticus nach inferior und die Spitzen der Pars mastoidea nach superior und posterior. Dabei verringert sich der Querabstand zwischen den Spitzen der Pars mastoidea. Das Gesamtbild erinnert somit an die Bewegung, die ein Rad beschreibt, das in einer gebogenen Achse aufgehängt ist. Das Rad bewegt sich während der Flexions- und Extensionsbewegung hin und her und beschreibt dabei einen sehr kleinen Bogen. Sutherland beschrieb diese Bewegung als die eines wackeligen Rades.

Da nun die Verankerung des Tentorium cerebelli an der Pars petrosa des Os temporale oberhalb der imaginären Achse der Drehung des Os temporale liegt, verursacht die Außenrotation des Os temporale eine leichte Bewegung der vorderen Ränder des Tentorium cerebelli nach anterior und hat eine Straffung dieser Membran zur Folge. Die Membran verhält sich wie ein Diaphragma, wobei ihre Straffung im Liquor cerebrospinalis eine Druckveränderung verursacht. Die Bewegung ist nur sehr gering, aber in sehr empfindlichen Bereichen können diese kleinen Bewegungen große Auswirkungen haben.

Die durch die Innenrotation der Ossa temporalia verursachte Bewegung ist genau das Gegenteil der bereits beschriebenen. Die Innenrotation entspricht der Extensionsphase der CranioSacralen Bewegung.

Die Pars squamosa des Os temporale ist ein Teil des Ursprungs des sehr kräftigen M. temporalis. Dieser Muskel ist an Ramus und Angulus der Mandibula verankert und wird beim Kauakt benutzt. Damit wird eine starke Zugkraft auf die Pars squamosa des Os temporale übertragen und bewirkt während der Muskelkontraktion eine Außenrotation desselben.

Der ebenfalls sehr kräftige M. masseter, der sich (wie sein Name verrät) auch am Kauakt beteiligt, hat seinen Ursprung am Proc. zygomaticus des Os temporale. Eine Kontraktion dieses Kaumuskels bewirkt durch die Hebelwirkung des Proc. zygomaticus eine Außenrotation des Os temporale. Der obere Rand des Proc. zygomaticus ermöglicht die Verankerung der von kranial herkommenden Fascia temporalis. Diese Fascia schwächt die Außenrotation der Ossa temporalia durch die Kontraktion der Kaumuskulatur (M. masseter und M. temporalis) während der Kautätigkeit etwas ab. Die Verbindung zwischen dem Os temporale und dem zum Gesicht gehörenden Os zygomaticum am vorderen Ende des Proc. zygomaticus besitzt die Eigenschaft einer verzahnten Naht. Dies hat zur Folge, dass die Bewegung des Proc. zygomaticus auf das Os zygomaticum übertragen wird.

Der Processus mastoideus des Os temporale wird wesentlich vom Ansatz des M. sternocleidomastoideus beeinflusst, der über die Sutura occipitomastoidea verläuft und auch am Okziput verankert ist. Die Mm. splenius capitis, longus capitis und digastricus sind ebenfalls am Proc. mastoideus des Os temporale verankert. Ein abnormer Tonus in irgendeinem dieser Muskeln kann den Proc. mastoideus nach kaudal ziehen und somit das Os temporale nach innen drehen. Wie erwähnt, verläuft die angenommene Drehachse für die temporale Rotation ungefähr durch den äußeren Gehörgang und beschreibt in ihrem Verlauf nach medial einen nach anterior ausgerichteten Verlauf. Die auf den Proc. mastoideus wirkende Kraft kann die Pars squamosa dadurch nach posterior drehen. Diese Bewegung wird als Innenrotation des Os temporale bezeichnet. Sie entspricht der Extension der Schädelbasis und verursacht eine Verschmälerung des Schädelgewölbes entlang des oberen Randes der Pars squamosa des Os temporale.

Die Kontraktion der an den Proc. mastoidei inserierenden Muskeln neutralisiert die Funktion der Kaumuskulatur, die am Proc. zygomaticus des Os temporale verankert ist, bezüglich ihrer Rotationstendenz (Abb. **11.3**).

Die Mm. stylohyoideus und styloglossus haben ihren Ursprung an den beiden Proc. styloidei der Ossa temporalia. Während ihrer Kontraktion verhindern diese Muskeln eine Bewegung der

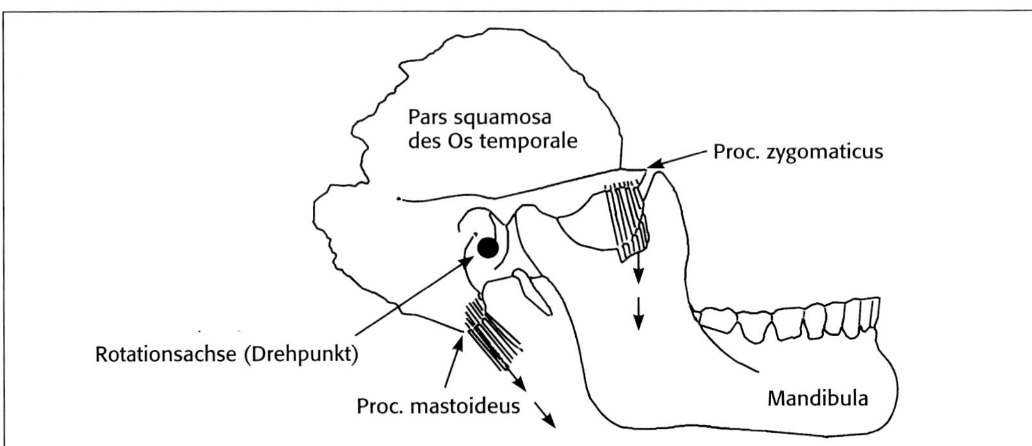

Abb. **11.3** Gleichgewicht der Muskeltätigkeit am Os temporale

Ossa temporalia. Sie wirken für das Os temporale wie ein Anker.

Die Ossa temporalia treten häufig als Ursache von Problemen innerhalb des CranioSacralen Systems auf, nicht nur wegen ihrer vielen Muskelansätze, sondern auch aufgrund der weitläufigen Knochensuturen entlang ihrer Ränder. Man ist oft versucht, lediglich die Knochennähte als wichtig zu erachten, die an der Oberfläche des Schädelgewölbes unmittelbar palpiert werden können. Das ist jedoch eine krasse Unterlassungssünde, denn man muss sich stets vor Augen halten, dass diese Knochennähte auch in der Schädelbasis vorhanden sind und bis hin zur okzipitalen Basis und Sphenobasilarsynchondrose verlaufen (Abb. **11.4**).

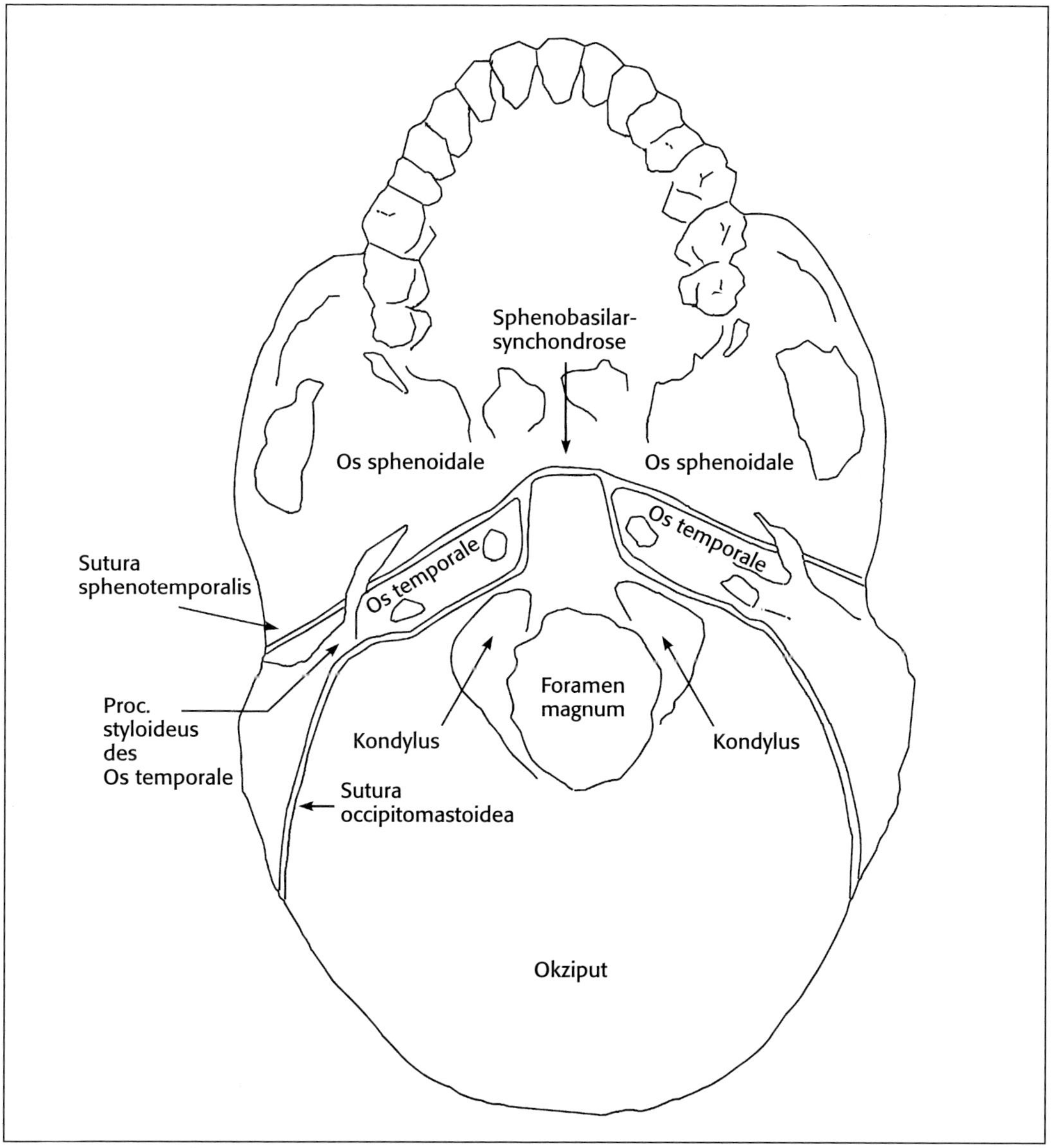

Abb. **11.4** Schädelbasis, Ansicht von unten

Ferner sei daran erinnert, dass an den Ossa temporalia entlang der Pars petrosa des Os temporale und seitlich entlang der Innenflächen der Pars mastoidea und der Pars squamosa weitläufige Verankerungen des Tentorium cerebelli vorhanden sind.

Angesichts der großen Anzahl der dort vorhandenen Muskel- und Duralmembranverankerungen sowie der weitläufigen und verschiedenartigen Knochennähte der Ossa temporalia ist die Erhaltung des dynamischen Gleichgewichts dieser Knochen stets gefährdet. Alle negativen, von den Muskeln, Knochennähten, Faszien, Membranen und anderen Gebilden ausgehenden Auswirkungen können als Ursachen von Funktionsstörungen des Os temporale auftreten (Abb. **11.5**).

Aus klinischer Sicht kann man diese im Zusammenhang mit Funktionsstörungen der Ossa temporalia auftretenden Symptome am besten erkennen, wenn man sich eine Liste der Nerven und Blutgefäße aufstellt, die durch diese Knochen verlaufen und somit eng mit ihnen verbunden sind.

Nerven, die durch die Ossa temporalia verlaufen

- N. acusticus
- Chorda tympani
- N. facialis (VII. Hirnnerv)
- N. petrosus major
- sympathisches Geflecht des N. caroticus internus
- Ganglion semilunare des N. trigeminus (V. Hirnnerv)
- Paukenast des N. glossopharyngeus (IX. Hirnnerv)
- zum Ohr führender Ast des N. vagus (X. Hirnnerv)

Blutgefäße, die durch die Ossa temporalia verlaufen

- A. carotis interna
- A. stylomastoidea
- V. jugularis interna
- A. occipitalis
- Sinus petrosus inferior
- mittlere Meningealgefäße
- Paukenast der A. maxillaris
- innerer Ast der A. basilaris
- innere kochlearen Äste der V. jugularis

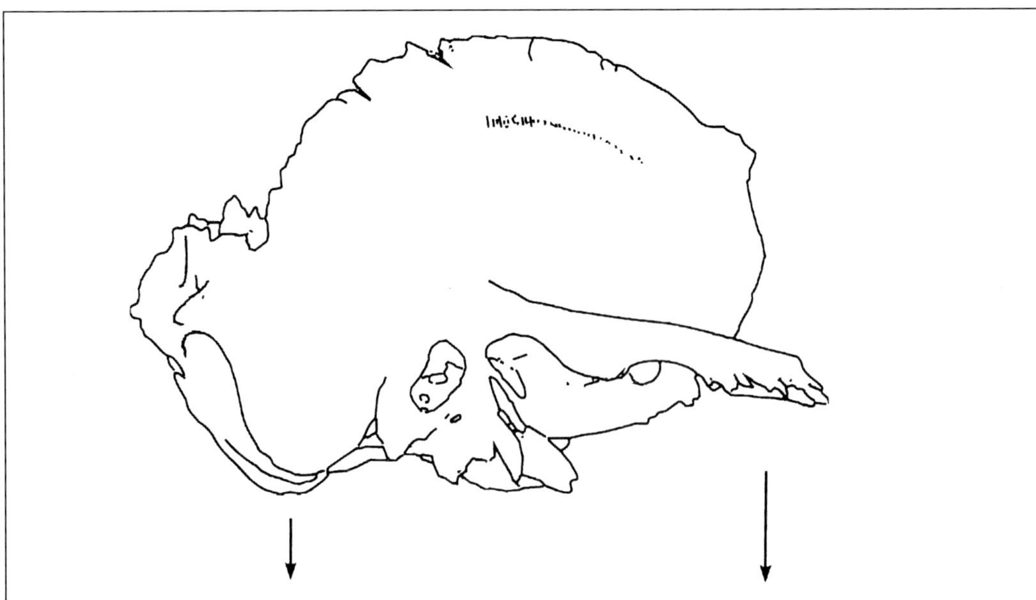

Abb. **11.5** Auswirkung der Muskeltätigkeit (Pfeile) auf das Os temporale (Drehpunkt ist der äußere Gehörgang)

Die am häufigsten im Zusammenhang mit Funktionsstörungen der Ossa temporalia auftretenden Beschwerden beziehen sich auf Gehör, Gleichgewicht, Schmerz und Vagotonus. Ferner, da die motorischen Nerven der Augen zwischen den Schichten des Tentorium cerebelli verlaufen und das Os temporale die Spannung dieser Membranen beeinflusst, haben wir öfter durch eine Mobilisierung und Wiederherstellung des Gleichgewichtes der Ossa temporalia eine plötzliche und dauernde Heilung des Strabismus erzielen können. Auch die Dyslexie scheint immer im Zusammenhang mit einer Funktionsstörung der Ossa temporalia in Verbindung zu stehen. Die Lesefähigkeit des Patienten verbessert sich oft erstaunlich schnell nach erfolgreicher Mobilisierung und Wiederherstellung dieses Gleichgewichtes. Ferner ist das Os temporale häufig in der Ätiologie vieler hartnäckiger oder rezidivierender Fälle des Arm- und Schultersyndroms beteiligt. Eine beidseitige Kompression der Ossa temporalia konnte auch immer wieder bei den rund hundert autistischen Kindern festgestellt werden, die wir bislang in unserer Klinik untersucht und behandelt haben. Eine Besserung gewisser Aspekte des im Kapitel 15 erörterten autistischen Verhaltens konnte durch die erfolgreiche seitliche Druckentlastung der Ossa temporalia erzielt werden.

11.2 Bewertung der Funktion und Behandlung von Funktionsstörungen des Os temporale

Im Wesentlichen stehen drei Techniken zur Verfügung, die wir im Zusammenhang mit den Ossa temporalia als besonders wirksam gefunden haben.

11.2.1 Das Schläfenbeinwackeln („Mastoid Tip Technique" oder „Temporal Wobble")

Wir wenden diese Technik zur Bewegungsprüfung und bei der Behandlung an. Man faltet die Finger ineinander und unterstützt mit beiden Hohlhänden das Okziput des Patienten, der sich in Rückenlage befindet. Die Daumen bedecken dabei den Proc. mastoideus, die Spitze des Os temporale.

Man übt nun beiderseits auf die Proc. mastoidei einen sanften Druck nach medial aus, der auf die kranialen Ränder der Pars squamosa einen lateralisierenden und abspreizenden Effekt hat.

Durch die Kenntnis der temporalen Bewegung wird verständlich, dass ein Zusammendrücken der Proc. mastoidei nach medial eine Außenrotationskomponente der Ossa temporalia fördert. Sobald die andere (die Rotationskomponente) ebenfalls auftritt, sollte man ihr folgen. Die Rotation um die Querachse sollte in keiner Weise veroder behindert werden.

Der Therapeut prüft nun die Symmetrie der Ossa temporalia. Stellt er eine Asymmetrie fest, so kann diese oft durch das sogenannte Schaukeln der Ossa temporalia erfolgreich behandelt werden. Dieses Schaukeln geht mit einem wechselseitigen Druck auf die Proc. mastoidei im Rhythmus des CranioSacralen Systems einher. Dies begünstigt die Außenrotation zunächst des einen und dann des anderen der beiden Os temporale. Mehrere Zyklen genügen in der Regel, das in seiner Bewegung behinderte Os temporale zu befreien. Eines der beiden Os temporale bleibt dabei während der Dauer eines halben Zyklus still und beginnt sich dann synchron mit dem Os temporale auf der gegenüberliegenden Seite zu bewegen.

Ist diese Methode erfolglos, so weist dies auf eine spezifische Knochennahtrestriktion hin. Solche Knochennahtrestriktionen, die das Os temporale beeinträchtigen, sind recht häufig und lassen sich mit der im Kapitel 9 beschriebenen V-Spreiz-Technik erfolgreich behandeln.

11.2.2 Prüfung und Behandlungstechnik der Kreisbogen-Bewegung, die Finger-im-Ohr-Technik („Finger in the Ear Technique")

Bei dieser Technik führt man die Mittelfingerspitzen in die Ohren des auf dem Rücken liegenden Patienten ein, als wären sie die Verlängerung der Achsen für die Rotationskomponente der Bewegung des Os temporale (Abb. **11.6**). Der Ringfinger berührt auf beiden Seiten des Kopfes den Proc. mastoideus des Os temporale, während der Zeigefinger mit dem Proc. zygomaticus in Berührung bleibt. Man prüft nun die Symmetrie und die Leichtigkeit der Rotationsbewegung um die mit dem Mittelfinger gebildete Verlängerung der temporalen Bewegungsachse. Diese Prüfung wird immer synchron mit dem Rhythmus des CranioSacralen Systems des Patienten durchgeführt. Nimmt man die Rotationsbewegung wahr, so wird auch eine Erweiterung und Verengung des Kopfes an der Pars squamosa des Os temporale spürbar.

Findet man Bewegungsrestriktionen vor, so werden wechselseitige Bewegungen ausgelöst, indem man bei einem der Os temporale eine Außenrotation und beim anderen eine Innenrotation auslöst. Diese Behandlungstechnik hat eine hervorragende therapeutische Wirkung auf die Knochennähte, die mit der Pars petrosa des Os temporale an der Schädelbasis im Zusammenhang stehen, insbesondere die Sutura zwischen Okziput und Os temporale. Kurz nach der Befreiung des in der Bewegung behinderten Os temporale kann eines der beiden Os temporale dazu neigen, während eines halben Zyklus anzuhalten, bis das andere die Bewegung aufgeholt hat, um dann eine synchrone Bewegung fortzusetzen.

Die Ossa temporalia am Ende dieser Technik immer in der neutralen Lage belassen. Die Hände nie vom Patienten entfernen, wenn die Knochen in einer extremen Außen- oder Innenrotation sind, und die Ossa temporalia nie im asynchronen Zustand verlassen, da sonst die Gefahr von Übelkeit, Erbrechen, Schwindel oder epileptischer Gehirnaktivität besteht!

11.2.3 Dekompression der Ossa temporalia: Das Ohrenziehen („Ear-Pull Technique")

Das Phänomen der medial komprimierten Schläfenbeine haben wir durch die intensive Arbeit mit autistischen und anderen schwer verhaltensgestörten Kindern entdeckt. Diese Art der Funktionsstörung der Schläfenbeine lässt eine gewisse physiologische temporale Bewegung zu. Es ist

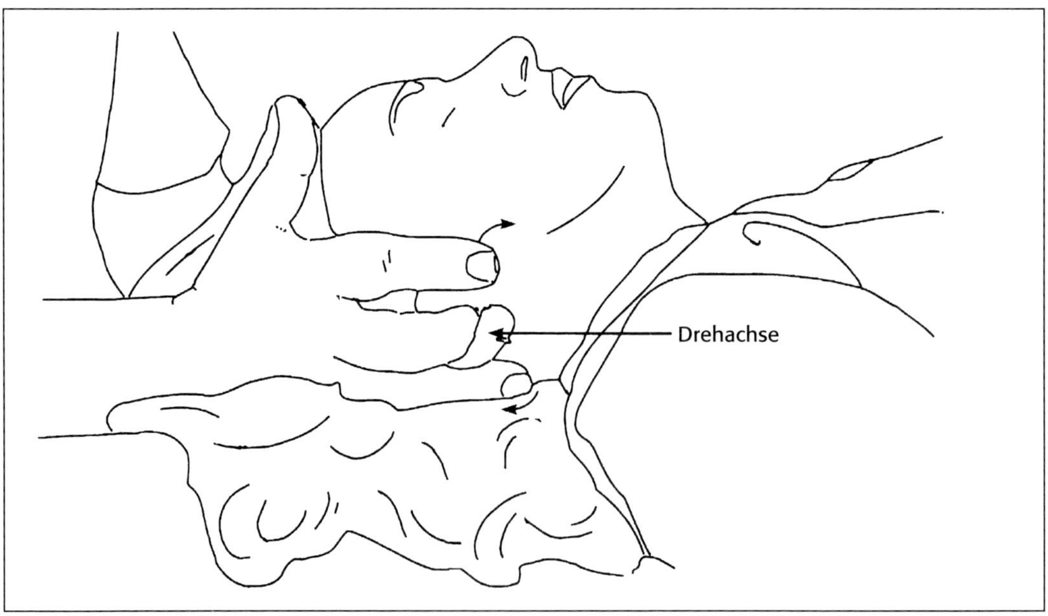

Abb. **11.6** Prüfung und Behandlung der Kreisbogen-Bewegung (die Pfeile zeigen die Richtung der Kraft an, die zur Ausübung der Außenrotation angesetzt wird)

jedoch die Bewegungsqualität, die abnorm erscheint. Sie vermittelt den Eindruck, als bewegten sich die Knochen in einem hoch viskösen Medium, so als ob das System mit Sirup aufgefüllt wäre. Ist nun eines der Schläfenbeine betroffen, so kann man selbstverständlich die mangelnde Symmetrie ohne Weiteres feststellen. Sind jedoch beide Ossa temporalia medial komprimiert, dann ist zwar die Bewegungssymmetrie vorhanden, aber die Qualität der Gesamtbewegung ist abnorm gehemmt. Die Schläfenbeine vermitteln dann den Eindruck, als würden sie das ganze System bremsen. Bedenkt man den tiefgreifenden funktionellen Einfluss der Ossa temporalia auf das gesamte CranioSacrale System, so ist es nicht erstaunlich, dass eine Funktionsstörung, die sie in Mitleidenschaft zieht, zwangsläufig die Funktionstüchtigkeit des ganzen Systems beeinträchtigt.

Die Entwicklung der „Ear-Pull Technique" zur Diagnose und Behandlung der medialen Kompression der Schläfenbeine wurde sozusagen aus reiner Verzweiflung geboren. Wir wussten, dass irgendetwas die Beweglichkeit der Ossa temporalia beeinträchtigte und bremsend auf sie wirkte. Der Gedanke einer medialen Kompression war naheliegend. Wir dachten, dass der direkte Weg, dieses Problem anzugehen, vielleicht auch der wirksamste sein könnte. Seither hat unsere Erfahrung mit dem Ohrenziehen dieses als eine sehr positive Technik bestätigt.

Die Ohrmuschel ist mit Fasern am äußeren knöchernen Gehörgang befestigt, wo dieser das Os temporale durchbohrt. Der äußere Gehörgang verläuft mehr oder weniger in der gleichen Richtung wie die Pars petrosa des Os temporale, die sich nach anteromedial in die Schädelbasis fortsetzt. Bei dem Ohrenziehen übt man beidseits einen sanften Zug in posterolateraler Richtung auf das äußere Ohr aus in Verlängerung der posterolateralen Pars petrosa des Os temporale (Abb. **11.7**). Die Richtung bestimmt sich von selbst, sobald man begonnen hat, diese Traktion durchzuführen. Man beginnt den Zug bilateral

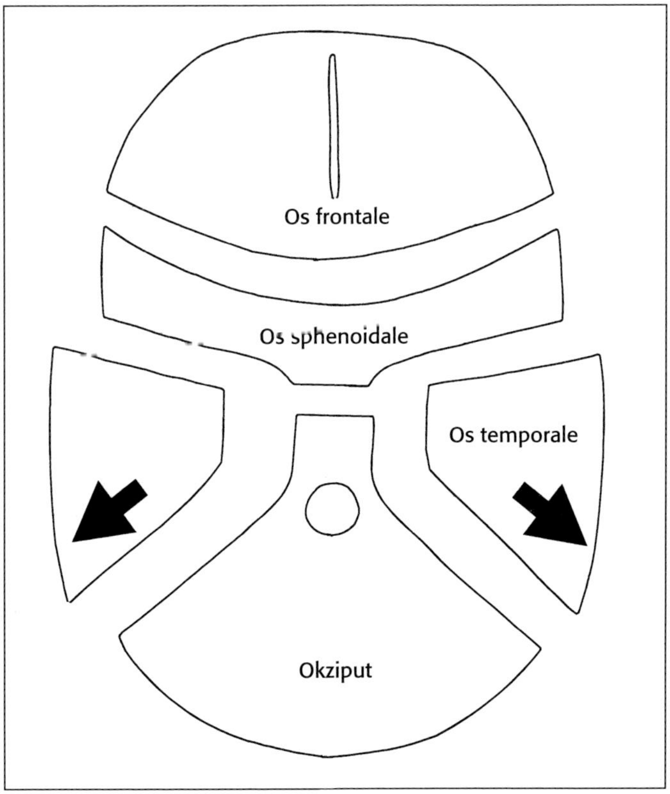

Abb. **11.7** Zugrichtung bei der „Ear-pull"-Technik

und symmetrisch und erlaubt der Bewegung, jene Richtung einzuschlagen, die durch die gewebseigenen Muster festgelegt ist. Während der Druckentlastung der Ossa temporalia im sphenobasilaren Bereich der Schädelbasis, dem Boden des Schädelgewölbes, entstehen laufend dynamische Richtungsänderungen.

Der Patient liegt bequem auf dem Rücken. Man fasst nun gleichzeitig beidseits den Knorpel des äußeren Ohrs in Höhe des äußeren Gehörganges und knapp hinter diesem. Dann übt man eine sehr leichte Zugkraft aus, die man *allmählich* steigert, bis eine Bewegungsreaktion spürbar wird. Will sich das Ohr in einer oder der anderen Richtung drehen oder bewegen, vollzieht man diese Dreh- oder Gleitbewegung passiv nach, *man darf sie aber nicht beeinträchtigen.* Wenn der Therapeut bereits von vornherein bestimmen will, das Ohr müsse sich in einer gewissen Richtung bewegen, so wird er lediglich zum Hindernis für eine echte Korrektur. Er muss unbedingt anpassungsfähig bleiben. Er setzt nun also den Zug nach posterior und lateral fort, passt sich aber unverzüglich jeder auftretenden Richtungsänderung an.

Bewegen sich die Ossa temporalia mühelos gemäß dem angesetzten Zug, dann war keine Kompression vorhanden. Bewegen sie sich aber nicht mühelos, so zieht man weiterhin fort und verstärkt nach Bedarf die angesetzte Kraft, jedoch sanft und gleichmäßig, bis man die Entspannung wahrnimmt.

Seitdem wir diese Technik zur Untersuchung und Behandlung bei der Mehrzahl unserer Patienten anwenden, haben wir auch weitere sonst unvermutete mediale Kompressionen der Ossa temporalia entdeckt.

Man kann uns selbstverständlich das Argument, „wer suchet, der findet", entgegenhalten. Dagegen gilt aber auch, dass man nicht findet, wenn man nicht sucht. „Ohrenziehen" ist eine unschädliche Technik, die nur wenige Minuten in Anspruch nimmt. Wenn man eine mediale Kompression feststellt und sie ausschalten kann, lohnt sich die kleine Mühe. Deshalb erscheint es uns als medizinisch anfechtbar, die Untersuchung und Behandlung einer beim Patienten möglicherweise vorhandenen medialen Kompression der Ossa temporalia zu unterlassen.

11.3 Die Sutura squamosa (temporoparietalis)

Diese Knochennaht ist eine besonders häufige Ursache für klinische Beschwerden und wird deshalb gesondert betrachtet.

Verschiedene Mechanismen können zu einer Funktionsstörung dieser Sutura führen. Hypertonus oder Kontraktur des M. temporalis sind Mechanismen, die bisher fast vollständig unbeachtet blieben. Bei seelischer Belastung, Bissanomalien und Funktionsstörungen der Kiefergelenke ist dieser Muskel jedoch oft chronisch hyperton.

Die Anatomie des M. temporalis macht verständlich, dass er im hypertonen Zustand eine Kompression der Sutura squamosa (temporoparietalis) auslösen kann. Der M. temporalis inseriert am Proc. coronoideus des Unterkiefers, bis herab zu dieser Basis, und hat seinen Ursprung in der Fossa temporalis unterhalb der Linea temporalis und an der Fascia temporalis. Da die Fossa temporalis oberhalb der Sutura squamosa verläuft, verursacht eine Kontraktur des M. temporalis eine Bewegung der Os parietale nach inferior und eine Kompression der Sutura squamosa. Eine solche Kompression kann eine Ischämie sowie Druck auf die im Inneren der Knochennaht vorhandenen Nervenrezeptoren und Plexen erzeugen (Anhang G).

Der anatomische Aufbau dieser Naht bedingt beim Zusammenbeißen der Zähne bzw. bei einer Kompression zwischen dem Caput mandibulae und der Fossa mandibularis eine kaudale Gleitbewegung des Os parietale.

Die an der Sutura squamosa beteiligten Knochenflächen sind so abgeschrägt und gefurcht, dass bei der Kontraktion des M. temporalis eine Scherkraft in der Knochennaht entsteht (Abb. **11.8**). Die Scherkraft kann einerseits eine Längsdehnung der kollagenen und offenbar innervierten Bindegewebsfasern *(Sharpey-Fasern)* verursachen oder das Lumen der Knochennaht verringern und dadurch im Inneren der Knochennaht eine Druckischämie verursachen. Dabei kann auch die durch den Druckreiz der Rezeptoren verursachte normale neurogene Reflextätigkeit unterbrochen werden. Die normale Signalübertragung über die Nervenfasern kann dabei beeinträchtigt sein.

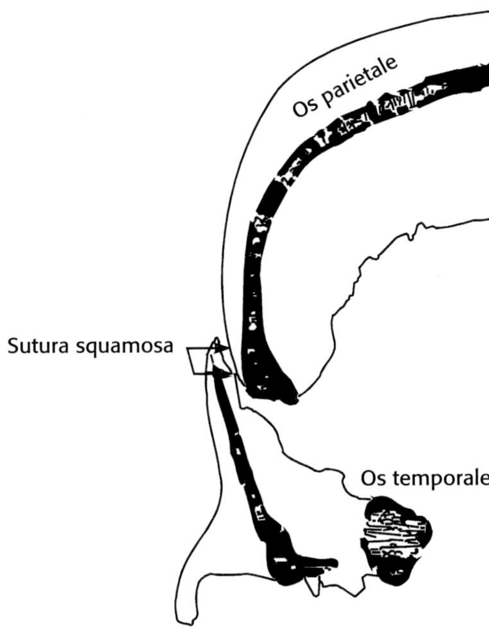

Abb. **11.8** Abschrägung der Sutura squamosa

11.4 Diagnose und Behandlung von Funktionsstörungen der Sutura squamosa

In der Regel ist eine Diagnose der durch eine Funktionsstörung der Sutura squamosa verursachten Symptome, wie Kopfschmerzen und zerebrale Funktionsstörungen, problemlos. Untersucht man den Patienten während einer Schmerzphase und steigert man dabei die Kompression der Knochennaht, so verstärkt sich die Heftigkeit der Symptome sehr schnell.

Ist hingegen der Befund beim Patienten bei der Untersuchung im latenten oder Ruhezustand, so kann man die Symptome oft in wenigen Minuten auslösen (Anhang G).

Bei Funktionsstörungen der Sutura squamosa wird die Diagnose beim bequem auf dem Rücken liegenden Patienten gestellt. Der Therapeut sitzt am Kopfende des Patienten, die Ellenbogen bequem auf den Untersuchungstisch gestützt, sodass er den Unterkieferwinkel mühelos mit den gekrümmten Fingern erfassen kann. Die distalen Anteile der Handflächen liegen über den Kiefergelenken des Patienten, während die mehr proximalen Anteile der Hand die Sutura squamosa überdecken.

Mit den gekrümmten Fingern (in der Regel Zeige- oder Mittelfinger), die den Unterkiefer in der Aussparung knapp vor dem Winkel fassen, übt man beidseits einen möglichst gleichmäßigen, schwachen Zug nach kranial aus. Während man die dabei angewandte Kraft sehr langsam steigert, nimmt man die Kompression an den Kiefergelenken wahr. Ausgleichende Schaukelbewegungen des Unterkiefers können durch Blockierung dieser Gelenke eintreten. Man vollzieht diese Bewegungen nach und lässt sie von selbst einen Ausgleich erreichen. Nach Kompression und Ausgleich der Kiefergelenke aktivieren sich in der Regel die Pars squamosa des Os temporale, indem sie sich von einer Seite auf die andere bewegen und ein Gleichgewicht erreichen. Man übt die Zugkraft (Traktion) weiterhin aus und vollzieht diese Bewegung gleichzeitig nach. Als Nächstes tritt an der Sutura squamosa der Effekt der Scherkraft auf. Wie bereits erwähnt, meldet sich der Patient, sobald diese Scherkraft auftritt; die vorhandenen Schmerzen verschlimmern sich oder ein latentes klinisches Syndrom tritt erneut auf.

Ist man sicher, dass man mit der Diagnose einer Kompression der Sutura squamosa richtig liegt, dann besteht die Behandlung in der direkten Dekompression der Knochennaht. Die bei einer Funktionsstörung der Sutura squamosa anzuwendende Technik zur Druckentlastung der Knochennaht besteht in der Umkehrung der auf den Unterkiefer wirkenden Zugkraft, um so zuerst die Dekompression oder Entkeilung der Kiefergelenke zu erzielen. Die Ossa temporalia kommen danach wieder ins Gleichgewicht, und schließlich öffnen und mobilisieren sich die Suturae squamosae, während die Pars squamosa des Os temporale nach kaudal gleitet. Diese Mobilisierung der Knochennähte kann man mit den über den Knochennahtbereichen liegenden Handflächen ertasten.

Man übt eine am Unterkiefer nach kaudal gerichtete Zugkraft aus, indem man die Haut über Ramus und Angulus mandibulae vorsichtig erfasst. Die dabei angewandte Kraft ist nur gerade stark genug, um eine nicht gleitende Friktion zwischen den Fingern des Therapeuten und der Haut des Patienten zu erzeugen. In der Tiefe ist die Haut indirekt an der Knochenfläche des Unterkiefers befestigt. Sobald man den vorhandenen Spielraum aufgefangen hat, übt der an der Haut angesetzte Zug eine Kraft am Unterkiefer des Patienten aus, die sich schließlich bis an die Suturae squamosae fortpflanzt. Dieser Zug wird bis zur fühlbaren Entspannung oder zur Wiederherstellung der Knochennahtbewegung aufrechterhalten.

Eine weitere sehr wirksame Methode zur Mobilisierung einer funktionsgestörten Sutura squamosa ist die in Kapitel 9 beschriebene V-Spreiz-Technik oder Lenkung der Energie.

12 Mund, Gesicht und Kiefergelenk

Mund, Gesicht und Kiefergelenk sind funktionell nicht zu trennen und werden deshalb in diesem Kapitel zusammen betrachtet. Erfahrungsgemäß entstehen die meisten der mit diesem Körperbereich im Zusammenhang stehenden klinischen Beschwerden am Os temporale oder der Maxilla und am Vomer. Normalerweise betreffen diese Beschwerden die Verbindungen dieser Knochen mit dem Os sphenoidale und somit der Schädelbasis.

Das Os palatinum, das Os nasale und das Os zygomaticum korrigieren sich in der Regel selbst, wenn die Verbindungen zwischen Os temporale, Maxilla, Vomer und Os sphenoidale korrigiert sind. Gelegentlich muss jedoch eine Funktionsstörung des Os nasale, des Os palatinum oder des Os zygomaticum spezifisch behandelt werden. Wir weisen besonders auf diese Tatsache hin, weil unseres Erachtens in den meisten Fällen die Beseitigung der sekundären Beschwerden am Os nasale, Os palatinum und Os zygomaticum, wenn sie zuerst durchgeführt wird, reine Zeitverschwendung ist.

Die mit dem Kiefergelenk im Zusammenhang stehenden Beschwerden können in der Regel nicht effektiv behandelt werden, wenn nicht zuerst die Ossa temporalia im Lot sind. Die für diese Gelenke anzuwendenden Techniken wurden im 11. Kapitel beschrieben. Sie korrigieren gleichzeitig mit der Funktionsstörung des Gelenkes auch die fehlende Balance der Ossa temporalia.

Die wechselseitigen Beziehungen der im Mund und Gesicht vorhandenen knöchernen Strukturen sind außerordentlich komplexer Art (Abb. **12.1**). Dadurch, dass bei diesen Strukturen keine Verankerungen der Duralmembran vorhanden sind, wird die Diagnose und Behandlung wesentlich vereinfacht und dem Therapeuten ermöglicht, eine vernünftige Diagnose und Behandlung, an einer stärker mechanistischen Leitlinie ausgerichtet, zu entwickeln. Weil man hier ohne den Einfluss des hydraulischen CranioSacralen Systems auskommt, sind aber in diesem Bereich auch die selbstkorrigierenden Mechanismen entsprechend schwächer und der Einsatz von direkten therapeutischen Techniken wirkungsvoller.

Beschwerden, die in erster Linie das Os nasale und Os zygomaticum sowie deren Knochennähte betreffen, haben in der Regel traumatische Ursachen. Handelt es sich dabei um primäre Beschwerden, so werden sie bei der Bewegungsprüfung der Mund- und Gesichtsknochen offensichtlich und verursachen in den meisten Fällen kompensatorische Funktionsstörungen. Das ist allerdings nicht zwangsläufig der Fall.

12.1 Maxilla, Os palatinum und Vomer

Aus unserer Sicht bilden Maxilla, Os palatinum und Vomer eine einzige, komplexe Funktionseinheit, die mehr oder weniger am Os sphenoidale verankert ist (Abb. **12.2a, b**). Die Maxillae bilden den größten Teil des harten Gaumens. In den meisten Fällen kann man das Os palatinum als Zwischenstück oder Unterlegscheibe zwischen der Lamina lat. proc. pterygoidei und der Maxilla betrachten. Wenn jedoch spezifische Restriktionen des Gaumens auftreten, muss man gegebenenfalls spezifische Mobilisierungstechniken der Gaumenknochen anwenden. Entlang der Mittellinie bildet der Vomer die funktionelle Verbindung zwischen der Oberfläche des harten Gaumens und dem Os sphenoidale (Abb. **12.3**). Dieser Knochen ist äußerst biegsam und wird oft das Opfer von Spannungen oder Verspannungen in seinem Inneren, etwa wie ein gebogenes Stück Stahl. Um bei der Erkennung und Behebung von sphenomaxillaren Läsionen einen befriedigenden und dauerhaften Erfolg zu gewährleisten, muss auch der den Vomer in Mitleidenschaft ziehende Teil immer mitbehandelt werden.

Ein umfassendes Verständnis der funktionellen Anatomie sowie der mittel- und unmittelbaren Zusammenhänge zwischen dem harten Gaumen und dem Os sphenoidale macht auch viele bisher rätselhafte klinische Symptome verständlich.

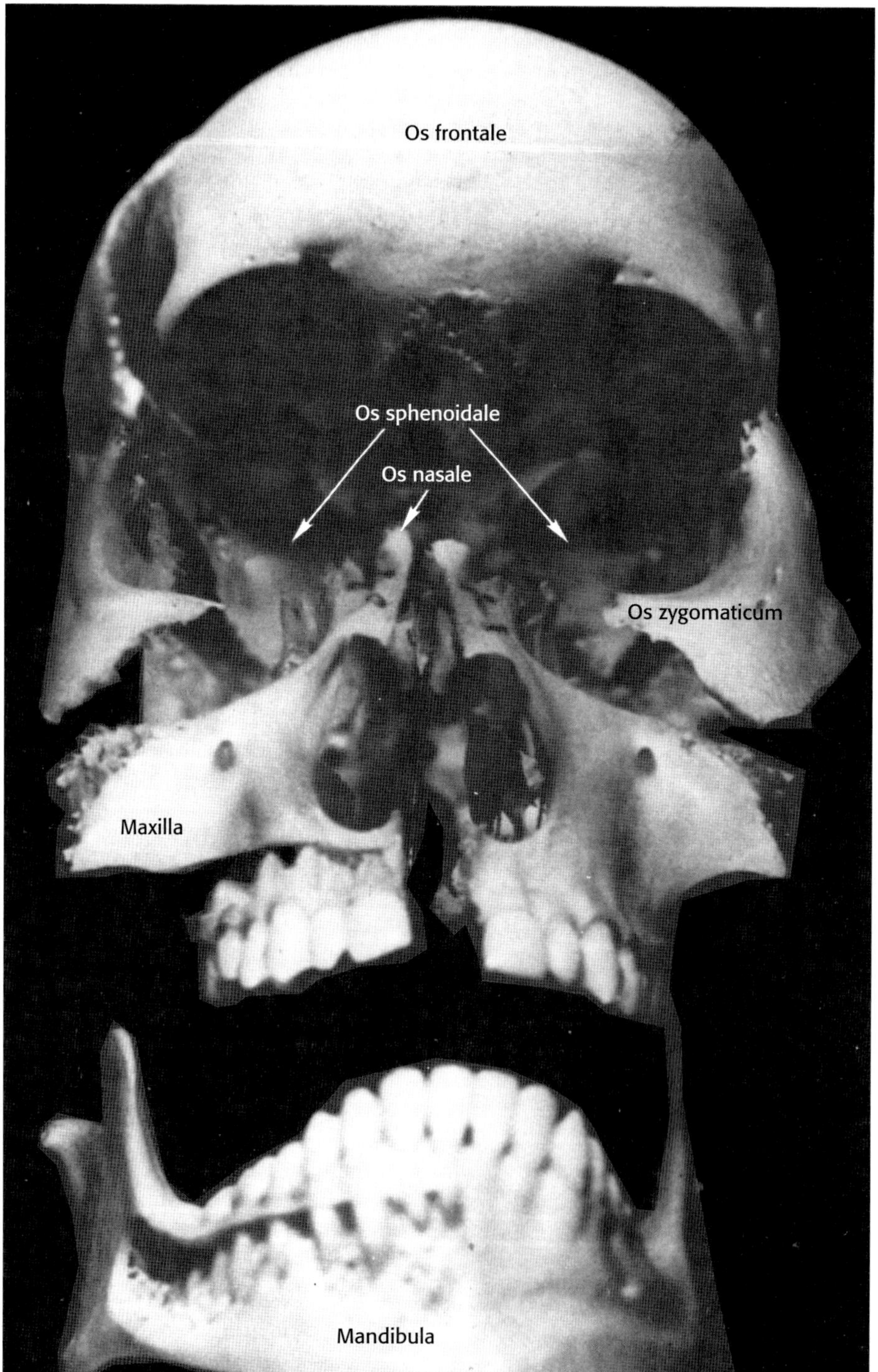

Abb. **12.1** Die Knochen des Gesichtes (zerlegte Ansicht)

Die beiden Maxillae sind gelenkig miteinander und ebenso mit dem Os nasale (Abb. **12.4**), Os frontale, Os ethmoidale, Os zygomaticum und dem Os lacrimale, den unteren Nasenmuscheln, dem Os palatinum und dem Vomer verbunden; außerdem inkonstant direkt mit der Lamina lat. proc. pterygoideus des Os sphenoidale (aber immer indirekt über das Os palatinum). Die lange Liste dieser gelenkartigen Verbindungen macht verständlich, dass die Normalisierung der Funktion der Maxillae für die Beweglichkeit und Normalität der meisten Strukturen der vorderen Kopfpartien besonders wichtig ist.

An der Maxilla sind folgende Muskeln verankert: der M. pterygoideus medialis, M. buccinator, M. obliquus inferior oculi, M. orbicularis oculi und M. orbicularis oris. Funktionsstörungen der Maxilla treten deshalb oft als Abnormitäten des Gesichtsausdruckes und der Augenbewegung auf.

Mit der Maxilla stehen auch die Rami infraorbitalis und maxillaris des N. trigeminus, die Nn. nasopalatini und palatini majores sowie die Nn. alveolares anteriores, medii und posteriores in enger Verbindung. Schmerzen, Neuralgien, Nebenhöhlenentzündungen, Schnupfen, Zahnschmerzen und dergleichen sind einige der oft im Zusammenhang mit Funktionsstörungen der Maxilla auftretenden Symptome.

Ebenfalls durch die Maxilla verlaufen die Aa. und Vv. infraorbitales, alveolares superiores anteriores und posteriores und palatina major.

12.1.1 Bewertung der Bewegung der Maxilla und ihre Behandlung

Während der Flexionsbewegung der Schädelbasis dreht sich die Maxilla nach außen und während der Extension nach innen. Zur Prüfung der Funktion der Maxilla legen wir die Innenflächen des Mittel- und Ringfingers einer Hand entlang den Kauflächen der oberen Molaren

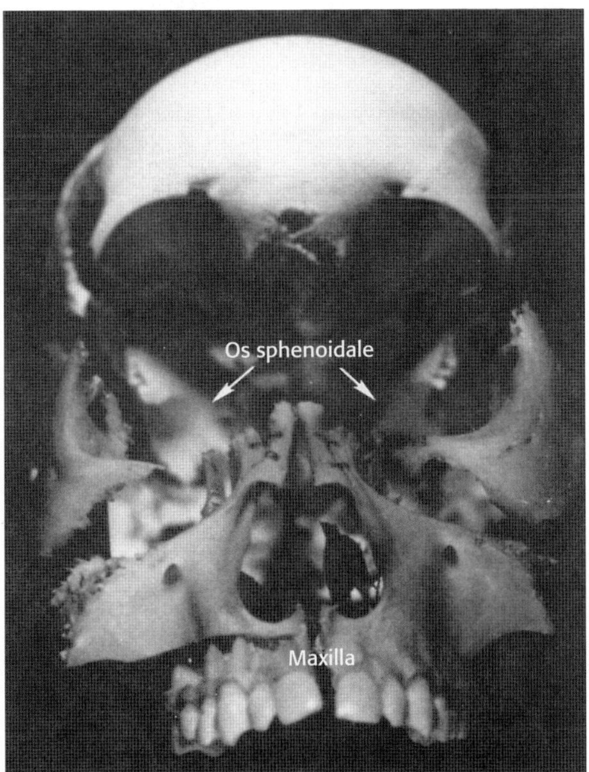

Abb. **12.2a** Der harte Gaumen (Ansicht von vorn)

(Backenzähne) des auf dem Rücken liegenden Patienten und überwachen mit Daumen und Zeige- oder Mittelfinger der freien Hand gleichzeitig die Alae majores des Os sphenoidale.

Wenn das Os sphenoidale in die Flexionsphase eintritt, vergrößert sich der Querdurchmesser zwischen den Kauflächen der Backenzähne des Patienten, in der Extensionsphase der CranioSacralen Bewegung verringert er sich.

Oft bewegt sich einer der beiden Maxillae weiter als der andere. Man kann die Restriktion zunächst teilweise mit der indirekten Technik lösen und die Korrektur dann durch die gegen die Restriktion angewandte direkte Technik vollenden. Bewegt sich beispielsweise die rechte Maxilla während der Flexionsphase nicht so weit nach lateral wie die linke Maxilla (Außenrotation der Maxilla), so folgt man der Bewegung der beiden Maxillae nach medial (also Innenrotation) und leistet dem nächsten Zyklus der Außenrotation Widerstand. Bei der nächsten Innenrotation folgen wir der Bewegung, fördern sie und widersetzen uns danach erneut der Außenrotation. Nach vier bis fünf Zyklen tritt in der Regel eine Entspannung ein. Bleibt sie jedoch nach sieben bis acht Zyklen immer noch aus, so leisten wir der Außenrotation der Maxilla keinen weiteren Widerstand.

Ungeachtet dessen, ob wir während unserer Anwendung der indirekten Methode eine Entspannung wahrgenommen haben, wenden wir nun die direkte Technik an. Dabei drücken wir die betroffene Maxilla *sanft* über die Restriktion hinweg, bis wir den Eindruck haben, dass sich die

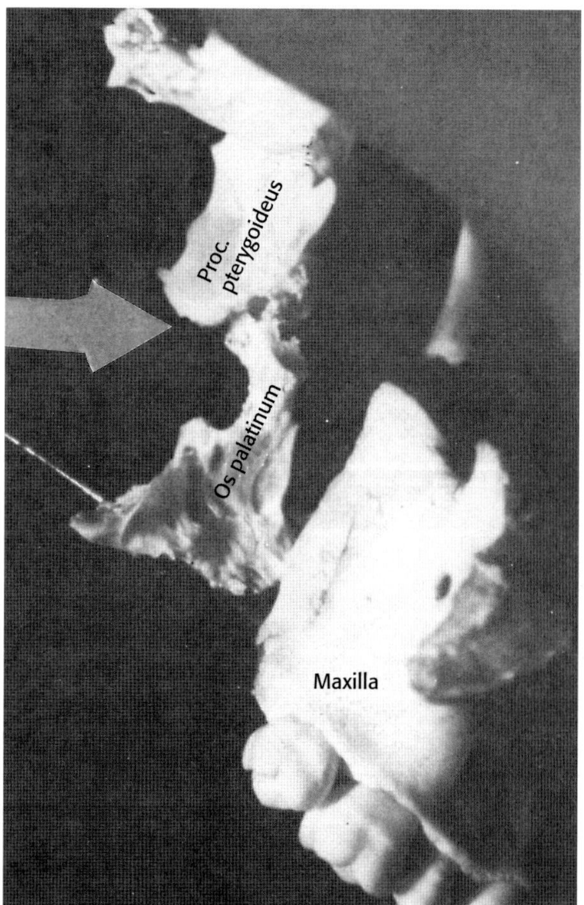

Abb. **12.2b** Seitenansicht von Maxilla, Os palatinum und Os sphenoidale

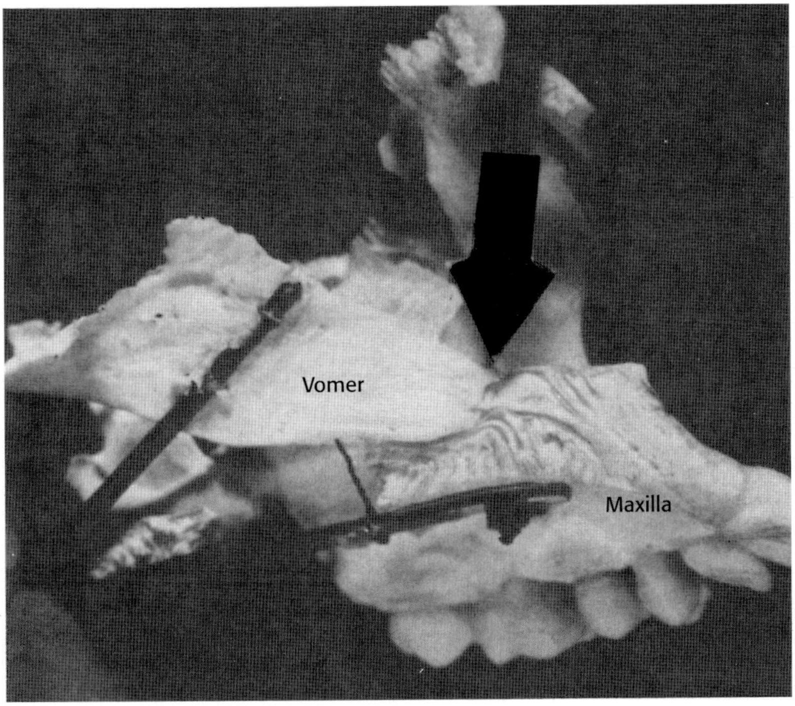

Abb. **12.3** Vomer und Maxilla: mediale Ansicht

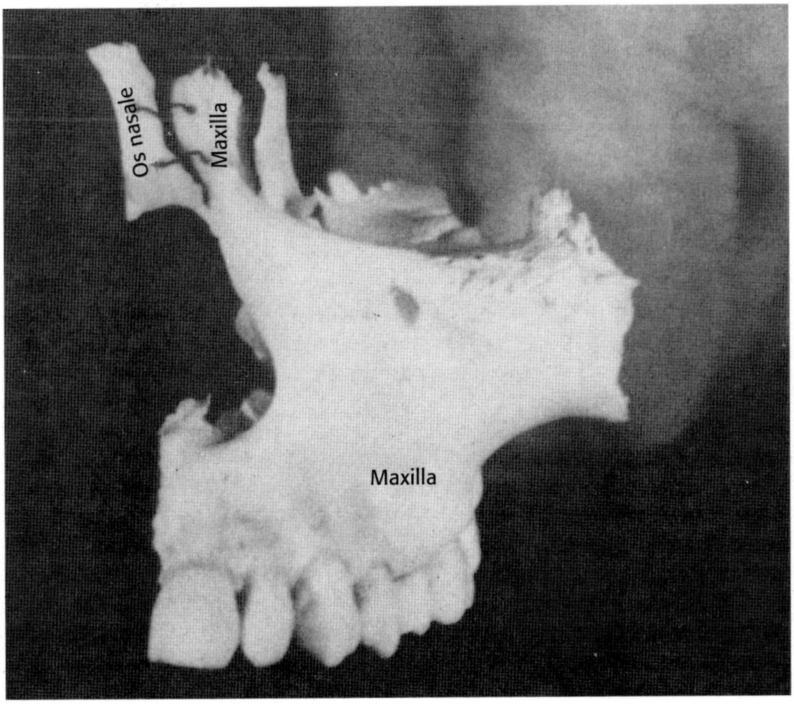

Abb. **12.4** Maxilla und Os nasale

beiden Maxillae gleichmäßig bewegen. Die für diese Korrektur eingesetzte Kraft muss sanft, aber beständig und konstant sein. Eine geringe Kraft über einen längeren Zeitraum ist genauso wirksam und für den Körper weniger traumatisierend wie eine größere Kraft über kürzere Zeit.

Nach dieser Korrektur und vor Ende der Behandlung müssen wir die Bewegung der Maxilla immer erst wieder mit der Bewegung des Os sphenoidale synchronisieren.

Weitere Probleme der Maxilla, die wir erkannt haben, sind die Torsion sowie die Verschiebung („Shear“) und Kompression („Impaction“) zwischen Os sphenoidale und Maxilla.

12.1.2 Probleme der sphenomaxillaren Torsion

Bei der sphenomaxillaren Torsion scheint es, als drehten sich der harte Gaumen und das Os sphenoidale in entgegengesetzter Richtung um eine vertikale Achse, die ungefähr durch den Schnittpunkt der Sutura sagittalis und coronalis der Schädelkapsel verläuft. Dieser Bereich ist die sogenannte Scheitelhöhe, das Bregma.

Um zu prüfen, ob eine sphenomaxillare Torsion vorliegt, wenden wir den gleichen Handgriff an wie er bereits für die Prüfung der normalen Innen- und Außenbewegung der Maxilla, im Zusammenhang mit der Flexion und Extension des Os sphenoidale, erwähnt wurde. Durch Kontakt der Finger mit den Kauflächen der oberen Backenzähne wird der harte Gaumen um die vertikale Achse gedreht (Abb. **12.5**), zunächst in einer und dann in der entgegengesetzten Richtung. Mit der freien Hand stabilisieren wir das Os sphenoidale.

Die sphenomaxillare Torsion ist keine normale physiologische Bewegung. Alle von uns untersuchten Patienten mit normalen Funktionen besitzen aber eine genügend große Bewegungstoleranz, um eine gewisse Torsion des harten Gaumens im Verhältnis zum Os sphenoidale zuzulassen.

Die hier eingesetzte Kraft muss sehr gering sein und 10–15 Sekunden lang aufrechterhalten werden, um dem harten Gaumen die nötige Zeit zu

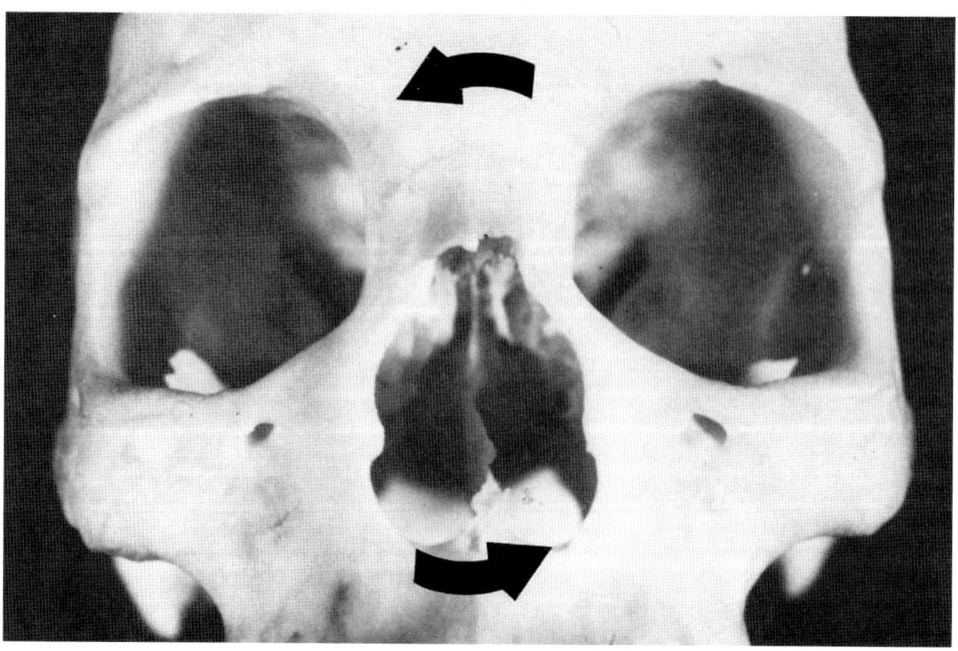

Abb. **12.5** Sphenomaxillare Torsion

lassen, den vom Therapeuten vorgegebenen Weg nachzuvollziehen. Die Torsion sollte bilateral symmetrisch sein. Ist die Bewegung in beide Richtungen nicht gleich groß, weist dies auf eine Restriktion der sphenomaxillaren Torsion hin. Diese Restriktion behebt man, indem man die Läsion während 10–15 Sekunden oder bis zur Wahrnehmung einer Entspannung übersteigert. Diesem ersten Schritt muss *immer* eine direkte Korrektur folgen. Bei der Korrektur setzen wir die Kraft sanft, aber beständig gegen die abnorme Restriktion ein, bis ein Nachgeben dieser Schranke wahrzunehmen ist. Dann warten wir 3–5 Minuten lang und prüfen die Lage erneut.

Nach Beheben einer Funktionsstörung der sphenomaxillaren Torsion müssen das Os palatinum und der Vomer *immer* gemäß den später in diesem Kapitel gemachten Angaben geprüft und behandelt werden.

12.1.3 Transversale Verschiebung („Shear") zwischen Os sphenoidale und Maxilla

Ein weiteres Problem, das wir im Zusammenhang mit Os sphenoidale und Maxilla entdeckt haben, ist die transversale Verschiebung. Wie der Name sagt, handelt es sich hier um eine abnorme transversale Verschiebung des harten Gaumens nach links oder rechts im Verhältnis zum Os sphenoidale. Wenn wir den Patienten diesbezüglich untersuchen, müssen wir das Os sphenoidale in seiner Lage in der Transversalebene fixieren. Dann bewegen wir den harten Gaumen in der Transversalebene nach lateral parallel zur Ebene des Os sphenoidale. Während dieser Prüfung ist darauf zu achten, dass sich weder der harte Gaumen noch das Os sphenoidale drehen (Abb. **12.6**).

Die Verschiebung zwischen Os sphenoidale und Maxilla ist keine normale physiologische Bewegung. Führt man die Prüfung mit sachtem, stetigem Krafteinsatz durch, so entsteht eine gewisse transversale Verschiebung. Man legt die Innenflächen des Mittel- und Ringfingers einer Hand auf die Kauflächen der oberen Molaren des auf dem Rücken liegenden Patienten. Das Os sphenoidale wird mit dem Daumen und Zeige- oder Mittelfinger der freien Hand stabilisiert. Wir finden es sinnvoll, mit dem Daumen der den harten Gaumen untersuchenden Hand in Kontakt mit dem Rücken der freien Hand zu bleiben, um die entsprechenden Bewegungsanstöße zu geben. Wir fördern die Bewegung des harten Gaumens parallel zum Os sphenoidale, jedoch ohne Rotation, zunächst auf die eine und dann auf die andere Seite. In beiden Richtungen muss der Therapeut genügend Zeit verstreichen lassen, um dem Knochengebilde die Möglichkeit zu bieten, die von ihm eingeleitete Bewegung nachzuvollziehen. Die Bewegungsreaktion muss symmetrisch sein, anderenfalls liegt eine transversale Verschiebungsrestriktion im sphenomaxillaren Komplex vor.

Eine Verschiebung zwischen Os sphenoidale und Maxilla korrigieren wir zunächst mit der indirekten Technik, um die Funktionsstörung zu lockern.

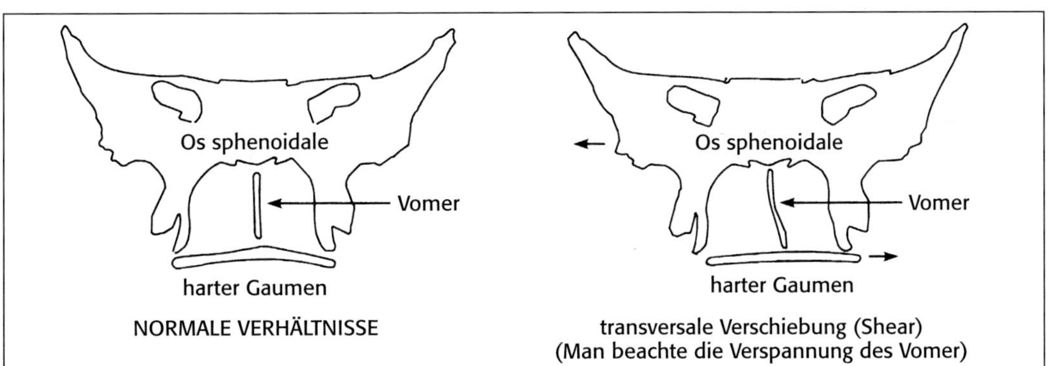

Abb. **12.6** „Shear" zwischen Os sphenoidale und Maxilla

Darauf folgt die direkte Methode durch die Restriktion hindurch. Diese besteht darin, die Bewegung zuerst in die Richtung zu übersteigern, in die sie sich am leichtesten bewegen lässt. Wir halten die Bewegung während 10–15 Sekunden oder bis zur Entspannung gegen die am äußersten Punkt vorhandene Schranke. Dann nehmen wir den harten Gaumen in die entgegengesetzte Richtung und halten wiederum an der Restriktion dagegen. Wir halten die *sanfte* Kraft gegen die Restriktion aufrecht, bis sich diese zu entspannen scheint. Der harte Gaumen wird in die Mitte zurückgeführt. Von dieser Position aus werden mehrere Zyklen des CranioSacralen Rhythmus verfolgt, um danach einen erneuten Test für die Verschiebung durchzuführen. Nach der Korrektur *müssen* wir das Os palatinum und den Vomer überprüfen. Die diesbezüglichen Techniken werden später in diesem Kapitel beschrieben.

12.1.4 Kompression (Verkeilung) von Maxilla und Os sphenoidale

Zur Verkeilung des sphenomaxillaren Komplexes kommt es verhältnismäßig selten. Tritt sie aber auf, so kann sie leicht zur rätselhaften Beschwerde werden, die bis zur Entdeckung ihrer Ursache oft für Kopfzerbrechen sorgt. Eine solche Verkeilung entsteht durch irgendeine abnorme Kraft, die die Maxilla und das Os sphenoidale zusammendrückt und dabei das Os palatinum zwischen ihnen verkeilt. Häufig tritt sie als Begleiterscheinung einer Verkeilung von Vomer und Os sphenoidale auf. Ein erster Hinweis auf dieses Problem ist keine oder eine nur mangelhaft wahrnehmbare unabhängige Bewegung zwischen Os sphenoidale und einer oder beiden Maxillae. Os sphenoidale und Maxilla scheinen sich als Ein-

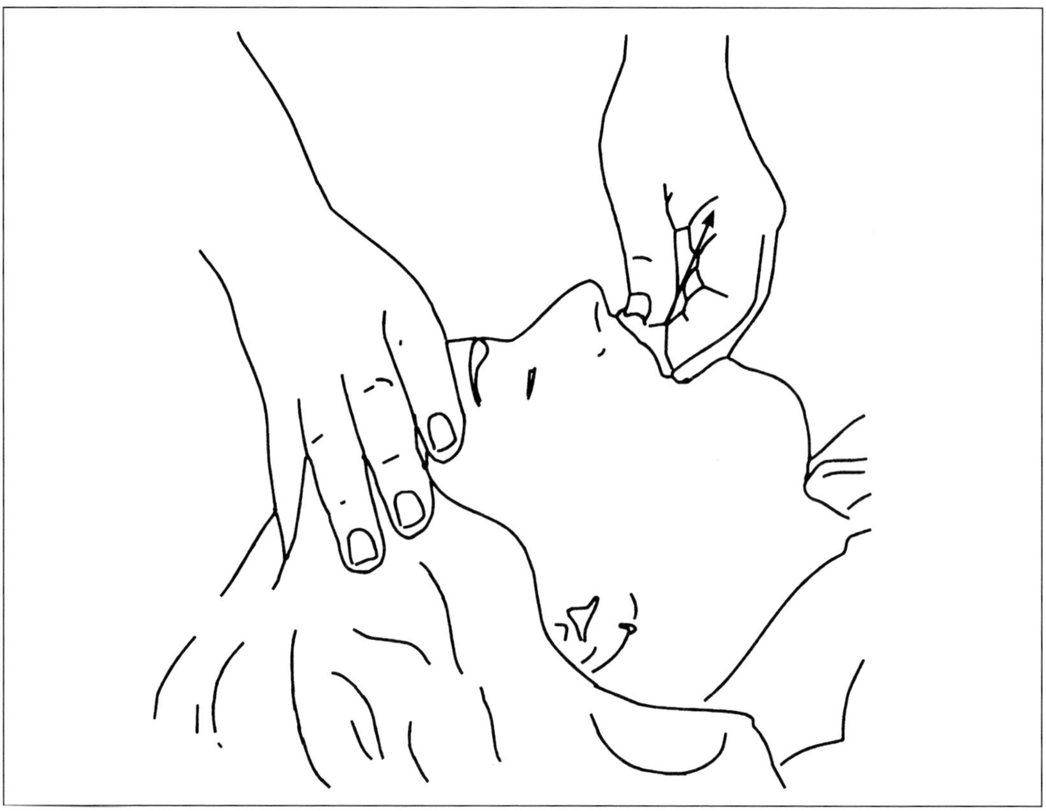

Abb. **12.7** Position der Hände zur Entspannung einer Verkeilung der Maxilla

heit zu bewegen. Die Verkeilung von Vomer und Os sphenoidale entdeckt man bei der später in diesem Kapitel erwähnten Prüfung der Vomerbewegung.

Wenn man vermutet, dass es sich tatsächlich um eine Verkeilung von Os sphenoidale und Maxilla handelt, so versucht man zunächst, durch leichten Zug die betroffenen Knochen zu entkeilen. Der Patient liegt auf dem Rücken, sein Mund ist geöffnet. Der Therapeut fasst die vorderen Anteile der Maxillae oberhalb der Zahnleiste zwischen dem außenliegenden Daumen und dem im Mund liegenden Zeige- und Mittelfinger, zweckmäßigerweise mit einem Stück Gaze, um ein Abgleiten zu verhindern (Abb. **12.7**).

Das Os sphenoidale stabilisieren und überwachen wir mit der freien Hand, deren Daumen und Mittel- oder Zeigefinger über dem Bereich der Alae majores des Os sphenoidale liegen.

Während wir das Os sphenoidale stillhalten, ziehen wir mit dem die vorderen Anteile der Maxillae fassenden Daumen und den beiden Fingern sanft und stetig nach anterior. Der harte Gaumen muss dabei gleichmäßig, sozusagen wie geschmiert, nach anterior gleiten. Ist das nicht der Fall, dann sollte der Therapeut zumindest feststellen können, ob das anteriore Gleiten von der einen oder anderen Seite, von beiden Seiten oder der Mittellinie aus behindert wird. Ein einseitiger Widerstand weist auf die Verkeilung der Maxilla mit dem Os sphenoidale auf der entsprechenden Seite, beidseitiger Widerstand auf beidseitige Verkeilung hin. Widerstand in der Mittellinie weist auf die Verkeilung des Vomer mit dem Os sphenoidale und/oder der Maxilla hin. Zur Behandlung halten wir den Zug nach anterior aufrecht, bis eine Entspannung wahrnehmbar wird und der harte Gaumen ausgeglichen und frei gleiten kann.

Am Ende der Behandlung muss der freien Beweglichkeit und dem Ausgleich von Os palatinum und Vomer immer einzeln Beachtung geschenkt werden. Die diesbezüglichen Techniken werden in den folgenden Abschnitten beschrieben.

12.1.5 Bewertung der Bewegung des Os palatinum und dessen Behandlung

Die Ossa palatinae sind die funktionellen Bindeglieder zwischen den Maxillae und den Laminae lat. proc. pterygoidei des Os sphenoidale (Abb. **12.8**). Kräfte von den beiden erwähnten Quellen wirken auf sie ein. Deshalb können Probleme von Maxilla und Os sphenoidale sehr leicht sekundäre Funktionsstörungen der Ossa palatinae verursachen.

Die Ossa palatinae sind gelenkig mit dem Os sphenoidale und dem Os ethmoidale, den Maxillae, den Conchae nasales inf. und dem Vomer sowie miteinander verbunden (Abb. **12.9a, b**). Folgende Muskeln sind an ihnen verankert: M. tensor veli palatini, M. uvulae und M. pterygoideus medialis. Die eng mit den Ossa palatinae verbundenen Nerven sind die Nn. palatini majores und minores sowie sensorische Fasern der Nn. palatini, nasopalatini und glossopharyngei.

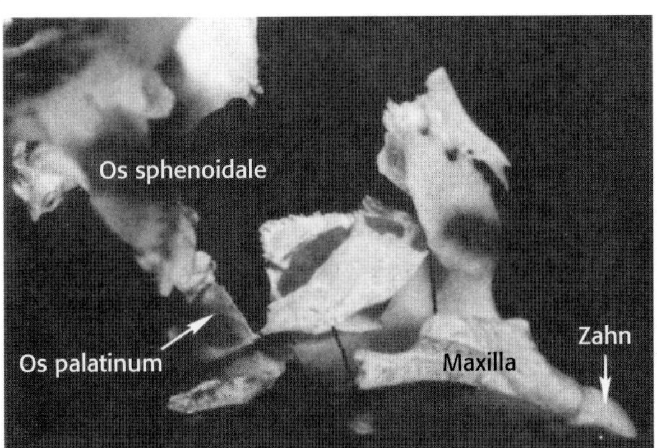

Abb. **12.8** Os palatinum zwischen Os sphenoidale und Maxilla

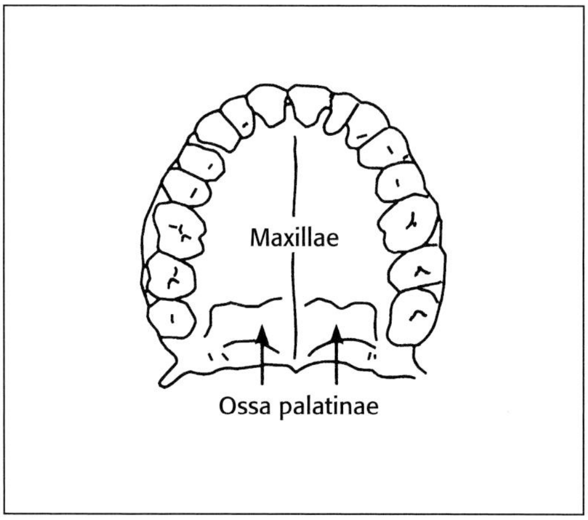

Abb. **12.9a** Der harte Gaumen: Ansicht von unten

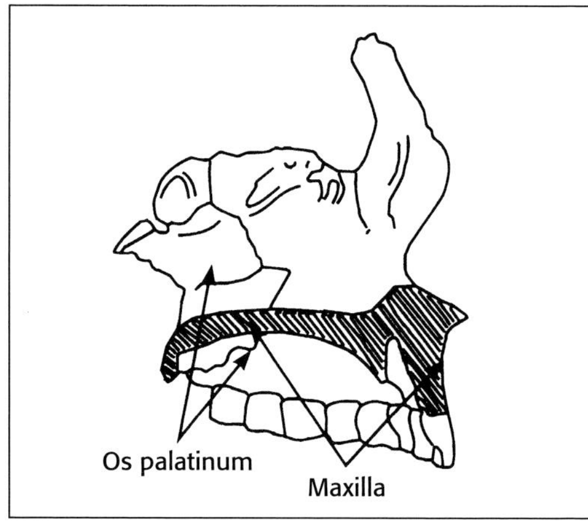

Abb. **12.9b** Der harte Gaumen: Sagittalschnitt

Die folgenden Blutgefäße verlaufen ebenfalls durch diese Knochen: der durch den Gaumen absteigende Ast der A. maxillaris, der ebenfalls durch den Gaumen aufsteigende Ast der A. facialis sowie der durch den Gaumen verlaufende Ast der A. pharyngealis ascendens.

Die Behebung von Restriktionen von Maxilla und Os sphenoidale führt oft zur mehr oder weniger spontanen Korrektur der Ossa palatinae. Diese sollten jedoch immer einzeln geprüft und nach Bedarf mobilisiert werden. In der Regel führen wir diese Prüfung und Behandlung nach Beendigung der Korrekturen an Maxilla und Os sphenoidale durch, da die erfolgreiche Korrektur von Beschwerden in diesen Bereichen oft eine spezifische Korrektur der Ossa palatinae erübrigt.

Zur Prüfung und Behandlung der Ossa palatinae ist die Technik gleich, denn die Diagnose entsteht nur während der Behandlung. Wir gleiten mit einem Finger am medialen Rand der oberen Molaren des Patienten entlang bis knapp hinter den letzten Molaren, aber immer noch auf dem harten Gaumen. Den Finger halten wir rund 5 mm medial der Backenzahnränder und üben nun einen sanften Druck nach kranial auf das Os palatinum aus, bis wir spüren, dass er sich von der Maxilla löst und sachte ein wenig nach kranial gleitet. Nachdem sich der Knochen so weit nach kranial bewegt, wie es ohne viel Kraft möglich ist, üben wir einen sanften lateralen Druck auf das Os palatinum aus und halten diesen Druck aufrecht, bis sich der Knochen nach außen dreht. Dann wiederholen wir das gleiche Verfahren auch auf der anderen Seite des Mundes.

Selbstverständlich weist ein Widerstand gegen diese Bewegung auf eine abnorme Restriktion hin. Um sie zu beheben, halten wir den sanften Druck so lange aufrecht, bis sich der Widerstand auflöst.

12.1.6 Bewertung der Bewegung des Vomer und dessen Behandlung

Der Vomer ist ein dünner, trapezförmiger Knochen, der vertikal in der Sagittalebene liegt (Abb. **12.10**). Den hinteren und unteren Teil des Nasenseptums bildet der Vomer. Der hintere obere Teil des Vomer ist verdickt und weist eine tiefe Furche auf: dort trifft es auf das Rostrum sphenoidale. Die Flügel des Vomer sind gelenkig mit den Laminae med. proc. pterygoidei des Os sphenoidale und den Proc. sphenoidalis der Ossa palatinae verbunden, sein unterer Rand auf ähnliche Weise mit dem Kamm der oberen Fläche des harten Gaumens, der von der Maxilla und den Ossa palatinae gebildet wird. Der längere vordere Rand vereinigt sich mit der senkrechten Platte des darüberliegenden Os ethmoidale, der hintere Rand liegt frei und trennt die hinteren Nasenöffnungen (Abb. **12.11**).

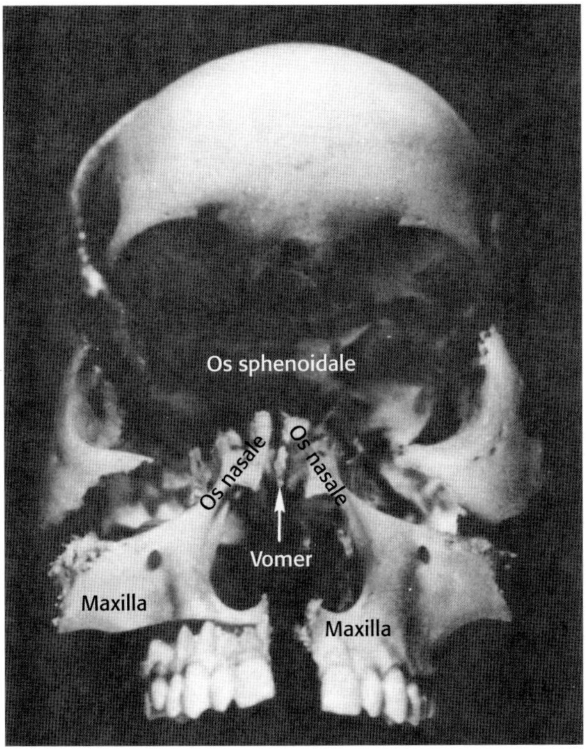

Abb. **12.10** Lage des Vomer

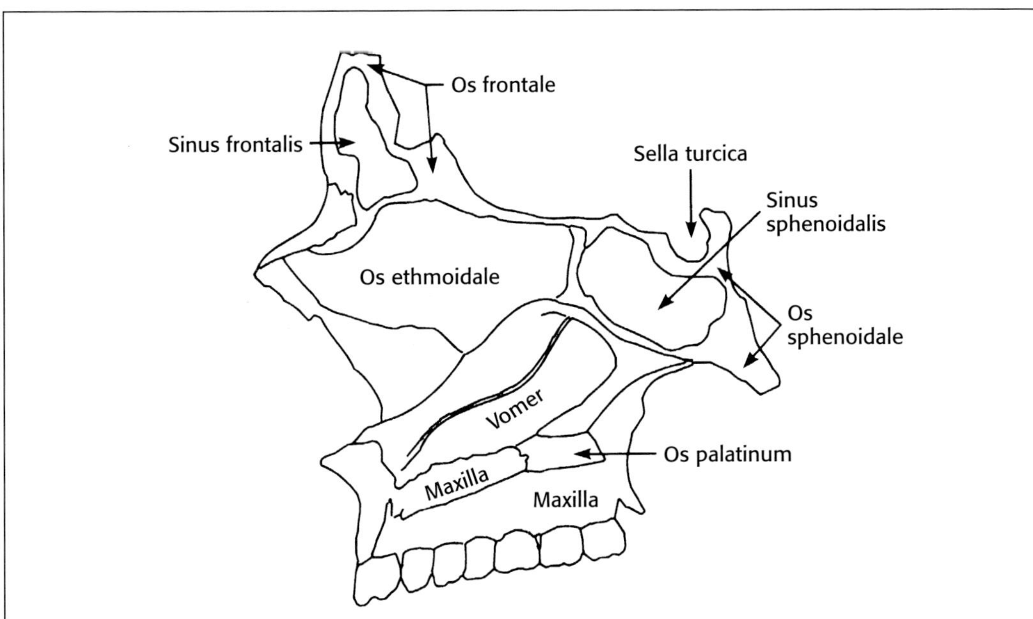

Abb. **12.11** Sagittalschnitt durch den vorderen Schädel: Lage des Vomer

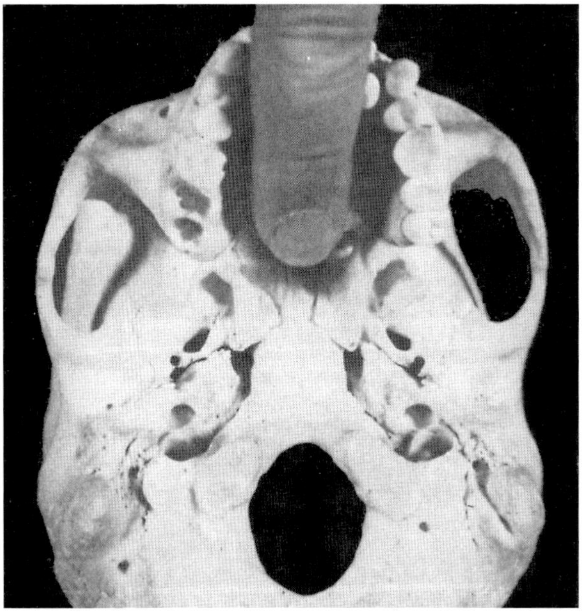

Abb. **12.12** Position der Finger zur Bewertung und Behandlung des Vomer

Wie die Abbildung zeigt, bewegt sich der Vomer in seinem mittleren Bereich um eine transversale Achse. Der anterior-inferiore Teil des Vomer bewegt sich nach superior, wenn das Os sphenoidale sich in Flexion bewegt. In der Extension des Os sphenoidale bewegt sich der posterior-inferiore Teil des Vomer, der in Kontakt mit dem harten Gaumen ist, nach superior.

Legt man einen Finger auf die Mittellinie des harten Gaumens und überwacht gleichzeitig auch die Bewegung des Os sphenoidale, so kann man die Koordination dieser Bewegung beobachten (Abb. **12.12**). Restriktionen des Vomer beeinträchtigen eine koordinierte Bewegung von Vomer und Os sphenoidale. Zu ihrer Behebung wird die direkte Technik angewendet.

12.1.7 Torsion des Vomer

Im Zusammenhang mit der Torsion und der transversalen Verschiebung von Os sphenoidale und Maxilla wurde bereits auf die Notwendigkeit der Korrektur des Vomer nach dem Korrigieren des Os sphenoidale und der Maxilla hingewiesen. Zur Korrektur einer Torsion des Vomer stabilisieren wir das Os sphenoidale mit Daumen und Zeige- oder Mittelfinger einer Hand und drehen mit einem Finger der freien Hand im Mund des Patienten den Vomer um eine vertikale Achse. Zunächst versuchen wir während 10–15 Sekunden oder bis zur wahrnehmbaren Entspannung eine indirekte Technik, dann setzen wir die direkte Methode gegen die intraossäre Torsion des Vomer ein. Die dabei angewandte sanfte Kraft wird so lange aufrechterhalten, bis der Vomer folgt. Nach vollendeter Korrektur können wir die Entspannung des Widerstandes feststellen.

Die Berührungspunkte des Fingers, mit dem das Drehmoment im Mund des Patienten erzeugt wird, sind folgende: die Fingerspitze liegt auf der hinteren Mittellinie des harten Gaumens; der Finger liegt an der Rückseite der oberen Schneidezähne und der vorderen Zahnleiste an. Wir können nicht genügend betonen, dass die einzige richtige Korrekturmethode eine sanfte Kraft während längerer Zeit ist.

12.1.8 Transversale Verschiebung des Vomer („Shear“)

Zur Korrektur einer durch transversale Verschiebung von Os sphenoidale und Maxilla verursachten intraossären Scherkraft im Vomer legen wir die Hände gleich an wie bei der Torsion des Vomer. Der einzige Unterschied besteht darin, dass die hier angewandten Kräfte keine Torsion erzeugen, sondern lateral in entgegengesetzten Richtungen parallel verlaufen. Zunächst lösen wir die Spannung im Knocheninneren auf indirekte Weise und setzen danach die direkte Methode zu ihrer Korrektur ein.

Das Os sphenoidale muss bei allen im Zusammenhang mit dem harten Gaumen und dem Os sphenoidale stehenden diagnostischen Tests und Korrekturen festgehalten werden. Die zur Korrektur notwendige sanfte Kraft wird auf den harten Gaumen übertragen. Wird das Os sphenoidale nicht stabilisiert, so übertragen sich die zur Prüfung oder Korrektur eingesetzten Kräfte über das Os sphenoidale an die Schädelbasis und können iatrogene Funktionsstörungen der Schädelbasis verursachen.

12.1.9 Os zygomaticum

Das Os zygomaticum hat drei gezahnte Artikulations- oder Knochennahtflächen. Deshalb beeinflussen die drei Knochen, mit denen das Os zygomaticum über diese Gelenke verbunden ist, seine Beweglichkeit. Funktionell kann man das Os zygomaticum als Dreieck betrachten, das über sein oberes Gelenk mit dem Os frontale, über das hintere mit dem Proc. zygomaticus des Os temporale und das vordere mit der Maxilla verbunden ist.

Während der Flexionsphase der CranioSacralen Bewegung dreht sich das Os zygomaticum um eine diagonale Achse nach außen. Die Achse verläuft von knapp unterhalb der Glabella bis zum Unterkieferwinkel. Während der Außenrotation entsteht eine geringfügige Vergrößerung des transversalen Abstandes zwischen den oberen Teilen der beiden Ossa zygomatica (Abb. **12.13**).

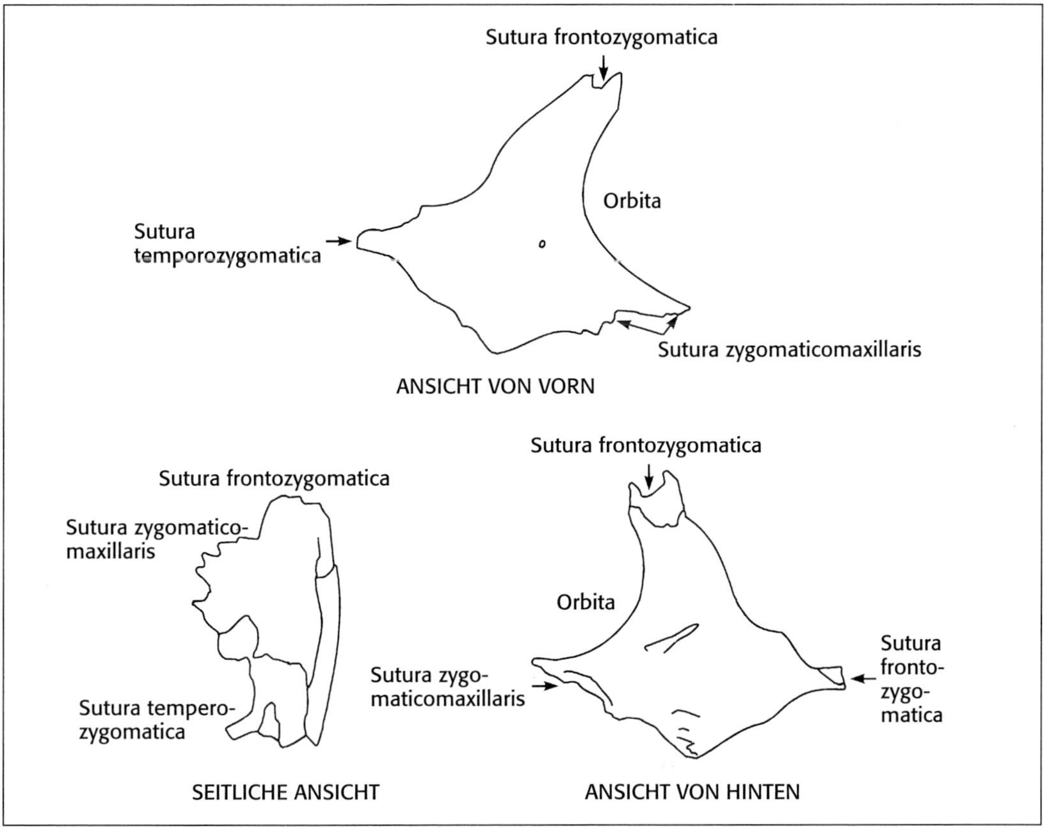

Abb. **12.13** Os zygomaticum

In funktioneller Hinsicht wirkt das Os zygomaticum als Verbindung zwischen den Knochen, mit denen es artikuliert. Es ist wesentlich an den unteren und seitlichen Partien der Augenhöhle beteiligt.

Eine Funktionsstörung des Os zygomaticum kann entweder durch eine Funktionsstörung des Os frontale, Os temporale oder der Maxilla verursacht werden oder infolge eines Traumas entstehen. Andere Ursachen solcher Läsionen treten äußerst selten auf. Eine durch ein Trauma verursachte Läsion des Os zygomaticum kann sekundäre klinische Beschwerden zur Folge haben, die dann als Funktionsstörungen der Knochen auftreten, mit denen dieser Knochen gelenkig verbunden ist.

Zur Korrektur einer Funktionsstörung des Os zygomaticum müssen zunächst seine Knochennähte mobilisiert werden, gefolgt von der Mobilisierung des Knochens selbst. Die Knochennähte kann man entweder durch direkte Entkeilung mobilisieren, indem man die beiden betroffenen Knochen, die ohnehin sehr leicht zugänglich sind, anfasst, oder durch Anwendung der Lenkung der Energie, das heißt einer gezielten V-Spreiz-Technik.

Das Os zygomaticum kann man in der Regel direkt mobilisieren. Dazu legen wir den Zeigefinger außerhalb der Maxilla in den Mund des Patienten und ergreifen das Os zygomaticum zwischen Zeigefinger und Daumen. Zur Mobilisierung des Knochens um die oben beschriebene Achse wenden wir zuerst die indirekte und dann die direkte Technik an.

12.1.10 Ossa nasalia

Die Ossa nasalia sind mehr oder weniger rechtwinklig geformt. Nach medial sind sie miteinander gelenkig verbunden, nach superior stehen sie knapp unterhalb der Glabella mit dem Os frontale in Verbindung. Lateral artikulieren sie mit den Maxillae. An ihrem inferioren Rand treffen sie auf den Nasenknorpel. Da die Rotationsachse der Ossa nasalia längs verläuft, vergrößert sich der Abstand zwischen ihren seitlichen Rändern während der Flexionsphase der CranioSacralen Bewegung.

Erfahrungsgemäß kann eine Funktionsstörung der Ossa nasalia nur durch ein Trauma verursacht werden. Die Diagnose einer Funktionsstörung der Knochennaht stützt sich auf das Ertasten der druckempfindlichen Stellen und eine festgestellte mangelhafte Bewegungsreaktion der Ossa nasalia auf die Tätigkeit des CranioSacralen Systems. Selbstverständlich ist die Art der Funktionsstörung von der Art des Traumas abhängig. Eine Verkeilung der Knochennähte zwischen Os frontale und Os nasale kann durch eine direkt an den Ossa nasalia angesetzte Zugkraft behoben werden. Dabei stabilisieren wir das Os frontale und setzen die Haut der Nase zur Kraftübertragung ein (Abb. **12.14**).

Zur Mobilisierung der Knochennähte im Naseninneren oder zwischen Nase und Maxilla kann man versuchen, die Außenrotationsphase der Nasenbeinbewegung mit zwei Fingerbeeren zu fördern, die man ungefähr so einsetzt, als wären sie Magnete, die dazu dienen, die seitlichen Partien nach anterior zu ziehen. Die Lenkung der Energie mit V-Spreiz-Technik kann bei der Mobilisierung dieser Knochen ebenfalls sehr erfolgreich sein. Für die Entkeilung der Sutura frontonasalis verwenden wir oft drei Fingerspitzen. Eine wird an der Mittellinie auf die Glabella gesetzt, und die beiden anderen liegen auf jeweils einem Os nasale. Die Finger bilden somit einen Dreifuß. Die Energie wird am Okziput von der Mittellinie, knapp unterhalb der Protuberantia occipitalis externa eingeleitet.

Die Akupunktur ist eine weitere hervorragende Methode zur Mobilisierung der Knochennähte im Nasenbereich. In der Regel erreicht man durch das Setzen von sehr feinen Nadeln intradermal über der betroffenen Knochennaht eine Mobilisierung innerhalb von 30 Sekunden.

12.2 Bewertung und Behandlung des Kiefergelenkes

Die Technik für die Bewertung und Behandlung des Kiefergelenkes (Anhang G) wird an dem auf dem Rücken liegenden Patienten ausgeführt. Man setzt sich ans Kopfende des Patienten und lässt seine Arme und Hände bequem auf dem Untersuchungstisch neben und oberhalb des

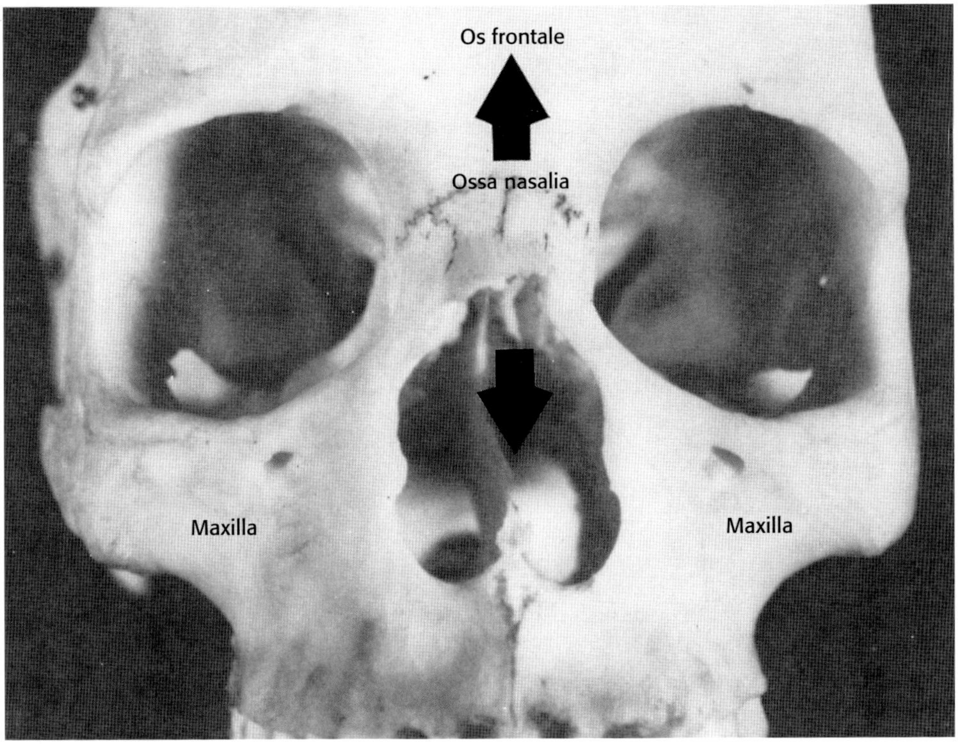

Abb. **12.14** Kraftrichtung zur Entspannung einer Verkeilung von Os frontale und Os nasale

Kopfes des Patienten ruhen. Die Hände werden nun sanft an die Seiten des Kopfes des Patienten gelegt, sodass die Basis der Handinnenfläche die Ohren und Schläfenbereiche abdeckt. Die Kiefergelenke werden fast vollständig von den Fingergrundgelenken bedeckt. Die beiden Mittelfingerspitzen werden unter dem Unterkieferwinkel eingehakt, sodass sie in der Aussparung liegen. Nun übt man beidseits des Unterkiefers eine leichte und möglichst gleichmäßige Kompression nach kranial aus. Die dabei angewandte Kraft wird sanft und sehr langsam verstärkt, bis man eine Tätigkeit oder Veränderung an den Kiefergelenken wahrnimmt, die durch die Verkeilung der Gelenke als Antwort auf diese Kompression ausgelöst wird. In der Regel neigt dann der Unterkiefer dazu, sich vorwärts und rückwärts oder hin und her zu bewegen. Man folgt dieser Bewegung, ohne sich ihr zu widersetzen, und behält gleichzeitig die nach kranial gerichtete Kompression aufrecht. Die erwähnten Bewegungen des Unterkiefers spiegeln den körpereigenen Ausgleich wider, der durch die Kompression ausgelöst wird. Ist dieser Ausgleich beendet, so hören auch diese seitlichen oder anterior-posterioren Bewegungen auf.

Setzt man nun diese Kompression nach kranial fort, so nimmt man eine Tätigkeit in den Ossa temporalia wahr. Eine Funktionsstörung des Kiefergelenkes ohne Funktionsstörung der Ossa temporalia scheint uns unmöglich. Der Unterkiefer übt auf die Fossa mandibularis des Os temporale eine Kraft aus (Abb. **12.15**). Diese nach kranial gerichtete Kraft führt zu einer kranialen Bewegung der Ossa temporalia und beginnt, die Sutura squamosa zu entkuppeln, wie bereits im 11. Kapitel beschrieben.

Da diese Knochennähte schräg nach oben und außen abgewinkelt sind, müssen sich die beiden Pars squamosae des Os temporale aufgrund der nach kranial gerichteten Kompression nach lateral bewegen. Dieses Phänomen können wir ohne Weiteres mit unseren Handflächen feststellen, da an der Sutura squamosa eine Scherkraft entsteht und sich die Seitenränder der Ossa parietalia nach kranial zu bewegen versuchen. Diese Bewegung der Ossa parietalia wird durch die Falx cerebri inhibiert; die Zugkraft der Falx zwingt diese Knochen stattdessen in eine Außenrotation (Abb. **12.16**).

Während dieser Phase wird das Tentorium cerebelli, über die Verbindung mit der Pars petrosa des Os temporale, gespannt und bekommt die Funktion eines Diaphragmas. Dadurch verändert sich der hydraulische Druck im Inneren des Schädelgewölbes. Während dieses Vorgangs nimmt man deshalb eine erhebliche Bewegung der Flüssigkeit, membranöse Veränderungen und ausgleichende Bewegungen wahr. Das Os temporale bewegt sich in verschiedenen Richtungen, um ein Gleichgewicht zu erreichen. Das muss man zulassen, während man die Kompression nach kranial weiterhin aufrechterhält. Schließlich kommt die ganze Tätigkeit zum Ende und man nimmt einen Ausgleich wahr. Sobald man nun den Ausgleichspunkt erreicht hat, ist dieser Schritt beendet.

Der nächste Schritt besteht darin, am Unterkiefer eine Dekompression nach kaudal auszuüben. Man übt dabei mit den Händen einen genügend großen Druck auf die Äste des Unterkiefers aus, um diese Kraft aufzubringen. Da die Haut in der Tiefe indirekt am Unterkieferknochen verankert ist, kann man diese Kraft auf den Unterkiefer übertragen, indem man die Haut einfach spannt und die Dekompression weiterhin ausübt. Dabei sollte man die Mandibula jedoch nicht zu stark umgreifen.

Durch die Dekompression nach kaudal entkuppeln sich die Kiefergelenke und gleichen sich aus. Dann reagieren die Ossa temporalia auf die

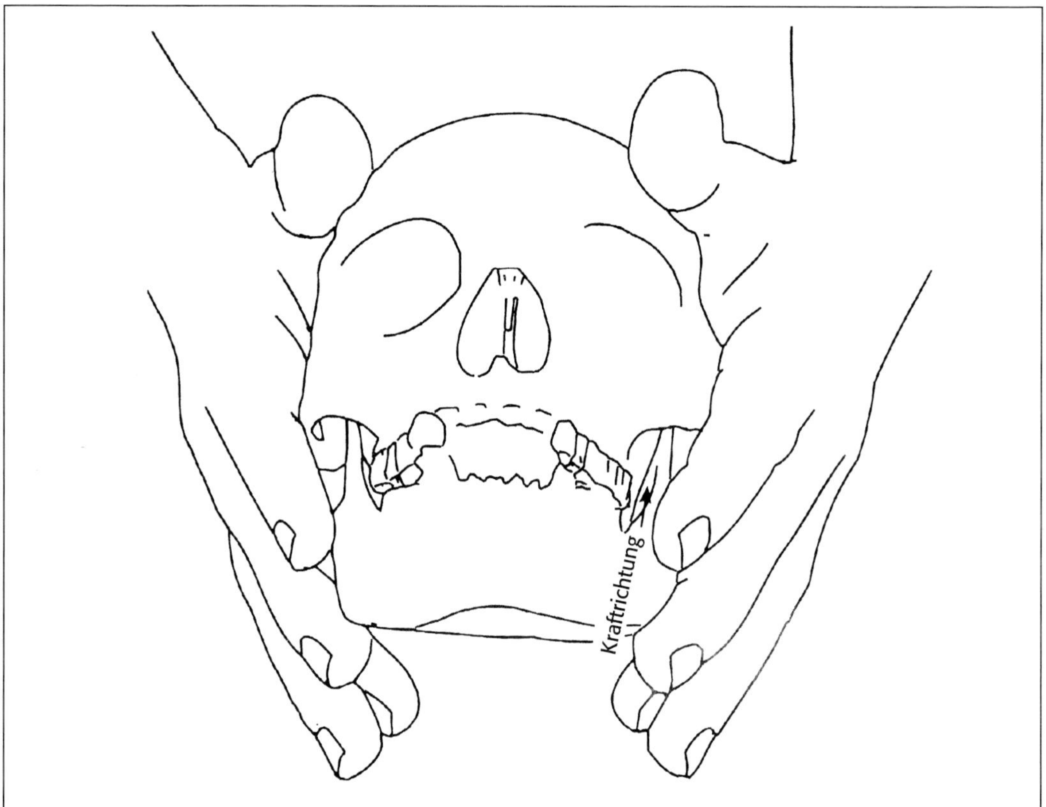

Abb. **12.15** Position der Hände für die erste Phase der Technik des Kiefergelenkes

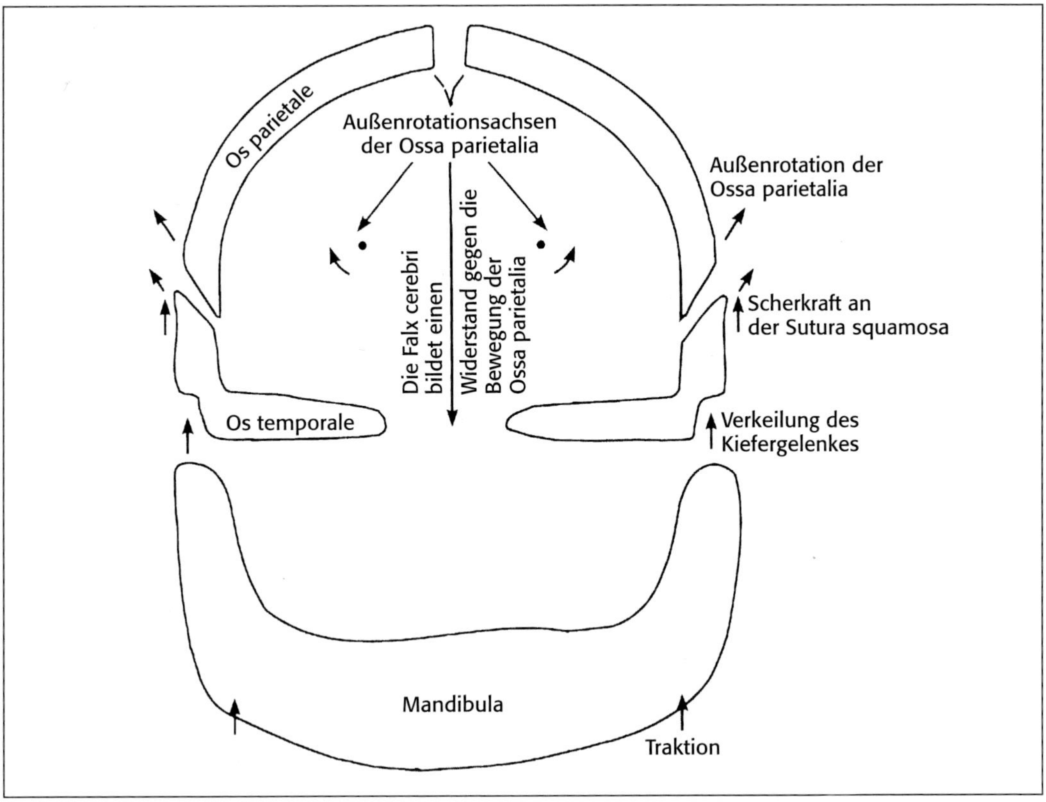

Abb. **12.16** Phase der nach kranial gerichteten Kompression bei der Technik des Kiefergelenkes

Dekompression am Unterkiefer, indem sie sich nach inferior bewegen. Dieser Vorgang aktiviert wiederum das Diaphragma der Duralmembran und verursacht eine Bewegung des Liquor cerebrospinalis im Inneren des Schädelgewölbes. Die Sutura squamosa entkuppelt sich, es erfolgt eine Scherbewegung in die entgegengesetzte Richtung, und das Os parietale wechselt von der Außen- zur Innenrotation. Man behält die Dekompression nach kaudal aufrecht, bis sich auch diese ganze Tätigkeit beruhigt und ein Ausgleich stattfindet.

Nach Beendigung dieses Ablaufs hat man nicht nur die Kiefergelenke erfolgreich behandelt, sondern hat auch die beteiligten Ossa temporalia korrigiert, die Sutura squamosa an beiden Seiten ganz und die Ossa parietalia teilweise mobilisiert, den Flüssigkeitsaustausch in dem Schädelgewölbe in Gang und die Duralmembranen ins Gleichgewicht gebracht. Bei dieser Technik handelt es sich somit um eine wahrhaft „holistische Technik" zugunsten des CranioSacralen Systems und sämtlicher Teile des Organismus, die dieses System beeinflusst.

13 Das extrinsische neuromuskuloskelettale System: Störungen mit Einfluss auf das CranioSacrale System

Eine ganze Reihe von Gebilden, die außerhalb des CranioSacralen Systems liegen, können Restriktionen innerhalb des Systems verursachen. Dieses Kapitel ist deshalb einer Vertiefung der Wahrnehmung von Einflüssen gewidmet, die Muskeln, Sehnen, Faszien, Narben und somatische Funktionsstörungen der Gelenke auf die Funktion und Funktionstüchtigkeit des CranioSacralen Systems ausüben können. Diese Wahrnehmung wird zu einem komplexen Verständnis der Patienten und ihrer Probleme führen. Eine Beschreibung spezifischer Behandlungstechniken würde den Umfang dieses Buches sprengen, aber einige der hier beschriebenen Methoden wie die Positionierungs- und Haltetechnik, die örtliche Entspannung und das SomatoEmotionelle Erinnerungsvermögen und seine Auflösung können bei der Behandlung der in diesem Kapitel erörterten Funktionsstörungen eingesetzt werden. Ferner ist anzunehmen, dass jeder Praktiker auch andere ihm geläufige Behandlungsmethoden anwenden wird.

Dieses Kapitel enthält eine Anzahl von angestrebten Wiederholungen. Hier werden jeder Muskel und seine Funktion zusammen mit jedem der hier aufgezählten Knochen beschrieben. Da die meisten Muskeln an mindestens zwei Knochen verankert sind, wird beinahe jeder Muskel mindestens zweimal beschrieben. Wir haben diese Art der Darstellung gewählt, um dem Leser das Hin- und Herblättern zu ersparen, das normalerweise bei der Klärung von Einzelheiten an schwierigen Textstellen auftritt und ihn frustriert, erzürnt und nicht selten davon abhält, sich weiter in die Materie zu vertiefen. Wir haben deshalb flüssigen Text zugunsten der Verständlichkeit geopfert, um damit dieses Buch als nützlicheres Nachschlagewerk zu gestalten.

13.1 Muskeln

Abnormer Tonus oder ein Ungleichgewicht bei paarigen Muskeln, die unmittelbar an den knöchernen Grenzen des CranioSacralen Systems verankert sind, kann die geringen, sanften Bewegungen des CranioSacralen Systems wesentlich beeinflussen. Solch ein unausgeglichener Zustand beeinträchtigt die Beweglichkeit der am CranioSacralen System unmittelbar beteiligten Knochen des Schädels, der Wirbelsäule, des Sakrums und des Os coccygis.

Die Auswirkungen eines Hypertonus von Muskeln, die *nicht* mit dem CranioSacralen System in unmittelbarem Zusammenhang stehen, sind wegen der dämpfenden Wirkung und der allgemeinen Beweglichkeit des Körpers wesentlich geringer.

In den folgenden Abschnitten werden die Muskeln beschrieben, die häufig eine Beeinträchtigung der zwar eingeschränkten und trotzdem freien Beweglichkeit des CranioSacralen Systems verursachen, gruppiert nach den Knochen, an denen sie befestigt sind.

13.1.1 Okziput

Unter den Knochen, die am anfälligsten für durch abnormen Muskeltonus verursachte Funktionsstörungen im CranioSacralen System sind, steht das Okziput an erster Stelle. Der Grund liegt vermutlich darin, dass dort eine große Anzahl von Muskeln verankert ist, die mit Hypertonus auf die Spannungen des täglichen Lebens reagieren. Eine Beeinträchtigung der Beweglichkeit des Okziputs hat auf das Duralmembransystem außerordentlich große Auswirkungen. Ein Muskelhypertonus ist oft die Ursache dieser Immobilität. Das Os occipitale bietet den hinteren Rändern des Tentorium cerebelli, der hinteren Partie der Falx cerebri sowie den hinteren und unteren

Teilen der Falx cerebelli eine feste Verankerung. Über diese einzigartigen Befestigungen der Duralmembran übt das Os occipitale zwangsläufig einen großen Einfluss auf eine ganze Reihe von venösen Sammelgefäßen aus, wie den Sinus rectus, die Ss. transversi, den Confluens sinuum, den Sinus sagittalis posterius und den Sinus occipitalis. Eine Funktionsstörung des Os occipitale kann deshalb die Funktion dieser venösen Sinus beeinträchtigen. Eine Flüssigkeitsstauung im venösen Sinussystem beeinflusst das hauptsächlich im Sinus sagittalis liegende Wiederaufnahmesystem (Arachnoidalzotten) für den Liquor cerebrospinalis.

Im Sinus rectus ist ein kleiner Körper vorhanden, der einer arachnoidalen Granulation ähnlich ist und ebenfalls von der Funktion des Os occipitale beeinflusst wird. Dieser Körper liegt im Boden des Sinus rectus, in der Nähe seines Treffpunktes mit der Vena cerebri magna. Er enthält ein sinusähnliches Geflecht von Blutgefäßen. Füllt sich das Geflecht mit Blut, dann wirkt es wie eine Kugelventilmechanik und kontrolliert somit wesentlich den Abfluss aus der Vena cerebri magna, die ihrerseits die Aufnahme der Zerebrospinalflüssigkeit in das Venensystem regelt.

Die sehr feste Verankerung der Duralmembran am Foramen magnum ist ein weiterer Faktor, der berücksichtigt werden muss. Die durch einen Muskelhypertonus verursachten Funktionsstörungen des Os occipitale ziehen zwangsläufig auch die Anpassungsfunktion und Beweglichkeit des Duralschlauches in der Wirbelsäule in Mitleidenschaft. Die Dura mater spinalis ist im Rückenmarkkanal am hinteren Teil des zweiten und dritten Halswirbelkörpers fest verankert. Man kann deshalb das Os occipitale und die oberen Halswirbel als eine einzige funktionelle Einheit betrachten. Diese Knochen haben auch viele extradurale Muskelansätze gemeinsam.

Im Folgenden werden die an der Außenfläche des Okziput verankerten Muskeln, die somit seine Funktion beeinflussen, einzeln besprochen.

M. longus capitis

Der M. longus capitis hat seinen Ursprung an den vorderen Tubercula der Proc. transversi von C3–C6 und ist an der Unterseite der Basis des Okziput verankert (Abb. **13.1**).

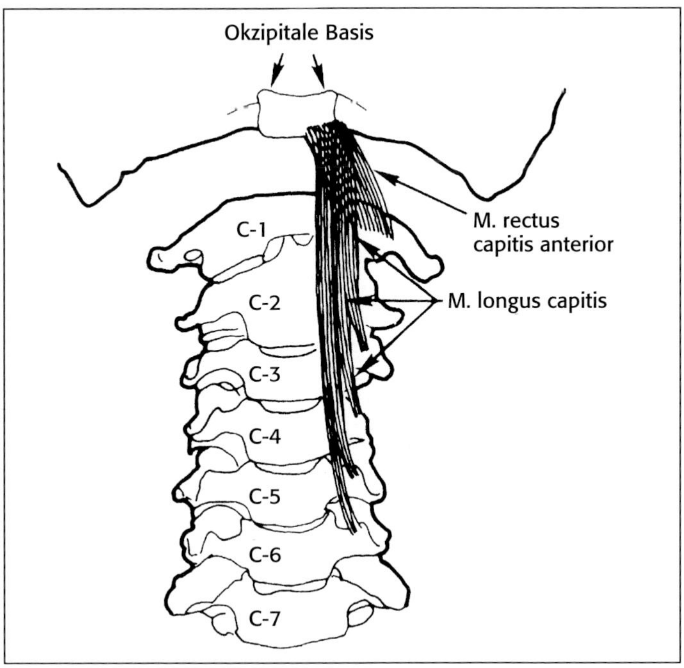

Abb. **13.1** Halswirbelsäule und okzipitale Basis: Ansicht von vorn

M. rectus capitis anterior

Der M. rectus capitis anterior entspringt an der Vorderseite der Massa lateralis des Atlas und verläuft ebenfalls zur Unterseite der Basis des Okziput bis unmittelbar hinter dem Ansatz des M. longus capitis vor dem Foramen magnum.

Dank ihrer Ansätze anterior der okzipitalen Kondylen dienen diese beiden Muskeln der Flexion des Kopfes an der Wirbelsäule. Sie werden von Ästen der 1., 2. und 3. Halsnerven innerviert.

Ein Hypertonus eines oder beider dieser Muskeln wirkt sich auf das Okziput aus, weil er die physiologische Flexionsbewegung der Schädelbasis beeinträchtigt (Abb. **13.1**). Beidseitiger Hypertonus dieser Muskeln verursacht ein Extensionsläsionsmuster der Schädelbasis, einseitiger Hypertonus wirkt dort an einem Torsionsläsionsmuster mit.

M. rectus capitis lateralis

Dieser kurze, flache Muskel entspringt an der oberen Fläche des Atlasquerfortsatzes. Dieser Muskel ist unten am Proc. jugularis des Os occipitale befestigt und neigt den Kopf zur Seite. Seine Innervation wird von einem Ast der von den 1. und 2. Halsnerven gebildeten Schleife gewährleistet.

Einseitiger Hypertonus dieses Muskels ist an den Torsionsläsionen der Schädelbasis beteiligt. Die Nähe des Muskels zum Foramen jugulare spielt ebenfalls eine große Rolle. Bei teilweisem Verschluss der beiden Foramina durch eine Gewebskontraktur erhöht sich der venöse Rückstaudruck im teilweise geschlossenen hydraulischen System der Schädelkapsel und verursacht Stauungen im Schädelinneren, Kopfschmerzen (Anhang D) und eine ganze Reihe von weiteren Beschwerden. Durch das Foramen jugulare verlaufen auch die Nn. glossopharyngeus (IX. Hirnnerv), vagus (X. Hirnnerv) und accessorius (XI. Hirnnerv). Erhöhter Muskeltonus in diesem Bereich kann somit auch Funktionsstörungen dieser Hirnnerven verursachen, die ihrerseits zu den folgenden weiteren Beschwerden führen können.

IX. Hirnnerv
- Verlust des Würgreflexes
- leichte Dysphagie
- Geschmacksverlust im hinteren Zungendrittel
- Uvulaabweichung
- sensorische Beeinträchtigung im Rachen und hinteren Zungenbereich
- Verlust der motorischen Kontrolle über die hintere Rachenwand
- erhöhte Speichelbildung

X. Hirnnerv
- Heiserkeit oder Stimmverlust
- Dysphagie
- Regurgitieren von Flüssigkeit durch die Nase
- Spasmen von Pharynx und Larynx
- Ösophagusspasmus
- Herzspasmus
- Pylorospasmus
- Lähmung des weichen Gaumens
- Schmerzen, Parästhesien oder Anästhesie des Pharynx, Larynx oder äußeren Gehörganges
- Husten
- Atembeschwerden
- Speichelbeschwerden
- Herzrhythmusstörungen
- Funktionsstörungen des Magens
- Funktionsstörungen der Eingeweide

XI. Hirnnerv
- Funktionsstörungen des M. sternocleidomastoideus
- Funktionsstörungen des Trapezius
- Hypertonus der Hals- und Nackenmuskulatur (der seinerseits die Beschwerden am Foramen jugulare verstärkt)

M. rectus capitis posterior major

Dieser Muskel hat seinen Ursprung im Dornfortsatz der Axis und ist seitlich an der Linea nuchae inf. occipitalis und unmittelbar unterhalb dieser Linie verankert. Er bildet beidseits nach medial den Rand des subokzipitalen Dreiecks und wird von Ästen des N. suboccipitalis innerviert, der vom 1. und gelegentlich auch vom 2. Halsnerv abgeleitet wird. Der Muskel extendiert den Kopf und rotiert ihn zur betreffenden Seite. Da dieser Muskel auf beiden Seiten des Kopfes jeweils hinter dem Kondylus am Okziput befestigt ist, verursacht ein beidseitiger Hypertonus dieser Muskeln eine Extension des Kopfes und ein Flexionsläsionsverhalten der Schädelbasis, während einseitiger Hypertonus zu Torsionsläsionen führt.

M. capitis posterior minor

Dieser Muskel entspringt am Tuberculum des hinteren Atlasbogens und verbreitert sich an seinem Ansatz im medialen Bereich der Linea nuchae inferior. Er wird von Ästen des N. suboccipitalis innerviert.

M. obliquus capitis superior

Dieser Muskel hat seinen Ursprung an den oberen Flächen der Atlasquerfortsätze und ist am Okziput am lateralen Anteil der Linea nuchae inferior und seitlich des M. rectus capitis posterior verankert. Er wird von Ästen des N. suboccipitalis innerviert und dient der Extension und Seitneigung des Kopfes. Durch den Einfluss dieses Muskels auf das Okziput führt dessen Hypertonus zu Flexions- und Extensionsläsionen der Schädelbasis.

M. obliquus capitis inferior

Dieser Muskel ist zwar nicht unmittelbar am Okziput befestigt, er bildet aber den unteren Rand des subokzipitalen Dreiecks und übt deshalb über seinen Ursprung am Dornfortsatz der Axis und seinen Ansatz an den Querfortsätzen des Atlas einen großen Einfluss auf das Okziput aus. Auch er wird von Ästen des N. suboccipitalis innerviert und dient der Rotation des Atlas auf der Axis und somit des Kopfes zur betreffenden Seite. Wegen seines Einflusses auf die Beweglichkeit der Axis und des Atlas und auf den Gewebezustand im subokzipitalen Dreieck beeinflusst ein hypertoner Zustand dieses Muskels das Okziput in seiner Funktion. Die Verankerungen der Dura zwischen Okziput und Axis spielen dabei ebenfalls eine wichtige Rolle.

Das subokzipitale Dreieck wird nach lateral durch den M. obliquus capitis superior, nach kaudal durch den M. obliquus capitis inferior und nach medial durch den M. rectus capitis posterior major begrenzt (Abb. **13.2**). Alle diese Muskeln werden von Ästen des N. suboccipitalis innerviert, dessen Fasern am Inhalt dieser Dreiecke beteiligt sind. Bei einem Muskelhypertonus der Wände des subokzipitalen Dreiecks kann ein Reiz des N. suboccipitalis ausgelöst werden, der seinerseits den Tonus der Wände dieses Dreiecks erhöht und somit zum klassischen Teufelskreis führt, der schließlich über das Okziput eine Funktionsstörung der Schädelbasis und, angesichts der Befestigungen des Duralschlauches hinten an den oberen Halswirbelkörpern, auch der Dura mater verursachen kann.

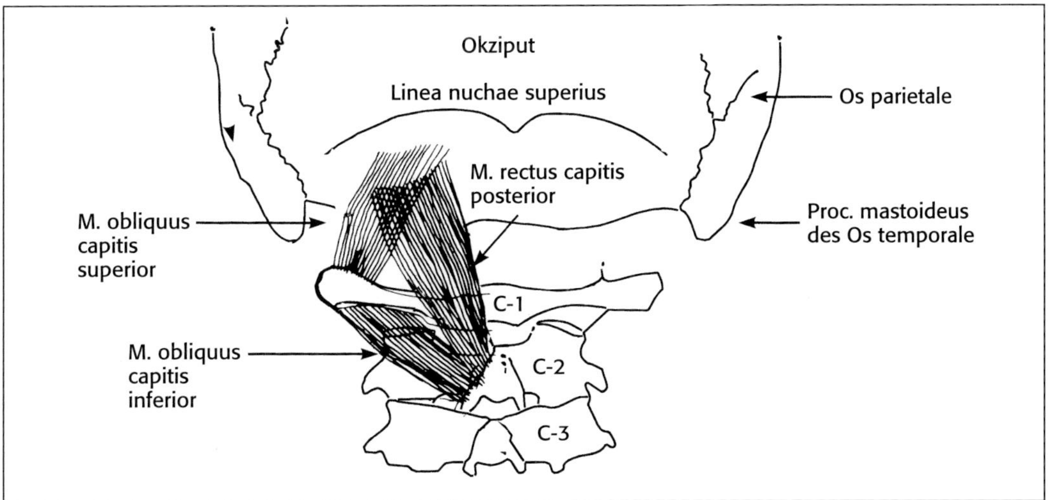

Abb. **13.2** Obere Halswirbelsäule und okzipitale Basis

Die hintere atlantookzipitale Membran und der hintere Atlasbogen bilden zusammen den Boden des subokzipitalen Dreiecks. Die breite, dünne Membran ist am hinteren Rand des Foramen magnum und am hinteren Atlasbogen befestigt. Sie überdeckt die Aussparung im Atlas, die der A. vertebralis und dem N. suboccipitalis den Durchtritt gewährt. Vorn haftet sie eng an der Dura mater. Eine Belastung dieser Membran durch Funktionsstörungen des neuromuskuloskelettalen Systems kann die Funktion der A. vertebralis und des N. suboccipitalis beeinträchtigen.

An der Oberfläche wird die Abdeckung des subokzipitalen Dreiecks durch den M. semispinalis capitis und eine Schicht aus dichtem faserigen, unmittelbar unter diesem Muskel liegenden Fettgewebe gebildet.

M. semispinalis capitis

Dieser Muskel entspringt bei C1 bis C6, mitunter auch bei C7, und an den Gelenkflächen der Halswirbel C4, C5 und C6. Der Muskelansatz zwischen der Linea nuchae superior und inferior am Okziput wird durch seine Sehne gewährleistet. Er wird von Rami dorsales der Halsnerven innerviert. Es handelt sich dabei um einen sehr kräftigen Muskel. Er wird bei der Rotation des Kopfes auf die entgegengesetzte Seite benötigt und kann bei einem beidseitigen Hypertonus durch die flexionsläsionsbedingte Immobilisierung des Okziput wesentlich zu einer Funktionsstörung der Schädelbasis beitragen. Ein einseitiger Hypertonus führt zu einem Torsionsläsionsmuster.

M. trapezius

Dieser dreieckige, oberflächlich gelegene Muskel entspringt an der Protuberantia occipitalis exter-

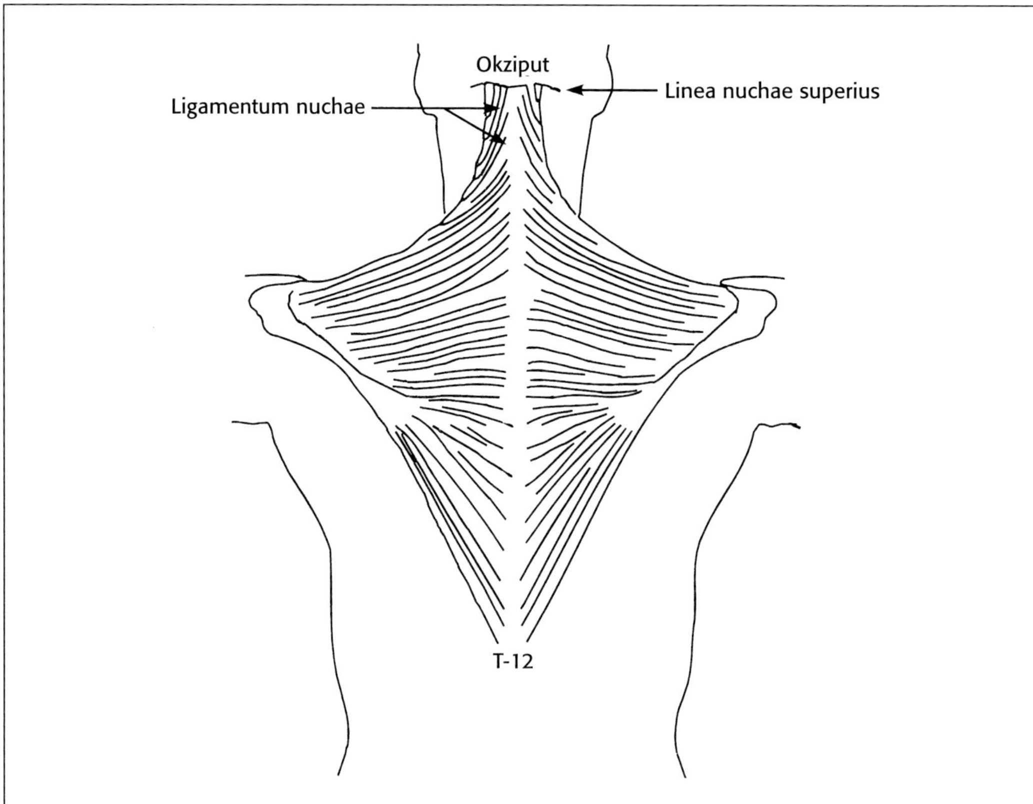

Abb. **13.3** M. trapezius

na und beidseits am medialen Drittel der Linea nuchae superior sowie am Lig. nuchae, an den Dornfortsätzen von C7 und sämtlichen Brustwirbeln. Seine Ansätze befinden sich am hinteren Rand des lateralen Drittels der Klavikula, am medialen Rand des Akromions und am hinteren Rand der Spina scapulae (Abb. **13.3**).

Eine Funktionsstörung des Trapezius immobilisiert das Okziput in einem Flexionsläsionsmuster. Oft muss dieser Muskel wieder in einen normotonen Zustand zurückversetzt werden, bevor die Funktion der Schädelbasis korrigiert werden kann. Der Trapezius wird vom N. accessorius (XI. Hirnnerv) innerviert, der durch das Foramen jugulare verläuft. Muskelhypertonus kann Funktionsstörungen am Foramen jugulare und durch diese auch Reizungen des N. accessorius (XI. Hirnnerv) verursachen, die den Trapezius weiter hypertonisieren und damit zu einem sich selbst unterhaltenden Problem führen.

M. sternocleidomastoideus

Der Muskel hat seinen Ursprung am Sternum und an der Klavikula (Abb. **13.4**). Er ist an der Seitenfläche des Proc. mastoideus und der seitlichen Hälfte der oberen Linea nuchae des Okziput verankert. Er wird durch einen Ast des N. accessorius (XI. Hirnnerv) sowie von Ästen des 2. und 3. Halsnervs innerviert. Er ist somit an dem sich selbst unterhaltenden pathophysiologischen Zustand beteiligt, der bereits im Zusammenhang mit dem M. trapezius beschrieben wurde und sich über die Auswirkung am Foramen jugulare fortpflanzt.

Im Schädelbereich verursacht der M. sternocleidomastoideus stärkere Beschwerden als der M. trapezius, weil er quer über die Sutura occipitomastoidea verläuft. Bei Bewegungsbeeinträchtigungen dieser Knochennaht können schwerwiegende Symptome bis hin zur Arbeitsunfähigkeit auftreten. Durch die Wirkung auf das Os temporale kann eine Hypertonie auch zu schweren Funktionsstörungen des Tentorium cerebelli, mit verschiedenen Begleitsymptomen, führen.

M. constrictor pharyngis superior

Dieser Muskel hat seinen Ursprung am Hamulus pterygoideus des Os sphenoidale, an der Raphe

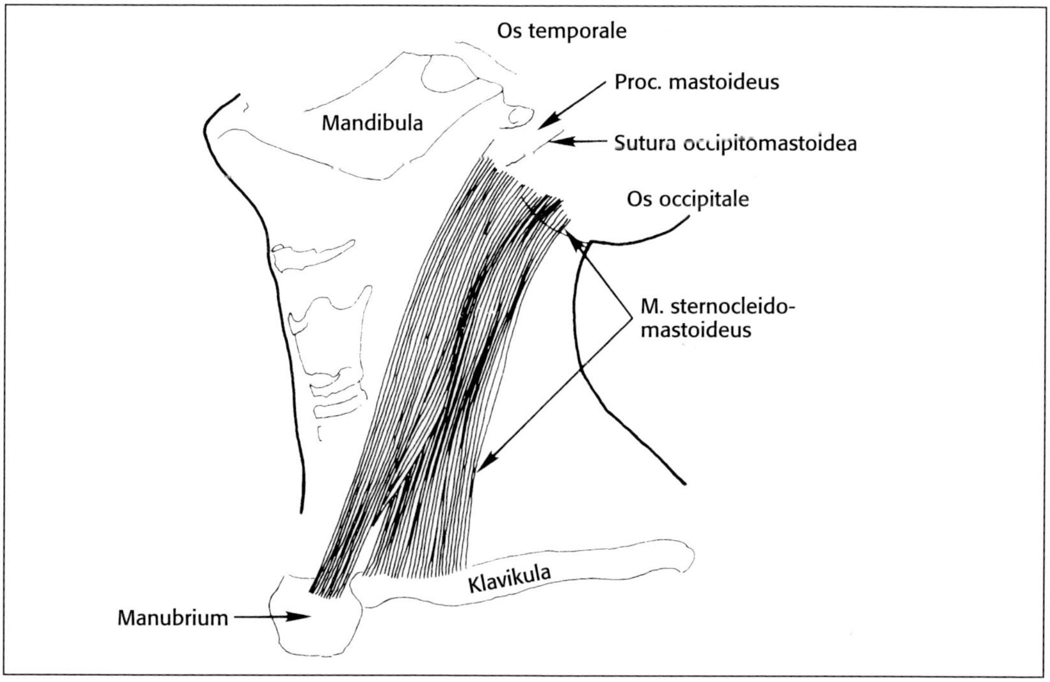

Abb. **13.4** M. sternocleidomastoideus

pterygomandibularis, am Proc. alveolaris des Unterkiefers und an der lateralen Seite der Zunge. Er ist über eine Aponeurose an dem Tuberculum pharyngeum der Pars basilaris des Okziput verankert und wird von Ästen des Plexus pharyngealis innerviert. Er wird bei der Schluckbewegung benötigt.

In klinischer Hinsicht kann die Wichtigkeit dieses Muskels nur schwer festgestellt werden, aus mechanischer Sicht scheint sein Aufbau aber bei Muskelhypertonus auf eine Beteiligung an sphenobasilaren Flexions- und Kompressionsläsionen hinzuweisen.

M. occipitalis (M. occipitofrontalis – V. occipitalis)

Der M. occipitalis entspringt in den lateralen zwei Dritteln der Linea nuchae superior und ist an der Galea aponeurotica verankert. Er erhält seine Innervation von Ästen des Ramus auricularis posterior des N. facialis (VII. Hirnnerv). Es handelt sich hier zwar nur um einen schwachen Muskel, wir sind jedoch überzeugt, dass er bei Funktionsstörungen des Okziput beteiligt sein kann.

13.1.2 Os temporale

Das Os temporale setzt sich aus der Pars squamosa, der Pars petrosa und der Pars mastoidea zusammen. Die Pars squamosa und die Pars mastoidea sind Bestandteil der Seitenpartien des Schädeldaches, die Pars petrosa gehört zum Boden, also zur Schädelbasis.

Die große Anzahl seiner Muskelansätze macht das Os temporale für Bewegungsfunktionsstörungen besonders empfindlich. Durch die vom Os temporale der Dura mater gebotenen, großzügigen Befestigungen ist das Os temporale im Zusammenhang mit der allgemeinen CranioSacralen Funktion besonders wichtig. Um die korrekte Funktion des Os temporale zu gewährleisten, müssen sämtliche der vielen und sehr verschiedenartigen Knochennähte ebenfalls korrekt funktionieren. Ferner ist das Os temporale auch aus klinischer Sicht wegen seines Zusammenhangs mit dem Gehörorgan, den Gleichgewichtsmechanismen sowie den vielen Blutgefäßen und Nerven, mit denen es verbunden ist, außerordentlich wichtig. Bei der Funktion des Os temporale gibt es stets Neues hinzuzulernen; für den genauen Beobachter ist jeder Patientenkontakt lehrreich.

M. sternocleidomastoideus

Dieser Muskel hat einen festen und wichtigen Ansatz, der quer über die Sutura occipitomastoidea hinweg vom Okziput zur Seitenpartie des Proc. mastoideus des Os temporale verläuft. Der Ursprung dieses Muskels liegt am Sternum und an der Klavikula. Der Muskel wird vom N. accessorius (XI. Hirnnerv) sowie von Ästen des 2. und 3. Halsnervs innerviert.

Hypertonus oder Verspannung des Sternocleidomastoideus treten häufig auf und führen zu schweren Funktionsstörungen des Os temporale. Da sich eine Verankerung posterior der normalen Rotationsachse des Os temporale befindet, verursacht die Spannung dieses Muskels eine Rotation des Knochens nach posterior, wodurch sich der Querabstand zwischen den superioren Partien der Pars squamosa ossis temporalis verkleinert, d.h. eine Innenrotation ausführt.

Aus klinischer Sicht kann eine Rotationsfunktionsstörung des Os temporale ätiologisch mit motorischen Beschwerden des Sehorgans im Zusammenhang stehen, da der III., IV., V. und VI. Hirnnerv zwischen den Schenkeln des Tentorium cerebelli verlaufen. Eine Rotationsfunktionsstörung des Os temporale erhöht die Spannung im vorderen Teil des Tentorium cerebelli an der Pars petrosa des Os temporale. Die Verankerung des Tentorium cerebelli wird von den Proc. clinoidei des Os sphenoidale nach posterior verschoben. Oft erzielt eine Korrektur dieser anatomisch-physiologischen Funktionsstörung des Os temporale eine rasche und deutliche Besserung bei Schielen und Nystagmus.

Der Beteiligung des Os temporale am Foramen jugulare muss ebenfalls Rechnung getragen werden. Eine Funktionsstörung dieses Knochens verursacht eine abnorme Spannung der mit dieser Öffnung im Zusammenhang stehenden Gewebe und beeinträchtigt dadurch die Funktion des IX., X. und XI. Hirnnervs. So hat auch eine Beeinträchtigung des venösen Abflusses durch diese Öffnung eine sekundäre Erhöhung des venösen

Rückstaudruckes im Schädelgewölbe und somit auch im Liquor cerebrospinalis zur Folge. Diese Wirkung entsteht durch eine verringerte Liquorresorption über die Arachnoidalzotten in das venöse System. Häufig entstehen durch diese Umstände gefäßbedingte und flüssigkeitsstauähnliche Kopfschmerzen in Verbindung mit Beschwerden im Magen-Darm-Trakt oder mit Sehstörungen. Die Entspannung der Funktionsstörung des Os temporale ist eine unumgängliche Bedingung für ein befriedigendes klinisches Ergebnis.

In klinischer Hinsicht sind Funktionsstörungen der Sutura occipitomastoidea, die durch einen chronischen Hypertonus des M. sternocleidomastoideus verursacht werden können, bei Kindern mit Lernschwierigkeiten oft mit Dyslexie verbunden. Sie können auch zu Kopfschmerz, Übelkeit und Persönlichkeitsveränderungen führen.

M. temporalis

Der M. temporalis hat seinen Ursprung in der gesamten Fossa temporalis (unterhalb der Linea temporalis inferior), einschließlich den lateralen Teilen der Pars squamosa des Os temporale, den Alae majores des Os sphenoidale und den posterolateralen Anteilen des Os frontale. Der Muskel verläuft quer über die Suturae squamosa, sphenosquamosa und coronalis. Seine Ansätze befinden sich an dem Proc. coronoideus und am vorderen Rand des aufsteigenden Unterkieferastes. Der Muskel wird von Ästen des N. temporalis profundus anterior und posterior versorgt, der seinen Ursprung am Unterkieferast des N. trigeminus (V. Hirnnerv) hat und zwischen den Köpfen des M. pterygoideus lateralis verläuft.

Der M. temporalis ist der größte Kaumuskel (Abb. **13.5**). Seine anterioren Fasern schließen den Mund, die posterioren ziehen den Unterkiefer nach posterior. In ihrer Makro- und Mikrostruktur zeigt die Sutura squamosa, dass beim festen Zusammenbeißen der Zähne eine Kontraktion des M. temporalis das Os parietale nach kaudal zieht (Abb. **13.6**). Die schuppenartige Knochennaht zwischen Os parietale und Os temporale (Sutura squamosa) ermöglicht den beiden Nahtflächen ein Aufeinandergleiten. Dadurch werden die Nervenfasern und Gefäße in der Knochennaht durch die Kontraktion des M. temporalis zusammengedrückt und belastet. Dauert dieser Zustand an, so entsteht in der Knochennaht eine Ischämie, die dann durch die örtliche Wirkung auf den perivaskulären Komplex des Sympathikus schmerzhaft wird (Anhang G). Die sensorischen Nervenendigungen in der Knochennaht werden ebenfalls komprimiert. Dieser Zustand ist an örtlichen und in entfernte Bereiche ausstrahlenden Schmerzen beteiligt.

Eine ständige Verspannung des M. temporalis, die zum Beispiel bei einem fehlerhaften Biss

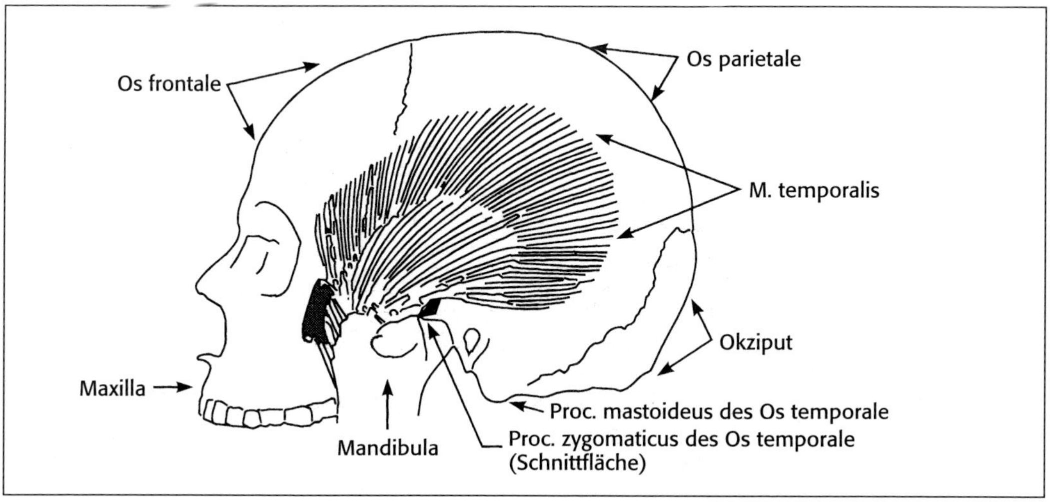

Abb. **13.5** M. temporalis

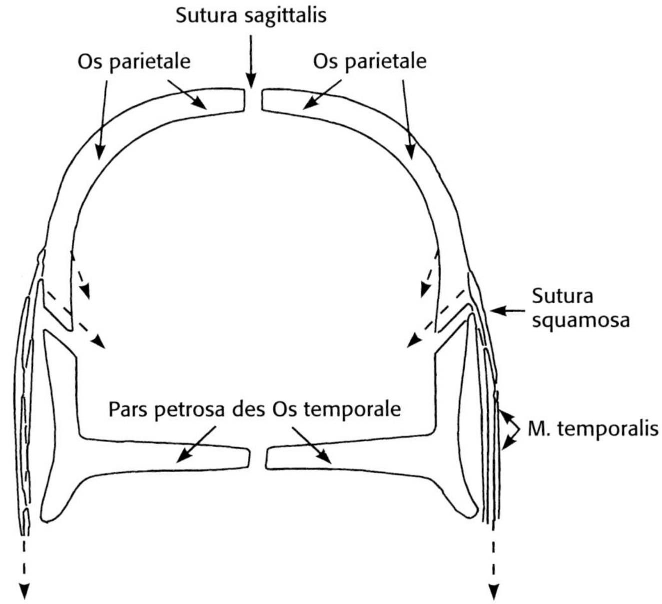

Abb. **13.6** Auswirkung einer Kontraktion des M. temporalis auf die Sutura squamosa

oder chronischen Wutanfällen, Spannungs- oder Angstzuständen auftritt, verursacht schließlich chronische Funktionsstörungen der Sutura squamosa und des Os parietale. Letztere bewirkt eine Dysfunktion des Sinus sagittalis und Beeinträchtigungen der Liquorresorption in diesem Bereich.

Die klinische Erfahrung zeigt, dass Funktionsstörungen des Sinus sagittalis und des Os parietale zu Episoden leichter bis mäßiger Hirnischämie führen können. Diese Wirkung kann rückgängig gemacht werden, indem man die Funktionsstörungen der Sutura squamosa und der Sutura sagittalis behebt und gleichzeitig Os parietale und Os temporale mobilisiert.

M. digastricus

Dieser Muskel besitzt einen vorderen und einen hinteren Bauch, deren Ursprung einerseits am unteren Rand des Unterkiefers aus der Fossa digastrica und andererseits an der Incisura mastoidea des Os temporale liegt. Die beiden Muskelbäuche vereinigen sich unterhalb des Unterkieferkörpers in einer Sehne, die den M. stylohyoideus perforiert und dann durch eine faserige Schleife verläuft, die am Os hyoideum verankert ist (Abb. **13.7**).

Der M. digastricus hebt das Os hyoideum und ist an der Öffnung des Mundes beteiligt, wenn das Os hyoideum von kaudal stabilisiert wird. Der vordere Muskelbauch wird von Ästen des Unterkieferastes des N. trigeminus (V. Hirnnerv) innerviert, der hintere von Ästen des N. facialis (VII. Hirnnerv). Eine häufig auftretende Abweichung besteht darin, dass der Ursprung des hinteren Muskelbauches ganz oder teilweise am Os sphenoidale anstatt am Proc. styloideus des Os temporale liegt.

Bei Angstzuständen und hysterischen Anfällen ist dieser Muskel häufig beteiligt. Er verspannt sich und beeinträchtigt auf fast unmerkliche Art die Bewegung des Os temporale. Er verursacht eine Tendenz zur Innenrotation des Os temporale mit einer elastischen Restriktion, die der Behandler sehr leicht übersehen kann. Ferner führt eine Funktionsstörung des hinteren Muskelbauches dieses Muskels zu einer Hypomobilität des Os hyoideum. Das kann oft der einzige Hinweis sein, den ein weniger erfahrener Be-

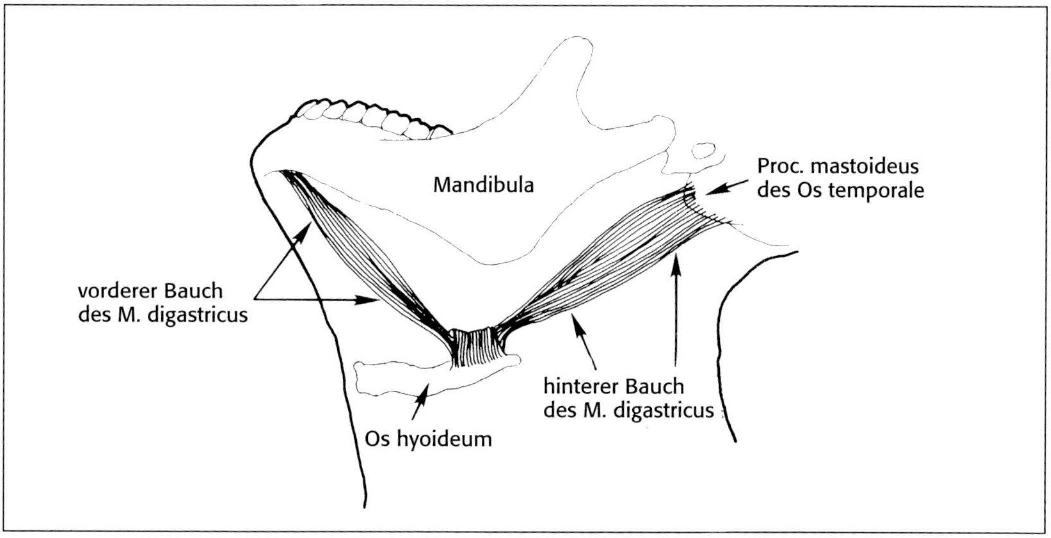

Abb. **13.7** M. digastricus

handler wahrnehmen kann. Ein Hypertonus des vorderen Muskelbauches verursacht eine Druckempfindlichkeit entlang seines ganzen Verlaufs im unteren Bereich des Unterkiefers.

Bei Heiserkeit, Stimmverlust und Schmerzen im Bereich des Os hyoideum sollte man immer einen Hypertonus des Digastricus als Ursache vermuten. Manchmal kann eine Funktionsstörung des Os temporale als offensichtliche Ursache einer Verspannung dieses Muskels vorliegen. In diesen Fällen erzielt die Behebung der Funktionsstörung des Os temporale auch die Korrektur und Entspannung des Digastricus.

M. longissimus capitis

Der Ursprung des M. longissimus capitis befindet sich an den Querfortsätzen der 1. bis 5. Brustwirbel und den Proc. articulares der 4. bis 7. Halswirbel. Er ist tief am hinteren Rand des Proc. mastoideus des Os temporale im M. splenius capitis verankert und wird von Ästen der mittleren und unteren Zervikalnerven innerviert. Der Muskel dient der Extension des Kopfes, der Seitneigung und gleichzeitigen Rotation. Im abnormen Verspannungszustand kann er eine Funktionsstörung des Os temporale verursachen, die zu einer Innenrotation des Knochens nach posterior führt und ihn in dieser Lage blockiert.

M. splenius capitis

Der Muskel entspringt an der unteren Hälfte des Lig. nuchae und den Dornfortsätzen der 7. Hals- bis 4. Brustwirbel. Er ist am Proc. mastoideus des Os temporale und am Os occipitale verankert und verläuft somit quer über die Sutura occipitomastoidea. Auch dieser Muskel wird von Ästen der mittleren und unteren Zervikalnerven innerviert. Er extendiert den Kopf und Hals, führt eine Seitneigung und gleichzeitige Rotation durch.

Da dieser Muskel sowohl am Os temporale als auch am Okziput befestigt ist, spielt er eine wichtige Rolle bei Funktionsstörungen des CranioSacralen Systems.

Eine Verspannung oder ein Hypertonus des Splenius capitis bewirkt, dass die Pars squamosa des Os temporale nach posterior und die Pars petrosa ossis temporalis nach innen rotieren. Er löst eine Flexion der Hinterhauptpartien der Schädelbasis aus und ist somit am sogenannten Flexionskopf mitbeteiligt, bei dem das Os temporale nach innen rotiert ist, und trägt zur Immobilität der Sutura occipitomastoidea bei, die bei Lernschwierigkeiten wie Dyslexie, Kopfschmerzen, Beschwerden im Magen-Darm-Bereich, Persönlichkeitsveränderungen und vielen anderen Beschwerden eine Rolle spielt. Er wird innerviert von den Rami dorsales der mittleren und unteren Zervikalnerven.

M. masseter

Ein Teil der Fasern des Masseters hat seinen Ursprung am unteren Teil des Proc. zygomaticus des Os temporale. Die Verankerung dieses Muskels verläuft quer über die Knochennaht, sodass ein Teil des Muskelursprungs auch an den unteren Partien des Os zygomaticum liegt. Der Kaumuskel ist am Unterkiefer verankert und schließt den Mund. Er wird vom Unterkieferast des N. trigeminus (V. Hirnnerv) innerviert.

Ein hypertoner Masseter wirkt an der Außenrotation (Rotation nach vorn) des Os temporale mit, bei der sich dieser Knochen um seine Diagonalachse dreht (Abb. **13.8**).

Im klinischen Zusammenhang spielen sowohl Probleme durch emotionale Belastung und Anspannung, die zum Zusammenpressen der Zähne führen, als auch die Malokklusion bei der chronischen Außenrotation des Os temporale eine wesentliche Rolle. Weist eine CranioSacrale Untersuchung des Schädels auf diesen Zustand hin, so lohnt es sich immer, den Tonus der an der Kautätigkeit beteiligten Muskeln genau zu prüfen.

M. stylohyoideus

Der Ursprung des M. stylohyoideus befindet sich an den hinteren und seitlichen Flächen des Proc. styloideus des Os temporale. Der Stylohyoideus ist am Ansatz der Cornua majora am Os hyoideum verankert und wird von Ästen des N. facialis (VII. Hirnnerv) innerviert. Er zieht das Os hyoideum nach superior und posterior.

Eine Verspannung dieses Muskels ist in der Regel eher das Ergebnis als die Ursache einer Funktionsstörung des CranioSacralen Systems. Sie trägt zum chronischen Engegefühl im Bereich des Os hyoideum bei, das oft von Patienten beklagt wird, die unter Angstzuständen und Hysterie leiden. Eine Besserung dieser Symptomatik wird häufig durch die Mobilisierung der Schädelknochen erzielt.

M. styloglossus

Der M. styloglossus hat seinen Ursprung an den vorderen und seitlichen Flächen des Proc. styloideus und am Lig. stylomandibulare. Er verläuft zwischen der A. carotis interna und externa, teilt sich dann in die seitlich an der Zunge verankerte Pars longitudinalis und die Pars obliqua, die sich mit dem M. hyoglossus vereinigt. Der M. styloglossus wird vom N. hypoglossus (XII. Hirnnerv) innerviert. Er zieht die Zunge im Mund nach oben und hinten.

Eine Verspannung dieses Muskels ist in der Regel weniger Ursache als Folge einer Funktionsstörung des CranioSacralen Systems.

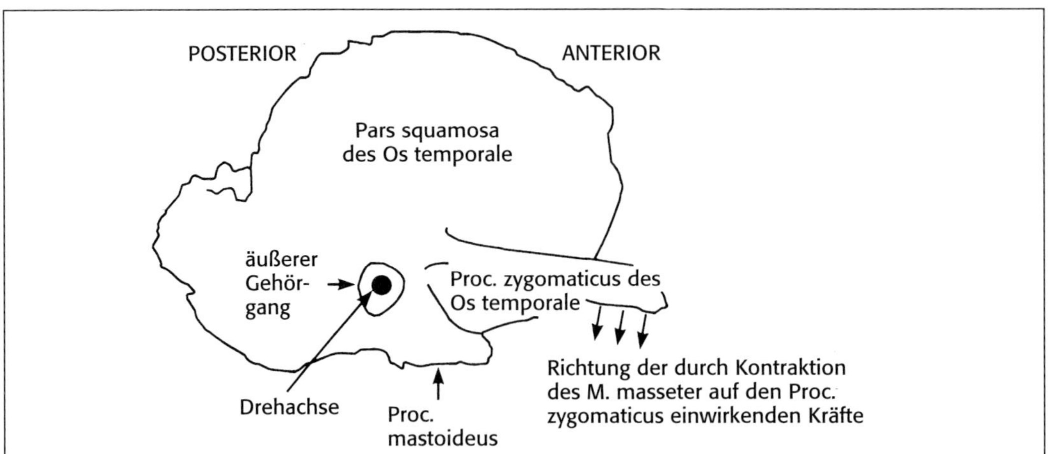

Abb. **13.8** Wirkung der Kontraktion des M. masseter auf das Os temporale

M. auricularis posterior

Dieser Muskel hat seinen Ursprung an der Pars mastoidea des Os temporale und seinen Ansatz am unteren Teil der kranialen Fläche der Ohrmuschel. Er wird vom Ramus auricularis posterior des N. facialis (VII. Hirnnerv) innerviert. Dieser Muskel zieht die Ohrmuschel nach posterior und hilft dem M. occipitofrontalis bei der Bewegung der Kopfhaut. Ein abnormer Tonus dieses Muskels wird mitunter durch eine Funktionsstörung des Os temporale verursacht und kann als Hinweis auf eine Störung im CranioSacralen System dienen.

13.1.3 Os sphenoidale

Das Os sphenoidale wird als mechanisches Zentrum („Schlußstein") der rhythmischen Bewegung des Schädels betrachtet. Muskeln, die durch ihren abnormen Tonus die normale Funktion des Os sphenoidale hemmen oder beeinträchtigen können, sind klinisch außerordentlich wichtig. Das Os sphenoidale besitzt wichtige gelenkartige Verbindungen zu den folgenden Knochen: Vomer, Os ethmoidale, Os frontale, Os occipitale, Os parietale, Os temporale, Os zygomaticum, Os palatinum und Tuberositas maxillaris.

Man benötigt keine große Vorstellungskraft, um zu erkennen, dass ein in seiner Beweglichkeit beeinträchtigtes Os sphenoidale eine schwerwiegende Restriktion des gesamten CranioSacralen Systems verursachen kann. Folgende Muskeln sind am Os sphenoidale verankert:

M. pterygoideus medialis

Dieser Muskel hat seinen Ursprung an der medialen Fläche der Lamina lateralis (Proc. pterygoideus) des Os sphenoidale, am Proc. pyramidalis des Os palatinum und an der Tuberositas maxillaris. Er ist über Sehnen an den unteren und hinteren Partien der medialen Fläche des Ramus und Angulus mandibulae verankert. Der Muskel wird von dem aus dem Unterkieferast des N. trigeminus (V. Hirnnerv) hervorgehenden N. pterygoideus medialis innerviert. Seine Lage medial vom Unterkiefer ist ähnlich der des M. masseter an der Außenseite. Er teilt sich und ermöglicht dem M. pterygoideus lateralis den Durchtritt (Abb. **13.9**).

Der M. pterygoideus medialis ist sehr kräftig. Zusammen mit dem M. masseter schließt er den Mund. Chronische Beschwerden wie fehlerhafter Biss, Anspannung, Wutanfälle und Angstzustände, die einen Hypertonus dieses Muskels erzeugen, führen zu wesentlichen Funktionsstörungen des CranioSacralen Systems. Die Symptome, die durch einen chronischen Hypertonus dieses Muskels entstehen können, sind schwer vorauszusagen, da die physiologische Wirkung

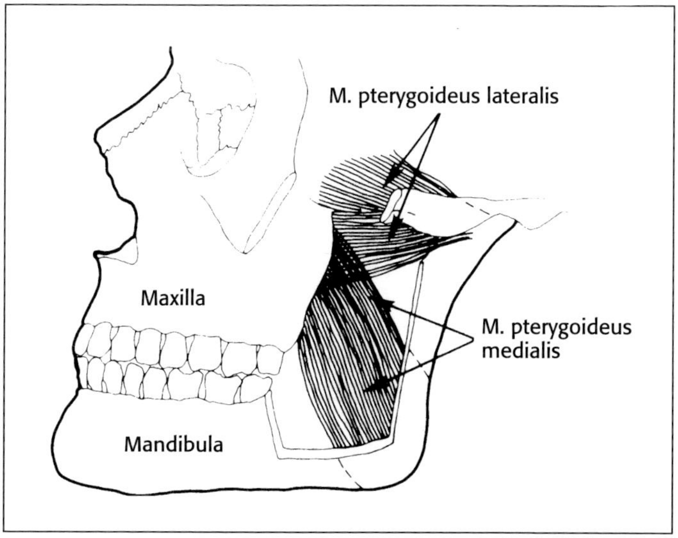

Abb. **13.9** Mm. pterygoidei

der Muskelfunktionsstörung am sogenannten „mechanischen Zentrum" des CranioSacralen Systems ansetzt. Eine solche Störung wird jedoch immer die Verbindung zwischen Os sphenoidale, Maxilla und Os palatinum in Mitleidenschaft ziehen. Das Kiefergelenk ist bei Hypertonus des M. pterygoideus medialis ebenfalls ein häufiger Fokus für Beschwerden.

M. pterygoideus lateralis

Der Ursprung des M. pterygoideus lateralis befindet sich an der Seitenfläche der Ala major ossis sphenoidalis, der Crista infratemporalis und an der Lamina lateralis proc. pterygoidei. Er ist am vorderen Teil des Proc. condylaris mandibulae und am Diskus des Kiefergelenkes verankert. Der Muskel wird vom N. pterygoideus lateralis des Unterkieferastes (N. mandibularis) des N. trigeminus (V. Hirnnerv) innerviert. Er öffnet den Mund, schiebt den Unterkiefer nach vorn und bewegt ihn von einer Seite zur anderen.

Erfahrungsgemäß ist eine Verspannung oder ein Hypertonus dieses Muskels häufig an einer Funktionsstörung des Kiefergelenkes beteiligt. Auch hier handelt es sich um einen sehr kräftigen Muskel, mit weitläufigen Verankerungen am Os sphenoidale. Der M. pterygoideus lateralis ist oft an den Funktionsstörungen des CranioSacralen Systems und einer verringerten Beweglichkeit des Os sphenoidale beteiligt; in der Regel hält er das Os sphenoidale in der Extension.

Ein Hypertonus dieses Muskels wird oft von anderen Läsionsbildern überlagert und ist deshalb nicht ohne Weiteres aufzudecken, wenn nicht zunächst eine ganze Reihe von Schichten adaptiver Läsionsbilder behoben wird. Er wirkt häufig als Ursache von rezidivierenden CranioSacralen Störungen und Kiefergelenkbeschwerden mit.

M. temporalis

Der M. temporalis ist fest an der Außenseite des Ala major des Os sphenoidale verankert, wo dieser Knochen einen Teil der Fossa temporalis bildet. Die vorderen Fasern verlaufen fast senkrecht in die Tiefe bis hin zum Proc. zygomaticus und sind am Proc. coronoideus anterior des Unterkiefers verankert. Durch diese mechanische Verbindung verursachen Beschwerden des Kiefergelenkes und ein Hypertonus des M. temporalis Funktionsstörungen des Os sphenoidale. Ist diese durch den M. temporalis auf den Ala major ausgeübte abnorme Spannung einseitig, kann sie Torsions- und Seitneigungsstörungen der Schädelbasis mit verursachen. Tritt die durch den M. temporalis ausgeübte zusätzliche Spannung beidseits auf, kann sie das Os sphenoidale in einer vertikalen Verspannung immobilisieren. Aufgrund der damit verbundenen Immobilität wird die vertikale Verspannung häufig mit einer sphenobasilaren Kompression verwechselt.

Man muss sich auch die Verankerungen des M. temporalis am Os frontale und am Os parietale vergegenwärtigen. Aufgrund seiner vielfachen Fixationspunkte an verschiedenen Knochen der Schädelkapsel muss diesem Muskel bei einer Suche der Hauptursache einer Immobilität der Schädelknochen immer der erste Verdacht gelten.

M. tensor veli palatini

Der Ursprung des M. tensor veli palatini befindet sich an der Fossa sphenoidalis, an der Basis des Ala major des Os sphenoidale, an der Spina sphenoidalis und an der seitlichen Wand des Knorpels der Eustachi'schen Röhre. Von dort führt er senkrecht hinab zwischen dem Ala major und dem M. pterygoideus medialis und endigt in einer Sehne, die um den Hamulus pterygoideus herum verläuft, von dem sie durch eine kleine Bursa getrennt wird. Die Sehne ist an der Gaumenaponeurose und am horizontalen Teil des Os palatinum verankert. In der Regel wird dieser Muskel durch den N. accessorius (XI. Hirnnerv) über den Plexus pharyngeus innerviert. Während des Schluckvorganges dient der M. tensor veli palatini, wie sein Name verrät, der Spannung des Gaumensegels.

Im Zusammenhang mit der Arbeit am CranioSacralen System ist dieser Muskel deshalb wichtig, weil eine Funktionsstörung des Os sphenoidale den Tonus des M. tensor veli palatini verändern kann. Diese Veränderung kann die Spannung an der Eustachi'schen Röhre erhöhen und so zur maskierten Ursache für schwer definierbare Symptome des Gehörs werden. Im Zusammenhang mit einer Beeinträchtigung der Flüssigkeitsdrainage über die Eustachi'sche Röhre kann er auch rezidivierende Mittelohrbeschwerden verursachen.

M. constrictor pharyngis superior

Der M. constrictor pharyngis superior hat seinen Ursprung am hinteren unteren Teil der Lamina med. proc. pterygoidei und an seinem Hamulus, an der Raphe pterygomandibularis, am Proc. alveolaris des Unterkiefers und mit einigen Fasern auch an der lateralen Seite der Zunge. Er ist an der Raphe mediana und an einer Aponeurose verankert, die zum Tuberculum pharyngeum unterhalb der Hinterhauptbasis führt. Der Muskel wird von Ästen des Plexus pharyngeus innerviert und nimmt am Schluckvorgang teil. Er kann an Schluckbeschwerden beteiligt sein, die von der Schädelbasis ausgehen.

13.1.4 Os parietale

Die Ossa parietalia bilden einen wesentlichen Teil der Seiten des Schädels und des eigentlichen Schädeldaches. Der Punkt der größten äußeren Konvexität eines jeden Os parietale weist auf dessen Ossifikationszentrum hin. Ist dieser Punkt abnormal prominent, weist dies darauf hin, dass ein Widerstand gegen eine periphere Expansion des Knochens vorhanden war oder ist und dass dieser mit einiger Wahrscheinlichkeit durch eine erhöhte Spannung der Duralmembran verursacht wurde oder wird. Die Ossa parietalia sind für die Funktion des CranioSacralen Systems außerordentlich wichtig. Sie beeinflussen maßgeblich die Funktion des Sinus sagittalis und somit auch die venöse Durchblutung des Gehirns sowie die Wiederaufnahme des Liquor cerebrospinalis in das Venensystem.

Die Form der Knochennaht zwischen der Pars squamosa des Os temporale und dem Os parietale ermöglicht eine Gleitbewegung zwischen diesen beiden Knochen (Abb. **13.10**). Die Knochennaht besteht aus Blutgefäßen, Nerven und Bindegewebsfasern. Extreme Scherkräfte an dieser Knochennaht, die durch eine äußere Belastung auftreten, können deshalb im Inneren der Knochennaht eine Ischämie, durch Druck auftretende neurogene Stimuli sowie eine Binde-

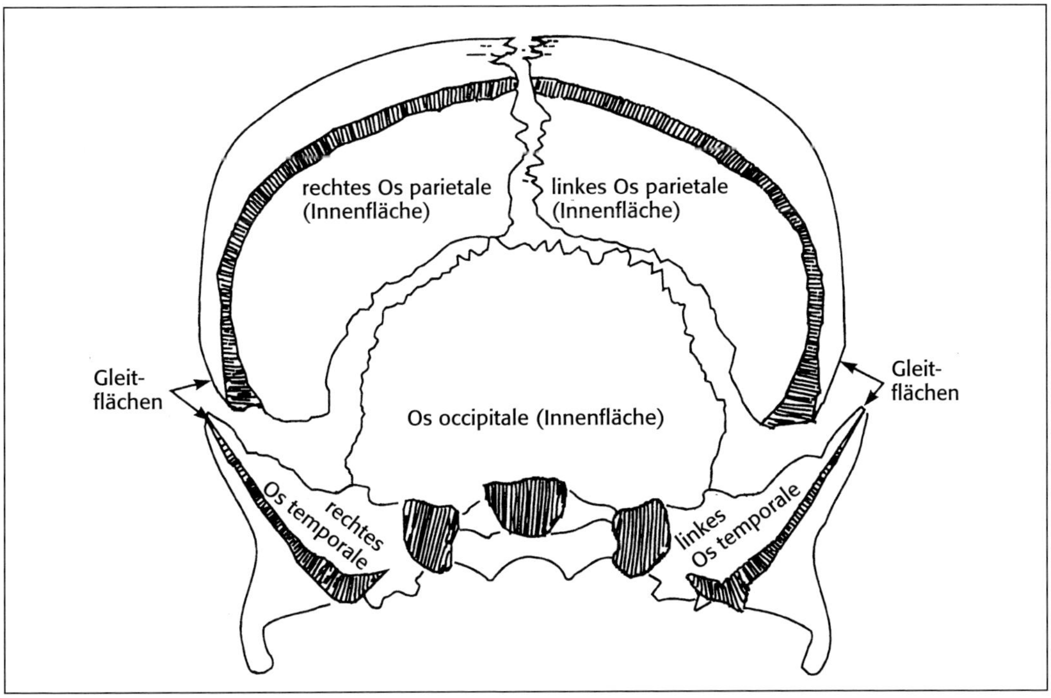

Abb. **13.10** Schräge der Sutura squamosa

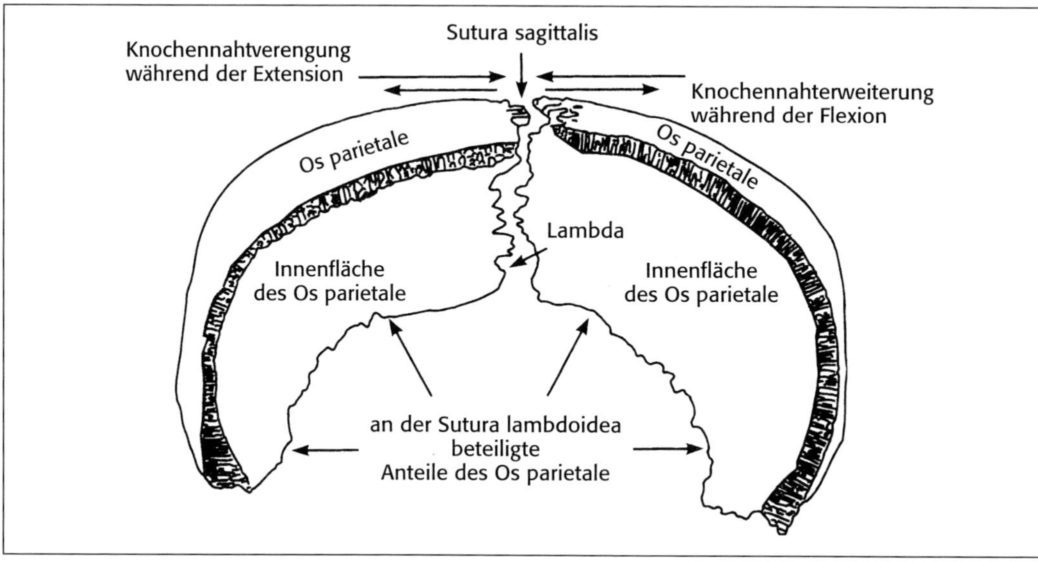

Abb. **13.11** Sutura sagittalis bei Flexion und Extension

gewebsverspannung verursachen. Alle diese Faktoren können sich zu echten Krankheitsbildern entwickeln (Anhang A).

Ferner zeigen die laufenden Arbeiten Retzlaffs, dass beim Affen einzelne kontinuierliche Axone vom Inneren der Sutura sagittalis durch die Duralmembran verlaufen, wo diese die Falx cerebri bildet, und von dort weiter bis in das eigentliche Gehirngewebe und in die Wand des dritten Hirnventrikels. Diese Innervationskontinuität von der Knochennaht bis zum Ventrikel kann möglicherweise den Mechanismus darstellen, wodurch die Funktion der Sutura sagittalis die Gehirnfunktion beeinflusst, insbesondere die Liquorproduktion durch das Ventrikelsystem (Abb. **13.11**).

M. temporalis

Der M. temporalis ist an der Außenseite des Os parietale verankert. Bei abnormer Spannung kann dieser Knochen die bereits erwähnte Scherkraft auf die Sutura squamosa verursachen. Die Scherkraft erzeugt örtliche und ausstrahlende Schmerzen. Dieser Mechanismus wird durch einen Hypertonus des M. temporalis ausgelöst und verursacht viele der rezidivierenden Kopfschmerzen. Der hypertone Zustand kann chronisch durch ständige seelische Belastung oder Malokklusion verursacht werden.

Innerviert wird der M. temporalis von Ästen des Unterkieferastes des N. trigeminus (V. Hirnnerv). Er bewirkt normalerweise ein Schließen des Mundes. Seine hinteren Fasern wirken bei der Retraktion des Unterkiefers mit. Er hat seinen Ursprung entlang der gesamten Fossa temporalis und ist am Proc. coronoideus und am Ramus des Unterkiefers verankert (Abb. **13.12**).

13.1.5 Os frontale

Die Squama des Os frontale ist Bestandteil des vorderen Schädeldaches, während der horizontale Anteil des Os frontale einen Teil der Schädelbasis bildet, der unterhalb der vorderen Partie des Gehirns liegt. Die horizontalen Anteile bilden auch einen Teil der oberen Partien der Augen- und Nasenhöhlen. Am Os frontale sind nur verhältnismäßig wenige Muskeln verankert.

M. temporalis

Der M. temporalis ist an den hinteren, seitlichen und unteren Partien des Os frontale befestigt, das beidseits Bestandteil der vorderen Partien der Fossa temporalis ist. Die Fasern des M. temporalis, die am Os frontale ihren Ursprung haben, sind

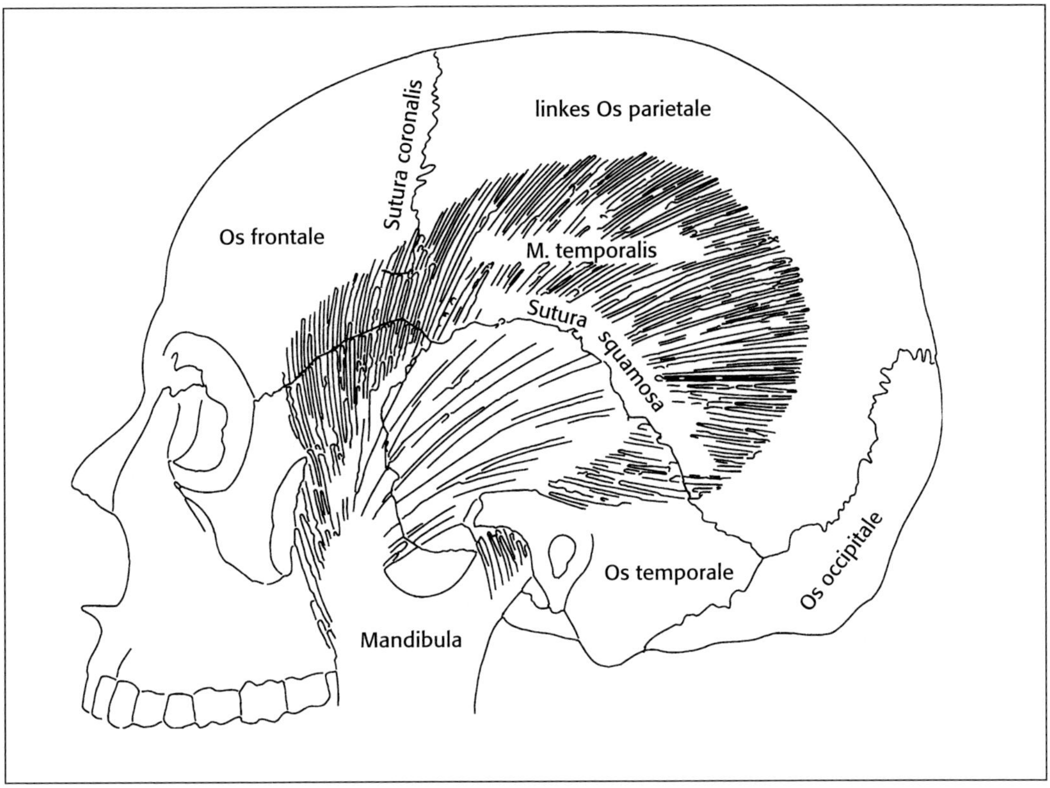

Abb. **13.12** M. temporalis

am anterioren Ast des Unterkiefers verankert und verlaufen somit fast senkrecht.

Ein abnormer Tonus des M. temporalis beeinträchtigt die Bewegung des Os frontale nur sehr wenig. Unseres Erachtens setzt sich die Bewegung des Os frontale aus einer Reihe verschiedener Bewegungen zusammen. Während der Flexionsphase der Bewegung enthält sie auch eine Rotation der oberen Partie nach anterior um eine Querachse, die sich ihrerseits nach anterior und inferior bewegt.

M. frontalis

Der M. frontalis ist nicht unmittelbar am Os frontale verankert und hat nur eine äußerst geringe Wirkung auf dessen Bewegung. Hingegen wirkt er mittelbar über den M. corrugator und den M. orbicularis oculi, die ihrerseits am Os frontale befestigt sind. Wenn er chronisch hyperton ist, kann er die Flexionsphase der Schädelbasisbewegung beeinträchtigen. Der M. frontalis wird von den Temporalisästen des N. facialis (VII. Hirnnerv) innerviert.

13.1.6 Maxillae

Die Maxillae üben über ihre gelenkigen Verbindungen mit dem Os frontale, dem Os ethmoidale, den ihrerseits gelenkig mit dem Os sphenoidale verbundenen Ossa palatinae, dem Vomer und den Ossa zygomatica einen sehr starken Einfluss auf die Funktion des CranioSacralen Systems aus. Die Maxillae besitzen auch sehr wichtige gelenkige Verbindungen untereinander. Ihre Verbindungen zu den Ossa lacrimalia, den Ossa nasalia und den unteren Nasenmuscheln haben einen weniger großen Einfluss auf die Funktion des CranioSacralen Systems, sie können jedoch bei Funktionsstörungen symptomatisch werden.

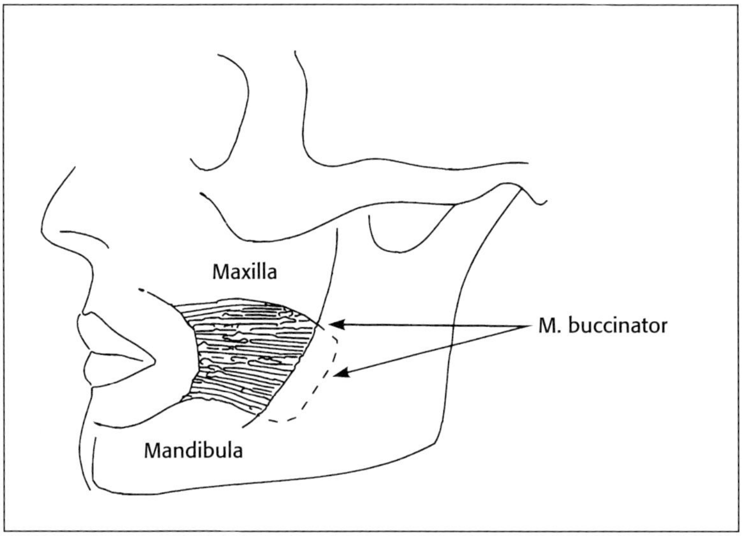

Abb. **13.13** M. buccinator

Mitunter haben die Maxillae auch gelenkige Verbindungen zu den Orbitae und den seitlichen Keilbeinflügeln.

Die Maxillae weisen eine große Anzahl von Muskelansätzen auf. In den folgenden Abschnitten werden die unseres Erachtens bei der Funktion der Maxilla klinisch wichtigen Muskeln beschrieben.

M. buccinator

Der M. buccinator ist der wichtigste Wangenmuskel und bildet die Seitenwand der Mundhöhle. Er hat seinen oberen Ursprung an den Proc. alveolaris der Maxilla, den unteren an denjenigen der Mandibula und an der Raphe pterygomandibularis. Die Fasern verlaufen nach vorn und inserieren in den tiefen Schichten der Lippen (Abb. **13.13**).

Die motorische Innervation des M. buccinator wird durch den N. buccalis des N. facialis (VII. Hirnnerv) und die Sensorik durch Fasern des Ramus buccalis des N. trigeminus (V. Hirnnerv) versorgt.

Ein abnormer Tonus dieser Muskeln ist unserer klinischen Erfahrung nach sehr selten. Seinen gemeinsamen Ursprung sollte man sich jedoch bei der Suche nach Ursachen von Störungen im Kiefergelenk und bei Beschwerden vor Augen halten, die den Proc. pterygoideus des Os sphenoidale in Mitleidenschaft ziehen. Die Auswirkung auf die Schädelbasis einer am Proc. pterygoideus ventral ausgeübten Kraft wäre, die Flexionsbewegung des Os sphenoidale zu beeinträchtigen und seine Extensionsbewegung zu fördern, da dieser Knochen an der normalen rhythmischen Bewegung der Schädelbasis teilnimmt.

M. masseter

Der M. masseter hat zwei Teile. Der größere oberflächliche Teil entspringt an einer vom Proc. zygomaticus der Maxilla sowie von den hinteren zwei Dritteln des unteren Randes des Arcus zygomaticus ausgehenden Sehne. Er ist am Kieferwinkel und am unteren und seitlichen Teil des aufsteigenden Astes des Unterkiefers verankert. Der tieferliegende Teil ist kleiner und hat seinen Ursprung am hinteren Drittel des unteren Randes und an der gesamten medialen Fläche des Arcus zygomaticus. Dieser tieferliegende Teil ist an der oberen Hälfte des Unterkieferastes und an der Seitenfläche des Proc. coronoideus verankert (Abb. **13.14a**).

Der M. masseter wird von Teilen des Unterkieferastes des N. trigeminus (V. Hirnnerv) innerviert und bewirkt ein Schließen des Mundes.

Dieser Muskel ist oft an Beschwerden im Zusammenhang mit einer fehlerhaften Okklusion und dem chronischen Zusammenbeißen infolge

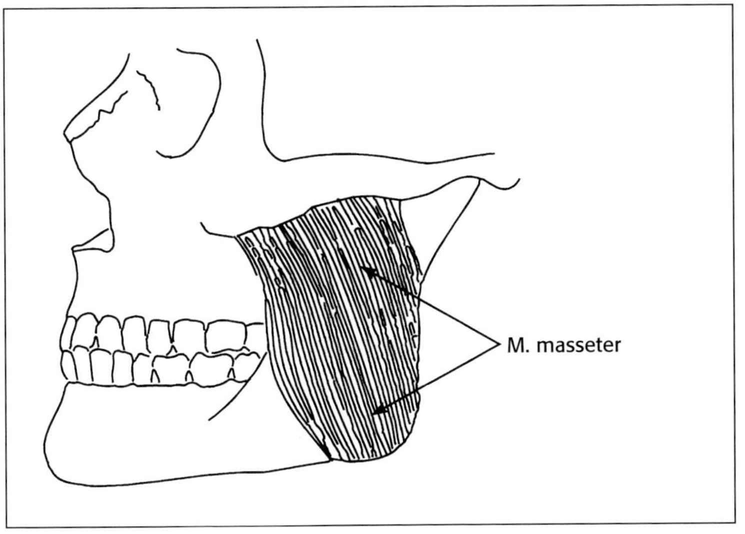

Abb. **13.14a** M. masseter

seelischer Probleme beteiligt. Er spielt eine Rolle bei Kiefergelenkbeschwerden und Funktionsstörungen des Os temporale, indem er eine Rotation dieses Knochens nach vorn und außen fördert.

M. pterygoideus medialis

Dieser dicke, kräftige Muskel liegt wesentlich tiefer als der Masseter. Er hat seinen Ursprung in der Fossa pterygoidea des Os sphenoidale, am Proc. pyramidalis des Os palatinum und an der Tuberositas der Maxilla. Dieser Muskel ist über Sehnen am Winkel und am Ramus des Unterkiefers verankert und wird durch den Unterkieferast des N. trigeminus (V. Hirnnerv) innerviert. Der M. pterygoideus medialis schließt den Mund (Abb. **13.14b**).

Ein Hypertonus dieses Muskels tritt oft durch Malokklusion, Verletzungen und seelische Probleme auf. Hypertonus oder Kontraktur des Muskels verursacht immer irgendeine Art von Funktionsstörung des CranioSacralen Systems.

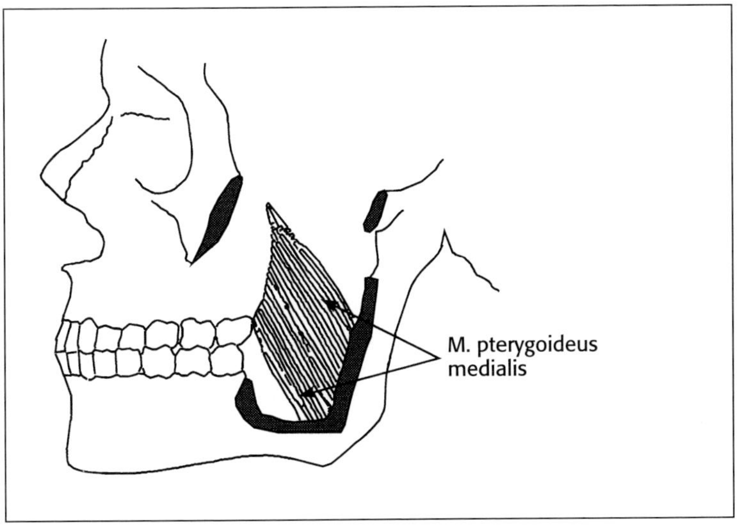

Abb. **13.14b**
M. pterygoideus medialis

13.1.7 Os palatinum

Die Ossa palatina bilden das hintere Viertel des harten Gaumens. Sie sind gelenkig miteinander und mit der Maxilla, dem Vomer, der unteren Nasenmuschel, dem Os sphenoidale und Os ethmoidale verbunden. Sie nehmen eine Schlüsselstellung in der knöchernen Verbindung zwischen den Knochen der Schädelbasis und denen des Mundes, der Nase und des Gesichtes ein.

M. tensor veli palatini

Der Ursprung des M. tensor veli palatini liegt in der Fossa scaphoidea an der Basis der Lamina med. proc. pterygoidea und an den Seitenwänden des Knorpels der Eustachi'schen Röhre. Er inseriert an der Aponeurosis palatina.

Er wird vom N. accessorius (XI. Hirnnerv) innerviert und spannt das Gaumensegel während des Schluckvorganges. Bei Kontraktur oder Hypertonus kann dieser Muskel über seine Befestigungen am Knorpel der Eustachi'schen Röhre bei Gehörfunktionsstörungen eine Rolle spielen. Ein Hypertonus kann durch eine Funktionsstörung des Os sphenoidale entstehen. Ein abnormer Zustand dieser Muskeln beeinträchtigt die physiologische Bewegung der sehr kleinen, leichten Ossa palatina. Sie werden zwar selten als wichtige Hebel betrachtet, die die Funktion des CranioSacralen Systems beeinträchtigen könnten, doch kann ihre Blockierung schwere und schmerzhafte Funktionsstörungen verursachen. Die häufigste Ursache einer Läsion des Os palatinum ist ein Trauma. Es handelt sich dabei zwar um eine knöcherne Verletzung, aber bei einem solchen Läsionsbild kann der M. tensor veli palatini eine wichtige Rolle spielen.

M. pterygoideus medialis

Ein Teil des Ursprunges des M. pterygoideus medialis befindet sich an den gekerbten Flächen des Proc. pyramidalis des Os palatinum. Ein zweites flaches Fasernbündel entspringt an den Seitenflächen dieser Knochen und liegt oberflächlich über dem M. pterygoideus lateralis, während das erste Bündel in der Tiefe liegt. Der Muskel ist über eine Sehne am Ramus und Winkel des Unterkiefers verankert. Er ist mit dem M. tensor veli palatini und dem M. constrictor pharyngis sehr eng verbunden.

Der M. pterygoideus medialis schließt den Mund. Er wird durch den N. pterygoideus medialis innerviert, einem Zweig des Unterkieferastes des N. trigeminus (V. Hirnnerv). Ein Hypertonus oder eine Kontraktur dieses Muskels kann die physiologische Bewegung und die Funktion des Os palatinum wesentlich beeinträchtigen und deshalb bei Schmerzsyndromen eine Rolle spielen, an denen die Ossa palatina beteiligt sind. Über den M. tensor veli palatini kann er weitere Syndrome verursachen, die die Eustachi'sche Röhre beeinträchtigen.

13.1.8 Os zygomaticum

Das Os zygomaticum bildet den prominenten Teil der Wange. Es ist an der Seitenwand und am Boden der Augenhöhle sowie an Teilen der Fossa temporalis und infratemporalis beteiligt (Abb. **13.15**). Der einzige klinisch wichtige Muskelansatz am Os zygomaticum ist der Ursprung eines Teils des Masseters, dessen Muskelfasern am Unterkiefer verankert sind. Die Innervation des Masseters wird durch den Unterkieferast des N. trigeminus (V. Hirnnerv) gewährleistet. Der Masseters schließt den Mund. Ein Hypertonus oder eine Kontraktur des Masseters verursachen Funktionsstörungen des Os zygomaticum. Diese Störungen können zu Schmerzen im Gesicht oder in den Augenhöhlen führen und die freie Beweglichkeit der Maxillae und der Ossa temporalia beeinträchtigen. Ein- oder herabgedrückte Wangen sind oft ein Hinweis auf Funktionsstörungen des Os zygomaticum.

13.1.9 Mandibula

Die Mandibula trägt die unteren Zähne und besteht aus einem horizontalen Körper und zwei rechtwinklig dazu angeordneten vertikalen Ästen. Sie bildet auf beiden Seiten ein Gelenk mit dem Os temporale. Die Mandibula tritt bei Funktionsstörungen des CranioSacralen Systems häufig als Ursache auf, die dann über die Ossa temporalia an den knöchernen Schädel, insbesondere an das Schädeldach, und von dort

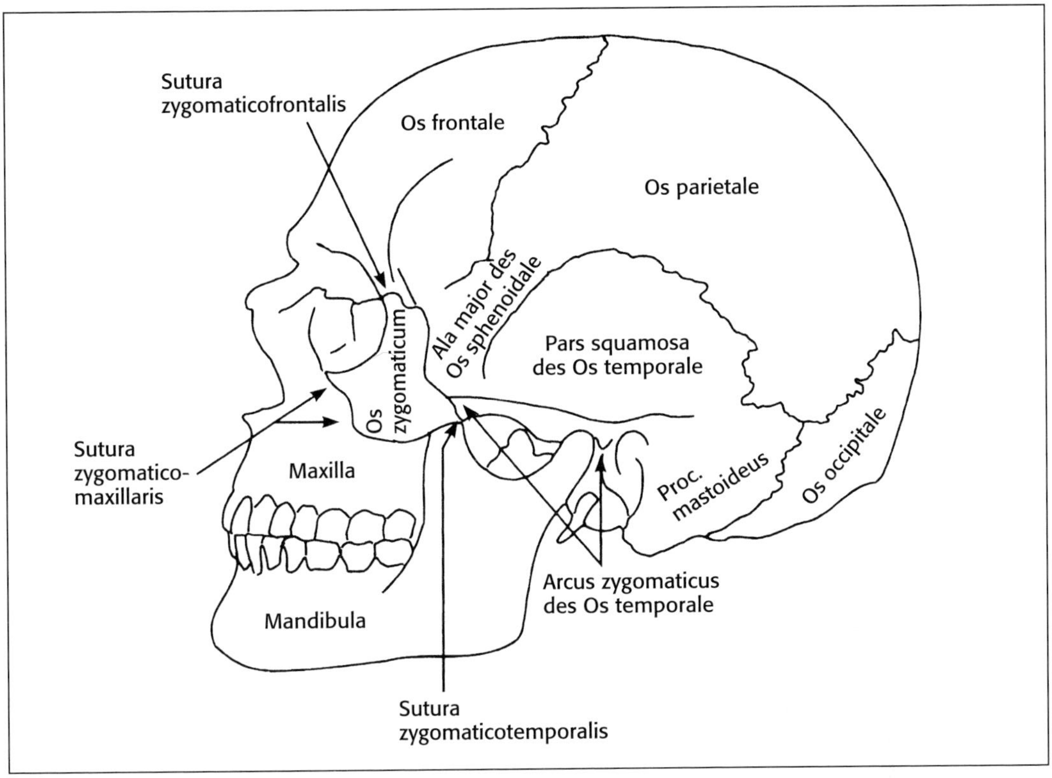

Abb. **13.15** Das Os zygomaticum und seine Verbindungen

über das Tentorium cerebelli an das Membransystem im Schädelinneren übertragen werden.

Die Mandibula weist eine große Anzahl von Muskelansätzen auf. Sämtliche am Kauvorgang mitwirkenden Muskeln spielen bei allen Verspannungen eine Rolle und werden ihrerseits von Verspannungen in Mitleidenschaft gezogen, an denen die Mandibula beteiligt ist. Eine ganze Reihe von klinischen Beschwerden stehen im Zusammenhang mit einer Dysfunktion des Kiefergelenkes. Dieses Gelenk wird oft getrennt betrachtet, doch darf der Beitrag der am Kauvorgang beteiligten Muskeln an der Ätiologie von Kiefergelenkbeschwerden nicht unterschätzt werden. Wir erachten die Mandibula als ein instabiles Verankerungssystem für die an ihr befestigten Weichteile. Die Gelenke, die die Mandibula mit den Ossa temporalia verbinden, sind sehr instabil und deshalb für Verletzungen durch Verspannungen, die dazu neigen, die Mandibula aus der Mittellinie zu verschieben, besonders anfällig.

Die an der Mandibula befestigten Muskeln werden in den folgenden Abschnitten beschrieben.

M. platysma

Den Ursprung dieses Muskels bildet die Faszie, die sich über die oberen Partien des M. deltoideus und den M. pectoralis major erstreckt. Er ist an den unteren Partien des Unterkieferkörpers befestigt und wird von Ästen des N. facialis (VII. Hirnnerv) innerviert.

Wir kennen keinen Fall von Hypertonizität des Platysma, der an einer Funktionsstörung des CranioSacralen Systems beteiligt gewesen wäre. Vom rein mechanischen Gesichtspunkt wäre es jedoch möglich, dass im Zustand chronischer Hypertonizität das verhältnismäßig kräftige Platysma einen antagonistischen Hypertonus in denjenigen Muskeln erzeugen könnte, die dem Mundschluss dienen. Theoretisch könnte diese Sachlage zu einer Funktionsstörung des Kiefergelenkes führen oder die freie Bewegung des CranioSacralen Systems beeinträchtigen. Die für den Mundschluss zuständigen Muskeln sind beidseits am Os temporale, an der Maxilla, Os zygomaticum, Os parietale sowie am Os sphenoidale und am Os frontale befestigt. Ständiger, auch verhältnismäßig schwacher Hypertonus dieser Muskeln würde das CranioSacrale System zwingen, für seine normale Funktion mehr Energie aufzuwenden. Ein auf diese Weise erhöhter Energieaufwand kann sich dann im allgemeinen Gesundheitszustand des Patienten niederschlagen.

M. mylohyoideus

Der Ursprung des M. mylohyoideus umfasst die gesamte Länge der Linea mylohyoidea der Mandibula. Er ist am Os hyoideum verankert und wird innerviert vom Ramus alveolaris inferior des N. mandibularis des N. trigeminus (V. Hirnnerv). Der Muskel dient dazu, das Os hyoideum während des Kau- und Schluckvorganges sowie beim Saugen und Blasen zu heben.

Dauernder Hypertonus dieses Muskels wirkt sich nicht nur an der Mandibula, sondern auch an den Mm. infrahyoidei aus. Wird das Os hyoideum durch eine antagonistische, auf die infrahyoidalen Muskeln einwirkende Kraft blockiert, so wirkt eine Kraft auf die Mandibula, die sie zu öffnen versucht. Gegen diese Kraft wirken die Muskeln, die dem Mundschluss dienen. Die Ansätze dieser Muskeln befinden sich an den Knochen des Schädeldaches, den Maxillae und den Ossa zygomatica. Genau dieser Mechanismus ist es auch, über den der M. mylohyoideus die Funktion des CranioSacralen Systems beeinträchtigen und bei Funktionsstörungen des Kiefergelenkes eine Rolle spielen kann.

M. digastricus

Der M. digastricus wurde bereits im Zusammenhang mit den an den Ossa temporalia befestigten Muskeln betrachtet. Der hintere Bauch dieses Muskels entspringt am Sulcus mastoideus des Os temporale, der vordere am unteren Rand einer Vertiefung an der Innenseite des Unterkiefers. Die beiden Muskelbäuche vereinigen sich zu einer Sehne, die durch eine fibröse Schleife, die an der Seite und an den Cornua des Os hyoideum fixiert ist, verläuft. Über diesen Muskel werden viele Funktionsstörungen des Os temporale und

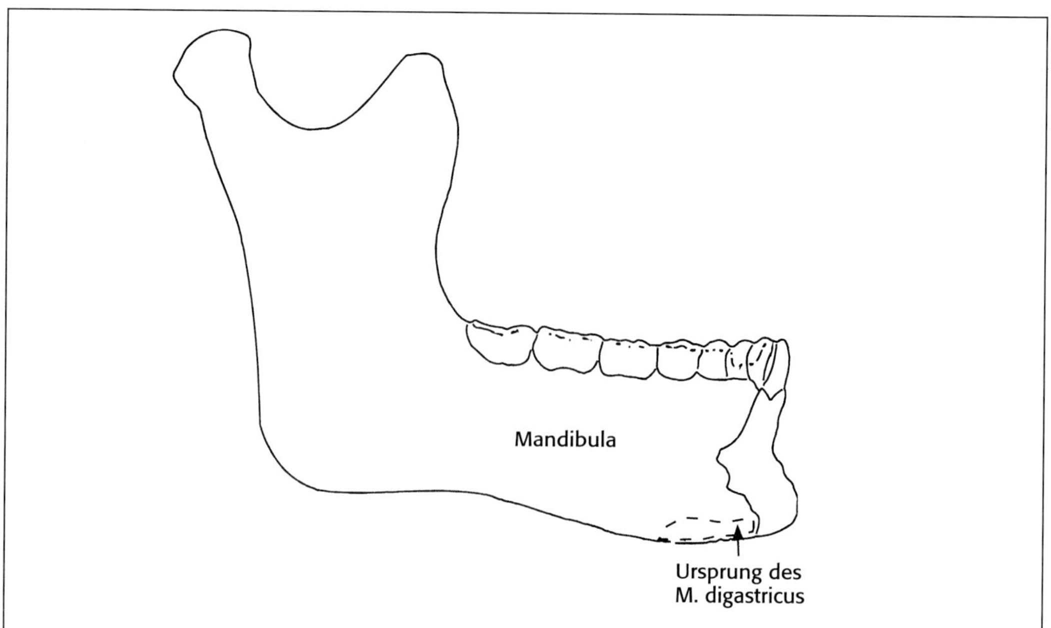

Abb. **13.16** Sagittalschnitt durch die Mandibula

des Unterkiefers verursacht. Der Digastricus kann Spannungen weiterleiten, die am Os hyoideum auftreten, oder kann selbst einen abnormen Spannungszustand haben. Die unter dem Os hyoideum liegenden Muskeln treten sehr häufig als Ursache von Funktionsstörungen der Ossa temporalia und des Unterkiefers auf, die vom Os hyoideum über den Digastricus an diese Knochen übertragen werden.

Der M. digastricus wird durch den N. mylohyoideus, einen Ast des N. mandibularis des N. trigeminus (V. Hirnnerv), und von Ästen des N. facialis (VII. Hirnnerv) innerviert. Normalerweise dient dieser Muskel dazu, das Os hyoideum zu heben und wirkt bei der Öffnung des Mundes mit. Der vom Unterkiefer ausgehende vordere Bauch des Muskels zieht das Os hyoideum nach oben und vorn, der hintere zieht es nach oben und hinten (Abb. **13.16**).

M. pterygoideus medialis

Der M. pterygoideus medialis hat seinen Ursprung an der Fossa pterygoidea des Os sphenoidale, am Proc. pyramidalis des Os palatinum und an der Tuberositas der Maxilla. Er inseriert an den unteren und hinteren Partien der Innenfläche am Angulus und Ramus mandibulae. Der Muskel wird von dem aus dem N. mandibularis des N. trigeminus (V. Hirnnerv) hervorgehenden N. pterygoideus medialis innerviert und schließt den Mund.

Der M. pterygoideus medialis tritt häufig als Ursache von Funktionsstörungen des CranioSacralen Systems und von Beschwerden des Kiefergelenkes auf. Ein Hypertonus dieses Muskels führt zu Funktionsstörungen des Komplexes von Os sphenoidale, Os palatinum und Maxilla und neigt dazu, die Ossa temporalia durch seine Wirkung auf den Unterkiefer sowie das Os sphenoidale und die Maxilla zu immobilisieren. Dadurch entsteht eine wesentliche Bremswirkung im gesamten CranioSacralen Bereich.

Ein abnormer Tonus des M. pterygoideus medialis tritt oft bei Malokklusion oder Kiefertraumen auf. Der pathologische Zustand des Muskels dauert oft noch an, nachdem der Patient das Trauma längst vergessen hat.

M. pterygoideus lateralis

Der Ursprung des M. pterygoideus lateralis befindet sich an der Seitenfläche der Lamina lat. proc. pterygoidei, der Crista infratemporalis und seitlich der Ala major des Os sphenoidale. Er inseriert an einer Vertiefung im vorderen Teil des Halses des Kieferköpfchens und am vorderen Rand der Discus articularis des Kiefergelenkes. Der Muskel wird vom N. pterygoideus lateralis des N. mandibularis des N. trigeminus (V. Hirnnerv) innerviert. Er öffnet und schiebt den Unterkiefer nach vorn und bewegt ihn von einer Seite zur anderen. Er ist oft an chronischen und akuten Funktionsstörungen des CranioSacralen Systems und des Kiefergelenkes beteiligt. Ein Hypertonus dieses Muskels wird in der Regel durch Trauma, Malokklusion und chronische Zustände starker seelischer Erregbarkeit wie Zorn, Angst, Spannung und Nervosität verursacht.

M. masseter

Der M. masseter hat seinen Ursprung am Proc. zygomaticus der Maxilla und am Arcus zygomaticus. Er ist am Angulus und Ramus des Unterkiefers sowie an der Seitenfläche des Proc. coronoideus verankert. Dieser Muskel bewirkt den Mundschluss. Er wird vom N. massetericus des N. mandibularis des N. trigeminus (V. Hirnnerv) innerviert.

Klinische Zustände, die zu einem abnormen Tonus des M. masseter führen können, sind: Malokklusion, chronische Zustände starker seelischer Erregbarkeit und Traumen. Ein Hypertonus dieses Muskels kann chronische Funktionsstörungen des Kiefergelenkes verursachen. Er spielt auch bei der Rotation des Os temporale nach außen und vorn eine Rolle, bei der sich dieser Knochen um eine Achse dreht, die ungefähr durch den Gehörgang verläuft.

M. temporalis

Der M. temporalis hat seinen Ursprung in der gesamten Fossa temporalis, die das Os temporale, Os parietale, Os frontale und Os sphenoidale umfasst. Die Ansätze des Muskels sind am Proc. coronoideus des Unterkiefers und am Vorderrand von dessen Ramus, ungefähr bis zur Stelle des letzten Backenzahns. Er wird von den Nn. temporales innerviert, die ihren Ursprung am N. mandibularis des N. trigeminus (V. Hirnnerv) haben. Der M. temporalis schließt den Mund und zieht den Unterkiefer nach hinten.

Aus klinischer Sicht ist der M. temporalis sehr wichtig. Beschwerden des Kiefergelenkes, Malokklusion, chronische Zustände starker seelischer Erregbarkeit und Traumen können eine chronische Hypertonizität eines dieser oder beider Muskeln verursachen. Ein Hypertonus des M. temporalis kann als Ursache bei Funktionsstörungen der Sutura squamosa, des Pterion und des Os temporale auftreten und führt dann immer zu Spannungssymptomen in der Duralmembran sowie zu Knochen- und Knochennahtbeschwerden. Funktionsstörungen des Os temporale können ihrerseits bei einer ganzen Reihe von chronisch rezidivierenden Schmerzsyndromen im Nacken-, Schulter- und Armbereich eine Rolle spielen.

M. buccinator

Der Ursprung des M. buccinator liegt an den Außenflächen der Proc. alveolares des Ober- und Unterkiefers und an der Raphe pterygomandibularis. Dieser Muskel ist in den tiefen Schichten der Lippen verankert. Seine motorische Innervation erhält er vom N. facialis (VII. Hirnnerv), die Sensorik vom N. trigeminus (V. Hirnnerv). Der Muskel spannt die Wangen während Kaubewegungen.

Dieser Muskel spielt erfahrungsgemäß sehr selten eine wichtige Rolle bei Funktionsstörungen des CranioSacralen Systems, vermutlich weil es für seinen Ansatz keine feste Verankerungsstelle gibt.

M. constrictor pharyngis superior

Der M. constrictor pharyngis superior hat seinen Ursprung im unteren Drittel des hinteren Randes der Lamina med. proc. pterygoidei, an der Raphe pterygomandibularis, am Proc. alveolaris des Unterkiefers und an der lateralen Seite der Zunge. Er inseriert an der Raphe pharyngis über eine Aponeurose am Tuberculum pharyngeum auf der Unterseite des Okziput und wird von Ästen des Plexus pharyngeus innerviert. Dieser Muskel dient der Schluckbewegung.

Die anatomischen Verbindungen dieses Muskels weisen darauf hin, dass er im hypertonen Zustand an Funktionsstörungen und sphenobasilaren Flexions- und Extensionsbewegungen beteiligt ist. Unsere klinische Erfahrung hat jedoch bisher kaum Grund für diese Annahme erbracht.

13.1.10 Os hyoideum

Das Os hyoideum ist zwar kein unmittelbarer Bestandteil des CranioSacralen Systems, es besitzt aber so viele Muskel- und Faszienverankerungen am Schädel, dass man es bei der Betrachtung dieses Systems nicht außer acht lassen kann.

Es wirkt wie ein schwimmender Anker, der über Muskeln und Faszien mit den darunterliegenden Partien verbunden ist und den darüberliegenden Muskeln des Schädels Fixationsmöglichkeiten bietet (Abb. **13.17**).

Das Os hyoideum besteht aus dem Cornu majus und Cornu minus beidseits und dem Corpus ossis hyoidei. Zwei wichtige Bänder sind an diesem Knochen befestigt: Das Lig. stylohyoideum, das von der Spitze des Proc. styloideus des Os temporale bis zu Cornu minus verläuft, und das unten am Corpus hyoideum verankerte Lig. thyrohyoideum, das von den oberen Cornua des Schilddrüsenknorpels bis zum äußersten Ende des Cornu majus verläuft. Das runde, elastische Lig. thyrohyoideum bildet den hinteren Rand der Membrana thyrohyoidea.

Die folgenden Abschnitte beschreiben die Muskeln, über die das Os hyoideum am Schädel befestigt ist.

M. geniohyoideus

Der M. geniohyoideus hat seinen Ursprung an der Spina mentalis inferior an der Innenseite des Unterkiefers und ist an der Vorderseite des Os hyoideum verankert. Er wird über den N. hypoglossus (XII. Hirnnerv) von Ästen des ersten Zervikalnervs innerviert. Eine Kontraktion dieses Muskels zieht die Zunge und das Os hyoideum nach vorn. Er ist am Saug- und Schluckvorgang beteiligt. Ist das Os hyoideum blockiert, dann drückt dieser Muskel den Unterkiefer nach unten.

Ein dauernder Hypertonus dieses Muskels steht mit dem bei vielen seelischen Reaktionen auf-

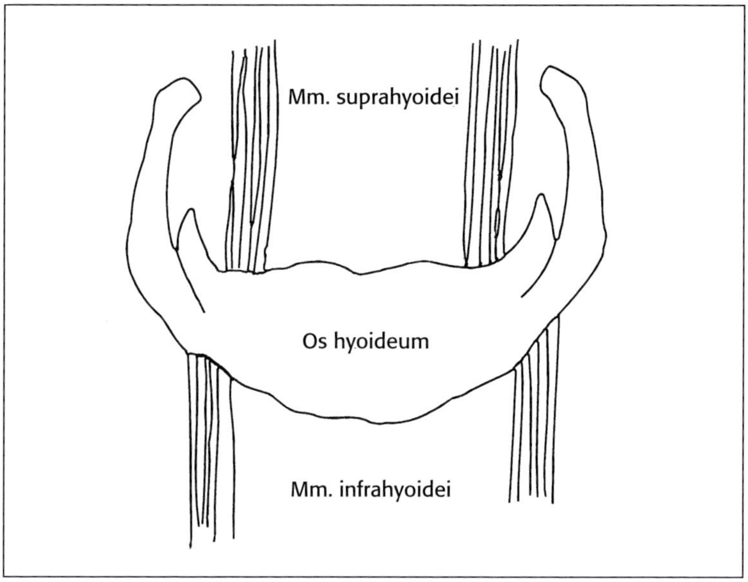

Abb. **13.17** Aufhängung des Os hyoideum

tretenden Gefühl des Zusammenschnürens der Kehle und gewissen somatischen Funktionsstörungen des Atlas in Verbindung.

M. digastricus

Wie sein Name aussagt, besitzt dieser Muskel zwei Bäuche. Der vordere hat seinen Ursprung am unteren Rand des Unterkiefers, der hintere am Sulcus mastoideus des Os temporale. Die beiden Muskelbäuche vereinigen sich in einer Sehne, die eine am Cornu majus des Os hyoideum verankerte fibröse Schleife durchquert.

Der vordere Muskelbauch wird von Ästen des N. mandibularis des N. trigeminus (V. Hirnnerv) innerviert, der hintere von einem Ast des N. facialis (VII. Hirnnerv).

Der Digastricus hebt das Os hyoideum und wirkt beim Öffnen des Mundes mit. Der vordere Bauch des Muskels zieht das Os hyoideum nach vorn, der hintere zieht es nach hinten.

M. stylohyoideus

Der Ursprung des M. stylohyoideus befindet sich an den hinteren und seitlichen Flächen des Proc. styloideus des Os temporale. Er ist an der Verbindung des Corpus ossis hyoidei mit seinen Cornua majores verankert und wird durch einen Ast des N. facialis (VII. Hirnnerv) innerviert. Er zieht das Os hyoideum nach oben und hinten.

M. mylohyoideus

Der M. mylohyoideus hat seinen Ursprung entlang der ganzen Länge der Linea mylohyoidea des Unterkiefers und ist am Corpus ossis hyoidei verankert. Seine Innervation erhält er von Ästen des N. mandibularis des N. trigeminus (V. Hirnnerv). Er hebt Zunge und Os hyoideum und ist an den Kau-, Schluck-, Saug- und Blasvorgängen beteiligt.

Beschwerden des N. mandibularis des N. trigeminus (V. Hirnnerv) oder der betreffenden Äste des N. facialis (VII. Hirnnerv) können Symptome verursachen, die bis zum Os hyoideum ausstrahlen. Häufig treten Funktionsstörungen des CranioSacralen Systems als abnorme Spannungen des Os hyoideum auf, die von darüberliegenden Gebilden ausstrahlen. Um eine solche abnorme Spannung auszugleichen, reagieren die das Os hyoideum von unten blockierenden Muskeln zwangsläufig, indem sie sich anspannen. Dadurch entsteht eine Spannung in der Kehle, die man in der Regel als eines der durch Hysterie und Angstzustände verursachten Symptome betrachtet. Es kann aber auch durch eine Funktionsstörung des CranioSacralen Systems ausgelöst werden.

Die folgenden Abschnitte beschreiben die Muskeln, die das Os hyoideum von unten her fixieren.

M. sternohyoideus

Der Ursprung des M. sternohyoideus befindet sich an der hinteren Fläche des medialen Endes der Klavikula, am Manubrium sterni und Lig. sternoclaviculare posterius. Sein Ansatz liegt am unteren Teil des Corpus ossis hyoidei. Er stabilisiert das Os hyoideum gegen die Mm. suprahyoidei und zieht das Os hyoideum nach unten. Seine Innervation erhält er über die Ansa cervicalis von Ästen der 1., 2. und 3. Zervikalnerven.

M. thyrohyoideus

Der M. thyrohyoideus hat seinen Ursprung an der Linea obliqua der Lamina des Schilddrüsenknorpels und setzt am unteren Rand der Cornua majores des Os hyoideum an. In seiner Funktion scheint er eine Verlängerung des M. sternothyroideus zu sein, der an der dorsalen Fläche des Manubrium sterni – dorsal des Ursprungs des M. sternohyoideus – und am Knorpel der ersten, mitunter auch der zweiten Rippe beginnt. Er zieht das Os hyoideum nach unten oder den Schildknorpel nach oben, je nach dem relativen Fixationsgrad der beiden Gebilde. Zusammen mit dem M. sternothyroideus stellt er über das Os hyoideum die unmittelbare Verbindung zwischen dem CranioSacralen System und der 1. (gelegentlich auch der 2.) Rippe her. Diese Kontinuität besitzt eine klinische Bedeutung.

Dieser Muskel wird von Fasern der 1. und manchmal auch der 2. Zervikalnerven innerviert.

M. omohyoideus

Dieser Muskel hat einen unteren und einen oberen Bauch, die über eine zentrale Sehne miteinander verbunden sind. Der untere Bauch beginnt am oberen Rand der Skapula, mit dem es durch ein faseriges Band verbunden ist und dann in die Tiefe zum M. sternocleidomastoideus hin verläuft. Er setzt an der zentralen Sehne an und ändert dort seine Richtung in einem mehr kopfwärts gerichteten Winkel. Die Sehne endet am oberen Bauch, der seinerseits in kranialer Richtung verläuft und am hinteren Rand des Corpus ossis hyoidei befestigt ist. Der Muskel wird über die Ansa cervicalis von Ästen der 2. und 3. Zervikalnerven innerviert. Dieser Muskel zieht das Os hyoideum nach unten und bietet eine weitere Verbindung über das Os hyoideum vom Schädel zur Klavikula und von dort zur Skapula. Es handelt sich dabei um einen der Mechanismen, über die Funktionsstörungen des CranioSacralen Systems die Funktion der Thoraxapertur beeinflussen können und umgekehrt. Diese Verbindung ist ein häufiger klinischer Befund und kann oft durch einen abnormen Tonus des M. omohyoideus verursacht werden.

Wir haben diese kurzen Abschnitte dem Os hyoideum und seinen Verbindungen zum CranioSacralen System gewidmet, um damit seine Bedeutung für eine ganze Reihe von klinischen Symptomen zu unterstreichen, die man oft als unwahrscheinlich oder rätselhaft erachtet, bis man die betreffenden anatomischen Zusammenhänge genauer betrachtet. Allzu oft werden Patienten mit Funktionsstörungssyndromen im CranioSacralen Zungenbein-, Schilddrüsen- und Thoraxapertur-bereich an einen Psychiater verwiesen, bevor man die der Symptomatologie zugrunde liegende, die Funktionen bestimmende Anatomie untersucht und bewertet, geschweige denn zu behandeln versucht.

13.1.11 Sakrum und Os coccygis

Der sakrokokzygeale Komplex stellt die Knochenstrukturen des unteren Endes des CranioSacralen Systems dar. Zwischen dem 3. Halswirbel und dem 2. Sakralsegment besitzt die Dura mater keine knöcherne Verbindung mit dem Wirbelkanal. In Höhe des 2. und 3. Halswirbels ist der Duralschlauch nur an seiner Vorderseite, also am hinteren Teil der Wirbelkörper C2 und C3 befestigt. Ringsum befestigt ist er nur am Foramen magnum. Am Sakrum ist er nur vorn verankert. Er tritt am Hiatus sacralis aus dem Canalis sacralis als Filum terminale aus und bildet einen Teil des Periosts des Os coccygis. Diese Anordnung ermöglicht die Gleitbewegung der *hinteren Fasern des Duralschlauches* vom Foramen magnum zum Os coccygis.

Da die Dura mater verhältnismäßig unelastisch ist, wirken sich Zustände, die auf das Sakrum und das Os coccygis eine übermäßige Spannung ausüben, zwangsläufig tiefgreifend auch auf die Funktion und Beweglichkeit des gesamten CranioSacralen Systems aus.

Die am Sakrum verankerten Muskeln, bei denen somit ein abnormer Tonus Funktionsstörungen des CranioSacralen Systems verursachen kann, werden in den folgenden Abschnitten beschrieben.

M. piriformis

Dieser Muskel entspringt mit drei Strängen an der Vorderseite des Sakrums zwischen den Foramina vom 1. bis 4. Segment, am Rand des Foramen ischiadicum majus und an der Vorderfläche des Lig. sacrotuberale. Vom Becken verläuft er durch das Foramen ischiadicum majus (über eine runde Sehne) bis zu seinem Ansatz am Oberrand des Trochanter major (Abb. **13.18**). Der Ansatz liegt hinter der gemeinsamen Sehne der Mm. obturatorius internus und gemelli und kann sich teilweise mit ihr vereinigen. Der Piriformis wird von Ästen des 2. Sakralnervs und mitunter auch des 1. Sakralnervs innerviert. Er rotiert den Oberschenkel nach außen und abduziert ihn.

Erfahrungsgemäß tritt der Piriformis häufig als Ursache von Funktionsstörungen des CranioSa-

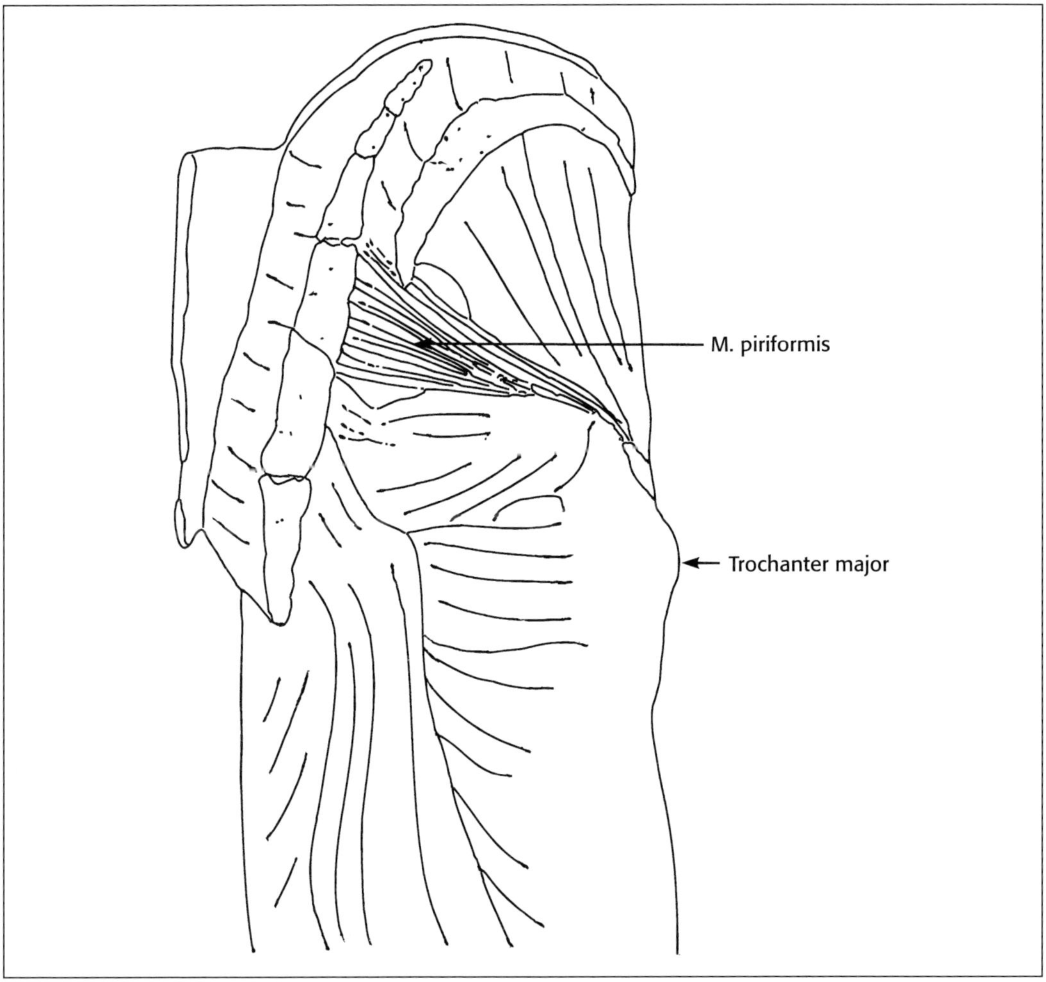

Abb. **13.18** M. piriformis

cralen Systems auf. Im hypertonen Zustand neigt er zu einer Seitneigung und Torsion des Sakrums. Dadurch wird diese Einheit der Wirbelsäule blockiert. Gleichzeitig verursacht das auch eine Seitneigungs- und Torsionstendenz am Okziput und dann am Sphenobasilargelenk. Rezidivierende Distorsionen der Schädelbasis werden oft durch die ungleichmäßige Spannung der paarigen Piriformismuskeln verursacht, die dann die Beweglichkeit des Sakrums beeinträchtigt und über den Duralschlauch bis zur Schädelbasis ausstrahlt.

M. iliacus

Dieser flache, dreieckige Muskel entspringt an den oberen zwei Dritteln der Fossa iliaca, am inneren Rand der Crista iliaca, am vorderen Lig. sacroiliacale und iliolumbale und an der Sakrumbasis. Seine Fasern konvergieren und sind dann an der seitlichen Partie der Sehne des M. psoas major und am Femur verankert (Abb. **13.19**). Er wird von Fasern des von den 2. und 3. lumbalen Spinalnerven gebildeten N. femoralis innerviert.

Der M. iliacus flektiert den Oberschenkel. Ein Hypertonus dieses Muskels wirkt sich unmittelbar auf das CranioSacrale System aus und verursacht eine Anteflexion der Basis des Sakrums. Beidseitiger Hypertonus spielt deshalb bei Funktionsstörungen (Extensionsläsion) der Schädelbasis eine Rolle, während ein einseitiger Hypertonus zu Torsionsläsionen des CranioSacralen Systems führen kann.

M. glutaeus maximus

Im Gesäßbereich liegt der M. glutaeus maximus am oberflächlichsten. Er hat seinen Ursprung entlang der Linea glutaea posterior und an der radialen Partie des Os ilium, einschließlich der Crista iliaca, am unteren, hinteren Teil des Sakrums und Os coccygis, an der Aponeurose der Rückenstrecker, am Lig. sacrotuberale und an

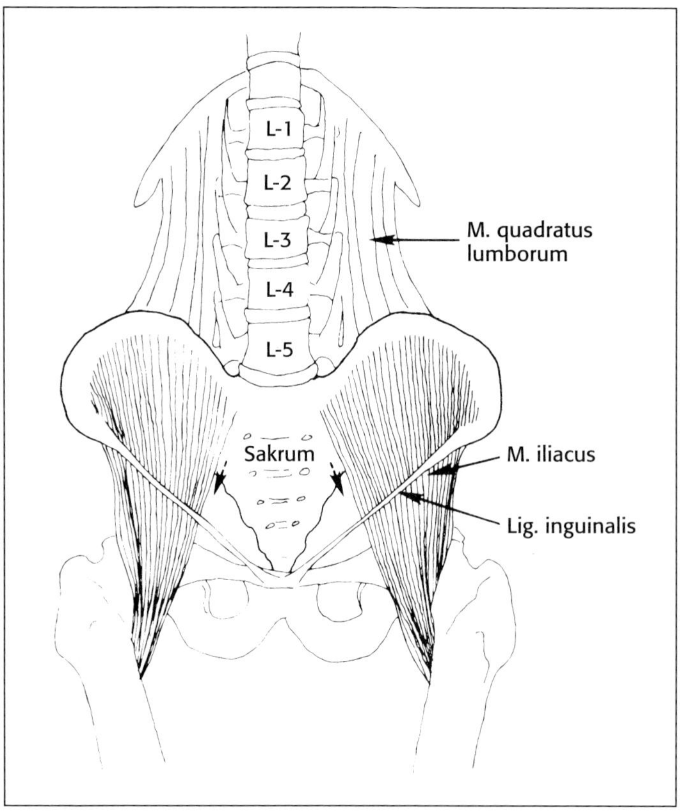

Abb. **13.19** M. iliacus (die Pfeile zeigen an, wie dieser Muskel die freie Beweglichkeit des Sakrums beeinträchtigen kann)

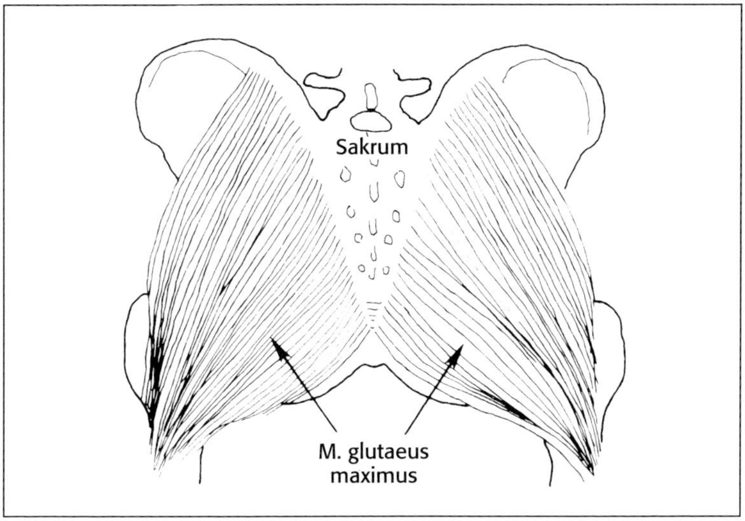

Abb. **13.20** M. glutaeus maximus

der Faszie über dem M. glutaeus medius. Er setzt am Lig. iliotibiale der Fascia lata und an der Tuberositas glutaea zwischen dem Vastus lateralis und den langen Adduktoren an (Abb. **13.20**). Der M. glutaeus maximus wird von Fasern innerviert, die vom 5. lumbalen und vom 1. und 2. sakralen Spinalnerv stammen und ihren Bestimmungsort über den N. glutaeus inferior erreichen.

Er extendiert den Oberschenkel und rotiert ihn nach außen. Im hypertonen Zustand beeinträchtigt er die Beweglichkeit des Sakrums. Einseitiger Hypertonus verursacht Funktionsstörungen durch Seitneigung und Torsion der Schädelbasis. Bei beidseitigem Hypertonus wird die Beweglichkeit der Schädelbasis in der Flexionslage beeinträchtigt. Der Duralschlauch überträgt diese Bewegungsstörungen vom Sakrum zur Schädelbasis.

M. multifidus

Wie sein Name andeutet, setzt sich der M. multifidus aus einer Anzahl von sehnenartigen Faszikeln zusammen, die sich in vertikalen Kerben beidseits der Dornfortsätze vom Sakrum bis hin zum Axis befinden. Im Sakrumbereich beginnen diese Faszikel an der Rückseite des Sakrums vom 4. Segment an aufwärts und sind jeweils an den Dornfortsätzen zwei bis vier Segmente höher verankert. Mit anderen Worten, die Faszikeln des Multifidus, die auf der Höhe des 4. Sakralsegmentes beginnen, sind am Dornfortsatz des 5. Lendenwirbels verankert, während die, deren Ursprung im 3. Sakralsegment liegt, in der Regel am Dornfortsatz des 4. Lendenwirbels befestigt sind, und so weiter entlang der Wirbelsäule bis hinauf zum Axis.

Da die Ursprünge dieser Muskelbündel sich jeweils lateral befinden und sie nach medial verlaufen, entsteht durch eine einseitige Kontraktion eine Rotation mit Neigung zur Hyperextension der betroffenen Wirbel. Eine beidseitige Kontraktion verursacht eine Extension der Wirbelsäule.

Am lumbosakralen Übergang verursacht ein beidseitiger Hypertonus des Multifidus die Hyperextension der unteren Lumbal- und Sakralwirbel. Dadurch werden diese Wirbel hinter dem eigentlichen Wirbelkörper und der Bandscheibe komprimiert. Die Gelenkflächen verkeilen sich sozusagen ineinander. Dadurch entsteht oft eine Kompression der Gelenke zwischen Atlas und Okziput sowie des membranösen Sphenobasilargelenkes. Die klinischen Folgeerscheinungen sind Kreuzschmerzen, Schmerzen im oberen Zervikalbereich, Kopfschmerzen und seelische Veränderungen im Sinne einer Depression. Diese Depressionen werden oft als endogen und als Ursache der Kopf-, Nacken- und Kreuzschmerzen betrachtet. In der Regel hat eine erfolgreiche Dekompression des lumbosakralen und atlantookzipitalen Überganges und des Sphenobasilargelenkes erstaunliche und dramatische Änderungen des Gemütszustandes des Patienten und eine Linderung seiner Schmerzen zur Folge. Damit geht eine bemerkenswerte Verbesserung der Qualität und der Bewegungsausschläge des CranioSacralen Rhythmus einher. Sie ist sofort und einfach spürbar.

Bei einer einseitigen Verspannung des Multifidus im Lumbosakralbereich sind die Funktionsstörungen des CranioSacralen Systems weniger schwerwiegend. In der Regel handelt es sich dabei um eine Torsion der Schädelbasis. Diese verschwindet oft spontan, sobald die mechanische Anomalie im Bereich des lumbosakralen Überganges behoben wird.

Mm. coccygeus und levator ani

Der M. coccygeus und der M. levator ani bilden zusammen die muskulären Anteile des Diaphragma pelvis, das von der Harnröhre, der Vagina und dem Analkanal durchquert wird und sich wie eine Hängematte über den Beckenraum erstreckt. Beide Muskeln haben viele Ansätze am Os coccygis.

Befindet sich das Diaphragma pelvis aus irgendeinem Grund in einem hypertonen oder kontrahierten Zustand, so entsteht beim Os coccygis eine Anteflexion. Diese fehlerhafte Anteflexion überträgt die Spannung über den Duralschlauch vom Os coccygis, dessen Periost zum Teil von der Dura gebildet wird, bis hinauf zum Os occipitale. Die Verspannung verkeilt das Okziput mit dem Atlas und führt infolge des hypertonen Diaphragma pelvis neben Funktionsstörungen im Becken- und Kreuzbereich oft zu Kopfschmerzen.

Wir haben viele Kopfschmerzen behoben und auf einfache Weise die normale Funktion des CranioSacralen Systems durch eine sanfte Entspannung der Verspannung des Diaphragma pelvis und die Reposition des Os coccygis nach hinten wieder hergestellt.

13.2 Bandapparat

Sowohl innerhalb als auch außerhalb des CranioSacralen Systems gibt es ein außerordentlich kompliziertes Bandsystem. Diese beiden Bandsysteme haben einen großen Einfluss auf die Strukturen des CranioSacralen Systems, deren Bewegungen sich der rhythmischen Erhöhung und Verringerung des Liquordrucks im Duralmembransystem anpassen.

Dieser Teil des Kapitels befasst sich nur mit den Bändern, die nicht unmittelbar Bestandteil des CranioSacralen Systems sind. Treten bei Patienten unerklärliche Vorgänge bei der Palpation des CranioSacralen Rhythmus auf, dann sollte man immer an eine durch Verletzung, Entzündung, physische Belastung oder schlechte Körperhaltung verursachte unausgeglichene Spannung im Bandapparat denken.

Die Ligg. stylohyoidea sind an den Proc. styloidei der Ossa temporalia befestigt. Diese beiden Bänder stellen beidseits die Verbindung dieser Fortsätze mit den Cornua minora des Os hyoideum her. Die Proc. styloidei bieten auch Ansätze für die Ligg. stylomandibularia, die sie mit den Unterkieferwinkeln verbinden (Abb. **13.21**). Eine ungleichmäßige Spannung dieser Bandstrukturen beeinträchtigt zwangsläufig die normale Bewegung des Os temporale. Die Proc. styloidei wirken wie Hebel, die die Bewegung des Os temporale beeinflussen. Schon ein sehr geringer Druck auf diese Hebel hat eine sehr viel stärkere Auswirkung auf die Bewegung des ganzen Knochens.

Das Lig. sphenomandibulare verbindet die Spina des Os sphenoidale mit der Lingula mandibulae. Deshalb kann eine vom Unterkiefer ausgehende ungleichmäßige Spannung eine Funktionsstörung des Os sphenoidale verursachen, wenn es sich als Reaktion auf das CranioSacrale System bewegt.

Im ungleichmäßigen oder abnorm angespannten Zustand können folgende Bänder die normale Bewegung des Os occipitale beeinträchtigen: das Lig. nuchae, die fibröse Raphe pharyngis, die Lig. atlantooccipitalia lateralia und occipitoaxialia, die alle durch das Foramen magnum verlaufen.

Es gibt ferner eine ganze Reihe von Bändern, die sehr leicht die freie Beweglichkeit des an der Bewegung des CranioSacralen Systems beteiligten Sakrums beeinträchtigen können. Es sind dies die vorderen und hinteren Längsbänder der Wirbelsäule, die das Okziput mit dem Sakrum ver-

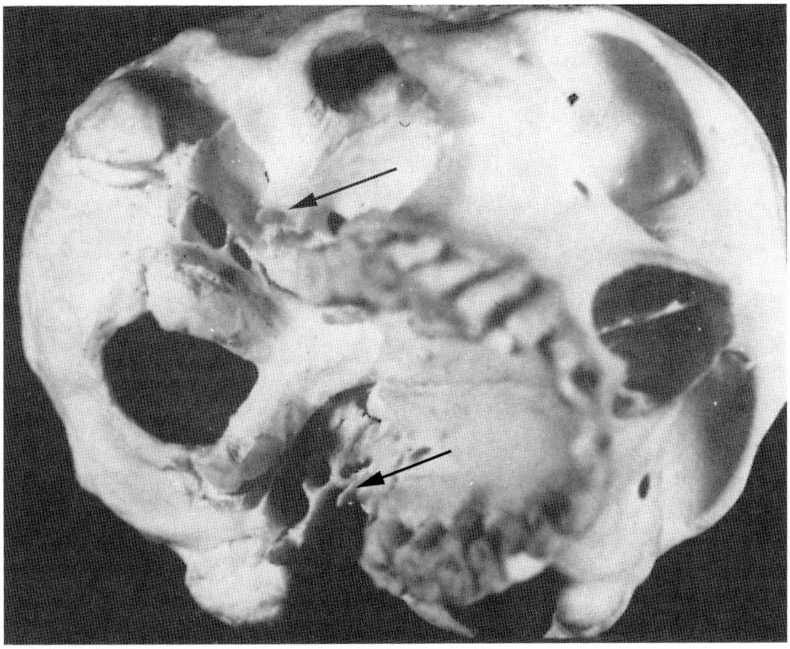

Abb. **13.21** Proc. styloidei der Ossa temporalia

binden. Die Bandscheibe zwischen L5 und S1 kann man in diesem Zusammenhang als Band betrachten, das die Bewegungsfähigkeit des Sakrums beeinträchtigen kann. Das Lig. flavum verbindet die Laminae von L5 und S1. Bei ungleichmäßiger Spannung dieser Bänder verursachen sie mit hoher Wahrscheinlichkeit ein Seitneigungs- oder Torsionsmuster im CranioSacralen System. Sind die Gelenkkapseln, welche die Wirbelgelenke von L5 und S1 miteinander verbinden, aus irgendeinem Grund entzündet oder blockiert, so können sie die freie Sakralbewegung ebenfalls beeinträchtigen.

In diesem Zusammenhang müssen die folgenden Bänder berücksichtigt werden: die Ligg. iliolumbalia, welche die Basis des Sakrums mit den Querfortsätzen von L5 verbinden; die Ligg. inter- und supraspinalia; alle am Iliosakralgelenk ventral, dorsal und interossär gelegenen Bänder; die das Sakrum mit dem Os ilium verbindenden Bänder (in der Regel handelt es sich dabei um die Ligg. sacrotuberale und sacrospinale); die ventralen, dorsalen und lateralen Ligg. sacrococcygealia; die faserknorpelige Verbindungen innerhalb des Sakrums und die Ligg. interarticularia. Verspannte Körperhaltung, sportliche Belastungen, Verletzungen und Ähnliches mehr verursachen zwangsläufig eine ungleichmäßige Anspannung dieser Bandgebilde. Dieses Ungleichgewicht tritt im CranioSacralen System als Bewegungsabnormität auf und führt oft zu rätselhaften Krankheitsbildern.

13.3 Faszien

Die Faszie ist ein Bindegewebe, das embryologisch aus dem Mesoderm geformt wurde. Es setzt sich hauptsächlich aus kollagenen und elastischen Fasern zusammen. Fibroblasten und Fibrozyten sind immer vorhanden. *Faszien stehen in einem dynamischen Gleichgewicht.*

Die kollagenen Fasern sind glänzend weiß und setzen sich aus netzartigen Minifasern zusammen, die im Elektronenmikroskop sichtbar gemacht werden können. Sie bilden den wesentlichen Teil der Faszien, Sehnen und Bänder. Sie sind biegsam und außerordentlich widerstandsfähig, aber nur sehr bedingt dehnbar.

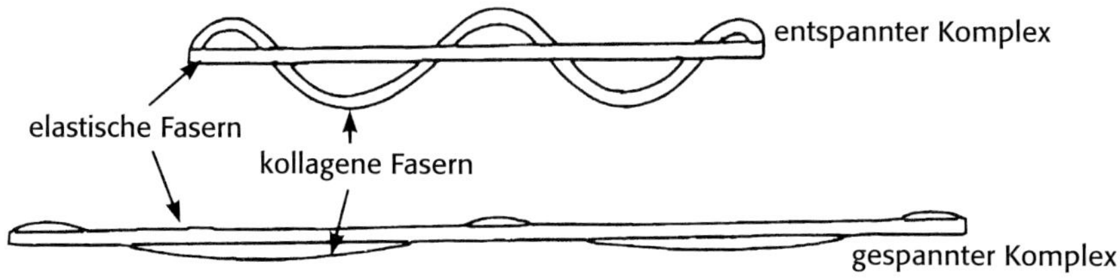

Abb. **13.22** Der „elastokollagene" Komplex

Wie ihr Name verrät, sind die elastischen Fasern dehnbar. Ihre Länge und Dicke verändern sich gemäß der auf sie einwirkenden Spannung. Sie setzen sich offenbar nicht aus kleinsten Minifasern zusammen, sondern aus verhältnismäßig homogenen eiweißartigen Materialien.

Die Elektronenmikroskopie liefert Hinweise, dass es eine Gewebeeinheit gibt – den sogenannten „elastokollagenen Komplex" –, die wahrscheinlich die Kontraktibilität der Faszien verursacht. Diese Gewebeeinheit ist innerviert. Möglicherweise handelt es sich hier um den Mechanismus, durch den die Faszie ihre Fähigkeit zur Spannung und Entspannung erhält, die aber auch mit den sogenannten Triggerpunkten im Zusammenhang stehen könnte. In dieser theoretischen „elastokollagenen Einheit" ist die elastische Faser der Kern. Um die elastischen Fasern hat sich das kollagene Material angeordnet. An den Enden des elastokollagenen Komplexes sind die kollagenen und elastischen Fasern miteinander verankert (Abb. **13.22**).

Der elastokollagene Komplex wird sowohl motorisch als auch sensibel innerviert. Sobald dieser Komplex seine Dehnungsgrenze erreicht, erzeugen Streckreize eine reflektorisch-elastische Kontraktion und subjektives Schmerzempfinden.

In der Faszie ist auch eine Grundsubstanz vorhanden, deren Beschaffenheit von flüssig bis fest variieren kann. Dieser Stoff befördert im ganzen Körper anabole und katabole Stoffwechselprodukte.

Sowohl unsere unabhängigen als auch die mit Dr. Karni gemeinsam durchgeführten Forschungsarbeiten weisen darauf hin, dass die Faszie möglicherweise eine elektrische Leitfähigkeit besitzt und ihr elektrischer Leitungskoeffizient durch die Kontraktion beeinträchtigt wird. Dadurch könnten auch lokalisierte Schmerzen und eine Devitalisierung des Gewebes entstehen.

Faszien sind in ihrer Beschaffenheit sehr verschieden, von hauptsächlich dichtem Fasergewebe (das sowohl in organisierter als auch in desorganisierter Form auftreten kann) bis zum locker fibrösen, fibroelastischen, areolaren oder retikulären Gewebe. Aponeurosen, Bänder und Sehnen setzen sich aus organisiertem, dichtem Fasergewebe zusammen. Im Wesentlichen ist dieses Gewebe unelastisch. Bei der Streckung in nur einer Richtung ist es sehr widerstandsfähig und kann ansehnliche Zugkräfte aufnehmen, ohne dabei seine Biegsamkeit zu verlieren. Die kollagenen Fasern des nichtorganisierten, dichten Gewebes sind wie verflochten angeordnet und nicht in parallel gerichteten Bündeln, wie dies bei den organisierten Fasern der Aponeurosen, Bänder und Sehnen der Fall ist. Die Faszien, die Dermis der Haut, die Organkapseln und das Periost der Knochen setzen sich mehrheitlich aus solchen nichtorganisierten, dichten Fasern zusammen. Dieses Gewebe ist gegenüber starken Streck- und Zugkräften in allen Richtungen (und nicht nur in einer Richtung) sehr widerstandsfähig und unterscheidet sich somit besonders in dieser Eigenschaft vom Gewebe aus dem dichten, faserigen Material, das leicht reißt, wenn man es quer zur Faserrichtung zu strecken versucht.

Bei verschiedenen Membranen, wie zum Beispiel der Dura mater, sind die kollagenen Bündel in Schichten und nicht als verflochtenes Netzwerk angeordnet. Wirkt eine abnorme, ständige Zugspannung in irgendeiner Richtung auf dieses Gewebe ein, so zwingt sie die Fasern, sich zu organisieren. Die Orientierung der Fasern verläuft parallel zur Richtung der größten auf die Memb-

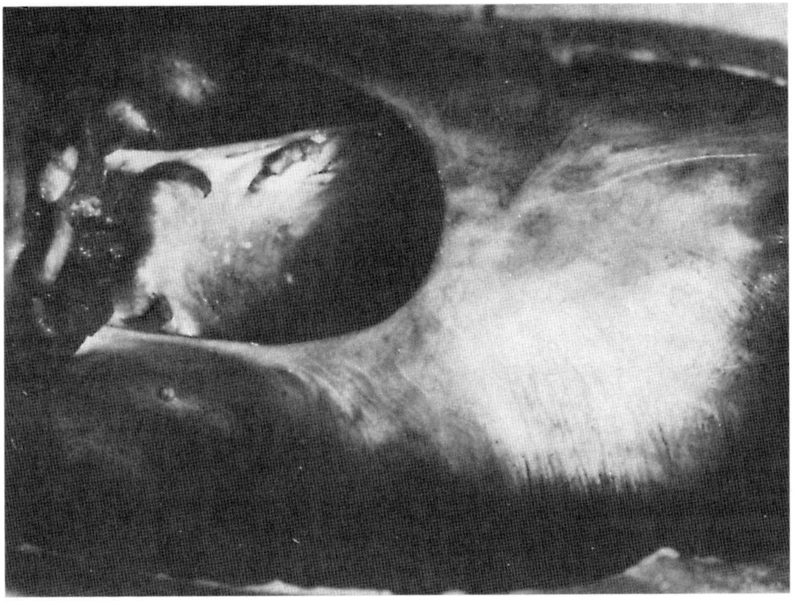

Abb. **13.23** Anordnung der Duralmembranfasern als Reaktion auf Spannung

ran einwirkenden Zugkraft (Abb. **13.23**). Eine mikroskopische Untersuchung der Faserrichtung in den normalerweise nichtorganisierten Faszien und der Duralmembran kann möglicherweise abnorme Spannungen aufzeigen.

In funktioneller Hinsicht können die Körperfaszien als eine einzige, durchgehende, lamellenartig angeordnete Bindegewebeschicht betrachtet werden, die sich ununterbrochen vom obersten Punkt des Kopfes bis ans Zehenende erstreckt und Taschen enthält, welche die Eingeweide, die Bauch- und Brusthöhle, Muskeln und Skelettgebilde ummanteln. Sie enthält auch die konzentrisch angeordneten Röhren, durch die das zentrale Nervensystem, die Wirbelsäule und die mit ihnen verbundenen Gebilde verlaufen. Diese Faszie variiert in ihrer Beschaffenheit je nach den verschiedenen Stellen und Forderungen, die ihr der Körper, dem sie zu dienen hat, stellt.

Die Pia mater umgibt das Gehirn und das Rückenmark und stellt eine empfindliche Faszienmembran mit einem reichen Gefäßnetz dar. Ihre winzigen Blutgefäße versorgen das Nervengewebe, an dem sie über beinahe ihre gesamte Fläche haftet. Die Fasern der Pia mater sind ein Bestandteil des Perineuriums der aus dem Gehirn und dem Rückenmark austretenden Nerven. Die Pia vereinigt sich mit der Dura mater an den Austrittsstellen dieser Nerven aus der Dura. Ihre äußere Oberfläche vereinigt sich mit der Membrana arachnoidea an den Stellen, wo sie mit den Arachnoidalzotten eng in Berührung ist. Sie stellt den innersten Faszienschlauch dar, der den Hirnwindungen entlang verläuft und einen Teil der Auskleidung des Ventrikelsystems des Gehirns liefert. Sie begleitet das Gehirn und das Rückenmark während ihrer embryologischen Entwicklung.

Wo sie nicht ihrerseits mit der Pia mater vereint ist oder an ihr haftet, befindet sich außerhalb der Pia mater und von ihr durch den Subarachnoidalraum getrennt die Arachnoidalmembran. Der Subarachnoidalraum ist mit Liquor cerebrospinalis gefüllt. Die Verbindung mit den Membranen der Pia und der Dura mater tritt an der Cauda equina und an den Ausläufern des Lig. denticulatum hervor. Die Arachnoidea ist eine sehr zarte Membran und weist keine Gefäße auf. Sie wird von der Dura mater durch den Subduralraum getrennt, der eine dünne Schicht mit Gleitflüssigkeit enthält. In funktioneller Hinsicht besteht eine bedeutende eigene Bewegungsmöglichkeit der Dura mater, der Arachnoidea und der Pia mater. Die Trabecula arachnoidea, wo sich die Dura mit der Pia mater vereinigt, ermöglicht eine kleine, nicht beschränkte Bewegung zwischen den beiden Membranen. An der Hirnbasis entsteht eine wesentliche Ausweitung des Subarachnoidalraumes und bildet die Zisternen, die ebenfalls mit Liquor cerebrospinalis gefüllt sind und nach ihren anatomischen Stellen benannt werden.

Die Dura mater stellt die äußere der drei konzentrischen Faszienschläuche dar, die das Gehirn umgeben. Sie besteht aus kollagenen Bündeln dichten, fibrösen Bindegewebes, die als zwei ineinandergreifende Schichten angeordnet sind, der inneren Meningeal- und der äußeren Periostschicht. Diese beiden Schichten vereinigen sich am Foramen magnum, an den Foramina intervertebralia, an dem von den Schichten der Dura ummantelten Cauda equina und schließlich am Os coccygis, wo sie sich mit dessen Periost vereinigen. Die Dura des Schädels bildet das Endost der Schädeldachknochen und nach Durchtritt durch die *unverkalkten und beweglichen* Knochennähte auch das Periost ihrer Außenflächen.

Der Hals- und Nackenbereich ist ein hervorragendes Beispiel für dieses als konzentrische Schläuche konzipierte System und die Kontinuität der Faszien. Die Meningen bilden die drei Faszienschläuche im Wirbelsäulenkanal. Sie befinden sich zusammen mit der Wirbelsäule und den Bandscheiben innerhalb der Fascia vertebralis, einem weiteren Faszienschlauch, der die Wirbelsäule und ihren Inhalt sowie die dazugehörigen Muskeln ummantelt. Diese vierte Faszie verbindet den Kopf mit dem Brustkorb und stellt viele wichtige Verbindungen mit den oberen Gliedmaßen her.

Die prävertebrale Faszie, der vordere Teil des größeren Komplexes der Wirbelsäulenfaszien, ist vom Schädel bis zum Os coccygis durchgehend. Sie ummantelt die vorderen Flächen der Mm. longus colli und longus capitis, der Mm. rectus capitis anterior und rectus capitis lateralis und ist an den Spitzen der Querfortsätze der Wirbel befestigt. Diese Faszie erstreckt sich über die Skalenusmuskulatur und wird dann zur Faszie der Thorakalwand. Die Faszie am unteren Rand des M. pectoralis major, die sich beidseits über die Lungenkuppel wölbt, ist mit der tiefliegenden Faszie der Skaleni verbunden. Zum Teil wird diese Faszie von gestreiften Muskeln verstärkt und setzt sich als Karotisscheide fort.

Die Karotisscheide enthält die A. carotis, die V. jugularis interna und den N. vagus (X. Hirnnerv). Nach medial setzt sie sich mit der Viszeralfaszie, die die Speise- und Luftröhre ummantelt, nach hinten mit der prävertebralen Faszie und seitlich mit der Faszie des M. sternocleidomastoideus fort.

Am Schädel ist die Karotisscheide am Foramen caroticum befestigt. Unten am Hals haftet sie am Sternum und an der 1. Rippe. Sie vereinigt sich mit der Faszie der Skaleni und geht darunter in das Perikardium über.

Der zervikale Anteil des Sympathikus ist in die hintere Wand der Karotisscheide eingebettet. Deshalb wirkt sich eine Spannung der Karotisscheide auf die Funktion des Vegetativums aus. Das faserige Perikardium ist mit der Karotisscheide verbunden, die von der Schädelbasis nach unten verläuft. Darunter durchqueren viele seiner Fasern das Zwerchfell und bilden einen Teil der Faszie seiner Unterseite. Wir konnten diese Fasern den Zwerchfellschenkeln entlang verfolgen, wo sie sich mit der prävertebralen Faszie und mit derjenigen des M. iliopsoas vereinigen. Es besteht also eine Kontinuität der Faszien vom Schädel bis zum Becken, die unterwegs auf die Funktion des sympathischen Nervensystems eine große Wirkung ausübt. Im menschlichen Körper gibt es Hunderte von ähnlichen Beispielen, mit denen man die Kontinuität der Faszien vom Scheitel bis zur Zehenspitze veranschaulichen kann.

Man könnte das Faszienorgan als Irrgarten betrachten, der erlaubt, von jeder beliebigen Körperstelle zu jeder anderen zu reisen, ohne dieses Organ je zu verlassen. Am oberen Ende sind viele Schichten dieser Faszie am Schädel befestigt. Deshalb beeinflussen die Muskeln, die an der Faszie zerren, auch die Funktion des CranioSacralen Systems.

Über diese Kontinuität der Faszien kann eine Verletzung, die eine Spannung der Faszie oder ein Ödem verursacht, das CranioSacrale System beeinflussen. Dadurch können Funktionsstörungen des zentralen Nervensystems auftreten, die ihrerseits zu rätselhaften „unmöglichen“ klinischen Symptomen führen können.

Unsere Technik beruht auf dem Konzept dieser faszialen Kontinuität und der geringen Beweglichkeit der Faszien. Die Faszienschichten sind normalerweise im gesamten Körper beweglich, sollten auf eine sanfte Zugkraft reagieren. Die Bereiche von Verletzungen oder klinisch signifikanten Veränderungen verursachen eine Immobilität der Faszien. Man muss diese immobilen Bereiche sorgfältig suchen, um die Ursachen biologischer Funktionsstörungen zu orten. Eine Immobilität der Faszien, die sogenannte „Faszienbremse", tritt im CranioSacralen System beinahe immer als Asymmetrie oder verzögerte Bewegung auf. Bisher haben wir zwar noch nie eine Ausnahme von dieser Regel festgestellt, wir fühlen uns jedoch verpflichtet, den Ausdruck „beinahe" zu verwenden, um nicht der Dogmatik verdächtigt zu werden oder mit absoluten Begriffen umzugehen.

Im Zusammenhang mit dem Begriff der Faszien muss man lernen: sie besitzen Kontinuität; jedes Organ und jedes Eingeweide hat seine eigene Faszie, die es bereits seit seiner embryologischen Entwicklung begleitet; die Faszie ist ein gering bewegliches, bindegewebiges Organ; eine Funktionsstörung oder Verletzung verringert örtlich ihre Beweglichkeit; und schließlich erinnern wir daran, dass sich der Beweglichkeitsverlust der Faszie als Hemmung auf das gesamte Fasziensystem auswirkt, die dann als eine abnorme Veränderung der physiologischen CranioSacralen Bewegung auftritt. Diese Veränderung ist bei der Diagnose, Behandlung und Prognose von Nutzen. Das 14. Kapitel befasst sich mit der diesbezüglichen Technik.

13.4 Narben

Die Erfahrung zeigt, dass Narbengewebe langwierige Beschwerden im Zusammenhang mit der Beweglichkeit verursachen kann, und zwar ungeachtet dessen, ob es sich dabei um saubere Narben nach chirurgischen Eingriffen oder um nicht absolut sterile Vernarbungen infolge von Traumen handelt.

Die durch Narbenbildung verursachte Einschränkung der Beweglichkeit der Faszien kann zu Funktionsstörungen des CranioSacralen Systems führen. Die dadurch verursachten klinischen Syndrome können nur dann auf durch Faszien verursachte Beschwerden zurückgeführt werden, wenn der Therapeut eine erfolgreiche Behandlung beobachtet. Eines der besten Beispiele dieses kaum fassbaren Konzeptes war der Fall einer 36-jährigen Patientin, die von einer 20 Jahre dauernden Migräne geheilt werden konnte, nachdem ihre Blinddarmnarbe mobilisiert wurde. Die Appendektomie wurde am 12-jährigen Mädchen ausgeführt. Ihre Menarche begann mit 13 Jahren. Die Kopfschmerzen setzten ein, als sie 16 Jahre alt war. Diese Patientin hatte eine Anzahl von renommierten Kliniken besucht; sie hatte praktisch alle therapeutischen Möglichkeiten ausgeschöpft und war so weit, die sie arbeitsunfähig machenden Beschwerden als Symptom einer tiefliegenden psychoneurotischen Krankheit zu akzeptieren. Die Untersuchung der Bewegung des Fasziensystems und der Bewegung des CranioSacralen Systems führte uns zur Blinddarmnarbe. Tiefer Druck nach medial auf die Narbe erzeugte die Kopfschmerzen, ein Druck nach lateral brachte die Schmerzen wieder zum Verschwinden. Die Narbe wurde durch steten, tiefen, aber dennoch sanften Druck mobilisiert. Heute ist die Patientin nach 18 Monaten immer noch beschwerdefrei. Die Narbenmobilisierung brachte auch ihre Kreuzschmerzen, Zyklusstörungen und chronisch rezidivierenden somatischen Funktionsstörungen im Zervikalbereich spontan zum Abklingen.

Wir haben ähnliche, scheinbar rätselhafte Zusammenhänge zwischen Kopfschmerzen und einer rechtsseitigen Niereninsuffizienz, der operativen Entfernung des medialen Meniskus am rechten Knie, einer Steißbeinresektion und der Entfernung eines Ganglions am linken Handgelenk erlebt. Wir haben eine durch die Funktionsstörung des CranioSacralen Systems verursachte Dysautonomie erlebt, die infolge eines chirurgischen Eingriffs auftrat. Und wir haben auch die Heilung einer sogenannten endogenen Depression beobachtet, nachdem eine durch Kompression der Schädelbasis verursachte Narbe mobilisiert wurde.

Wir glauben, dass man Narben, die wesentlich an Funktionsstörungen des CranioSacralen Systems mitschuldig sind, am besten durch eine blinde Bewertung der CranioSacralen Bewegung auffinden kann, ungeachtet dessen, ob sie innerhalb des CranioSacralen Systems liegen oder über die gesamte Körperfaszie ausstrahlen. Zuerst orten wir die Stelle der Immobilität an dem mit locker anliegenden Kleidern bekleideten Patienten. Das eventuelle Vorhandensein einer Narbe überprüfen wir erst dann, wenn wir die Stelle mit der Bewegungseinschränkung festgelegt haben. Die Bewegungen, die dabei untersucht werden, sind kaum wahrnehmbar; wir wollen uns deshalb nicht durch eine sichtbare Narbe zur Autosuggestion über den Herd der Immobilität verleiten lassen. Wir sind viel zu leicht beeinflussbar, um uns auf eine Diagnose zu verlassen, die sich auf eine vorangegangene Sichtuntersuchung oder eine vom Patienten erzählte Krankengeschichte stützt. Zuerst palpieren wir, und dann erst lassen wir uns das Ertastete durch direkte Beobachtung und Anamnese bestätigen.

13.5 Somatische Funktionsstörungen der Gelenke

Eine somatische Funktionsstörung der Wirbelsäule an irgendeiner beliebigen Stelle ihrer Gesamtlänge verursacht zwangsläufig eine Funktionsstörung des CranioSacralen Systems. Wahrscheinlich entsteht sie durch verschiedene Mechanismen:

1. Somatische Funktionsstörungen, die sich auf eine oder mehrere Foramina intervertebralia auswirken, können Spannungen oder abnorme Veränderungen in dem Bereich des Duralschlauches verursachen, der die Spinalnervenwurzel bis zum betroffenen Foramen umhüllt. Dieser Zustand kann wie eine durale Bremse auf die freie Beweglichkeit des CranioSacralen Systems wirken. In funktioneller Hinsicht ist der Hiatus sacralis ebenfalls als Foramen zu betrachten, weil er eine ähnliche Hemmwirkung auf die freie Beweglichkeit des CranioSacralen Systems ausüben kann, sodass jede Funktionsstörung des Sakrums eine Veränderung im CranioSacralen System verursachen wird.
2. Sensibilisierte Wirbelsäulensegmente kann man fast immer bei der Untersuchung des CranioSacralen Systems auffinden. Dieses Phänomen kann mutmaßlich durch den gleichen neutralen Mechanismus des Segmentes verursacht werden, der auch die Funktionsstörung erzeugt.
3. In der Regel beeinträchtigt eine somatische Funktionsstörung das CranioSacrale System durch ihre Auswirkung auf die Beweglichkeit der Faszien und auf den Muskeltonus. Nur in den seltensten Fällen können diese Zustände nicht durch ihre Auswirkung auf die freie Beweglichkeit des CranioSacralen Systems aufgedeckt werden.

Außerhalb des CranioSacralen Systems befinden sich viele Muskeln und Bindegewebe, die diesem System schaden können. Dieses Kapitel hat eine kurze Übersicht über diese Gewebe gegeben und die möglichen mechanischen Zusammenhänge dieser schädlichen Auswirkungen beschrieben. Wir hoffen, dass sich der Leser an diese Möglichkeiten erinnert, wenn er eine Diagnose erstellt oder eine CranioSacrale Funktionsstörung behandelt. Er wird nämlich die Entdeckung machen, dass er damit seine therapeutischen Möglichkeiten wesentlich erweitert.

14 Diagnose durch Bewertung der Funktion des CranioSacralen Systems und der gesamtkörperlichen Reaktion

Die körpereigenen rhythmischen Bewegungen können sehr effektiv für die körperliche Diagnose genutzt werden. In diesem Kapitel befassen wir uns hauptsächlich mit dem Rhythmus des CranioSacralen Systems, mit der Mobilität dieses Systems und der Reaktion des restlichen Körpers auf diese rhythmische Bewegung. Unser Interesse am CranioSacralen System soll aber nicht bedeuten, dass wir den CranioSacralen Rhythmus als wichtigsten der verschiedenen Körperrhythmen betrachten – obwohl er wahrscheinlich der am wenigsten beachtete ist –, sondern dass wir ihn und die ihn betreffende Mobilität gründlicher erforscht haben als die verschiedenen anderen und bekannteren Rhythmen.

Es ist ein Rätsel, weshalb die Körperrhythmen und die damit verbundene Mobilität in der Kunst und Wissenschaft der körperlichen Diagnose so vernachlässigt wurden. Offenbar haben wir Ärzte die Entwicklung unserer Hände als Werkzeuge der Diagnose trotz der Tatsache vernachlässigt, dass sie mit dem denkenden Rechenzentrum verbunden sind, das wir „Gehirn" nennen. Wir ließen uns von der modischen Leidenschaft für wissenschaftliche und technologische Maschinerie betören. Das soll nicht als Kritik an der wissenschaftlichen Technologie gelten, sondern als Plädoyer für einen Ausgleich zwischen der Information über den Kranken, die uns über unsere Hände erreicht, und dem, was uns ausgereifte Geräte und biochemische Analysen sagen können. Wie jegliche Handfertigkeit erfordert auch der wirksame Einsatz unserer Hände als diagnostische Werkzeuge Übung: Klavierspielen, Maschinenschreiben, Bildhauen, aber auch die Diagnose und Behandlung des Körpers erfordern die Entwicklung der Geschicklichkeit und setzen Übung voraus.

Jede Minute, die wir damit verbringen, einen menschlichen Körper zu palpieren, wird in unserem Gedächtnis auf irgendeiner Bewusstseinsebene registriert. Während wir Wahrnehmungen sammeln und sie miteinander und mit den uns bereits bekannten Tatsachen über den Patienten vergleichen, gewinnen wir stets mehr nützliche Informationen durch die Berührung der untersuchenden Hände mit dem menschlichen Körper. Es ist dies ein kostenloser Weg zur Diagnose. Jede Berührung mit einem Patienten bringt mehr Erfahrung und Kenntnisse. Unser Ausbildungslabor sind all jene Menschen, die wir tagtäglich berühren. Als Ausübende eines Heilberufs entdecken wir, dass Patienten auf die vermehrte Berührung positiv reagieren. Das gegenseitige Verständnis verbessert sich schnell und deutlich.

Als Professor an einer Schule der osteopathischen Medizin und Lehrer einer Anzahl von Studenten der Schulmedizin habe ich (Upledger) mit Erstaunen festgestellt, dass viele Schüler im fünften bis achten Semester ihres Studiums nur sehr ungern einen anderen Menschen während der Untersuchung berühren. Mir erscheint es als unzulässig, dass jemand, der einen medizinischen Beruf ausübt, eine neurotische Abneigung gegen die Berührung eines anderen menschlichen Körpers haben kann. Diese Berührungsangst können wir nur durch die Berührung überwinden. Erst dann können wir durch unsere Hände Informationen über den Patienten empfangen. Zu diesem Zweck besitzen wir ja unsere Hände! Entwicklung der „Berührungsfähigkeit" kann die Kostenexplosion im Gesundheitswesen wesentlich eindämmen (Anhang K).

Eine genaue Diagnose, durch die Anwendung der Bewegung des CranioSacralen Systems, erfordert es, Untersuchungs- und Berührungserfahrungen mithilfe einer großen Anzahl von mehr oder weniger gesunden Menschen zu entwickeln. Im Laufe der Zeit erweitert sich die Datenbank der Erfahrungen, und der Behandler staunt bald über die diagnostischen Einblicke, die er dabei durch seine Hände erhält. Während er diese Erfahrungen sammelt, stellt er fest, dass die Qualität, Symmetrie, Frequenz, der Rhythmus, die Restriktion der CranioSacralen Bewegung usw. von Mensch zu Mensch verschieden sind.

Es folgt nun eine Beschreibung der von uns entwickelten Methoden der palpatorischen Diagnose.

14.1 Qualität der CranioSacralen Bewegung

Wir legen unsere Hände sehr sanft auf eine beliebige Stelle des Körpers des Patienten. Für Anfänger empfehlen wir als nützliche „Horchposten" den Schädelgriff, den Thorakaleingang, das Zwerchfell, das kleine Becken, die Oberschenkel und Füße. Unsere Berührung sollte so leicht sein, dass sie keine wahrnehmbare Körperreaktion hervorruft. Wir stellen nun die Qualität der wahrgenommenen Bewegung fest. Ist sie frei und unbehindert, wie das bei guter Gesundheit der Fall ist? Oder ist sie schwerfällig, als fände sie in einem starren Behälter statt, und sie widersetzt sich gegen ihre Schranken? Ist sie lethargisch, mangelt es ihr an Eigenenergie, wie im Zustand körperlicher oder geistiger Erschöpfung? Hier gilt es nämlich, Zusammenhänge zwischen Eindrücken über die Qualität der Bewegung mit anderen Informationen über den Patienten zu erstellen und sie im Gedächtnis für zukünftigen Zugriff und Vergleich zu speichern.

14.2 Symmetrie der CranioSacralen Bewegung

Ist die Bewegung am Kopf und an den anderen, oben erwähnten „Horchposten" symmetrisch? Mangelt es an Symmetrie? Wenn ja, wo? Wo ist der Symmetriemangel am ausgeprägtesten? Wo liegt die Restriktion, die diesen Symmetriemangel verursacht?

14.3 Frequenz der CranioSacralen Bewegung

Ist die Frequenz normal, zwischen 6 und 12 Zyklen in der Minute? Liegt sie nämlich über der Norm, so muss man mit einer akuten Störung rechnen, gegen die der Patient sehr stark ankämpft. Hyperkinetische Kinder weisen erhöhte Frequenzen auf. Im Rahmen der chinesischen Erfahrungsmedizin weist eine erhöhte Frequenz auf eine Yang-Störung hin, während es sich bei einer niedrigen Frequenz in der Regel um eine chronische, schwächende Yin-Störung handelt, die von den Abwehrkräften des Körpers nicht mehr erfolgreich bekämpft werden kann und bei der sein Widerstand erschlafft. Ein solcher Zustand kann infolge seelischer Erschöpfung, Unterernährung, eines Malignoms mit Metastasenbildung und bei verschiedenen anderen Störungen auftreten.

14.4 Beweglichkeit des CranioSacralen Systems ober- und unterhalb des Foramen magnum

Jede Läsion oder Funktionsstörung kann ein Bewegungshindernis für die Duralmembran verursachen. Läsionen, die das Okziput und den oberen Teil des Schädels in Mitleidenschaft ziehen, werden die Beweglichkeit des Membransystems im Schädelinneren wesentlich beeinträchtigen. Solche Läsionen treten entweder im Schädelinneren auf oder ziehen die Schädelknochen unmittelbar in Mitleidenschaft und wirken sich deshalb besonders stark auf das Duralmembransystem im Schädelinneren aus.

Läsionen unterhalb des Okziput, die den Duralschlauch, dessen Hüllen oder das Filum terminale betreffen, treten insbesondere als Hindernis der freien Beweglichkeit des Duralschlauches innerhalb des Spinalkanals auf. Der Duralschlauch ist so gebaut, dass er entlang des Inneren des Spinalkanals frei gleiten kann. Diese freie Gleitbewegung kann durch eine spinale oder paravertebrale somatische Funktionsstörung, eine Fixierung der Membran innerhalb des Spinalkanals, eine Kompression des Filum terminale, durch Störungen, welche die Duralhüllen in Mitleidenschaft ziehen, durch Arachnoiditis oder Ödem, oder durch postoperative Adhäsionen der Membran gehemmt werden.

Eine Untersuchung der Beweglichkeit der Duralmembran zeigt zwar nicht die Ursache, jedoch die Stelle der Störungen auf.

Um festzustellen, ob irgendwo im gesamten duralen System eine Restriktion vorhanden ist, legen wir eine untersuchende Hand unter das Sakrum des Patienten und die andere auf die Ossa parietalia oder das Os frontale. Verhält sich die Bewegung zwischen den beiden Händen frei und unbehindert? Dann legen wir die obere Hand unter die Pars squamosa des Okziput. Welche Qualität hat die Bewegung der Duralmembran im Spinalkanal im Vergleich zu derjenigen im gesamten System? Daraufhin legen wir eine Hand unter die Pars squamosa des Okziput, die andere auf das Os frontale. Wie verhält sich die Bewegung zwischen den beiden Händen im Vergleich mit dem gesamten System, und wie steht es mit der Bewegung des Membransystems im Schädelinneren im Vergleich zu der im Spinalkanal? Zum Schluss untersuchen wir zur genaueren Ortung der Problemstelle jenen Teil des Systems im Schädel oder in der Wirbelsäule gründlicher, der sich weniger frei bewegt.

14.5 Lokalisation von Restriktionen der Membran im Schädelinneren

Zur Lokalisation einer im Duralmembransystem des Schädels entdeckten Restriktion verwenden wir den Schädelgriff, ohne jedoch dabei zu versuchen, eine Veränderung des Bewegungsbildes herbeizuführen; die Berührung muss sehr leicht sein. Wir sind darauf bedacht, eine eventuell vorhandene Bewegungsasymmetrie im Schädeldach festzustellen. Um sie zu orten, stellen wir uns den Schädel und das Membransystem im Schädelinneren als Hohlkugel vor und fragen uns, wo der Drehpunkt der wahrzunehmenden Bewegung liegt. Eine mangelnde Symmetrie zeigt, dass er sich nicht in der Mittellinie befindet. Am Äußeren des Schädels vollziehen wir mit den Händen die Bewegungen so nach, als würden wir eine Reihe von Kreisbogen auf der Oberfläche der Hohlkugel beschreiben. Dabei versuchen wir, uns vorzustellen, wo sich die Mittellinien (Halbmesser) der Kreisbewegungen überschneiden (Abb. **14.1**). Der Schnittpunkt ist der Ort der

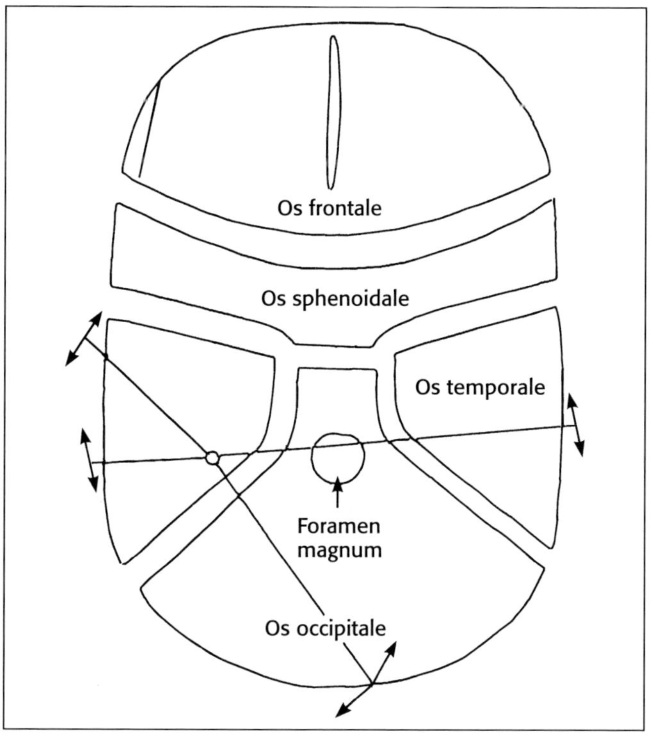

Abb. **14.1** Schädelbasis: Beispiele der als Folge einer Punktrestriktion auftretenden bogenförmigen Bewegung

Läsion. Um diese Bogen und ihre Durchmesser aufzufinden, darf man die Hände an jede beliebige Stelle der Oberfläche des Schädeldaches bewegen. Gelegentlich liegt eine doppelte Läsion vor. In solchen Fällen verändern sich die Kreisbogen entsprechend der Nähe der Hände zur jeweiligen Läsion und ihrem relativen Schweregrad. Dieser Umstand kann sehr verwirrend sein, bis man sich darüber klar ist, dass es sich um zwei oder noch mehr Läsionen handelt, von denen jede einen eigenen Restriktionsfokus besitzt. Während man diese Läsionen korrigiert, beginnt das Schädeldach, sich wieder symmetrischer zu bewegen.

Ein weiterer, ebenfalls verhältnismäßig schwer erfassbarer Fall ist die Läsion, die in der mittleren Sagittalebene lokalisiert ist. Dabei ist zwar die CranioSacrale Bewegung symmetrisch, aber ihre Amplitude ist geringer als die der Bewegung des Duralschlauches in der Wirbelsäule. Ferner kann hier eine Verschiebung des normalen Drehpunktes vorliegen, um den sich das intrakranielle Membransystem bewegt.

Um diese Läsion zu orten, legen wir die Finger entlang der Mittellinie des Kopfes von der Glabella bis zur Protuberantia occipitalis externa an. Die Finger müssen in Abständen entlang dieser sagittalen Mittellinie anliegen. Um die Eigenbewegung nicht zu beeinträchtigen, verwenden wir nur einen sehr leichten Druck. Das System sollte sich um einen beweglichen Drehpunkt flektieren und extendieren, der im vorderen Bereich des Sinus rectus liegt. Ist dieser Drehpunkt, die Achse, unbeweglich und starr, so gilt es, ihren Fixpunkt zu orten. Dort befindet sich nämlich die Läsion (Abb. **14.2**). Wenn die Bogenbewegung („Arcing") zwar um den normalen Drehpunkt im Sinus rectus verläuft, aber unbeweglich ist, so ist der Sinus rectus selbst der Ort der Störung. Der Verlust der normalen Beweglichkeit des Drehpunktes ist hier der Schlüssel, da sich dieser Punkt normalerweise rhythmisch vor- und rückwärts entlang der Schnittlinie zwischen der Falx cerebri und dem Tentorium cerebelli, also dem Sinus rectus entlang, bewegt.

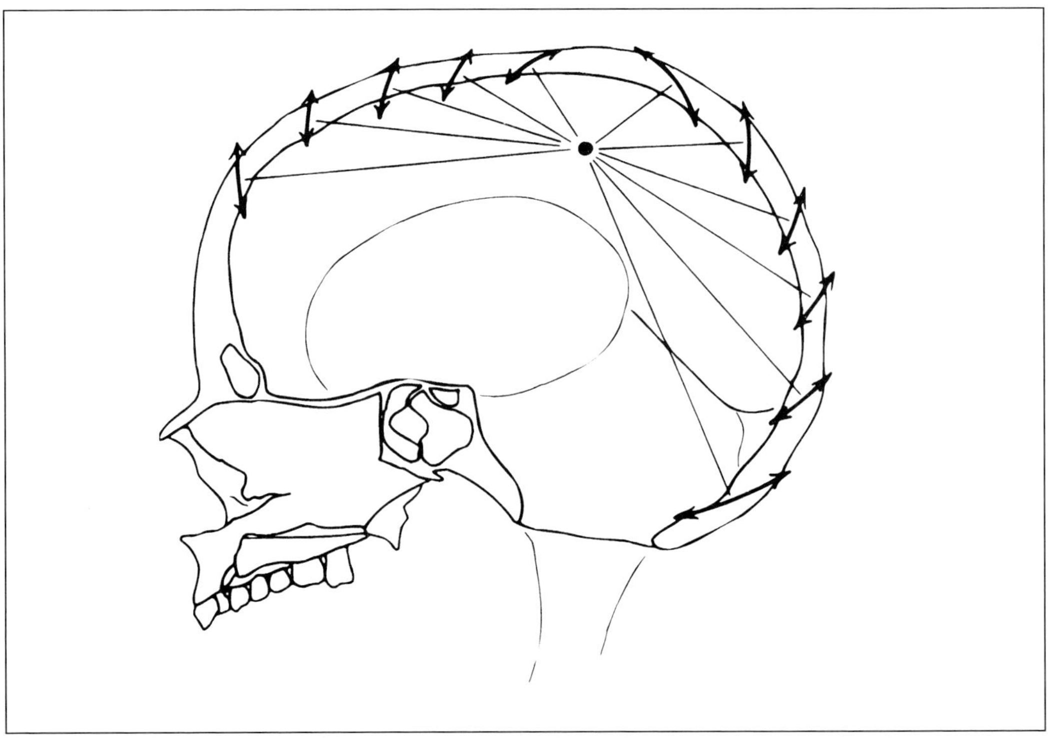

Abb. **14.2** Lokalisation einer Punktrestriktion in der Mittellinie

Übung in der Lokalisation des Schnittpunktes der von den Händen beschriebenen Bogendurchmesser ist bei der Diagnose außerordentlich wertvoll. Die während des Heilprozesses stattfindende Auflösung der abnormen Kreisbogenbewegung ist ebenfalls ein nützlicher prognostischer Indikator.

14.6 Lokalisation von Restriktionen im spinalen Duralschlauch

Wahrscheinlich sind diejenigen der von uns angewandten Techniken am schwierigsten zu beschreiben, mit denen wir die Restriktionen des spinalen Duralschlauches zu lokalisieren versuchen. Wenn man diese einmal erlebt hat, bereitet ihre praktische Anwendung keine Schwierigkeiten mehr, aber sie sind schwer in Worte zu fassen, etwa so, wie wenn man zu erklären versucht, aus welcher Richtung ein Geräusch kommt; man besitzt zwar ein stereophones Gehör, doch wie weiß man in Wirklichkeit, dass das Geräusch von hinten über die rechte Schulter kommt?

Zur Lokalisation von Restriktionen im Duralschlauch verwenden wir zwei verschiedene Techniken. Die erste besteht aus einer sehr passiven Überwachung, die zweite ist eine äußerst leichte Zugbewegung (Traktion). Bei der Ortsbestimmung der Restriktionen wechseln wir stets von einer der beiden Methoden zur anderen hinüber.

Die passive Technik verwenden wir erst nach Entspannung der Restriktionen an der kranialen Basis und den anderen transversalen Diaphragmen. Das Okziput des Patienten liegt leicht in unseren Händen. Die Bewegungen des Duralschlauches in seiner Längsrichtung sollten einen freien, ungehinderten Eindruck erwecken. Das Okziput dreht sich frei und im Takt mit der CranioSacralen Bewegung (Abb. **14.3**). Die beiden Schuppen des Okziput fühlen sich wie Griffe an, die am oberen Ende des Duralschlauches befestigt sind. Griffe und Schlauch sollten sich frei und unbeschwert im Takt bewegen. Ist das nicht der Fall, so deutet dies auf einen Widerstand an irgendeiner Stelle hin. Oft handelt es sich dabei um geringfügige Restriktionen, die sich nach wenigen Bewegungszyklen wieder auflösen. Man sollte deshalb 10–12 Zyklen überwachen, bevor man zum Schluss kommt, dass ein Widerstand vorhanden ist. Man überwacht dabei die normale Eigenbewegung des CranioSacralen Systems, die im spinalen Duralschlauch auftritt. Wir stellen uns vor, dass sich unsere Finger auf die gesamte Länge des Schlauches ausbreiten, und erleben dabei, was diese gedachten Verlängerungen unserer Finger tun und was ihnen begegnet.

Während der Traktionsphase dieser Untersuchung üben wir auf das Okziput eine sanfte Traktion nach kranial aus, um zu bewirken, dass der Duralschlauch sachte auf uns zu gleitet. Treffen wir dabei auf eine Restriktion gegen die freie Gleitbewegung des Schlauches, so müssen wir uns fragen, wie weit sich die Traktion den Schlauch entlang nach kaudal fortgepflanzt hatte, bevor wir den Widerstand verspürten. Mit einiger Übung lässt sich diese Frage eindeutig beantworten.

Die sehr leichte Traktion wirkt sich zunächst auf den Duralschlauch in unmittelbarer Nähe des Therapeuten aus, nämlich im oberen Zervikal-

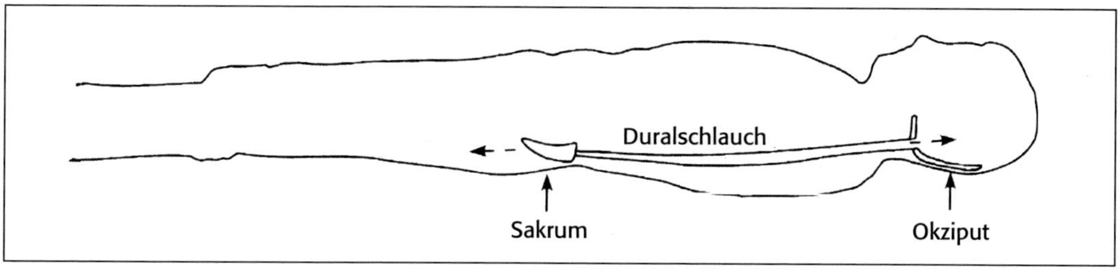

Abb. **14.3** Kontinuität des Duralschlauches: Traktion an einem der beiden Enden sollte sich frei weiterleiten lassen

bereich. Wenn wir die Traktion nun allmählich verstärken, so können wir die Bewegung den Schlauch entlang nach kaudal beinahe Segment für Segment nachvollziehen. Oft kann der Patient genau sagen, wo er die Wirkung spürt. Das ist ein sehr wertvolles Feedbacktraining, bei dem wir die Spielregeln eines faszinierenden und potenziell konstruktiven Verfahrens erlernen können, bei dem die möglichen Folgen eines Fehlers gleich Null sind.

Vom Sakrum ausgehend wenden wir wiederum die gleiche Methode an. Der Patient liegt dabei auf dem Rücken, das Sakrum in unserer Hand.

Eine leichte Traktion wirkt sich zunächst auf das Filum terminale aus. Wenn wir sie allmählich verstärken, verlagert sich die Wirkung nach kranial. Auf welcher Höhe treffen wir dabei auf einen Widerstand?

Um unsere Wahrnehmungsfähigkeit bei der Lokalisation der Entfernung einer Restriktion zu erhöhen, nehmen wir eine Polyäthylenfolie (Abb. **14.4**). Wir schneiden zunächst ein größeres Stück Folie ab und breiten es auf einer glatten, sauberen Tischplatte aus. Die Haftung der Folie bietet bereits einen gewissen Widerstand gegen die Bewegung über die Tischplatte. Nun ziehen wir die Folie sachte auf uns zu, um festzustellen, wie viel Kraft wir anwenden müssen, um sie über die Tischplatte zu ziehen. Sobald wir die Stärke dieser Zugkraft kennen, stellen wir ein Objekt auf die Folie, beispielsweise ein Wasserglas. Dadurch wird der Widerstand um das Gewicht des Objektes erhöht. Wir verschieben das Objekt nun an verschiedenen Stellen der Folie und stellen fest, wie sich die Folie bei jeder dieser Stellen im Vergleich zu der von uns angesetzten Traktion verhält und wie wir dieses Verhalten wahrnehmen. Am besten beginnt man mit einem leichten Objekt und setzt die Übung mit schwereren fort, zuletzt auch mit mehreren Objekten an verschiedenen Stellen. Sobald wir das Gefühl der Folienreaktion auf die Traktion einigermaßen kennen, wiederholen wir die Übung mit verbundenen Augen, indem wir einen Helfer bitten, die Objekte auf die Folie aufzusetzen. Wir versuchen nun, nach Ausübung der Traktion die Objekte durch Berührung mit der Hand zu lokalisieren. Es ist erstaunlich, wie schnell man auch mit verbundenen Augen eine außerordentliche Genauigkeit dafür entwickelt, das den Widerstand verursachende Objekt zielsicher zu berühren.

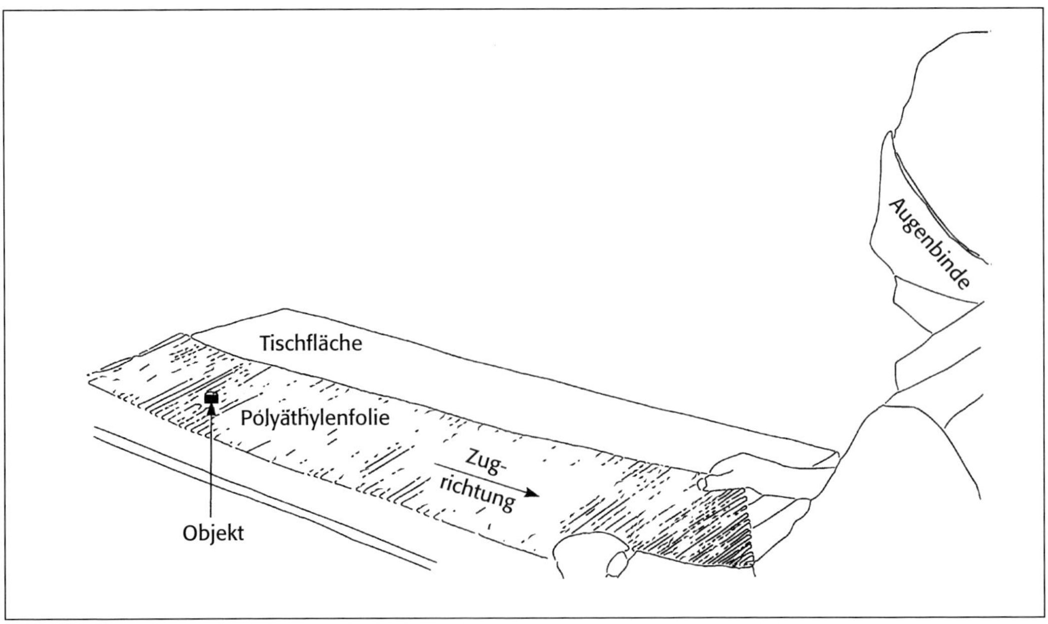

Abb. **14.4** Übungsmethode zur Lokalisation von Restriktionen

14.7 Restriktionen der freien faszialen Beweglichkeit

Die Faszien des menschlichen Körpers bilden vom Scheitel bis zur Sohle eine kontinuierliche Einheit. Man kann vom Kopf zur Leber, zur Milz und bis hin zum rechten inneren Knöchel fahren, ohne dabei je außerhalb der Faszien zu geraten. Während der embryologischen Entwicklung wandern sämtliche Eingeweide von ihrem Ursprung bis zu ihrem endgültigen Standort ab und führen dabei ihre Faszien mit sich. Die Faszie besitzt eine gewisse begrenzte Beweglichkeit. Setzt man sie einer sanften Traktion aus, so gleitet sie frei mit. Jede Entzündung, Adhäsion, Verkrampfung der Körperhaltung und somatische Funktionsstörung beeinträchtigt aber die freie Gleitfähigkeit der Faszien. Bei Übungen zur Steigerung der Wahrnehmungsfähigkeit von Restriktionen der Körperfaszien gelten dieselben Grundsätze wie bei Restriktionen des Duralschlauches. Auch hier können wir uns wieder der auf einem Tisch ausgebreiteten Polyäthylenfolie bedienen, um unsere Fähigkeit der Lokalisation eines Gegenstandes zu üben. Der einzige Unterschied ist, dass wir uns diesmal durch den Einsatz einer sanften Traktion auf die Faszie mit der Lokalisation extraduraler Störungen befassen und nicht mehr mit einer auf den spinalen Duralschlauch ausgeübten Traktion.

Die Traktion wird wiederum sanft ausgeübt. Wir steigern sie allmählich und finden, dass sich die Wirkung vom Ansatzpunkt entfernt. Wir üben Traktion an mehreren Orten aus, denn die Restriktion wird augenscheinlich, je näher wir kommen. In der Regel beginnen wir im oberen Zervikalbereich mit einer nach kranial gerichteten Traktion. Wir können normalerweise die Auswirkung vom Nacken bis in den Beckenbereich verspüren. Dann wechseln wir den Ansatzpunkt zu den Fersen. Dabei heben wir die ausgestreckten Beine sanft vom Tisch in die Höhe und üben die Traktion nach kaudal aus. In der Regel kann man die Wirkung von den Fersen aus bis in Höhe des Zwerchfells verfolgen.

Falls wir unsere Eindrücke abklären wollen, empfiehlt es sich, die untersuchende Hand symmetrisch auf die Oberschenkel, den Bauch und den Brustkorb zu legen. Dabei benutzen wir die faszialen Ebenen sowohl der vorderen als auch der hinteren Körperregionen und improvisieren, bis wir die Restriktionen lokalisiert haben.

14.8 Palpation denervierter Muskelaktivität

Während meiner Zeit als Gastprofessor am Technion-Institut in Haifa, Israel, bat man mich, eine Anzahl von neurologischen Patienten des Loewenstein Neurologischen Instituts in Ra'anana, Israel, zu untersuchen (Anhang B). Ich besaß über die Patienten keine klinischen Informationen und wusste nur, dass es sich bei allen um neurologische Fälle mit bereits lange andauernden Störungen handelte, darunter auch Fälle mit Koma und Lähmung. Normale Muskeln bewegen sich im Takt mit der rhythmischen Tätigkeit des CranioSacralen Systems, bei einer Frequenz von 6–12 Zyklen in der Minute. Diese Bewegung kann man an jeder beliebigen Stelle des Körpers ertasten. Während meiner Arbeit mit Professor Nachansohn, dem Direktor des Institutes, fand ich, dass sich denervierte Muskeln mit einer Frequenz von rund 25 Zyklen in der Minute bewegen. Die Eigenschaften der Bewegung sind ähnlich wie die des normalen Systems, aber die Frequenz ist wesentlich höher; sie muss allerdings nicht unbedingt doppelt so hoch sein wie die normale kraniale Frequenz. Diese Muskeltätigkeit ist in der paravertebralen Muskulatur ertastbar. Dabei konnte ich die Höhe der Rückenmarkverletzung bei sämtlichen fünfzehn von mir untersuchten Patienten durch Lokalisation der Etage orten, auf der sich die Bewegungsfrequenz gegenüber der weiter oben üblichen in eine Frequenz von ungefähr 25 Zyklen in der Minute steigerte. Die Störung in der Wirbelsäule befand sich jeweils ungefähr zwei Segmente oberhalb der Etage der Wirbelsäule, in der sich die Frequenz der paravertebralen Muskelbewegung veränderte. Diese Fälle umfassten auch Querschnittlähmungen (Tetra- und Paraplegiker) infolge von Rückenmarkläsionen, einen Patienten mit Kinderlähmung und ein Guillain-Barré-Strohl-Syndrom (Polyradikulitis).

Wir untersuchten auch mehrere Patienten im postanoxischen Koma. Bei ihnen war eine Frequenz des kranialen Rhythmus von nur drei bis vier Zyklen in der Minute festzustellen. Bei halbseitiger Lähmung infolge eines zerebrovaskulären Insultes war die Muskelreaktion auf den Rhythmus des CranioSacralen Systems auf der gesunden Körperseite normal, auf der gelähmten Seite war sie erhöht. Ferner war in der Regel der kraniale Rhythmus auf der unbeschädigten Seite des Kopfes ebenfalls normal, auf der beschädigten war sie aber deutlich erhöht und sehr unregelmäßig. Weitere Arbeiten auf diesem Gebiet sind eindeutig angezeigt.

14.9 Interferenzwellen von Verletzungen und Krankheiten

Diese Technik benutzt die Reaktion der ganzkörperlichen Bewegung auf den Rhythmus des CranioSacralen Systems. Der gesunde Körper bewegt sich synchron mit dem CranioSacralen Rhythmus in die Innen- und Außenrotation. Die verletzten und erkrankten Regionen erzeugen offenbar ähnliche Interferenzwellen wie ein Stein, den man in einen ruhigen Teich wirft. Wenn man die durch den Stein verursachten Interferenzwellen betrachtet, kann man seinen Eintrittspunkt ins Wasser genau orten; die Wellen bilden Kreise, deren Halbmesser sich genau am Eintrittspunkt des Steines schneiden. Das gleiche Prinzip gilt auch für den menschlichen Körper. Wir verwenden unsere Hände, um diese natürliche, symmetrische Wellenbewegung des Körpers wahrzunehmen. Eine Restriktion erzeugt ein Interferenzmuster, das die normale physiologische Eigenbewegung des Körpers überlagert. Der mit den tastenden Händen entdeckte Ursprung dieser Interferenzwellen ist auch der Ort der Störung.

Zur Lokalisation des Ursprungs der Restriktion oder der Interferenzwellen legen wir nacheinander die Hände symmetrisch auf den Kopf, die Thoraxapertur, den unteren Rippenbogen, das Becken, die Oberschenkel und Füße des Patienten. An jeder dieser Untersuchungsstellen lassen wir die Hände passiv die Eigenbewegung des Körpers des Patienten nachvollziehen. Sind die von unseren Händen beschriebenen Kreise symmetrisch, dann liegt keine Störung vor. Sind sie es nicht, so müssen wir uns ihre Halbmesser vorstellen. Der Ort der Läsion oder Restriktion liegt am Schnittpunkt der Halbmesser.

Zur ganz genauen Lokalisation der Störung legen wir die Hände an so viele Körperstellen, bis wir zur Diagnose kommen. Wir erhalten dabei den Eindruck von unzähligen konzentrischen, dreidimensionalen, vibrierenden Kreisen. Je mehr wir uns dem Mittelpunkt dieser konzentrischen

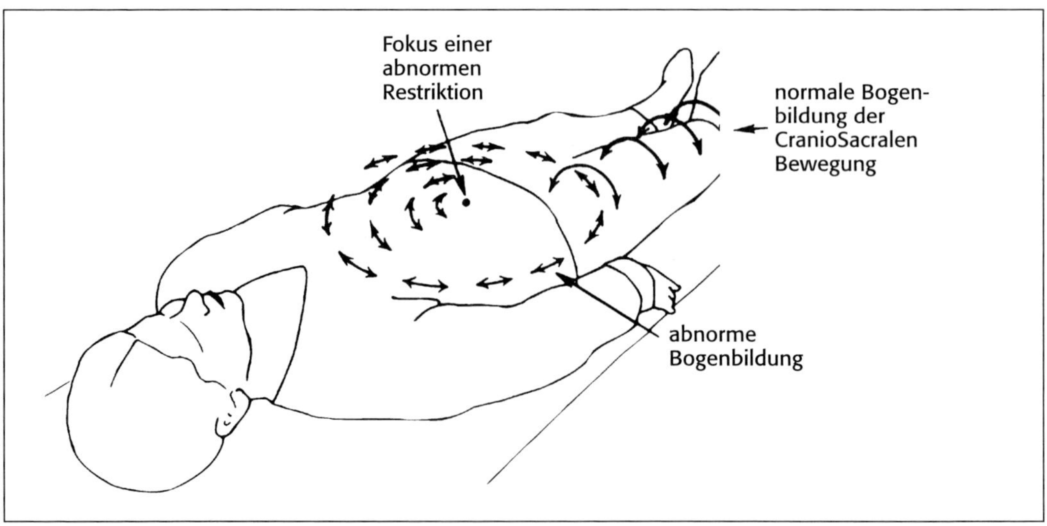

Abb. **14.5** Nutzen der Bogen bei der Diagnose

Kreise nähern, desto kleiner werden sie. Es ist dabei zweckmäßig, eine Hand anterior und die andere posterior auf den Körper des Patienten aufzulegen. Die beiden Hände beschreiben Bogen, an deren Schnittpunkt sich die Läsion befindet (Abb. **14.5**).

Auch hier gilt das Prinzip, dass nur die Übung den Meister macht. Mit dieser Methode haben wir viele rätselhafte Störungen erfolgreich lokalisiert, deren sekundäre Folgen mit schulmedizinischen Methoden jahrelang erfolglos behandelt worden waren.

Liegen zwei Restriktionen vor, so beeinträchtigen sie offenbar die Bewegung proportional zu ihrer Nähe und ihrer Schwere. Wenn es sich dabei um zwei gleich schwere Läsionen handelt, können wir jene klarer wahrnehmen, die sich näher bei unserer Hand befindet. Zum Beispiel: Bei zwei gleich schweren Läsionen, deren eine sich im unteren Perikardium und die andere im rechten Ovarium befindet, können wir bei einer vom Kopf der Patienten ausgehenden Untersuchung wahrscheinlich die Läsion des Perikardiums ohne Weiteres auffinden, die Störung im Becken jedoch nicht wahrnehmen. Umgekehrt verhält es sich, wenn die Untersuchung von den Füßen ausgeht; dann entdecken wir die ovariale Läsion und nehmen die Läsion des Perikardiums nicht wahr. Andererseits finden wir wahrscheinlich eine wesentlich schwerere Läsion des Perikardiums sowohl bei einer vom Kopf als auch von den Füßen ausgehenden Untersuchung. In solchen Fällen entstehen oft verwirrende, von der Störung im Beckenbereich ausgehende Meldungen. Diese können wir nur durch Ertasten der Beckenbewegung abklären oder sie erst dann entdecken, wenn wir die Störung des Perikardiums ausgeschaltet haben und sich die Stärke der Interferenzwellen abgeschwächt hat. Wir können diese Tatsache als das umgekehrte Verhältnis zwischen Entfernung und Stärke oder Schwere folgendermaßen darstellen:

$$\text{Stärke der abnormen Bewegung} = \frac{\text{Schwere der Läsion}}{\text{Entfernung der Läsion von der Untersuchungsstelle}}$$

14.10 Das SomatoEmotionale Gedächtnis und seine Ausschaltung

Wir haben ein weiteres Phänomen beobachtet und erfolgreich in unser therapeutisches Arsenal eingebaut. Wir nennen es das SomatoEmotionale Gedächtnis und seine Ausschaltung. Unserer Erfahrung nach besitzt das Körpergewebe und insbesondere das Bindegewebe ein Gedächtnis. Beim Auftreten einer verletzenden Kraft verändert sich das Gewebe, auf das diese Kraft einwirkt. Im betroffenen Bereich entsteht eine erhöhte kinetische Tätigkeit, eine gesteigerte Entropie. Entweder zerstreut dann der menschliche Körper diese Energie und normalisiert sich wieder, oder er kreist die Aufprallenergie auf irgendeine Art ein und schottet sie in ähnlicher Weise ab, wie er beispielsweise den Tuberkelbazillus während der Latenzphase der Krankheit isoliert. Nachdem der Körper die durch die Verletzung erzeugte Energie wirksam abgeschottet hat, passt er sich in diesem Bereich an die Energieveränderung an. Die Energie – die wir als elektrische oder magnetische Energie auffassen können: Prana, Chi, oder was uns sonst gefällt – ist dann gezwungen, den isolierten Bereich zu umgeben anstatt ihn zu durchqueren.

Oft ist diese Anpassung so geringfügig, dass sie keine klinischen Symptome erzeugt. In anderen Fällen ist der Preis der Energieumleitung so hoch, dass sich klinische Störungen entwickeln. Die Zusammenhänge zwischen der ursprünglichen Verletzung und den von ihr verursachten klinischen Krankheitsbildern sind oft so rätselhaft, dass wir sie uns beim heutigen Stand der Wissenschaft nur selten aufgrund logischer Überlegungen erklären können. Geben wir jedoch dem Körper des Patienten die Gelegenheit, uns auf die der hauptsächlichen aktuellen Störung zugrunde liegende Verletzung hinzuführen, so besteht offenbar eine recht hohe Wahrscheinlichkeit, dass er das kann und tut. Hat man einmal die ursprüngliche Verletzung entdeckt, so kann man häufig auch gleichzeitig die unterschwelligen emotionalen Bestandteile der somatischen Verletzung entspannen. Die Verletzung kann zum Beispiel durch einen Wintersportunfall entstanden sein, der von Angst und hysterischen Erscheinungen begleitet war. Wenn der Therapeut die ursprüngliche Verletzung entdeckt, erzählt ihm der Patient in der Regel auch die Begleitumstände. Er erlebt möglicherweise auch die den Unfall begleitende ausgestandene Angst und Hysterie ein zweites Mal. Dann benötigt die Verletzung keine Anpassungsenergie mehr, und das mit ihr verbundene klinische Syndrom wird dauerhaft ausgeschaltet.

Normalerweise beginnt die Technik zur Ausschaltung des SomatoEmotionalen Gedächtnisses, auch bekannt als „Entwirren" (Unwinding), auf sehr einfache Weise. Dabei übernimmt der Patient sehr rasch die Führungsrolle. Der Therapeut muss allerdings dabei bleiben, bis die Entspannung erfolgt. Sie kann bereits nach fünf Minuten oder erst nach einer Stunde eintreten. Hat der Therapeut ein sehr volles Programm, glaubt aber, dass diese Technik dem Kranken nützlich sein könnte, dann lohnt es sich, einen späteren Zeitpunkt zu vereinbaren und sich dabei genügend Zeit zu nehmen.

Wir beginnen normalerweise beim sitzenden Patienten, indem wir eine Hand auf den Scheitelbeinbereich und die andere auf den hinteren oberen Thorakalbereich legen (Abb. **14.6**).

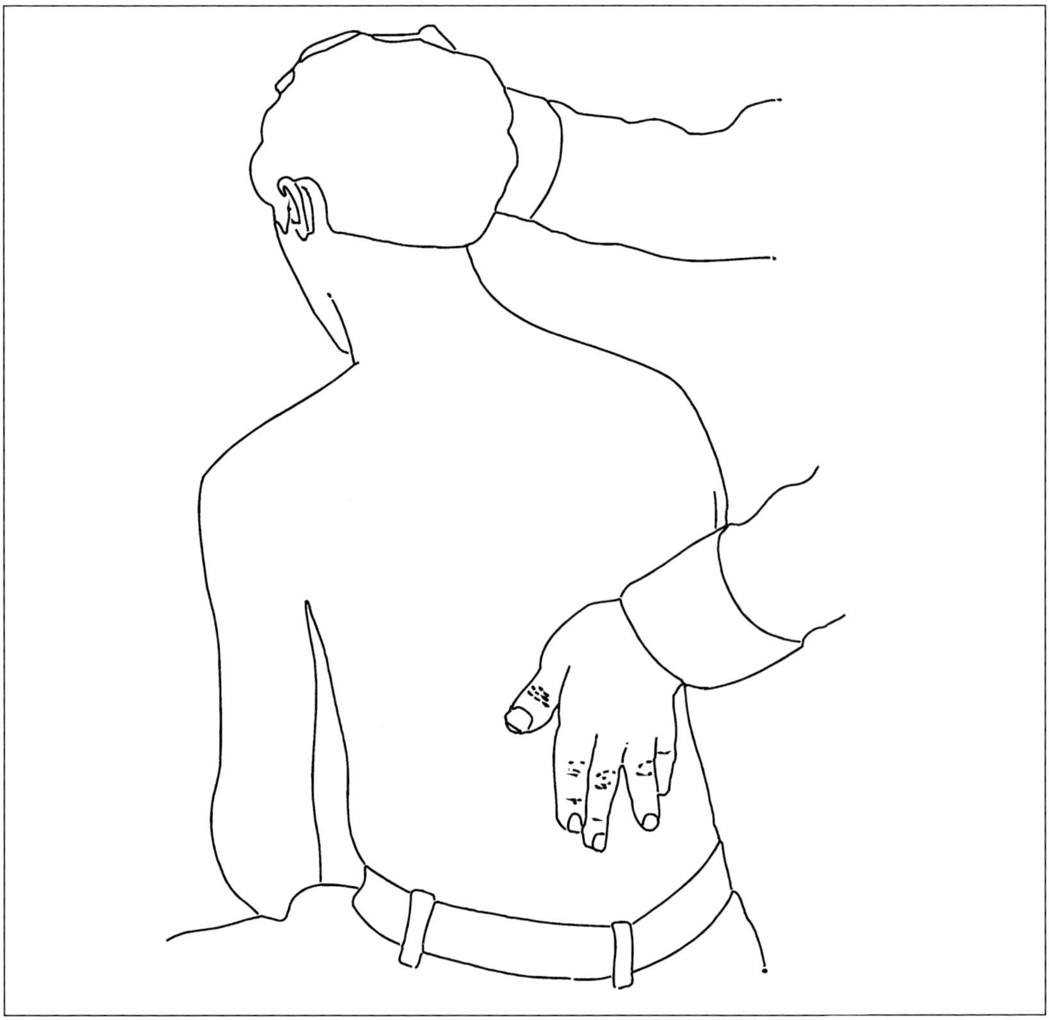

Abb. **14.6** Der sitzende Patient zu Beginn der Ausschaltung des SomatoEmotionalen Gedächtnisses

Wir üben nun einen leichten, nach kaudal gerichteten Druck auf die Ossa parietalia aus, sodass die Hals- und oberen Brustwirbel sanft nach unten zusammengedrückt werden. Sobald wir mit der freien Hand im Thorakalbereich diesen Druck auf den Kopf wahrnehmen können, üben wir ihn weiterhin aus und erlauben dem Körper des Patienten jede beliebige Reaktion, mit der einzigen Einschränkung, dass er keinen Schritt zurück machen darf. Mit anderen Worten: Wenn er einmal eine bestimmte Bewegung gemacht hat, darf er alles tun mit Ausnahme einer Rückkehr auf dem gleichen Wege, den er gekommen ist. Versucht er das trotzdem, so leisten wir sanften, aber bestimmten Widerstand. Der Körper kann dabei jede beliebige Flexions-, Extensions-, Seitneige- oder Rotationshaltung oder Kombinationen dieser Positionen einnehmen. Die Entspannung des Patienten während dieses Vorgehens ist sehr wichtig. Ist er nicht entspannt, so bereitet es Schwierigkeiten, die körpereigene Bewegung nachzuvollziehen, weil sie durch die absichtliche Bewegung oder den Widerstand der Muskeln beeinträchtigt wird. Um diesen entspannten Zustand zu erreichen, muss sich der Patient nicht nur im entsprechenden Gemütszustand befinden; sein Körper muss so gestützt werden, dass er keinen Sturz befürchten muss. Mitunter sollten mehr als nur ein einziger Therapeut anwesend sein, um den Patienten richtig zu stützen. Es findet meist eine mehrfache Entspannung statt, die man an den Ossa parietalia überwachen kann. Wenn eine Position erreicht wird, die mit der Körperposition, worin das Trauma stattfand, identisch ist, findet ein plötzliches Anhalten der rhythmischen Bewegungen der Ossa parietalia statt. Während der Körper das Verletzungsmuster löst, bewegen sich die Ossa parietalia in ein freies und unbeschwertes Bewegungsmuster hinein. Besteht dabei eine Verbindung zwischen einer emotionalen Komponente und der somatischen Störung, so tritt sie auf, bevor wir die Entspannung an den Ossa parietalia wahrnehmen können. Wir müssen auf alle Fälle versuchen, dem Körper des Patienten überallhin zu folgen, wohin er uns führt.

Bei jeder Entspannung offenbaren sich neue Gleichgewichtspunkte. Jede Entspannung scheint dabei die nächste zu erleichtern; die Entwicklung schreitet immer schneller voran. Der Therapeut muss deshalb in der Lage sein, schnell zu reagieren. Er darf den Patienten nicht dadurch hemmen, dass er dessen Körperbewegungen bremst. Die einzige Ausnahme zu dieser Regel tritt dann auf, wenn der Körper stets das gleiche, normalerweise kreisförmige Bewegungsbild wiederholt. Die Wiederholung kann sich mitunter während einer unendlich langen Zeit fortsetzen. Eine sehr schwache, unspezifische Bremsung der Bewegung zeigt uns normalerweise einen Ausgangspunkt, an dem die Bewegung in der Lage ist, eine neue Richtung einzuschlagen. Von diesem Punkt aus verfolgen wir die Bewegung wiederum ohne äußere Bremse. Es handelt sich dabei um einen dynamischen Vorgang, bei dem die Ereignisse und Veränderungen von einer Bewegung zur nächsten unvorhersehbar sind. Das einzige Vorhersehbare ist der Nutzen, der dem Patienten zuteil wird. Am Ende der Behandlung ist der Patient sichtlich entspannter. Es treten keine selbstständigen Körperbewegungen mehr auf, wenn man versucht, die Behandlung fortzusetzen. Streckt sich jedoch während der Behandlung ein Arm des Patienten in die Höhe, so ergreifen wir ihn sanft und folgen ihm. Das erste der am Ende dieses Kapitels angeführten Beispiele zeigt auf, dass wichtige Restriktionen nämlich auch in den Gliedmaßen auftreten können.

Die zweite von uns öfter angewandte Methode besteht darin, beidseits den vorderen Teil des Darmbeins des stehenden Patienten zu berühren und leicht nach medial zusammenzudrücken, bis die körpereigenen Bewegungen einsetzen. Wir verfolgen diese nun von Entspannung zu Entspannung weiter (Abb. **14.7**). Diesen Vorgang kann man auch bei einem auf dem Rücken liegenden Patienten auslösen. Man ergreift dabei die Fußknöchel und übt eine sanfte Traktion oder Kompression aus, um den Entspannungsvorgang einzuleiten. Jede Entspannung, die man bei diesen beiden Techniken erzielt, ist wie eine weitere Schicht der Zwiebel, die wir schälen, um zu entdecken, was ihr Kern enthält.

Wir erinnern daran, dass der Patient schließlich die gleiche Körperhaltung einnehmen wird, in der er die Verletzung erlitt. Die richtige Körperhaltung erkennen wir dadurch, dass das CranioSacrale System dann seine Tätigkeit einstellt. Oft bestätigt dabei der Patient spontan, dass er sich „genau in dieser Lage befand, als sich der

Unfall ereignete". Darauf müssen wir diese Position halten, bis die Entspannung eintritt. Diese Entspannung benötigt oft viel Zeit. Sie zeigt sich durch muskuläre Entspannung, Veränderung der Atmung, Beendigung des emotionalen Ausdrucks und durch die Eigenwahrnehmung eines vollständigen Gelöstseins. Die Entspannung erzeugt eine ausgeglichenere und rhythmischere, über eine größere Amplitude stattfindende Bewegung des CranioSacralen Systems.

Wir könnten Hunderte von Fällen beschreiben, bei denen schwer heilbare Störungen auf diese Weise behoben wurden. Dabei können die sichtbaren Beschwerden überhaupt keinen offensichtlichen Zusammenhang mit der tatsächlichen Ursache aufweisen. Bei näherer Betrachtung kann dann aber der Patient fast immer die Zusammenhänge erklären.

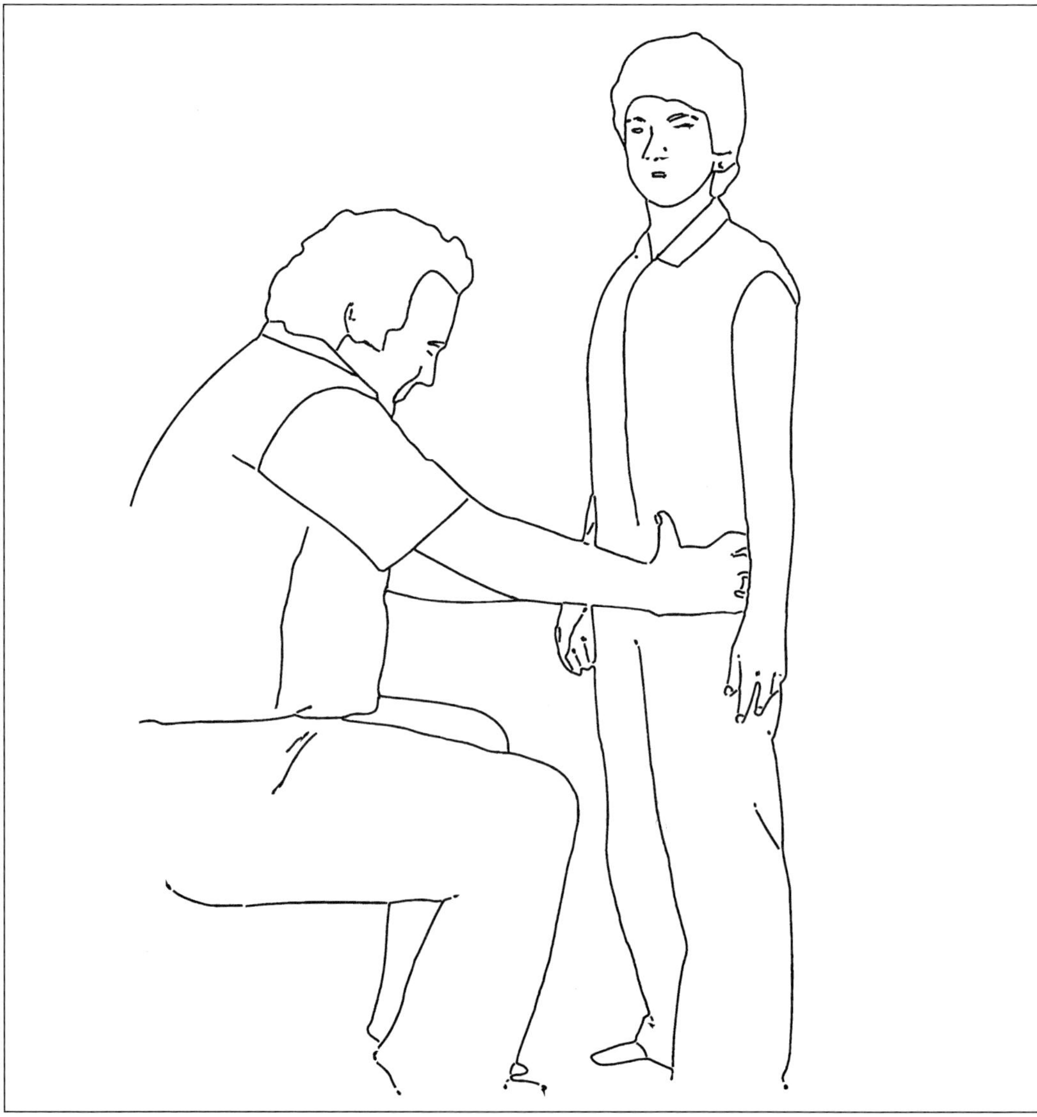

Abb. **14.7** Stehende Position bei Beginn der Ausschaltung des SomatoEmotionalen Gedächtnisses

Wir können der Versuchung nicht widerstehen, einige Beispiele zu zitieren, die dieses Konzept klarer darstellen und in der Lage sind, das Interesse des Studenten für dieses Phänomen zu erwecken. Bei einer 42-jährigen Frau konnte auf diese Weise in einer knappen Stunde eine Diagnose erstellt und die Behandlung erfolgreich durchgeführt werden. Ihre Hauptbeschwerden waren Kopf- und Nackenschmerzen, an denen sie bereits seit 12 Jahren gelitten hatte. Rund 15 Jahre zuvor hatte sie sich einer radikalen Mastektomie unterzogen. Sie und die meisten Ärzte, die sie behandelt hatten, gaben der Mastektomie die Schuld für ihre Kopf- und Nackenschmerzen. Sie war von Neurologen, Osteopathen, Physiotherapeuten, Psychiatern und zuletzt auch mit Rolfing behandelt worden. Alle Behandlungsarten führten zu einer vorübergehenden Besserung, aber keine hielt länger als ein paar Tage oder höchstens einige Wochen an. Ich behandelte die Patientin mit der bereits beschriebenen Methode der Ausschaltung des SomatoEmotionalen Gedächtnisses. Nach rund 20 Minuten lag sie am Boden, während ich sie am linken Handgelenk hielt. Sie schrie, tobte und warf sich am Boden hin und her wie ein Fisch an der Leine; ihr linker Arm war dabei die Leine. Sie versuchte jedoch nicht, ihr linkes Handgelenk meinem Griff zu entreißen, obwohl der unvoreingenommene Beobachter den Eindruck erhalten hätte, dass sie nichts so sehr wünschte, als zu fliehen. Im weiteren Verlauf der Behandlung hörte sie sich immer mehr an wie ein kleines Kind mit einem Wutanfall. Endlich hörte sie auf und entspannte sich vollständig. Der CranioSacrale Rhythmus wurde wieder regelmäßig. Nun erzählte sie mir, sie erinnere sich an ein Ereignis, das ihr im Alter von ungefähr 2½ Jahren zugestoßen war. Ihre Mutter hatte das linke Handgelenk des Mädchens verrenkt, als sie versuchte, das Kind etwas brüsk vom Boden hochzuziehen. Die Mutter hatte ihr ein Kleid genäht, das der Kleinen nicht gefiel. Das Kind hatte eine Schere gefunden und begann, das Kleid zu zerschneiden. Als die Mutter sie entdeckte, zog sie das Kind unter Geschimpf und Geschrei am Handgelenk hoch. Seit der soeben beschriebenen Behandlung vor rund zwei Jahren ist diese Patientin nun verhältnismäßig beschwerdefrei geblieben. (Vielleicht war es auch nur zufälligerweise die linke Brust gewesen, die dieser Patientin wegen eines bösartigen Geschwürs entfernt wurde.)

Mein zweites Beispiel betrifft einen 45-jährigen Mann, der trotz normalem EKG und Belastungs-EKG an Brustschmerzen litt. Ich diagnostizierte etliche somatische Funktionsstörungen des oberen Brustkorbes und der Rippen. Der Patient war während mehrerer Jahre sehr gründlich mit osteopathischen Methoden behandelt worden. Diese Behandlung hatte zwar erreicht, dass sich sein Zustand nicht mehr verschlechterte, aber eine Heilung konnte nicht erzielt werden. Die Beschwerden wurden auf eine Verletzung zurückgeführt, die er rund 10 Jahre zuvor durch einen Sturz von einem 6 m hohen Gerüst erlitten hatte. Nach seinem Sturz waren ihm vom Gerüst mehrere Bretter auf den Kopf gefallen.

Im Laufe der Behandlung zur Ausschaltung des SomatoEmotionalen Gedächtnisses durchlebte er eine Fußballverletzung, die er im Alter von 16 Jahren erlitten hatte und nach der er ungefähr 45 Minuten bewusstlos gewesen war. Bis zu dieser Behandlung hatte er sich nicht mehr an die Ereignisse kurz vor und nach der Verletzung erinnert. Er hatte geglaubt, dass seine Bewusstlosigkeit durch einen Schlag auf den Kopf verursacht worden war. Während der Behandlung beugte er den Kopf, Hals und oberen Brustkorb extrem nach hinten und verspürte den Schlag auf den Stirnbereich. Als wir in dieser Körperhaltung innehielten, begann sich sein Körper zu entspannen, das CranioSacrale System wurde freier und seine Schmerzen verschwanden. Ein Jahr nach der Behandlung hat er nur noch selten Brustschmerzen gehabt. Die somatischen Funktionsstörungen des Thorakalbereichs haben gut und dauerhaft auf die Behandlung reagiert. Er atmet tiefer und freier und behauptet, er sei entspannter und freier geworden.

Diese Beispiele zeigen, dass man sich beim Einsatz der Technik zur Ausschaltung des SomatoEmotionalen Gedächtnisses auf Unerwartetes gefasst machen muss. Man darf dabei die Nerven nicht verlieren, sondern muss die Behandlung fortsetzen, bis der Patient selbst zeigt, dass sie beendet ist. Das zuverlässigste Zeichen der Beendigung ist die vollständige Entspannung des Körpers. Sobald wir diese erreicht haben, wissen wir, dass der Körper alle Restriktionen gelöst hat, die er an diesem Tag preiszugeben bereit ist. Wenn wir nun an den verschiedenen „Horchposten" eine Kontrolle durchführen, stellen wir eine bemerkenswerte Veränderung fest.

Die auf die gesamtkörperliche Reaktion gestützte Diagnose und die Behandlung durch Ausschaltung des SomatoEmotionalen Gedächtnisses sind feste Bestandteile der CranioSacralen Therapie. Viele Patienten werden mit Problemen kommen, an denen alle ihre Therapeuten gescheitert sind. Diese Methoden jedoch werden oft das Scheitern durchbrechen und uns eine Möglichkeit geben, den Patienten erfolgreich zu helfen.

15 Neugeborene, Säuglinge und Kleinkinder

Neugeborene, Säuglinge und Kleinkinder zeigen besondere CranioSacrale Probleme[9]. Im Laufe der Entwicklung des Neugeborenen finden erhebliche Veränderungen im Wesen der Knorpel, Membranen und Knochen statt, aus denen sich das Schädelgewölbe zusammensetzt. Unter normalen Bedingungen ist der Schädel eines voll ausgetragenen Fetus eigentlich ein mit Liquor cerebrospinalis gefüllter membranöser Sack. Diese Flüssigkeit leistet ihren Beitrag im teilweise geschlossenen System, in dem es einen inneren Druck erzeugt. Dadurch entsteht ein hydraulisches System, das alle physikalischen Gesetze befolgt, die für ein teilweise geschlossenes hydraulisches System gelten. Innerhalb der von Membranen gebildeten Grenzen des Systems befinden sich die Strukturen der Eingeweide: das Gehirn, die Hypophyse, ein komplexes Gefäßsystem, das Ventrikelsystem des Gehirns und unzählige andere.

Die Knochenentwicklung des Schädels beim Fetus und Kleinkind kann man als „harte Stellen" der Membran erachten. Sie tragen zur Form und strukturellen Integrität des Schädels bei. Während der Entwicklung des Säuglings verringern sich die Abstände zwischen diesen knöchernen Stellen. Das Verhältnis zwischen dem flexiblen membranösen Schädelgewölbe und dem eher starren knöchernen Schädelgewölbe verändert sich zugunsten der starren Form (Abb. **15.1**). Man kann somit leicht verstehen, wie sich die Auffassung verbreiten konnte, dass der menschliche Schädel schließlich vollständig starr ist.

Weil der Schädel des Neugeborenen außerordentlich flexibel ist, sind hier auch die Techniken der Untersuchung und Behandlung des CranioSacralen Systems grundverschieden von denen, die wir bei Erwachsenen anwenden. Mit anderen Worten: Während der Entwicklung des Menschen vom Neugeborenen zum Erwachsenen müssen wir die bei der CranioSacralen Untersuchung und Behandlung angewandten Techniken schrittweise ändern.

Beim Neugeborenen und Säugling ist die CranioSacrale Bewegung schwieriger festzustellen als beim Erwachsenen. Beim Neugeborenen sind sowohl der Bewegungsspielraum als auch die Bewegungsamplitude wesentlich kleiner. Die körpereigene Energie, die das System antreibt, scheint ebenfalls wesentlich geringer zu sein als beim Erwachsenen. Ferner sind die Hebel, die Knochen des Schädelgewölbes, über die wir einen großen Teil dieser Bewegung wahrnehmen, wesentlich kleiner, und die Bewegung der membranösen Bereiche ist subtiler.

Wir empfehlen Studenten, die sich mit der Untersuchung und Behandlung von Säuglingen befassen wollen, dass sie sich zuerst vollständig mit der Tätigkeit des CranioSacralen Systems beim Erwachsenen vertraut machen und erst dann ihre Erfahrung auf jugendliche, jüngere Kinder und schließlich auf immer kleinere Kinder ausdehnen, bis sie endlich beim Neugeborenen angelangt sind. Die Veränderungen während der menschlichen Entwicklung sind zwar ein ständiges Phänomen, aber sie vollziehen sich in den ersten Lebensjahren ganz besonders rasch. Der CranioSacrale Therapeut sollte viele und verschiedene Stationen auf diesem Entwicklungsweg erlebt haben, um in der Lage zu sein, sich an das Entwicklungsstadium des CranioSacralen Systems seiner Patienten jeden Alters anzupassen.

Bei der Untersuchung und Behandlung von Neugeborenen haben wir eine Routine entwickelt, die sich als hilfreich und wirksam erwiesen hat. Wir bieten sie hier lediglich als eine Möglichkeit an, den Einstieg zu erleichtern. Wir hoffen allerdings, dass jeder Therapeut mit der Zeit seinen eigenen Weg entwickelt, der seinen besonderen Fähigkeiten am besten entspricht.

9 Wir empfehlen Studenten der CranioSacralen Therapie, die beabsichtigen, sich mit Neugeborenen, Säuglingen und Kleinkindern zu befassen, sich mit den Arbeiten von Dr. osteopath. Beryl Arbuckle, FACOP, vertraut zu machen. Im Rahmen ihres Zusammenwirkens mit Angus Cathey am Philadelphia College of Osteopathy hat Dr. Arbuckle wichtige Pionierarbeiten über die Anatomie der Intrakranialmembranen bei Totgeburten geleistet. Sie hat auch intensiv mit zerebralgelähmten Kindern gearbeitet. Ihr Konzept zu diesen Themen wurde als Sammelband *The Selected Writings of Beryl E. Arbuckle* veröffentlicht. Dieses Buch ist über die American Academy of Osteopathy in Colorado Springs, Colorado, erhältlich.

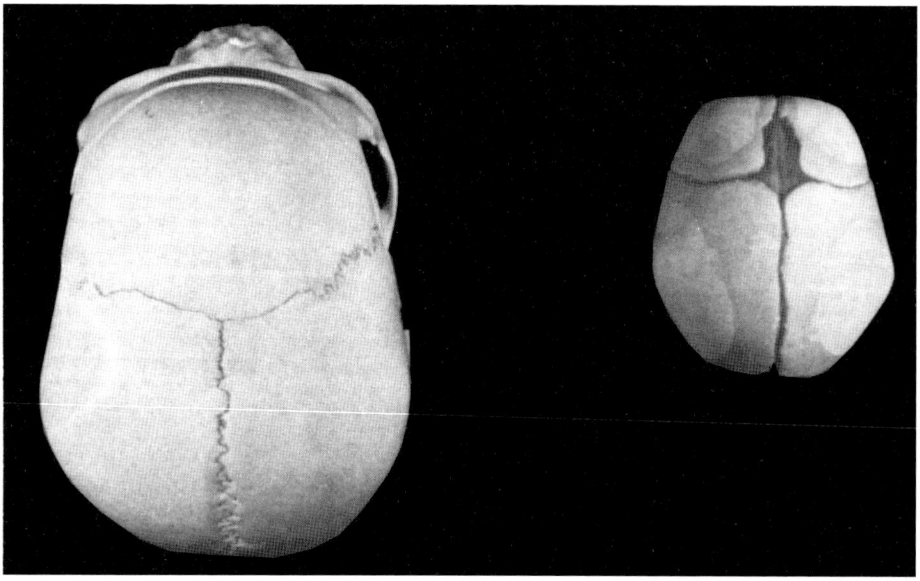

Abb. **15.1** Schädel eines Erwachsenen und eines Fetus

Dieser Ablauf sieht folgendermaßen aus:

1. Bei der Beobachtung von Schädelgewölbe und Gesicht auf Asymmetrie achten.
2. Bei der Beobachtung von Rumpf, Hals und Nacken auf Torsionsmuster zwischen Kopf und Becken achten.
3. Gaumen und Stärke des Saugreflexes beobachten.

Diese Beobachtungen führt man am besten beim ruhenden oder schlafenden Neugeborenen durch.

Im Wesentlichen sind die Untersuchungs- und Behandlungstechniken nicht zu trennen. Sie werden deshalb miteinander beschrieben.

15.1 Untersuchung der Beweglichkeit der Schädelbasis

Nach den oben erwähnten Beobachtungen führen wir den kleinen Finger in den Mund des Neugeborenen ein. Wir empfehlen, einen Fingerling zu verwenden, den man durch sorgfältiges Waschen von Talkum befreit und in Milch oder Glukosewasser eingetaucht hat. Am besten ist immer das, was das Neugeborene als Nahrung erhält. Muttermilch ist hier nicht zu verschmähen; man muss improvisieren können. Der mit dem Fingerling geschützte Finger wird nun in den Mund des Neugeborenen eingeführt, die Fingerbeere nach oben. Das Kind sollte hier beginnen, am Finger zu saugen. Wir fördern diese Saugtätigkeit nach Möglichkeit. Die freie Hand wird so platziert, dass sie die Tätigkeit der Außenfläche des Schädelgewölbes sanft überwachen kann. Beim Saugen wird der Finger im Mund des Kindes gegen den harten Gaumen gedrückt, der sich dadurch leicht nach kranial bewegt und dabei das Vomer bewegt. Diese Bewegung versetzt das Os sphenoidale in eine Schaukelbewegung. So verursacht schließlich das Saugen eine spürbare, rhythmische, die gesamte Schädelbasis erfassende Bewegung. Können wir diese Bewegung des ganzen Kopfes nicht wahrnehmen, so dürfen wir den Druck auf den Gaumen im Takt mit dem Saugen äußerst sanft fördern. Allmählich werden wir die Mobilisierung des gesamten Schädelgewölbes verspüren können.

Scheint das Kind nicht bereit, am Finger zu saugen, so warten wir eine Zeit lang ab, um sicher zu sein, dass die Saugtätigkeit nicht stattfinden wird. Dann beginnen wir allmählich und sehr sanft, sie am harten Gaumen des Kindes zu stimulieren.

Haben wir nun einmal die Beweglichkeit des Schädelgewölbes durch Förderung der Bewegung der Schädelbasis erzielt, dann vollziehen wir die Bewegung nach, bis sie uns einigermaßen symmetrisch erscheint. Tritt eine eindeutige Bewegungsverzerrung auf, entweder als Seitneigung oder Torsion, versuchen wir sehr sanft, sie auf direktem Weg zu korrigieren. Bei dieser ersten Methode berücksichtigen und ergreifen wir sehr sachte die Alae majores ossis sphenoidalis. Mit dem Finger im Mund des Kindes übertreiben wir die Schädelbasisbewegung sehr geringfügig und können damit oft das Gleichgewicht des Os sphenoidale wieder herstellen. Wir vollziehen nun mehrere Bewegungszyklen nach und führen das Bewegungsbild mit jedem Zyklus ein wenig weiter zur Symmetrie zurück. Beim Säugling ist die Entspannung kaum wahrnehmbar und findet oft unbemerkt statt. Wir führen deshalb nur einige wenige Zyklen durch, um eine sanfte Korrektur der Asymmetrie zu erzielen, und hören auf. In der Regel kann man die durch die Behandlung erwirkte positive klinische Veränderung fast unverzüglich feststellen.

Nach dieser Behandlung können wir wahrscheinlich zumindest eine teilweise Korrektur der früher sichtbaren Asymmetrie der Kopf- und Gesichtsform feststellen. Wir notieren diese Veränderungen und die noch vorhandenen Asymmetrien. Die Untersuchung am folgenden Tage wird uns zeigen, ob die Korrektur erfolgreich war.

15.2 Dekompression der okzipitalen Kondylen

Als Nächstes führen wir die Dekompression der okzipitalen Kondylen durch, die zwischen den Gelenkflächen des Atlas eingekeilt sind. Hyperextension des Kopfes und die damit verbundene Kompression der Kondylen nach anteromedial treten häufig bei Zangengeburten auf, aber auch bei Säuglingen, bei denen mit verhältnismäßig starkem Zug während des Geburtsvorganges manuell eingegriffen wurde. Dieser Zustand kann dann eintreten, wenn der Geburtshelfer versucht, den Durchtritt des Körpers des Kindes durch den Geburtskanal zu beschleunigen. Im Interesse der optimalen Gesundheit und Entwicklung des Kindes müssen diese Hyperextensions- und nach ventral gerichteten Kompressionskräfte abgebaut werden. Um das zu erreichen, müssen wir das Okziput gegenüber dem Atlas nach posterior bewegen.

Die am Atlas zur Korrektur der Dekompression und Hyperextension des Okziput angewandte Technik ist mit derjenigen identisch, die wir zur Prüfung dieser Störung einsetzen. Wir nehmen dabei den Kopf des Kindes sanft zwischen die Hände. Dabei fasst eine Hand das Okziput und die andere den frontosphenoidalen Bereich. Mittel- und Ringfinger werden unter das Okziput so weit nach anterior gestreckt, wie dies das Subokzipital- und Zervikalgewebe zulassen. Die Spitzen dieser Finger zeigen in Richtung der okzipitalen Kondylen. Die Handlage bleibt sehr sanft und erlaubt dem Gewebe, sich zu entspannen. Wenn wir diese Gewebeentspannung wahrgenommen haben, bewegen wir das Okziput gegenüber den Gelenkflächen des Atlas sanft nach dorsal. Gleichzeitig fördern wir mit der anderen Hand den bereits beschriebenen „Sturzflug" des Komplexes von Os frontale und Os sphenoidale, als drehe er sich um eine ungefähr durch den vorderen oberen Bereich der Pars squamosa ossis temporalis verlaufende Querachse nach anterior und inferior.

Wenn wir diese Rückwärtsbewegung des Okziput wahrnehmen, spreizen wir leicht den Ring- und Mittelfinger. Dadurch werden die okzipitalen Kondylen während der Dekompression auseinanderbewegt. Wir stellen uns dabei vor, dass unsere Finger bis an die Kondylen reichen; unser Ziel ist es, sie seitlich auseinanderzubewegen.

15.3 Formveränderung des Schädels

Nach Anwendung dieser Technik beurteilen wir Kopf und Gesicht erneut, um eine eventuell immer noch unvollständige Symmetrie festzustellen. Falls eine Asymmetrie noch immer vorhanden ist, versuchen wir sanft und vorsichtig, die Form des Schädels auf direktem Weg zu verändern. Wir üben einen äußerst leichten Druck an den hervortretenden Wölbungen aus und einen ebenso leichten negativen Druck an denjenigen Flächen, die wir ausweiten wollen. Wir haben es hier mit einem verformbaren, teilweise geschlossenen hydraulischen System zu tun, vergleichbar mit einem mit Wasser gefüllten Ballon, dem an gewissen Stellen ein weniger dehnbares Pflaster anhaftet. Werden gewisse Teile der Grenzmembran dieses hydraulischen Systems komprimiert und widersetzen sich die nicht komprimierten Teile einer Erweiterung, so erhöht sich der hydraulische Druck im System. Im gegebenen Fall wird dieser Druck auf das Gehirn durch den Liquor cerebrospinalis zusätzlich verstärkt. Welche Kraft dürfen wir überhaupt auf das Gehirn eines winzigen Säuglings ausüben? Um die Form des Säuglingsschädels zu ändern, darf diese Kraft selbstverständlich nur äußerst gering sein. Diese minimale Kraft dürfen wir während einiger Minuten anwenden, um die gewünschte Wirkung zu erzielen. Wir erinnern erneut daran, dass eine sehr kleine Kraft, die wir während längerer Zeit anwenden, mit viel höherer Wahrscheinlichkeit ein nichttraumatisches Ergebnis erzielen kann.

Bei richtiger Anwendung dieser Technik findet eine sofort sichtbare Veränderung der asymmetrischen Form statt. Falls sich aber die Asymmetrie zunächst zwar verbessert, aber nach einigen Stunden oder Tagen wieder zurückkehrt, dann haben wir die eigentliche Ursache der Störung noch nicht identifiziert oder korrigiert. Diese Ursache ist dabei oft eine abnorme Torsion des Duralschlauches in der Wirbelsäule. Die Torsion kann entweder am Schlauch selbst liegen oder auf eine Spannung des Knochengerüstes hinweisen, etwa im Sakrum oder Becken.

15.4 Ausgleich zwischen Okziput und Sakrum

Eine weitere Technik, die wir beim Neugeborenen anwenden, ist der Ausgleich zwischen Okziput und Sakrum. Um dies zu erzielen, legen wir eine Hand am Okziput und die andere am Sakrum an. Die an einem Ende des Duralschlauchsystems ausgelösten Bewegungen des Okziputs oder des Sakrums sollten frei und synchron am entgegengesetzten Ende ankommen. Wird diese Bewegungsfortleitung beeinträchtigt oder verzerrt, so müssen wir die Restriktion, die den Duralschlauch in der Wirbelsäule beeinträchtigt, lokalisieren. Sie kann beispielsweise durch den sakrokokzygealen Komplex verursacht werden, an einer oder mehreren der Duralschutzhüllen oder an einem der oberen Halswirbel auftreten, wo die Dura an den Wirbelkörper von C2 und C3 befestigt ist. Diese Restriktionen können alle durch einen sanften, unmittelbar an den jeweiligen Restriktionen angesetzten Druck mobilisiert werden, sobald man die Schranken identifiziert und geortet hat.

Häufig liegt eine Torsion des Duralschlauches vor. Man kann diese Torsion am besten bei der Untersuchung des Rumpfes und des Beckenbereichs beobachten, indem man das Okziput in einer Richtung und das Sakrum in der anderen zu drehen versucht. Der Duralschlauch sollte diese Torsionsbewegung an beiden Enden und in beiden Richtungen gleichmäßig zulassen. Ist das nicht der Fall, so kann man die Torsion des Duralschlauches in der Regel durch eine sanfte, einige Minuten dauernde Kraftanwendung gegen die Barriere korrigieren.

Wir sollten Okziput und Sakrum in beiden Richtungen auf Seitneigung und Torsion sowie auf Flexion und Extension prüfen. Diese Bewegungen sollten frei, symmetrisch und synchron zwischen Okziput und Sakrum erfolgen. Ist das nicht der Fall, dann erzielt eine sanfte, längere Zeit dauernde Krafteinwirkung eine Korrektur der Störung.

15.5 Ausgleich von Sakrum und Becken

Die letzte routinemäßig in unserer Praxis angewandte Methode hat den Ausgleich von Sakrum und Becken zum Ziel. Wir stellen uns dabei die Darmbeinkämme als die Seiten eines Rechtecks vor, dessen Dach von der Schamgegend und den Rami und dessen Boden durch das Sakrum gebildet werden.

Das Neugeborene hat soeben die Geburtswege passiert und wurde verschiedenen natürlichen und oft auch unnatürlichen Kräften ausgesetzt. Die zur Verfügung stehenden „Verstrebungen", die für die Symmetrie des Beckens zuständigen

Sehnen und Muskeln, kann es noch nicht sehr gut kontrollieren. Dabei ist sehr leicht verständlich, dass aus einem Rechteck ein schiefes Parallelogramm entstehen kann.

Wir halten nun sehr sanft das Becken des Kindes, entweder mit einer Hand unter dem Sakrum und der anderen über der Symphysis pubis oder mit beiden Daumen ein wenig seitlich der Symphyse, während wir das Sakrum mit den Fingern fassen. Wir prüfen das Becken auf parallele Scherkräfte nach links und rechts. Stoßen wir dabei auf eine Restriktion, so bringen wir ihr eine sanfte Kraft entgegen, bis sie sich entspannt. Damit ist die Korrektur schon da. Stellt sich die Parallelverschiebung nach einigen Tagen wieder ein, so setzen wir die Suche nach ihrer Ursache fort.

Beim Neugeborenen treten klinische Symptome von Funktionsstörungen auf verschiedene Art und Weise in Erscheinung. Darunter haben wir Übererregbarkeit des Nervensystems, übermäßiges Weinen, schlechten Muskeltonus, Atemnot, übermäßiges Aufstoßen und Störungen beim Stuhlgang erlebt. Nach Korrektur der Dynamik und Funktion des CranioSacralen Systems tritt oft schon nach wenigen Minuten eine dramatische Besserung ein.

15.6 Verhaltens- und Lernstörungen

Die bei Kindern im Vorschul- und frühen Schulalter wahrscheinlich am häufigsten auftretende Störung ist die Verkeilung der okzipitalen Kondylen. Oft verursacht diese Störung hyperkinetisches Verhalten, abnorme Angstzustände und Konzentrationsschwierigkeiten während einer mäßigen Zeitspanne. Die Korrektur der Verkeilung führt zu einem unmittelbaren und dramatischen Verschwinden der Symptome. Innerhalb von ein bis zwei Monaten nach einer solchen Korrektur schläft dann das hyperkinetische Kind oft noch auf dem Behandlungstisch ein. Tritt die Störung der okzipitalen Kondylen erneut auf, so wiederholt sich erfahrungsgemäß beim Kind auch das hyperkinetische Syndrom und kann wiederum durch Ausschaltung der Funktionsstörung behoben werden. Wir mussten ein Kind noch nie mehr als viermal behandeln, um einen dauerhaften Erfolg zu erzielen. Der in unserer Patientenkartei am längsten verfolgte Fall dieser Art hat bisher knapp über fünf Jahre ohne Rückfall in die Hyperkinese oder erneute Kompression der okzipitalen Kondylen gedauert. Wir haben bisher mehr als fünfzig hyperkinetische Kinder behandelt. Upledgers Erfahrungen zufolge leiden zwei Drittel der Kinder mit hyperkinetischem Syndrom an einer Kompression der okzipitalen Kondylen. Diese Kinder reagieren sämtlich positiv auf die erfolgreiche Behandlung der Kompression. Als Erklärungsmodell dient die Entlastung der V. jugularis im Foramen jugulare und die damit verbundene Verbesserung des venösen Abflusses (Upledger 2001). *[Anm. G. Groot Landeweer]*

Ferner haben wir in Großbritannien eine Gruppe von Osteopathen der Society of Osteopaths ausgebildet, die bei hyperkinetischen Kindern eine ähnliche Behandlungsmethode anwenden. Ihre bisherigen Ergebnisse bestätigen die unsrigen.

Es stimmt, dass bei gewissen hyperkinetischen Verhaltensweisen auch mit diätetischen und anderen Maßnahmen eine Besserung erzielt werden kann. Zu dieser Tatsache nehmen wir wie folgt Stellung:

- Erstens behaupten wir nicht, dass sämtliche hyperkinetischen Verhaltensstörungen ausschließlich von Funktionsstörungen des CranioSacralen Systems verursacht werden.
- Zweitens scheint es bei einer Betrachtung der weitreichenden körperlichen Auswirkungen des CranioSacralen Systems, wie zum Beispiel auf den N. vagus oder die Hypophyse, eine vernünftige Annahme, dass bei gewissen Nahrungsmittelunverträglichkeiten, Blutzuckersturzperioden und dergleichen die Ursache eine Funktionsstörung des CranioSacralen Systems sein kann. Unsere Erfahrung zeigt, dass es einen Zusammenhang zwischen einer Kompression der okzipitalen Kondylen und hyperkinetischen Verhaltensweisen sowie eine seltenere, doch trotzdem signifikante Verbindung mit abnormen Angstzuständen bei Kindern gibt.

Bei einer CranioSacralen Therapie handelt es sich auf jeden Fall um eine risikofreie Behandlungsmethode, deren Anwendung dem Patienten nicht schaden kann und bei der es sich lohnt, die damit erzielten Ergebnisse zu beobachten.

Wir haben auch eine bedeutende Anzahl von Kindern behandelt, die an Leseschwierigkeiten bzw. Legasthenie litten. Das Durchschnittsalter dieser Patientengruppe lag bei ungefähr 12, das Höchstalter bei 26 Jahren. Unser Befund zeigte, dass bei rund der Hälfte dieser Patienten die Ossa temporalia und Suturae occipitomastoideae funktionsgestört waren. Heute liegt die in unserer Statistik erfasste Anzahl der Patienten bei ungefähr 65. Eine Korrektur der Funktionsstörung der Ossa temporalia war bei rund der Hälfte der behandelten Patienten erfolgreich. Kürzlich erklärte ein 15-jähriger Junge nach vier Behandlungen und Korrektur der Innenrotation des rechten Os temporale, er habe jetzt Freude am Lesen und könne ganze Wörter lesen. Diese Veränderung begann nach der ersten Behandlung, und zwar nach der teilweisen Mobilisierung des rechten Os temporale. Ferner erklärte er, dass er vor der ersten Behandlung die Wörter nur in kleinen Abschnitten von jeweils zwei bis vier Buchstaben sehen konnte. Der Sonderschullehrer dieses Jungen begleitete ihn zu allen Behandlungen und bestätigte seine Fortschritte.

Wir wollen nicht behaupten, dass sämtliche Hyperkinesen, abnorme Ängste und Legasthenien auf Funktionsstörungen des CranioSacralen Systems zurückzuführen sind, sondern dass sie oft von solchen Funktionsstörungen verursacht werden können und dass in diesen Fällen die infolge der physiologischen Korrektur erzielte Verbesserung der Hirnfunktion in der Regel schnell und dramatisch erfolgt. Es liegt also auf der Hand, dass hier ein kausaler Zusammenhang vorliegt.

15.7 Zerebralparese

Bisher haben wir 14 Fälle spastischer Zerebralparese behandelt. Wir verwenden dabei eine Technik mit mehreren Therapeuten, bei der wir gleichzeitig die Restriktionen der Faszien und Muskeln mit denen des CranioSacralen Systems entspannen. In allen diesen Fällen haben wir mit unserer Behandlung zumindest bei der Spastizität eine Besserung erzielt.

Drei der aufsehenerregendsten Fälle brachten die fast vollständige Wiederherstellung einer spastischen Halbseitenlähmung. Der erste dieser Patienten war ein 3½-jähriger Knabe, dessen rechte Seite spastisch und hemiplegisch war. Seine Fortbewegungsmethode bestand darin, sich am Boden krebsartig nach links zu bewegen. Er benutzte aktiv seinen linken Arm und sein linkes Bein, um seine rechte Seite nachzuziehen. Indem er den Arm und das Bein abduzierte, danach adduzierte, konnte er seinen Körper nach links bewegen. Er schielte und konnte nicht kauen; seine Nahrung musste zuerst zu einem Brei verarbeitet werden. Wir entdeckten erst später, dass er unter ständigen Schmerzen im Kopf, rechten Arm und Bein sowie im rechten Zwerchfellbereich gelitten hatte.

Nach der dritten Behandlung stand er auf und konnte laufen. Nach dreißig Behandlungen wurde er entlassen. Er hatte nun einen aufrechten Gang und ein gutes Gleichgewicht, gute feinmotorische Fähigkeit und Koordination aller Gliedmaßen. Er kaut normal, erhält regelmäßig die gleiche Nahrung wie die restliche Familie und hat nunmehr keine besondere Behandlung nötig. Er erzählte uns, dass alle „Männer in meinem Körper, die mir Schmerzen verursachten", nun weggegangen waren. Bei Müdigkeit schielt er ab und zu mit dem rechten Auge. Alle diese Fortschritte konnten innerhalb des ersten Jahres nach seiner ersten Behandlung erzielt werden.

Die Schlüsselkorrektur lag in der linken Sutura coronalis, die stark eingeschränkt und eingedrückt war. Wir konnten diese Knochennaht bei der dritten Behandlung mobilisieren und die Wölbung nach innen beseitigen. Um vier Uhr früh am nächsten Morgen weckte der Junge seine Mutter und sagte ihr, er wolle aufstehen und laufen gehen. Dann lief er. Heute fährt er Dreirad und nimmt Tanzstunden.

Der zweite Fall war ein 9-jähriges Mädchen. Ihr schwerstes Symptom war die spastische Lähmung des rechten Armes und der Hand.

Das rechte Bein war ebenfalls gelähmt, aber weniger schwer betroffen. Es war kürzer und sein Umfang war kleiner als das linke. Sie konnte zwar aufrecht gehen, allerdings nur mit Schwierigkeiten. Wir fanden eine ähnliche Störung der linken Sutura coronalis wie im bereits geschilderten Fall vor und behoben diese. Auch hier trat nun eine sofortige und dramatische Besserung der Lähmung ein. Heute ist nur noch das rechte Bein kürzer und unterentwickelt; die feinmotorische Koordination ihrer rechten Hand ist hervorragend. Die Patientin wird gegenwärtig osteopathisch nur noch wegen einer sekundären, durch das unterentwickelte, kürzere Bein verursachten Beckenfunktionsstörung behandelt.

Der dritte dieser dramatischen Fälle war ein 5-jähriges Mädchen, das an einer spastischen Tetraplegie litt. Sie konnte nicht einmal kriechen. Hier war die gesamte Sutura coronalis verkeilt, das Os frontale war nach unten gedrückt, die Vorderkanten der Ossa parietalia überlagerten das Os frontale. Wir konnten die Restriktion der Sutura coronalis entspannen und erzielten damit eine dramatische Besserung der Lähmung. Nach acht Behandlungen konnte das Kind kriechen und stehen. Heute läuft und klettert es.

Alle weiteren elf Fälle in unserer Patientenkartei weisen Besserungen auf. Wir vermuten, dass einige unter ihnen sich ebenfalls dramatisch verändern werden, sobald wir die bei ihnen verantwortliche Schlüsselläsion auffinden und korrigieren können.

15.8 Autismus

Wir haben bisher 108 Kinder behandelt, die von verschiedenen Fachleuten als autistisch diagnostiziert wurden. Für uns besteht kein Zweifel, dass alle diese Kinder autistisch sind.

Die Symptome bei allen diesen Kindern, deren Verhalten den klassischen Kriterien des Autismus am ehesten entspricht, scheinen ein ähnliches Bild von Restriktionen im Bereich des CranioSacralen Systems aufzuweisen. Dieser Verdacht führte mich (Upledger) dazu, eine Einfachblindversuchsreihe mit 63 Kindern durchzuführen, die alle als autistisch eingestuft worden waren und deren Eltern fast alle Mitglieder beim Landesverband der Eltern autistischer Kinder[10] waren. Ich untersuchte die Kinder „blind", nachdem sie alle von Dr. Bernard Rimland, dem Direktor des Instituts für Verhaltensforschung von Kindern[11] in San Diego, Kalifornien, beurteilt worden waren. Ich stufte sie nach drei Maßstäben ein. Beim ersten wurde die Membranrestriktion bewertet, beim zweiten die Knochenrestriktion des CranioSacralen Systems, jeweils auf einer willkürlichen Skala von 0 bis 10, auf der 0 keine und 10 die größtmögliche Restriktion darstellte; beim dritten wurde die körpereigene Energie des CranioSacralen Systems auf einer Skala von –3 bis +3 gemessen.

Kinder mit scheinbar schizophrenen Verhaltensweisen zeigen nicht das stark eingeschränkte, hoch energetische CranioSacrale System. In der Tat stimmt genau das Gegenteil: in den Grenzbereichen scheinen keine wesentlichen Restriktionen aufzutreten, doch besteht bei ihnen wenig oder keine wahrnehmbare rhythmische Bewegung des CranioSacralen Systems. Bei Prüfung der aktiven Bewegung passt sich das System den induzierten Bewegungen an, es weist aber nur wenige eigene Bewegungseigenschaften auf. Ein Kind, das ich dabei als schizophren einstufte, lag somit im unteren Bereich der membranösen Restriktionswerte (0, 1 usw.) und im negativen Eigenenergiebereich (–3, –2 usw.). Das autistische Kind wurde für die Restriktion mit +9 oder +10 und für die Eigenbewegung mit +3 bewertet. Weitere Verhaltensstörungen treten in der Regel als örtliche Knochenrestriktionen auf.

Knochenrestriktionen weisen eine Art Festigkeit auf, während Membranrestriktionen hingegen eher federnd oder elastisch wirken und dazu neigen, der vom Therapeuten von außen her angewandten Kraft nachzugeben. Sobald man diese Kraft verringert, treten sie wieder als Restriktionen auf. Aufgrund dieser Forschungsarbeit nehme ich an, dass das im klassischen Sinne autistische Kind schwerere Restriktionen in der Duralmembran aufweist. Ich verspüre auch, dass diese Kinder eine sehr hohe Eigenenergie innerhalb dieses von Membranen gehemmten Systems besitzen.

Die Untersuchung ergab eine positive Korrelation mit einer Fehlerquote von nur 1 % zwischen Rimlands Bewertung für den Autismus und meiner Beurteilung einer Membranrestriktion. Es handelt sich hier zwar nur um vorläufige, aber immerhin vielversprechende Ergebnisse von Arbeiten, die noch weiter fortgesetzt werden.

Aufgrund dieser vorläufigen Ergebnisse vertrete ich die Auffassung, dass es zwischen der Schizophrenie und der Beeinträchtigung der Funktion

10 National Association for Parents of Autistic Children
11 Institute for Child Behavior Research

des CranioSacralen Systems keine ätiologische Verbindung gibt. Ein Zusammenhang mit dem Autismus ist hingegen sehr gut möglich. Unsere Erfahrungen bei der Behandlung des Autismus führen uns auch zum Schluss, dass Autismus und Schizophrenie beim gleichen Kind auftreten können. Da der Autismus auf die CranioSacrale Korrektur reagiert, neigen manche dieser Kinder eindeutiger zur Schizophrenie.

Der Ablauf der Korrekturen bei Behandlungen des CranioSacralen Systems der eher klassisch autistischen Kinder scheint einem spezifischen Bild zu entsprechen, dessen Stufen sich folgendermaßen gliedern:

1. Zunächst finden wir den sich bewegenden Bereich des Systems, ungeachtet dessen, wo er sich befindet oder wie verzerrt sein Bewegungsbild auch sein mag. Der Anfänger erhält vielleicht den Eindruck, dass das gesamte CranioSacrale System eng verkeilt ist. In Wirklichkeit bewegt es sich aber trotzdem irgendwo. Wir erweitern diese Bewegung an der Stelle, wo wir sie vorfinden. Allmählich erweitert sich der bewegliche Bereich, und andere Teile des Systems beginnen, sich ebenfalls ein wenig zu bewegen. Bei der Arbeit mit autistischen Kindern lohnt sich die Arbeit zu zweit; wenn man die Tür einmal sozusagen einen Spalt breit geöffnet hat, sollte man jede Bewegung optimal ausnutzen.
2. Wir versuchen nun eine von anterior nach posterior gerichtete Dekompression der Schädelbasis. Unter Umständen sind mehrere Versuche nötig, bis sich der Erfolg einstellt, aber sie werden sich lohnen.
3. Darauf führen wir die Dekompression des lumbosakralen Übergangs durch. Wenn man zu zweit arbeitet, kann diese Dekompression gleichzeitig mit derjenigen der Schädelbasis durchgeführt werden.
4. Dann werden auch die Schädelbasis und das Sakrum ins Gleichgewicht gebracht und die zwischen den beiden liegenden Membranen entspannt.

Während dieser Korrekturen hörte das selbstverletzende Verhalten – Kopfanschlagen, Beißen der eigenen Hand oder des Handgelenks usw. – entweder vollständig auf oder es trat zumindest eine wesentliche Verringerung seiner Heftigkeit ein. Diese Besserung im Verhalten entsteht ganz spontan. Wir vermuten, dass die Dekompression ständige Kopfschmerzen beseitigt. Möglicherweise will das Kind die unkontrollierbaren inneren Kopfschmerzen durch selbsterzeugte äußere, jedoch kontrollierbare Schmerzen blockieren, um so eine gewisse Linderung zu erzielen. Vielleicht reizt es durch die Schmerzen, die es sich selbst zufügt, sogar die Erzeugung endogener Opiate an, Endorphine, um damit die fast unerträglichen Schmerzen zu lindern. Kopfanschlagen kann selbstverständlich eine Selbstverletzung sein, die zum Selbstzweck wird; sie kann aber möglicherweise auch einen instinktiven Versuch des Kindes darstellen, das CranioSacrale System zu mobilisieren.

Auf dieser Korrekturebene tritt häufig eine weitere Veränderung auf: das Kind hört entweder vollständig oder zumindest teilweise mit dem Daumensaugen auf. Die sorgfältige Beobachtung zeigt, dass es sich bei diesem sogenannten Daumensaugen gar nicht um ein Saugen, sondern um einen starken Druck auf den Gaumen handelt. Wenn man sich die Anatomie der Maxilla, des Os palatinum, Vomer und Os sphenoidale vor Augen hält, so kann man diesen selbsterzeugten Druck auf den Gaumen ohne Weiteres als einen Versuch des Kindes erkennen, die Schädelbasis zu mobilisieren.

Ferner ist es eine Erfahrungstatsache, dass sich autistische Kinder bei der Behandlung sehr kooperativ verhalten, sobald einmal eine Dekompression erzielt wurde. Sie haben dabei eine sehr positive Einstellung zur CranioSacralen Behandlung. Oft zeigen sie dem Therapeuten die Stellen, wo er bei der Behandlung die Hände anzulegen hat. Diese Stellen sind fast immer richtig.

5. Nach Entspannung der Kompressionsrestriktionen in der anterior–posterioren Richtung und nachdem die Schädelbasis einigermaßen ins Gleichgewicht gebracht wurde, können wir offenbar keine weiteren Fortschritte erzielen, bis wir die somatischen Restriktionen der Faszie entspannt haben. Das setzt eine Behandlung mit einem Team voraus, wo Körperpositionierung angewandt wird, wie sie im Kapitel 14 beschrieben wurde.

Während dieser Behandlungsphase müssen wir mit heftigen emotionellen Reaktionen rechnen.

Sie können als Weinen, Lachen, Schreien oder in dem gesamten Spektrum von emotionellen Ausdrucksarten auftreten. Nach unserer Erfahrung hat aber noch kein Kind versucht, diese Behandlungsstufe vorzeitig zu beenden oder sich gegen sie zu wehren. Im Gegenteil, ist es erstmal in diesem Stadium, werden wir beim autistischen Kind einen spontanen Ausdruck der Emotion und Kreativität beobachten können. Auch sein soziales Verhalten kann sich in dieser Phase wesentlich verbessern.

6. Das nächste Behandlungsstadium ist die laterale Dekompression der Schädelbasis. Wir verwenden dabei die Ohren als Hebel, bewegen die Ossa temporalia nach lateral und mobilisieren sie (Kapitel 11).

Nach dieser Korrektur können wir das CranioSacrale System des autistischen Kindes in gleicher Weise wie das jedes beliebigen anderen Patienten behandeln. Wir behandeln, was wir vorfinden. Diese Korrekturebene zu erreichen, kann unter Umständen bei wöchentlichen Behandlungen ein ganzes Jahr beanspruchen.

Es ist wichtig, Eltern und Lehrer auf die Veränderungen hin zu sensibilisieren, denen das Kind während der Zeit seiner Behandlung ausgesetzt ist. Die allmählich auftretenden Emotionen und kreativen Tätigkeiten müssen gefördert werden. Wir wissen noch nicht, wie weit das autistische Kind Fortschritte machen kann, wenn einmal die Funktionstüchtigkeit des CranioSacralen Systems auf einer höheren Ebene erreicht wird. Unsere Beobachtungen geben uns jedoch Grund zur Hoffnung. Die sehr enge Zusammenarbeit zwischen Eltern, Lehrern und dem CranioSacralen Therapeuten ist dabei eine selbstverständliche Voraussetzung.

16 Spezifische klinische Vorkehrungen und Anwendungen

In diesem Kapitel beschreiben wir die klinischen Anwendungen, mit denen wir die größte Erfahrung haben. Wir können nur aus eigener Erfahrung berichten und die funktionellen anatomisch-physiologischen Mechanismen erklären, die aus unserer Sicht mit hoher Wahrscheinlichkeit die beobachteten Reaktionen erzeugen. Die Anzahl der hier angeführten klinischen Anwendungen ist selbstverständlich unvollständig. Ziel dieser Liste ist es nicht, die Versuche des einzelnen Therapeuten mit anderen Behandlungstechniken in den vielen verschiedenen und hier nicht erwähnten klinischen Situationen zu beschränken, sondern auf den Bereich hinzuweisen, in dem der Einstieg in die Anwendung der CranioSacralen Untersuchung und Behandlung problemlos möglich ist. Bei dieser Therapie gibt es wenige bis überhaupt keine schweren irreversiblen oder dauerhaften Begleiterscheinungen. Ihr Ziel ist lediglich, die Funktion des physiologischen Systems zu verbessern. Deshalb ist sie nur selten kontraindiziert.

Möglicherweise gibt es weitere als nur die vier folgenden uns bekannten Kontraindikationen für die CranioSacrale Behandlung:

1. *Akute intrakranielle Blutung:* Der manuelle Eingriff in das CranioSacrale System kann die dynamischen Druckverhältnisse der Intrakranialflüssigkeit wesentlich verändern. Eine solche Veränderung ist unerwünscht, da sie die Dauer der Blutung verlängern und die ohnehin schon schwache Blutgerinnungsfähigkeit noch mehr beeinträchtigen kann.
2. *Intrakranielles Aneurysma:* Die bei der CranioSacralen Behandlung erzeugte Veränderung der dynamischen Druckverhältnisse der Intrakranialflüssigkeit kann genügen, um bei einem gefährlichen, bereits vorhandenen intrakraniellen Aneurysma ein Leck oder eine Ruptur zu verursachen.
3. Die dritte Kontraindikation ist ein Hinweis prophylaktischer Art: Bei Patienten mit einem *Schädelbruch jüngeren Datums* ist große Vorsicht geboten, um nicht durch die erhöhte Bewegung der Knochen des Schädels eine Blutung oder einen Membranriss zu verursachen.
4. Die *Hernienbildung der Medulla oblongata* durch das Foramen magnum ist eine lebensgefährliche Situation, bei der jede Veränderung der hydraulischen Druckverhältnisse des CranioSacralen Systems durch die Anwendung von manuellen Techniken unerwünscht ist.

Wir kommen nun zu den Gebieten, auf denen wir eine recht umfangreiche klinische Erfahrung besitzen. Hier erachten wir die CranioSacrale Behandlung als wirksam und oft heilbringend. Damit beabsichtigen wir nicht, diese Technik als ausschließliche Methode anzupreisen, die abgesondert von anderen therapeutischen Möglichkeiten anzuwenden sei; sie muss immer als integrierender Bestandteil zusammen mit den verschiedenen anderen Behandlungsmöglichkeiten eingesetzt werden, die der Therapeut im Einzelfall als richtig erachtet. Mit Ausnahme der rein klinischen Forschung ist eine echt ganzheitliche Auffassung immer unbedingt geboten. Wir dürfen nicht Anhänger einer einzigen Lehrrichtung, eines einzigen Systems werden, das jede andere Lehre und jedes andere System ausschließt. Unsere Loyalität gilt nur den Patienten, die wir behandeln, nicht irgendeinem Dogma. Deshalb müssen wir in der Wahl unserer Behandlungsmethoden Eklektiker bleiben.

16.1 Akute systemische Infektionszustände

Diese sprechen sehr gut auf die im 4. Kapitel beschriebenen CV-4-Techniken an. Bereits zwei bis drei Wiederholungen des mit CV-4 erzeugten Ruhepunktes wirken in der Regel fiebersenkend. Der Ruhepunkt scheint dem Kranken mit Infektionskrankheiten bei der Überwindung des kritischen Stadiums zu helfen. Die fiebersenkende Wirkung zeigt sich in der Regel innerhalb einer Stunde nach der Behandlung und dauert normalerweise längere Zeit an. Diese Dauerwirkung weist auf eine Wende in der Schlacht zwischen dem pathogenen Angreifer und den körpereigenen Abwehrkräften hin. Kehrt das Fieber zurück, so wird auch die CV-4-Technik wiederholt. Die Anzahl der Ruhepunkte, die man während einer Behandlung erzielt, wird ausschließlich von unserer eigenen Wahrnehmung der Veränderung in der Bewegungsqualität des CranioSacralen Systems bestimmt. Dabei sollten wir während der Behandlung so weit wie möglich auch alle anderen Bewegungsasymmetrien korrigieren, unser Hauptaugenmerk sollte sich jedoch auf die CV-4-Technik richten.

Der hier beteiligte physiologische Mechanismus beruht wahrscheinlich auf der bei dieser Behandlung erzielten erhöhten Beweglichkeit der Körperflüssigkeiten. Vermutlich ist die Wirkung ähnlich wie bei der Lymphpumpe, doch findet hier der Flüssigkeitsaustausch über den gesamten Körper verteilt statt, er ist allgemeiner Art und wird über das autonome Nervensystem des Patienten erzielt.

Vereint mit einer antibiotischen Behandlung und weiteren unterstützenden Maßnahmen wie Bettruhe, erhöhter Flüssigkeitsaufnahme usw. kann man den Patienten mit der CV-4-Technik häufig in wenigen Stunden von der akuten Anfangs- zur Erholungsphase der Krankheit bringen.

16.2 Lokalisierte Infektionen

Bei Abszessen und Furunkeln kann die Anwendung der im 9. Kapitel beschriebenen „V-Spreiz-Technik" eine erhebliche Linderung bringen. Auch hier tritt die Besserung rasch und auf dramatische Art und Weise ein. Man kann einfach mit einer Hand Energie in den Bereich der Scheitelregion zuführen und die beiden empfangenden Finger der anderen Hand an beide Seiten der infizierten Stelle legen (die Finger sind dabei wie ein „V" abgespreizt). Wenn der Energiefluss beginnt, fängt zunächst der Infektionsbereich an zu pulsieren. Beim Eintritt der positiven Wirkung verringert sich dann die Amplitude der pulsierenden Bewegungen, und der in Mitleidenschaft gezogene Bereich wird eindeutig weicher. In der Regel meldet der Patient, dass er sich wohler fühlt. Damit kann man die Behandlung abschließen.

Diese Behandlung kann ein- bis zweimal täglich wiederholt werden, wenn sich die Besserung wieder abschwächt. Wir können uns die Lage so vorstellen, dass der Fortschritt des Kampfes gegen die pathogenen Keime die Dosierung bestimmt. Sobald wir entdecken, dass die Abwehrkräfte des Patienten wieder erlahmen, entsenden wir Verstärkungstruppen und wiederholen die Behandlung. Der Patient oder ein Freund des Patienten kann nach kurzer Anweisung und Demonstration die Technik ohne Weiteres selbst anwenden.

Leider erachtet der Patient diese Technik oft als zu weit hergeholt und ist nicht bereit, sie zu akzeptieren. In solchen Fällen wenden wir sie einfach ohne Erklärung an, während wir scheinbar etwas anderes tun, beispielsweise eine Läsion palpieren, zur Kontrolle des Fiebers den Kopf berühren usw. Wenn der Patient einmal die positive Wirkung der Technik erlebt hat, braucht auch der Skeptiker nur noch selten eine lange Erklärung. Im Gegenteil, gerade der Skeptiker lässt sich dann ungern auf eine Diskussion ein, da sie sein Glaubensgebäude erschüttern könnte, er ist aber ohne Weiteres bereit, die Vorteile der Methode zu genießen. Wir sehen keinen Grund, diese Bedingungen nicht zu akzeptieren. Trotzdem ist es erstaunlich, wie oft dann der Skeptiker später das Thema aufgreift und den Sachverhalt zu besprechen wünscht, der da entstanden ist.

16.3 Akute Verrenkungen und Verstauchungen

Auch bei diesen Beschwerden hilft die V-Spreiz-Technik. Man kann den therapeutischen Effekt steigern, wenn man die Technik mit dem Spannungsausgleich des Gewebes verbindet. In der Regel wird beim Ausgleichen der Gewebespannung verursacht, dass der betroffene Bereich chronologisch durch die Positionen der Verletzung zurückgeführt wird. Wenn man dieses Stadium erreicht, hört jede CranioSacrale Bewegung auf. Daraufhin verflüchtigt sich das Energiemuster der Verletzung, das Gewebe wird lokal entspannt und weich. Allmählich kehrt die Bewegung des CranioSacralen Systems wieder zu einem normalen Rhythmus zurück. Wir müssen die Reaktion des Körpers bei dieser Behandlung sehr genau nachvollziehen und bereit sein, auch alle anderen zur gleichen Zeit erlittenen Verletzungen zu behandeln. Sie können nämlich zur Schwere der offensichtlicheren Störung nicht unwesentlich beitragen.

16.4 Chronische Schmerzzustände

Diese Art von Beschwerden spricht gut auf eine ganzheitliche Methode an, die sich aus mehreren Techniken zusammensetzt: CV-4-Technik, V-Spreiz-Technik und Verbesserung der Mobilität der Faszien (indem man das Gewebe sanft ausgleicht) und des gesamten Duralmembransystems (sowohl im Schädel als auch im Wirbelkanal). Die Schmerzen können an jeder beliebigen Stelle von Kopf bis Fuß auftreten. Diese Kombination von Techniken und die Mobilisierung aller im Laufe der Behandlung vorgefundenen somatischen Funktionsstörungen erzielt besonders bei Patienten, die sich bereits mit ihrem Schicksal abgefunden haben, erstaunliche Erfolge.

Zur Kontrolle der Schmerzen während der Durchführung der mobilisierenden Korrekturen kombinieren wir diese Techniken häufig mit der Akupunktur.

16.5 Viszerale Funktionsstörungen

Diese Störungen treten infolge von Funktionsstörungen des vegetativen Nervensystems auf und sprechen sehr gut auf die CranioSacrale Behandlung an. Darunter finden wir Beschwerden wie das Magengeschwür, Gallendyskinesie, den gesamten Bereich der Darmentzündungen und -geschwüre, paroxysmale Vorhoftachykardie, Asthma und eine ganze Reihe von weiteren Beschwerden. In diesen Fällen ist es wichtig, sorgfältig zu befunden und die aufgefundenen Einschränkungen zu behandeln. Ruhepunkte helfen bei der Wiederherstellung der vegetativen Anpassungsfähigkeit und der homöostatischen Funktion.

16.6 Funktionsstörungen des vegetativen Nervensystems

Bei Funktionsstörungen wie dem Raynaud-Syndrom kann man dem Patienten oft wesentlich helfen, indem man behandelt, was man bei einer gründlichen Untersuchung vorfindet. Dabei sollte man die CV-4-Technik den Familienmitgliedern oder Freunden des Patienten beibringen und sie auffordern, diese Technik täglich durchzuführen.

16.7 Rheumatoide Arthritis

Einige Ärzte, die sich mit der CranioSacralen Therapie befasst haben, berichten, dass die tägliche Anwendung der CV-4-Technik dieses Krankheitsbild günstig beeinflusst. Mangels Patienten mit diesen Beschwerden haben wir nur wenig Eigenerfahrung auf diesem Gebiet. Eine unserer Patientinnen ist allerdings bereits seit mehr als acht Jahren von ihrem Rollstuhl befreit. Als wir mit unserer Behandlung begannen, hatten die Chirurgen im Sinn, beide Hüften der Patientin zu operieren. Sie hatte acht Monate in einem Bostoner Krankenhaus verbracht, konnte zunächst nicht gehen und litt unter heftigen Schmerzen. Gemäß unserer eklektischen Auffassung bedienten wir uns einer Kombination, bestehend aus Akupunktur, herkömmlichen osteopathischen Techniken, CranioSacraler Therapie und diätetischen Behandlungsmethoden. Wir stimmen dem Urteil der Patientin bei, die meint, die Akupunktur habe im Frühstadium der Behandlung die Schmerzen gelindert, während die CranioSacrale Behandlung für die darauf folgende, nun schon mehr als sieben Jahren andauernde und fast vollständige Remission der Symptome verantwortlich war. Wir haben drei weitere an dieser Krankheit leidende Patienten. Auch ihnen hat unsere Behandlung wesentliche Erleichterung gebracht, allerdings nicht im gleichen Maße wie in dem bereits beschriebenen Fall.

Unseres Erachtens hat die Ausbildung eines Familienmitglieds in der täglichen Anwendung der CV-4-Technik eine Anzahl von positiven Auswirkungen, abgesehen davon, dass es sich um eine risikofreie Technik handelt, die wesentlich ungefährlicher ist als die Gabe von entzündungshemmenden Pharmazeutika. Zu den positiven Aspekten der Behandlung zählen auch die physiologischen Auswirkungen der Mobilisierung, der Flüssigkeitsaustausch, die bessere Zufuhr von Nährstoffen und die Entsorgung von Stoffwechselabfallprodukten. Gleichzeitig erzeugt sie bei der Familie ein Gefühl der gegenseitigen Nützlichkeit und stärkt das Zusammengehörigkeitsgefühl, das nicht selten durch die chronischen Schmerzen und Invalidität stark in Mitleidenschaft gezogen wird.

16.8 Psychische Störungen

Unsere Erfahrung auf diesem Gebiet ist etwas begrenzt. Wie bereits im 15. Kapitel beschrieben, haben wir eine große Anzahl von psychisch gestörten Kindern mit einigem Erfolg behandelt. Bei Erwachsenen haben wir ebenfalls eine recht große Anzahl von verschieden schweren Depressionsfällen behandelt. Darunter befanden sich viele Patienten mit einer Geschichte von oft mehreren Selbstmordversuchen, während andere ein- oder mehrmals in psychiatrische Anstalten eingewiesen oder mit Elektroschocks behandelt worden waren. Die meisten von ihnen bekamen Antidepressiva. Wir haben bisher noch keinen Fall von Depressionen untersucht, ob endogener oder reaktiver Art, der nicht eine schwere Kompression der Schädelbasis in der sagittalen Richtung aufwies, noch haben wir bislang einen Fall erlebt, bei dem die Depression nicht positiv und in der Regel recht dramatisch auf eine erfolgreiche Entkeilung der Schädelbasis angesprochen hat.

Offenbar ist es dabei ohne Bedeutung, ob die Depressionen als Folgeerscheinung nach dem Tod eines dem Patienten nahestehenden Menschen (oder Tieres!) oder nach der Geburt eines Kindes auftreten, die Dekompressionstechnik erzielt eine dramatische Linderung. Wir stellen uns dabei die Frage, ob die Geburt nicht vielleicht eine Kompression des Lumbosakralbereichs verursacht, die sich dann bis zur Schädelbasis fortpflanzt und dort zu Depressionen führt. *Wir müssen deshalb immer darauf achten, die lumbosakrale Störung zu beseitigen, die in der Regel eine Kompression der Schädelbasis begleitet* (Kapitel 7).

Patienten, die unter Angstgefühlen leiden, sind ein weiteres Gebiet, auf dem wir wesentliche Erfolge erzielen konnten. Diese Art Patient scheint jedoch nicht mit der gleichen Konsequenz charakteristische CranioSacrale Restriktionssymptome aufzuweisen, wie dies bei depressiven Patienten der Fall ist. Beim Angstpatienten behandelt man, was man findet. Restriktionen neigen dazu, wieder aufzutreten. Dann muss die Behandlung wiederholt werden. Über mehrere Wochen sinkt der Angstpegel, bis die Angst schließlich vollständig verschwindet. Während der Korrekturen entsteht mitunter eine Krise, auf die sich der Therapeut gefasst machen und während der er bereit sein muss, den Patienten zu unterstützen. In der Regel bezeichnet die Krise die Auflösung irgendeiner verdrängten seelischen Angelegenheit und erweist sich schließlich als positive Wende für den Patienten.

16.9 Skoliose

Unter den Ursachen einer Skoliose verdient auch das CranioSacrale System erwähnt zu werden. Bei sämtlichen Fällen von Skoliosen müssen wir zunächst die okzipitale Basis und die sakrale Basis mobilisieren und ausgleichen, dann gilt es, die Ursachen für das Ungleichgewicht zwischen diesen beiden Strukturen zu finden und zu behandeln. Gleichzeitig muss die Wirbelsäule von der sakralen bis zur okzipitalen Basis beweglich erhalten werden, damit die physiologische Normalisierung der Verbiegung stattfinden kann.

Nach unserer Erfahrung zählen zu den häufigsten Ursachen für eine Abweichung der kranialen Basis aus der Waagrechten: Traumen in Gesicht und Maxilla; Scherkräfte oder Torsion im Bereich der sphenomaxillaren Verbindung; dentale Traumen, einschließlich Klammern, die eine Maxilla nach innen und die zweite nach außen rotiert blockiert halten; eine durch intraossäre Spannung verursachte Funktionsstörung des Vomer, eine einseitige Verkeilung der okzipitalen Kondylen sowie eine ganze Reihe von extrinsischen Problemen. Solche Fälle behandeln wir, indem wir das Gleichgewicht der okzipitalen Basis wieder herstellen und die Ursache des Ungleichgewichtes lokalisieren.

Unausgeglichenheit des Sakrums ist nicht selten die Folge einer Beinlängendifferenz, einer Funktionsstörung des Beckens, einer adaptiven Muskeltonusasymmetrie, eines Traumas oder einer durch ein Trauma verursachten Funktionsstörung der Wirbelsäule und einer ganzen Reihe von einzigartigen individuellen Störungen.

Wenn wir bei einer sogenannten adaptiven Funktionsstörung endlich die Primärläsion entdecken, nachdem wir sozusagen eine Schicht nach der anderen entfernt haben, besteht eine recht hohe Wahrscheinlichkeit, eine Besserung der Skoliose zu erzielen. Die Verformung der Knochen und ihre Rückbildung findet als Antwort eines auf sie einwirkenden Druckes statt. Sobald wir die Dynamik der Körperhaltung und der Wirbelsäule, des paravertebralen Bereiches und des CranioSacralen Systems verändern, dürfen wir Veränderungen der Morphologie der Knochen, besonders der Wirbelkörper, erwarten.

16.10 Sehstörungen

Auf Sehstörungen wurde bereits im 6. Kapitel eingegangen. Wir wollen aber hier noch einmal unterstreichen, dass Schielen durch die Entspannung abnormer Spannungsbilder des Tentorium cerebelli sehr günstig beeinflusst werden kann. Nystagmus spricht oft sehr gut auf die Entspannung der Spannung in der Duralmembran an. Der Ort der Funktionsstörung, welche die Sehstörungen und ihre Begleiterscheinungen verursacht, liegt oft im Bereich des Okziput und Atlas, der kann aber nie genau vorhergesagt werden. Störungen dieser Art sprechen jedoch in der Regel ebenfalls günstig auf die CranioSacrale Behandlung an.

16.11 Hörstörungen

Tinnitus und rezidivierende Mittelohrbeschwerden können wir erfolgreich durch die Mobilisierung und den Ausgleich der Ossa temporalia behandeln.

16.12 Zerebralischämische Anfälle

Diese Beschwerden können wir nach Entspannung von vorhandenen Restriktionen im Bereich der Thoraxapertur und der kranialen Basis durch die wöchentliche Anwendung des Abhebens der Ossa parietalia günstig beeinflussen. Eindeutige Besserungen haben wir bei Ohnmachts- und Parästhesieanfällen, Gedächtnisschwund und ähnlichen Beschwerden nach nur drei- bis vierwöchentlichen Behandlungen erlebt. Selbstverständlich behandeln wir, nachdem wir das Abheben der Ossa parietalia durchgeführt haben, alle weiteren Störungen, die wir finden.

16.13 Zum Schluss

Wir erreichen nun das Ende unserer langen Reise durch die CranioSacrale Therapie, durch die wir Sie geführt haben. Zu diesem Zweck haben wir Ihnen den Aufbau und die Funktion dieses verhältnismäßig unbekannten und sicher ungenügend geschätzten Systems beschrieben. Dabei haben wir Sie mit einer Anzahl von Begriffen und einer für Sie vielleicht neuen, zunächst noch fremd anmutenden, andersartigen, sanften physiologischen Auffassung über die Behandlung von Beschwerden und Funktionsstörungen des menschlichen Körpers bekannt gemacht. Wir haben Ihnen gezeigt, wie Sie Ihren Berührungssinn entwickeln und erweitern können, um kaum wahrnehmbare Spannungen zu ertasten, die uns oft als Schlüssel bei sonst rätselhaften klinischen Bildern oder hartnäckig nicht beeinflussbaren Störungen dienen. Wir haben auch versucht, Ihnen zu einer Erweiterung Ihres Verständnisses des Körpers als eines einheitlichen Ganzen zu verhelfen, indem wir Sie auf die wichtige Funktion der Faszien, auf die Integration, die wechselseitigen Beziehungen und gegenseitigen Abhängigkeiten der verschiedenen Teile des Körpers im Rahmen des CranioSacralen Systems aufmerksam gemacht haben.

Wenn dieses Buch Ihnen zu einem besseren Verständnis Ihrer Patienten verholfen hat, zu einer Vertiefung Ihres Bewusstseins und Ihrer Sensibilität gegenüber Ihren Patienten und deren Beschwerden, dann hat es seinen Zweck erfüllt.

Anhang A

Die Strukturen der Knochennähte des Schädels

(The Structures of Cranial Bone Sutures)

Dr. phil. Ernest W. Retzlaff, Dr. osteopath. David Michael, Dr. phil. Richard Roppel, Dr. osteopath. Fred Mitchell jr.

Abteilung für Biomechanik, Staatl. Universität Michigan, und Institut der Osteopathischen Medizin, East Lansing, Michigan[1]

Nur wenige Untersuchungen der Knochennähte des Schädels haben sich moderner histologischer Methoden bedient. Eine der informativsten Studien über die Struktur und Entwicklung der Knochennähte von Säugetieren wurde 1956 von Pritchard, Scott und Girgis [1] veröffentlicht. Ihr Hauptinteresse lag an der Entwicklung der Knochennaht; ihre Struktur beim Erwachsenen wurde deshalb nur in beschränktem Maße abgehandelt. Trotzdem lieferte dieser Bericht den Ausgangspunkt für unsere Untersuchungen.

Bei diesem Projekt befasste sich ein wesentlicher Teil der anfänglichen Arbeiten mit der Entwicklung geeigneter histologischer Methoden, über die eine Veröffentlichung von Popevec, Biggert und Retzlaff berichtet.

Die früheren Veröffentlichungen von Untersuchungen über die Beweglichkeit der Schädelknochen [2–4] (18. jährliche Nationale Osteopathische Forschungskonferenz, 15.–16. März 1974) begründeten sich auf physiologischen Untersuchungen am Totenkopfäffchen, *Saimiri sciureus*. Histologische Untersuchungen finden gegenwärtig an den gleichen Tieren statt.

Es ist von besonderem Interesse, dass die 10 erwachsenen Affen, von denen Knochengewebe entfernt wurde, keine Verknöcherung der Knochennähte aufwiesen.

Das allgemeine Bild der Knochennaht war ähnlich wie dasjenige, über das Pritchard und seine Mitarbeiter [1] berichteten. Bei jedem der untersuchten Präparate wiesen die Knochennähte fünf verschiedene Zell- und Faserschichten zwischen den beiden Gelenkkanten der Knochen auf. Ihre äußerste Schicht ist eine Bindegewebszone, das sogenannte Knochennahtligament, das die Knochennaht überbrückt. Die nächste Schicht besteht aus osteogenen Zellen. Diese beiden Schichten gehen offenbar in das Periost der Schädelknochen über. Diese modifizierte Schicht des Periosts, das Knochennahtligament, befindet sich sowohl an der Außen- als auch der Innenfläche des Periosts. Der Raum zwischen diesen beiden Ligamenten ist locker mit faserigem Bindegewebe gefüllt.

Die retikulären Bindegewebeteile in diesem Zwischenraum dehnen sich bis in das Knochennahtligament aus. Möglicherweise handelt es sich dabei um eine innere und äußere Struktur, die dazu dient, die Knochennähte zusammenzuhalten, aber auch den Knochen des Schädels eine gewisse Bewegungsfreiheit zu ermöglichen.

Zusätzlich zu dem im Zwischenraum befindlichen Bindegewebe sind dort auch Blutgefäße und Nervenfasern vorhanden. Die Funktion dieser Nervenfasern ist unbekannt, aber möglicherweise sind sie an der physiologischen Wirkung der kranialen Therapie beteiligt.

Die Frage, ob durch eine Verknöcherung verursachte Knochennahtobliteration beim Menschen überhaupt entsteht, kann diese Studie nicht beantworten. Es steht lediglich fest, dass bei den von uns untersuchten erwachsenen Totenkopfäffchen kein Zusammenschluss der Knochennähte zwischen dem Os parietale und den benachbarten Knochen nachweisbar war.

[1] Erschienen im Journal of the American Osteopathic Association (JAOA), Bd. 75, Febr. 1976, S. 607–608. Nachdruck genehmigt von der American Osteopathic Association, 212 E. Ohio St., Chicago, IL 60611.

Literatur

[1] Pritchard, J.J., Scott, J.H., und Girgis, F.G.: Structure and development of cranial and facial sutures. J. Anat. 90 (1956) 73–86

[2] Michael, D. K. und Retzlaff, E. W.: A preliminary study of cranial bone movement in the squirrel monkey. JAOA 74 (1975) 866–869

[3] Retzlaff, E. W., Michael, D. K, und Roppel, R.M.: Cranial bone mobility. JAOA 74 (1975) 869–873

[4] Michael, D. K.: The cerebrospinal fluid. Values for compliance and resistance to absorption. JAOA 74 (1975) 873–876

Unterstützt durch AOA Forschungsbeitrag 173–91 „Cranial Motion and Intracranial Fluid Dynamics" über das AOA Forschungsbüro.

Anhang B

Untersuchung des kranialen Rhythmus bei Langzeitkoma und chronischen neurologischen Schäden

(Examination of the Cranial Rhythm in Long-Standing Coma and Chronic Neurologic Cases)

Z. Karni, J.E. Upledger, J. Mizrahi, L. Heller, E. Becker und T. Najenson[2]

Einleitung

In einem früheren Bericht [1] wurde der Fall eines von Dr. J.E. Upledger (Assistenzprofessor der Biomechanischen Abteilung des Instituts für Osteopathische Medizin der Staatlichen Universität von Michigan und Gastprofessor der Biomedizinischen Abteilung des Technion-Israel Technologischen Instituts) während seines kürzlichen Sommeraufenthaltes mit kranialer Therapie behandelten Kindes beschrieben. Hier wird nun über die Ergebnisse einer kranialen Untersuchung berichtet, die Upledger an Patienten der Intensivstation des Loewenstein Neurologischen Instituts, Ra'anana, durchgeführt hat.

Zweck der Untersuchung war es, festzustellen, ob diese Patienten, von denen einige bereits seit längerer Zeit im Koma lagen, noch einen kranialen Rhythmus besitzen und ob dieser Rhythmus im Vergleich zu normalen Werten sowohl in seiner Amplitude als auch in der Frequenz wesentlich verzögert sei. Der kraniale Rhythmus wurde von Upledger durch Palpieren des Schädels oder der Gliedmaßen erfasst und die Frequenz in Zyklen pro Minute (cpm) ermittelt. In einigen Fällen wurde später aber auch eine spannungsplethysmographische Messung [2] durchgeführt, deren Ergebnisse sehr gut mit den durch Palpation erhaltenen Werten übereinstimmen.

Nach einer kurzen Zusammenfassung der Eigenschaften des kranialen Rhythmus und seiner Rolle als wichtiger Fingerzeig für den Arzt bei der kranialen Behandlung werden im Folgenden die Ergebnisse der Untersuchung zusammen mit einer kurzen Beschreibung der verschiedenen Fälle dargestellt.

Der kraniale Rhythmus

Der Inhalt des Schädels – Nerven, Arterien und Venen, Weichteile, Membranen usw. – befindet sich in flüssiger Materie innerhalb der ihn umgebenden Membran der Dura mater. Sein innerer Aufbau ist muschelartig in Kompartimente [3, 4] und verschiedene Schichten unterteilt. Unter der Dura mater befindet sich der Subduralraum, dessen untere Grenze durch die Arachnoidea gebildet wird, die annähernd parallel zur Dura verläuft. Weiter unten liegt zwischen der Arachnoidea und der die Großhirnrinde überdeckenden Pia mater der Subarachnoidalraum. In diesem Raum fließt der Liquor cerebrospinalis, während der Raum unterhalb der Pia mater interstitielle Flüssigkeit enthält. Es ist dies die extrazelluläre Flüssigkeit außerhalb und zwischen den Nervenzellen. Im Wesentlichen ist also die Flüssigkeitsstruktur biphasisch: die zähflüssigere und beinahe unbewegliche interstitielle Flüssigkeit bildet den inneren Kern und wird vom leichteren, wesentlich dünnflüssigeren Liquor cerebrospinalis umgeben.

Die pulsierenden Bewegungen des Arterien-, des Venen- und des Lungenkreislaufs bewegen ihrerseits auch diesen flüssigen Inhalt, der deren Wirkung über die Verbindung der Halswirbelsäule an die Dura mater weiterleitet. Die seitlichen Verschiebungen, die diese verschiedenen Systeme im Flüssigkeitsbereich erzeugen, setzen diesen in Bewegung. Die Art der Bewegung hängt von den Flüssigkeitseigenschaften und dem mechanischen Verhalten des Behälters ab [5, 6].

[2] Nachdruck mit Genehmigung der Verfasser

Die klassische Theorie nach Monro und Kellie [7, 8] betrachtet den von den Schädelknochen gebildeten Behälter als starres Gebilde und die innere Flüssigkeit als nicht komprimierbar. Die aus diesen Annahmen unmittelbar hervorgehende Folgerung war, dass jede eingeleitete Bewegung eine Verschiebung in ein anderes Körperkompartiment verursachen müsse, sodass das Gesamtvolumen unverändert bleibt. Obwohl diese Auffassung zwar eher unwahrscheinlich schien, behauptete sich die Theorie nach Monro und Kellie längere Zeit zumindest als annähernde Erklärung der physiologischen Verhältnisse.

Später schwächte sich die Unkomprimierbarkeitsthese ab; man nahm nun an, die Flüssigkeit sei komprimierbar, und unternahm Messungen, um den groben Raummodul der Flüssigkeit [9] insgesamt sowie den Raummodul für jede seiner Phasen, nämlich des Liquor cerebrospinalis und der interstitiellen Flüssigkeit, zu erforschen [10]. Der Raummodul, definiert als das Verhältnis zwischen dem Druckanstieg und der entsprechenden Veränderung (Erweiterung) eines geschlossenen, verformbaren Bereiches, wurde auch bei gewissen Erkrankungen, beispielsweise beim Hydrozephalus, gemessen [11–13].

Aber trotz der Annahme der Komprimierbarkeit weisen die Raummodulwerte darauf hin, dass nicht alle Veränderungen der Volumina durch die Komprimierbarkeit der Flüssigkeit erklärt werden können. Eine Verformung der durch die Schädelknochen gebildeten äußeren Schale muss ebenfalls in Betracht gezogen werden, auch wenn es sich dabei nur um geringe Werte handelt. Eine seitliche Nullverschiebung darf deshalb nicht mehr als Grenzbedingung für die Schale angenommen werden; eine gewisse Verschiebung muss stattfinden. Berechnungen zeigen, dass die Größenordnung dieser Verschiebung bei mehreren Mikron liegt. Dieses rechnerische Ergebnis stimmt auch mit apparativen Messungen überein; wenn die Taster beidseits eng am Os parietale anliegen, ergeben sich für die seitliche Verschiebung dieser Knochen Werte von 10 bis 25 Mikron [14].

Es besteht weiterhin eine wesentliche Kluft zwischen den Werten der freien Bewegung des Schädels, die vom Arzt während einer Untersuchung des Schädels auf dessen Beweglichkeit verspürt wird, und denjenigen für die *rein mechanische* Bewegung, die apparativ gemessen werden können. Diese beiden Messreihen liegen in einem Verhältnis von etwa 100:1, das sich aus der besonderen Morphologie der Schädelknochen erklären lässt.

Die geometrische Zusammensetzung der großen Schädelknochen kennzeichnet den Schädel als „offene Struktur". Das bezeichnende Merkmal dieser Struktur, die aus einer begrenzten Anzahl von Elementen oder einer unbegrenzten Anzahl kleinster, miteinander verbundener Elemente besteht, liegt darin, dass alle diese Elemente ihre eigenen kleinen zunehmenden Bewegungen in einer gemeinsamen Richtung ausführen, wodurch schließlich ein begrenzter Wert der Gesamtbewegung entsteht. Das einfachste Beispiel einer offenen Struktur bietet die Spiralfeder. Jedes unendlich kleine Element der Feder erfährt eine Verdrehung, die eine Verschiebekomponente zur axialen Verlängerung der Feder beiträgt. Jede Verlängerung ist an und für sich ebenfalls unendlich klein. Wenn sich jedoch eine unendlich große Zahl dieser Bewegungen in einer einzigen Richtung summiert, entsteht ein begrenzter Wert als Ausdruck der gesamten Verlängerung der Feder.

Die Schädelknochen sind über weichteilige Knochennähte miteinander verbunden. Die Architektur des ganzen Komplexes wirkt so, dass eine geringe Winkelbewegung einzelner Knochen, auf die die Druckveränderungen von innen wirken, eine seitliche Verschiebekomponente erzeugt, deren Summe wahrnehm- und messbar ist. Diese Gesamtbewegung ist es, die nun der Arzt als Schädelbewegung verspürt und deren Rhythmus wir als kranialen Rhythmus bezeichnen.

Sutherland [15] betrachtete den kranialen Rhythmus als Angelpunkt der kranialen Osteopathie. Er nannte das Gebilde der Schädelgelenke „ein primäres Atmungssystem", das „zusammen mit dem Gehirn, den Ventrikeln und den Membranen im Schädelinneren" wirkt, und erachtete die physiologischen Rhythmen des Atem- und Herz-Kreislauf-Systems als nur „sekundär" im Vergleich zum kranialen Rhythmus. Ferner wurde angenommen, dass beim normalen Menschen alle Knochennahtgelenke des Schädels lebenslänglich beweglich bleiben und jede abnorme Beeinträchtigung dieses Systems sowie jede Kraft, die durch irgendeines der damit im Zusammenhang stehenden Gebilde diese Bewegung einschränkt, Symptome verursachen können, die sonst als idiopathische oder als Folge einer neurotischen Krankheit angesehen würden. Das Hauptziel des Arztes liegt somit darin, diese Beeinträchtigung aufzufinden und aufzulösen, um damit der natürlichen Physiologie zu ermöglichen, in seinen natürlichen Zustand des Gleichgewichtes zurückzukehren.

Der normale Frequenzbereich des kranialen Rhythmus beträgt 6–12 Zyklen in der Minute (cpm). Diese Frequenz ist im Vergleich zur Atemfrequenz im Ruhezustand um beinahe ein Drittel niedriger. Die normale, an der seitlichen Verschiebung des Os parietale festgestellte Amplitude kann 1 mm–1½ mm erreichen. Frequenzveränderungen, in der Regel bis zu 40 %, wurden mit psychiatrischen Syndromen [16] in Verbindung gebracht. War die Therapie in der Lage, den Rhythmus wieder auf seinen normalen Pegel zurückzubringen, dann klangen die Syndrome ab und verschwanden [16]. Mechanische Messungen des kranialen Rhythmus wurden ebenfalls durchgeführt und bestätigten im Wesentlichen die ärztlichen Befunde [17, 14]. Unter den verschiedenen dabei angewandten Techniken hat sich die Spannungsplethysmographie mithilfe von hochempfindlichen elektrischen Widerstands-Zugspannungsmessgeräten als empfindlichste und wirksamste Methode erwiesen. Diese Technik wurde andernorts beschrieben [2].

Die Loewenstein Klinik in Ra'anana ist das wichtigste Rehabilitationszentrum des Landes. Auf seiner Intensivstation liegen Patienten mit schweren Hirnschäden, einige davon seit mehreren Jahren im Koma. Die kraniale Untersuchung dieser Patienten bietet eine große Auswahl von Fallstudien für Vergleichsdaten. Während seines kürzlichen Besuches führte Upledger eine kraniale Untersuchung an acht Patienten durch, die einen Querschnitt des Patientengutes der Klinik darstellen. Die Ergebnisse der Untersuchungen werden im Folgenden wiedergegeben, begleitet von einer Zusammenfassung der Diagnose der einzelnen Patienten und einer Schilderung ihres Zustands.

Ergebnisse der Untersuchung des kranialen Rhythmus

1. Patient H. Sh., 22-j., Einlieferung 30.11.1975.

Diagnose: Giftiger Skorpionstich am 14.10.1975. Patient in chronisch vegetativ instabilem Zustand. Weiterhin im Krankenhaus.

2. Patient M.Y., 18-j., Einlieferung 13.11.1977.

Diagnose: Schwere Stammhirnläsion infolge eines Verkehrsunfalls; weiterer Verlauf: Atemstillstand, Entfernung eines Epiduralhämatoms und Hygroms links, Tracheotomie. Patient in chronisch vegetativ instabilem Zustand. Weiterhin im Krankenhaus.

3. Patient H. S., 17-j., Einlieferung 18.1.1979.

Diagnose: Spastische Tetraparese, Ateminsuffizienz. Stuhl- und Harninkontinenz, Kontraktur der unteren Gliedmaßen. An Bennett-Beatmungsgerät angeschlossen. Weiterhin im Krankenhaus.

4. Patient A. E., 11-j., Einlieferung 26.6.1979.

Diagnose: Epilepsie, Koma, vorübergehende Tetraparese (wahrscheinlich infolge einer Virusenzephalitis). Periodisch wechselnde Besserung und Verschlechterung. Entlassen August 1979.

5. Patient R. J., 27-j., Einlieferung 10.6.1979. UNIFIL-Soldat.

Diagnose: Infolge einer Schusswunde diffuse Peritonitis, Laparotomie, partielle Leberresektion, Nephrektomie; Oberschenkelfraktur rechts, Ellenbogen- und Humerusfraktur links. Koma infolge Anoxie nach kardiopulmonaler Wiederbelebung: Tetraplegie; chronisch vegetativ instabiler Zustand. Entlassen 5. Oktober 1979 für den Rückflug auf die Fidschi-Inseln.

6. Patient G.S., 35-j., Einlieferung 18.7.1979.

Diagnose: Schwäche in den oberen und unteren Gliedmaßen; Polyneuropathie, Gehbehinderung, sensorische Störungen. Besserung festgestellt; weiterhin im Krankenhaus.

7. Patient S.H., 17-j., Einlieferung 20.10.1975.

Diagnose: Verletzt bei Verkehrsunfall; BWK 8- und 10-Fraktur und Schädelbasisfraktur. Sensorische Störungen von Th 8 abwärts, Stuhl- und Harninkontinenz; erblindet am rechten Auge. Entlassen 24. Juni 1977; Rückkehr jeweils für 14-tägige Behandlung Mai 1978 und August 1979. Selbstversorgend, unabhängig (im Rollstuhl).

8. Patientin M. O., 22-j., Einlieferung 12.10.1975.

Diagnose: Sturz vom Balkon. BWK 8-Fraktur; vollständige Paraplegie mit sensorischen Störungen von Th 6–7 abwärts, Stuhl- und Harninkontinenz. Unabhängig (im Rollstuhl). Einlieferung zur Erhaltung der Schwangerschaft (Vermeidung von Abort). Entlassen 27. Juni 1976.

9. Patientin I. M., 24-j., Einlieferung 1976 nach Anästhesie für kieferchirurgischen Eingriff.

Diagnose: Zustand nach Herzstillstand, Hirnschaden infolge Anoxie, Koma, Tracheotomie, Extremitätenkontraktur. Exitus 7.12.1979.

Mit Ausnahme von Fall Nr. 9 untersuchte Upledger sämtliche Patienten im August 1979, einige im Bett liegend und andere im Rollstuhl sitzend. Die Untersuchung umfasste die Zählung des kranialen Rhythmus in cpm und Schätzung des tatsächlich erzielten Anteils der Amplitude des kranialen Rhythmus im Vergleich zu normalen Werten.

Später wurden Messungen bei den Patienten G.S. (Nr. 6) und I.M. (Nr. 9) durchgeführt. Dabei wurde die Technik der Spannungsplethysmographie mittels hochdehnbarer elektrischer Widerstands-Zugspannungsmessgeräten angewandt. Diese Technik wurde bereits andernorts beschrieben [2]. Die Spannungsmessgeräte wurden an den oberen und unteren Gliedmaßen befestigt. Sie registrierten selbstverständlich sowohl den Puls als auch die wesentlich langsameren Wellen des kranialen Rhythmus. Die Frequenz des kranialen Rhythmus konnte unmittelbar festgestellt werden. Das Verhältnis zur normalen Amplitude wurde als das Verhältnis der mittle-

Tab. **1** Anzahl Zyklen und Anteil der Ausschlagbreite des kranialen Rhythmus bei Patienten mit Hirnschäden

Patient	Geschlecht	Alter	Diagnose	CranioSacraler Rhythmus (cpm)			Amplitude (%)		
				Kopf	obere Gliedmaßen	untere Gliedmaßen	Kopf	obere Gliedmaßen	untere Gliedmaßen
H. Sh.	m	22	Giftiger Skorpionstich; chron. vegetativer Zustand	3	–	–	50	–	–
M.Y.	m	18	Schwere Stammhirnläsion; chron. vegetativer Zustand	4	–	–	60	–	–
H. S.	m	17	Spastische Tetraparese	2,5	2,5	KR*	40	10	KR
A. E.	m	11	Epilepsie; vorübergehende Tetraparese	2,5	6	6	30	30	30
R. J.	m	27	Anoxisches Koma; chron. vegetativer Zustand	4	KR	KR	50	KR	KR
G. S.	m	35	Polyneuropathie (Guillain-Barré)	6	6	25	70	50	30
S. H.	m	17	Paraplegie	5	5	18	50	50	50
M. O.	w	22	Paraplegie	7	–	1,6(re) 4,5(li)	100	–	60(re) 100(li)
I. M.	w	24	Anoxisches Koma; chron. vegetativer Zustand	–	–	–	–	–	–

* KR = kein Rhythmus festgestellt

ren Pulsamplitude zur Amplitude des kranialen Rhythmus ermittelt und dann mit normalen Werten verglichen.

Dieser Anteil wurde nach Möglichkeit jeweils an drei Stellen gemessen: am Kopf sowie an den oberen und den unteren Gliedmaßen. Die Tab. **1** stellt die dabei festgestellten Werte dar.

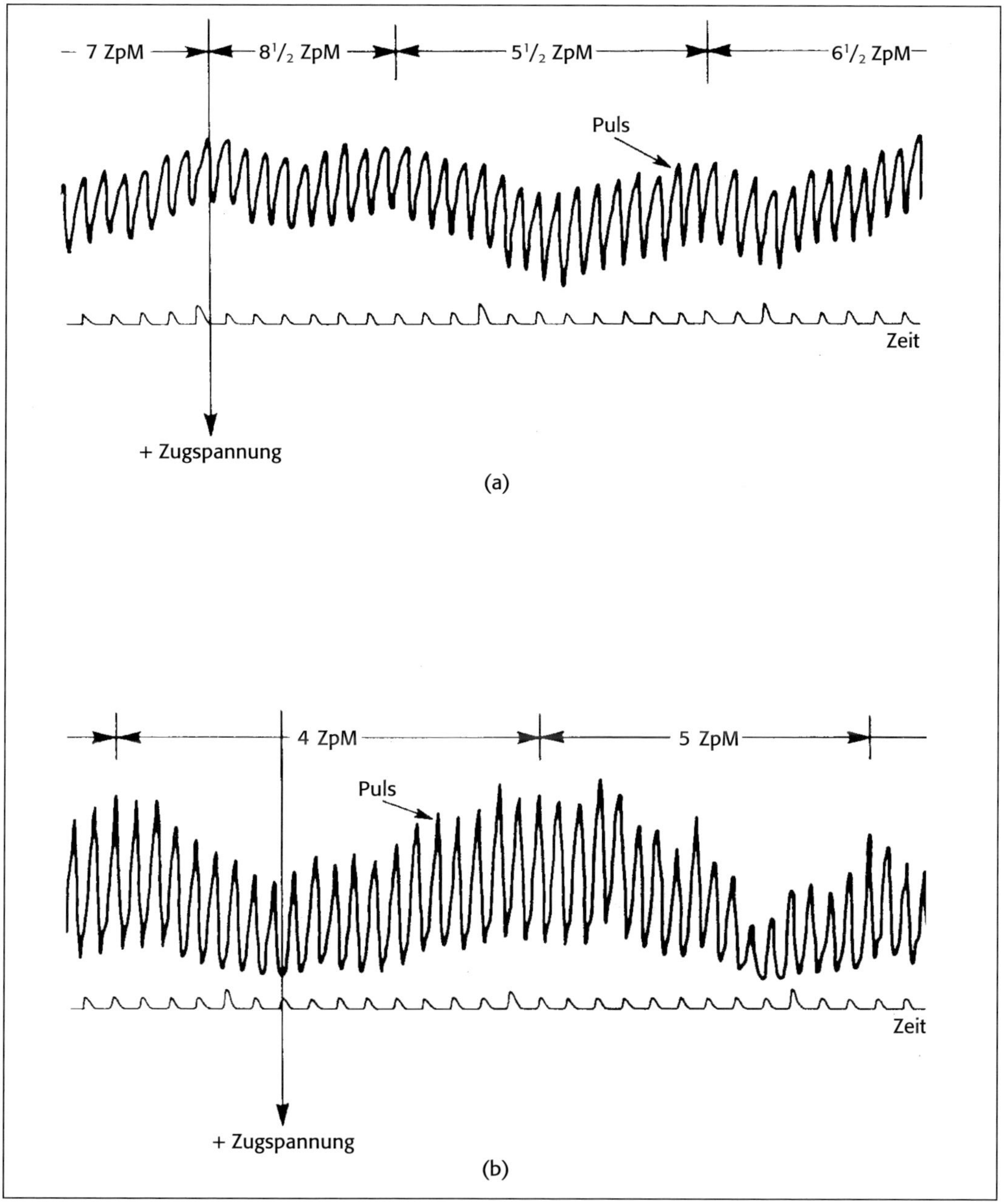

Abb. **1** Zugspannungs-Zeit: Plethysmographie-Aufzeichnung der Messung am Daumen des Patienten G. S. (a): Normale Messempfindlichkeit; (b): Doppelte Messempfindlichkeit

Wenn man annimmt, dass beim Patienten während kurzer Zeit die Pulsamplitude praktisch konstant bleibt, kann das Verhältnis des kranialen Rhythmus in Bezug zum normalen Muster, zumindest als allgemeiner Annäherungswert, ebenfalls erfasst werden.

Abbildung **1a** ist ein Auszug aus der Aufzeichnung der am Daumen des Patienten G.S. (Nr. 6) laufend gemessenen Zugspannung.

Ein Zeitmessgerät markierte jede Sekunde mit einer Spitze; jede zehnte Sekunde wird mit einer größeren Spitze gekennzeichnet. Bei doppelter Empfindlichkeit (Abb. **1b**) verdoppelte sich auch die Amplitude des kranialen Rhythmus. Die bei diesem Patienten festgestellte Frequenz betrug zwischen 5 und 6 Zyklen in der Minute; das Verhältnis dieser Amplitude zum normalen Muster lag bei ungefähr 40–50 %.

Als das Messgerät am rechten Knöchel angesetzt wurde, änderte sich das Frequenzbild erheblich auf 22–25 Zyklen in der Minute. Die Pulsamplitude war wesentlich schwächer, und eine annehmbare Bewertung des Verhältnisses zwischen Ist- und Sollzustand konnte nicht erstellt werden. Beim Messgerät an der großen Zehe des rechten Fußes wurde die Aufzeichnung des Pulses noch schwächer, die Frequenz blieb jedoch im Bereich von 20–25 cpm. Wenn man diese Aufzeichnungen mit den entsprechenden Ergebnissen in Tab. **1** vergleicht, ist die Übereinstimmung wirklich frappierend.

Abbildung **2** zeigt einen Auszug der am Daumen der Patientin I.M. (Nr. 9) aufgezeichneten Zugspannung. Die Frequenz der kranialen Welle lag hier wiederum bei rund 5 cpm und das Verhältnis der Amplitude bei 30–40 %. Die Zugspannungsaufzeichnung erfasste auch Episoden langsamer spastischer Dilatationen in der oberen Gliedmaße. Zu jenem Zeitpunkt, nach 3½ Jahren im Koma, befand sich die Patientin bereits in einem aussichtslosen Zustand und starb wenige Tage später.

Beobachtungen

Aus der kranialen Untersuchung einiger Patienten der Loewenstein Klinik, die an langfristigen Wirbelsäulen- und Hirnschäden litten, können keine Schlussfolgerungen gezogen werden. Auch die dabei durchgeführten Messungen genügen nicht, um gewisse Theorien zu bestätigen, die sich auf die kraniale Beweglichkeit stützen. Einige Beobachtungen können jedoch gemacht werden, welche die grundlegenden Theorien der kranialen Osteopathie unterstützen und aufzeigen, welche Wege bei weiteren Untersuchungen zu beschreiten sind.

1. Eine gemeinsame Eigenschaft aller Befunde bei diesen Patienten ist die Verlangsamung des am Kopf gemessenen kranialen Rhythmus auf ungefähr die Hälfte seiner normalen Frequenz und Amplitude. Dieser Grad der krania-

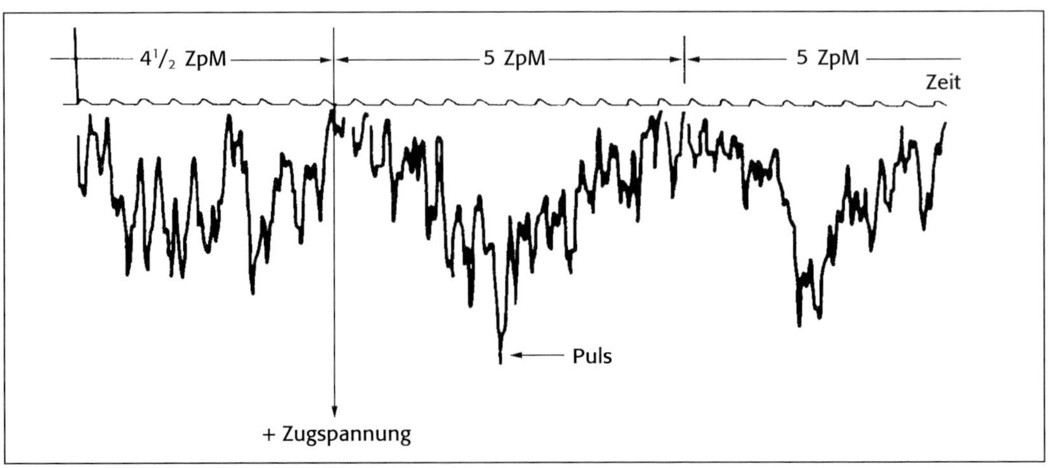

Abb. **2** Zugspannungs-Zeit: Plethysmographie-Aufzeichnung der Messung am Daumen der Patientin I. M.

len Tätigkeit ist niedriger als der bei psychiatrischen Krankheiten [16] gemessene, wo sich der Rhythmus immer noch im Bereich von 60–70 % der normalen Werte bewegte.

2. Der kraniale Rhythmus ist überall am Körper messbar und weist überall einen konstanten Wert auf. Diese Tatsache stimmt mit dem Bild eines „primären Atmungssystems" überein, das bis an das Ende des physiologischen Lebens erhalten bleibt.
3. Ein nicht konstanter kranialer Rhythmus wurde bei einigen Paraplegikern festgestellt. Es handelte sich dabei um die Fälle, bei denen in den unteren Gliedmaßen Werte gemessen wurden, die um beinahe 100 % höher waren als die Normalwerte. An dieser Stelle wird darauf hingewiesen, dass diese Patienten mit einigermaßen guter Funktion und der Fähigkeit, sich zu bewegen, später aus der Klinik entlassen werden konnten.
4. Obwohl die kraniale Rhythmik zwar eine neurologische Komponente ihrer primären Wirkung als Verstärkerkreislauf aufweist, ist sie an den beiden Enden sowohl bei der Eingabe als auch der Ausgabe ein mechanisches Phänomen. Sie kann deshalb auch mithilfe von sensiblen, nichtinvasiven mechanischen Messungen festgestellt werden. Wenn weitere Daten zur Verfügung stehen, werden solche Messungen sicher in der Lage sein, diese Problematik genauer zu beleuchten.

Dank

Ein Teil dieses Forschungsprojekts wurde durch das Julius Silver Institute of Biomedical Engineering Sciences und durch die Subvention 130–077 gefördert.

Literatur

[1] Karni, Z. und Upledger, J.E.: Early steps of cranial therapy in Israel. Julius Silver Institute of Biomedical Engineering Sciences, Technion-Israel Institute of Technology, Haifa, Israel. Research Report 79 (1979)

[2] Upledger, J.E. und Karni, Z.: Strain plethysmography and the cranial rhythm. Proc. XII Inter. Conf. on Med. and Biol. Eng. Jerusalem, Israel, August 19-24, 1979, Part IV., 69.5

[3] Livingston, R.B., Woodbury, D.M. und Patterson, J.L. jr.: Fluid compartments of the brain. Cerebral circulation. In: Ruch, T.C. und Patton, H.D. (eds.): Physiology and Biophysics, 19th ed. W.B. Saunders, Philadelphia 1965, 935–958

[4] Agarwal, G.C.: Fluid flow – a special case. In: Brown, J.H.V., Jacobs, J.E. und Stark, L. (eds.): Biomedical Engineering. F.A. Davis Co., Philadelphia 1971, 69–81

[5] Marmarou, A., Shulman, K. und LaMorgese, J.: Compartmental analysis of compliance and outflow resistance of the cerebrospinal fluid system. J. Neurosurg. 43 (1975) 523–534

[6] Lewer Allen, K. und Bunt, E.A.: Dysfunctioning of the fluid mechanical craniospinal systems as revealed by stress/strain diagrams. Proc. Int. Conf. on Bioengineering, Cape Town, South Africa, April 1977, 132–151

[7] Monro: Observations on the structure and functions of the nervous system. Edinburgh 1783

[8] Kellie: Trans. Med. Chir. Soc. Edinburgh 1824

[9] Weed, L.H.: The cerebrospinal fluid. Phys. Rev. 2 (1922) 171-203

[10] Lewer Allen, K. und Sun, H.A.: A study of the pressure of the cerebrospinal fluid in man by remote monitoring through the skull. CSIR Symposium on Biotelemetry. Pretoria 1971

[11] Bunt, E.A., Pastall, G., Smoliniec, J. und Lewer Allen, K.: A measurement of the effect of an enclosed volume of air on the compressibility of a stimulated cranial cavity. Med. & Biol. Eng. 14 (1976) 318–320

[12] Haar, F.L. und Miller, C.A.: Hydrocephalus resulting from superior vena cava thrombosis in an infant. J. Neurosurg. 42 (1975) 597

[13] Langfitt, T.W.: Increased intracranial pressure. Clinical Neurosurgery, Chap XXI, Congress of Neurological Surgeons, Vol. 16. Williams and Wilkins, Baltimore 1968

[14] Frymann, V.M.: A study of the rhythmic motions of the living cranium. JAOA 70 (1971) 928–945

[15] Sutherland, W.G.: The Cranial Bowl. Free Press Co., Monkato Minn. 1939, 140 pp.

[16] Woods, J.M. und Woods, R.H.: A physical finding related to psychiatric disorders. JAOA 60 (1961) 988–993

[17] Moskalenko, V. Y. und Naumenko, Y.: Cerebral pulsation in the closed cranial cavity. Izv. Akad. Nauk SSSR (Biol.) 4 (1961) 620–629

Anhang C

Elektromechanische Aufzeichnungen während der CranioSacralen, osteopathischen Diagnose und Behandlung

(Mechano-Electric Patterns During Craniosacral Osteopathic Diagnosis and Treatment)

Dr. osteopath. John E. Upledger, FAAO, East Lansing, Michigan, und
Dr. phil. Dr. sc. Zvi Karni, Haifa, Israel[3]

Die manuelle Diagnose und Behandlung der kranialen Osteopathie steht im Zusammenhang mit den palpatorischen Empfindungen des mit der kranialen Therapie vertrauten Arztes, die an verschiedenen Stellen des Körpers des Patienten wahrgenommen werden können. Die Art dieser palpatorischen Wahrnehmungen umfasst den gesamten Bereich einer rhythmischen, gleich- und regelmäßigen bis zur schnellen, rück- oder stoßartigen, unregelmäßigen Bewegung. Eine Studie mit elektromechanischen Messungen bei Patienten im inaktiven Körperzustand weist darauf hin, dass bei der Zugspannungsmessung, Elektrokardiografie, Elektromyografie und der integrierten Elektromyografie verschiedene eindeutige Muster erzeugt werden, die diese verschiedenen palpatorischen Empfindungen widerspiegeln. Die erzielte Übereinstimmung ist wesentlich höher als eine Zufallswahrscheinlichkeitsquote.

Die durch die Palpation ertastbaren Bewegungen einzelner Schädelknochen oder des gesamten Schädeldaches stehen im Zusammenhang mit ähnlichen ertastbaren Bewegungen an anderen Stellen des Körpers [1–3]. In diesem Versuch wurden jedoch nur der Schädel und das Sakrum geprüft, da die Bewegung in diesen beiden Bereichen am offensichtlichsten ist. Die vom Arzt wahrgenommenen Empfindungen sind sehr verschiedenartig. Sie reichen von der gleich- und regelmäßigen, rhythmischen Hin- und Herbewegung bis zur unregelmäßig auftretenden, schnellen, stoß- und ruck- oder schwingungsartigen Bewegung. Mechanisch können diese Bewegungen als einzelne, schmale Ausschläge (Abb. **1a**), als mehrfache Ausschläge verschiedener Frequenzen (Abb. **1b**) oder als eine Art von Stufenfunktion (Dirac'sche Funktion, Abb. **1c**) dargestellt werden. In den beiden ersten dieser Beispiele bleibt die Basislinie unverändert. Die Stufenfunktion weist hingegen während einer beschränkten Zeit (Tc) eine Veränderung der Basislinie auf, die entweder schlagartig (Abb. **1c**) oder allmählich (Abb. **1d**) auftritt.

Zweck dieses Forschungsprojektes war es, allfällige Übereinstimmungen zwischen den an verschiedenen Körperstellen erfassten elektromechanischen Parametern und den vom Arzt während der Diagnose und Behandlung empfundenen Eindrücken der mechanischen Veränderungen in der CranioSacralen Bewegung festzustellen. Die Ergebnisse zeigen, dass es für fast jede wahrgenommene mechanische Veränderung der CranioSacralen Bewegung – die vom Arzt „blind" angegeben wurde[4] – ein eindeutiges Gegenstück bei den an anderen Körperstellen des Patienten festgestellten Veränderungen des elektromechanischen Bildes gibt.

[3] Erschienen im JAOA, Vol. 78, Juli 1979, pp. 782–791.
Nachdruck genehmigt von der American Osteopathic Association, 212 E. Ohio St., Chicago, IL 60611

[4] Die Versuchsanordnung wurde so ausgelegt, dass die Aufzeichnungen während ihrer Erfassung für den Arzt (Upledger) nicht sichtbar waren. Die Aufzeichnungen wurden laufend vom wissenschaftlichen Beobachter (Karni) zur entsprechenden Zeit in die Grafik eingetragen, während ihm der Arzt seine Eindrücke mündlich mitteilte. Der wissenschaftliche Beobachter gab dem Arzt keine mündlichen Hinweise. In der Regel veränderte sich das elektromechanische Bild rund eine Sekunde, bevor die entsprechende Veränderung mündlich übermittelt wurde. Dieser Ablauf schließt jede Möglichkeit aus, dass Patienten auf bioelektrische Weise auf verbale Hinweise des Arztes reagiert hätten, als er seine Eindrücke mündlich ausdrückte.

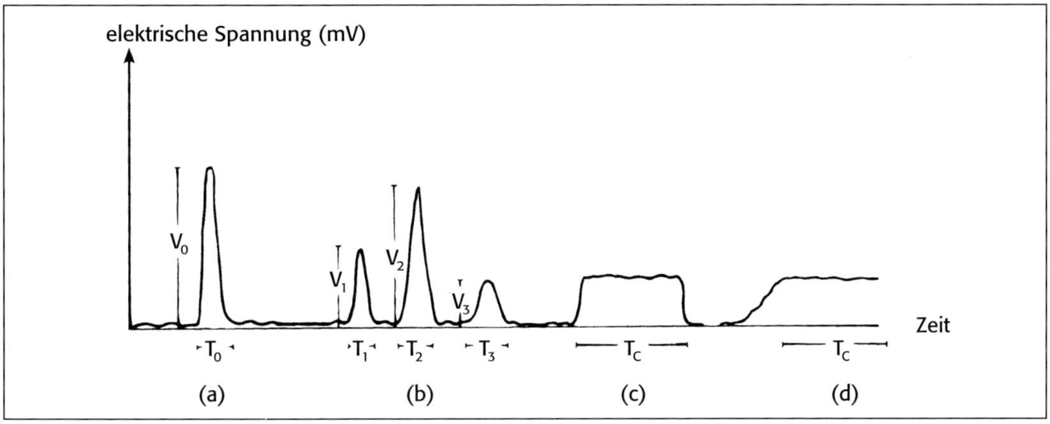

Abb. 1 Arten der Bewegungsausschlagsbilder: **a** einfach, **b** mehrfach, **c** Stufenfunktion, **d** graduelle Stufenfunktion

Das Bild der elektromechanischen Aufzeichnungen war nicht abhängig von einer willkürlichen Muskeltätigkeit des Patienten, noch kann es auf Veränderungen an den von den Händen des Arztes berührten Stellen am Körper des Patienten zurückgeführt werden.

Wo nichts Weiteres vermerkt ist, wurden alle Aufzeichnungen am Patienten im entspannten Zustand erstellt. Wo eine willkürliche Muskeltätigkeit stattfand, wurde sie in der Aufzeichnung vermerkt.

Material und Methodik

Die in Abb. **1** wiedergegebenen elektromechanischen Muster sind Auszüge aus den erfassten Aufzeichnungen der während der kranialen Diagnose und Behandlung an verschiedenen Körperstellen des Patienten festgestellten zeitlichen Veränderungen der mechanischen Zugspannung und des elektrischen Hautpotenzials. In den vorbereiteten Untersuchungen wurden die Aufnahmen auf sechs und acht Kanälen erfasst. Später wurde nach Feststellung der Übereinstimmung zwischen der Mehrkanalerfassung und der palpatorisch wahrgenommenen Empfindung die Aufnahme auf vier Kanäle beschränkt, deren Handhabung und Interpretation sich für den Beobachter wesentlich einfacher gestalteten.

Die vier Kanäle zeichneten die Daten von mindestens einem Zugspannungsmessgerät, einem einpoligen EKG (Herzrhythmusstreifen) und einem 1-EMG-Messgerät auf. Die übliche Versuchsanordnung war wie folgt:

1. Zur Erfassung der Atemtätigkeit und des arteriellen Pulses des Patienten wurde ein Zugspannungsmessgerät über dem unmittelbar unterhalb des unteren Rippenbogenrandes ertastbaren Puls angesetzt.
2. Ein einpoliges EKG erfasste den Herzrhythmus auf einem Streifen.
3. Zwei EMG-Elektroden wurden symmetrisch beidseits vorn an den Oberschenkeln befestigt.

Wo sich unser Interesse hauptsächlich mit der Atemtätigkeit befasste, war die Versuchsanordnung wie folgt:

1. Zwei Zugspannungsmessgeräte wurden symmetrisch beidseits unmittelbar unterhalb des unteren Rippenbogenrandes angebracht.
2. Ein einpoliges EKG erfasste den Herzrhythmus auf einem Streifen.
3. Eine EMG-Elektrode wurde vorn am Oberschenkel angesetzt.

Gelegentlich wurden während einer einzigen Behandlung des Patienten beide Anordnungen angewendet. Die Umstellung von einer zur anderen Anordnung war in wenigen Sekunden durchführbar.

Die Zugspannung wurde mit Peekel Typ 20S elektrischen hochstreckbaren Gummi-Widerstandsmessgeräten gemessen [4]. Diese Geräte können um höchstens 20 % gedehnt und um 15 % komprimiert werden. Die technischen Daten sind wie folgt: Maße 46 mm × 17 mm, aktive Länge 13 mm; elektrischer Widerstand 119,5 Ω ± 0,2 %; Messgerätefaktor bei statischer Streckung 0,0136 ± 2 %, bei statischer Kompression + 0,0182 ± 2 %. Die Gerätekonstruktion bedingt den negativen Faktor, denn das Widerstandskabel wird bei positiver Zugspannung (Streckung) komprimiert.

Der vom Hersteller empfohlene schnelltrocknende Klebstoff Peekel L35 setzt eine Reinigung der Haut mit einer Benzinlösung voraus. Nach mehreren Proben kamen wir zu dem Schluss, dass ein durchsichtiger Schnellhaftverband wirksam zur Befestigung an der Haut verwendet werden konnte. Dieses Mittel wurde deshalb aus Bequemlichkeitsgründen benutzt.

Die Zugmessgeräte wurden mit einer von N. St. Pierre von der Biomechanischen Abteilung erstellten tragbaren Wheatstone-Brücke verbunden. Jede dieser Brücken besaß Aufnahmen für zwei Zugmessgeräte und konnte entweder von einer in der Brücke befindlichen Batterie oder vom 12-V-Ausgang des Polygraphen mit Strom versorgt werden. Bei den empfindlicheren Versuchen und zur Vermeidung des Polygraphgeräusches wurde die Batterie als Stromquelle verwendet.

Die Elektromyografie wurde mittels Vorverstärkereinheiten mit Silber-Silberchloridelektroden und einem als EMG-Gerät eingesetzten Hewlett-Packard 1510B Audio-Oszilloskop durchgeführt. Für unsere Versuche wurden die Audiokanäle abgeschaltet (nicht benutzt). Die EMG-Ausgabe wurde über einen ebenfalls von N. St. Pierre konstruierten Integrator geleitet, der die Wechselstromsignale in ihre Gleichstrom-Zeitintegralwerte umwandelte. Der Integrator bestimmte für jede Zeiteinheit die errechnete feste Integralfläche zwischen den ursprünglichen EMG-Spannungskoordinaten und der Zeitabszisse. Der Integrator wirkte auch als Gleichrichter und filterte geringe Ausschläge unterhalb eines bestimmten Schwellwertes aus. Im EMG-Bild war deshalb der Ausschlag deutlicher, da die dominanten Signale verstärkt und die redundanten Sekundärsignale ausgefiltert wurden. Abb. **2** zeigt dies sehr deutlich; sie vergleicht ein gewöhnliches Einzelkabel-EKG mit dem ihm entsprechenden, am gleichen Körperpunkt der Versuchsperson mittels verchromter Einschnappelektroden gleichzeitig erfassten integrierten EKG (I-EKG). Dabei wird deutlich, dass die R-Welle in erster Linie zur Zeitintegration beiträgt und der Einfluss der restlichen Wellen nur gering ist. Im inaktiven Muskelskelettzustand wurde das Rauschen durch die integrierte Elektromyografie (I-EMG) ausgeschaltet, die deshalb für die hier betriebene Forschung als vorteilhaftere Methode galt.

Die Geber des Zugspannungsmessgerätes, des EKG und des I-EMG wurden an einen Grass-Mehrkanalpolygraphen angeschlossen. Die Höchstempfindlichkeitskalibration wurde auf 0,01 mV/cm eingestellt. Für die Zugspannungsmessungen wurde eine 3-fache, für das I-EMG eine 15-fache und für das EKG eine 75-fache Frequenzverstärkung gewählt.

Ergebnisse

Abb. **2–9** zeigen typische Vierkanalaufnahmen, die während der manuellen CranioSacralen Behandlung aufgezeichnet wurden. Zwar hatte das Bild jedes Patienten klare individuelle Züge, doch gab es auch sich wiederholende Eigenschaften in sämtlichen Aufnahmen, die es uns ermöglichten, mindestens vier verschiedene Muster in Betracht zu ziehen, die alle Patienten gemeinsam hatten. Unter Berücksichtigung der in der Anwendungsnotiz 700 von Hewlett-Packard aus dem Jahre 1969 vorgeschlagenen Kategorien wurden diese Muster wie folgt bezeichnet:

1. *Schnelle Schwingungen:* In der Aufzeichnung der Zugspannung über dem linken Hypochondrium hatten diese Schwingungen eine verhältnismäßig geringe Amplitude von 0,02–0,1 % der Zugspannung[5]; die gemessenen Frequenzen betrugen 52–96 Zyklen in der Minute (cpm) und waren während der ganzen Zeit vorhanden. Ein Vergleich mit dem EKG zeigte,

[5] 1 % der Zugspannung = 1 % Verlängerung der ursprünglichen Länge des Messgeräts

dass sie zeitlich mit der Dehnung der Aorta übereinstimmten. In einigen Fällen zeichneten die Zugspannungsmessgeräte auch Muster auf, die möglicherweise ein Echo der Stöße bei der Schließung der Herzklappen darstellen.
Bei den Aufzeichnungen des I-EMG wurden die schnellen Schwingungen mit Amplituden von 0,1–0,2 mV und Messfrequenzen von 52–96 cpm durch die am Oberschenkel noch erfasste abklingende Elektroaktivität des Herzens verursacht.

2. *Vorübergehende Wellenformen:* Diese bei der Zugspannungsmessung erfassten Wellenformen wiesen eine Amplitude bis zu 3 % der Zugspannung und Frequenzen zwischen 6 und 30 cpm auf. Sie deckten sich genau mit der Atemfrequenz (RR) und der Ausdehnung des Thorax. Die mittlere Atemfrequenz im Ruhezustand betrug in den meisten Fällen 14–18 Atemzüge. Unsere Studie zeigte, dass ausgebildete Athleten (Karatespezialisten) in der Lage waren, ihre Atemfrequenz während 15 Minuten oder länger willentlich auf 6 Atemzüge in der Minute herabzusetzen.
3. *Schnelle Wellenformen* (Spikes): Außer der R-Wellenform beim EKG und auch gelegentlich bei der Zugspannungsmessung wurden spitze Wellen vorwiegend im I-EMG festgestellt. Die Amplitude der Spikes lag zwischen 0,4 und 2,0 mV, während die Frequenz ihres Auftretens offenbar vom Schmerzsyndrom des neuromuskuloskelettalen Systems abhängig war. Sowohl die Frequenz als auch die Amplitude der spitzen Wellenformen verringerte sich bei einer günstigen Reaktion auf die Behandlung und wurde zum Erkennungszeichen der Übereinstimmung zwischen den vom Arzt mitgeteilten Eindrücken und Wahrnehmungen einerseits und dem elektromechanischen Bild andererseits.
4. *Veränderungen der Basislinie:* Diese Veränderungen traten in erster Linie in der Basislinie des I-EMG entweder schlagartig oder allmählich auf. Die Veränderungen der Basislinie dauerten öfter während mehrerer Sekunden an, dann entspannten sie sich und gingen schlagartig in die Stufenform über. Sie schienen mit Veränderungen des Muskeltonus und/oder der Schmerzangaben des Patienten übereinzustimmen.

Besondere Ausdrücke wurden den während der Behandlung vom Arzt mitgeteilten Empfindun-

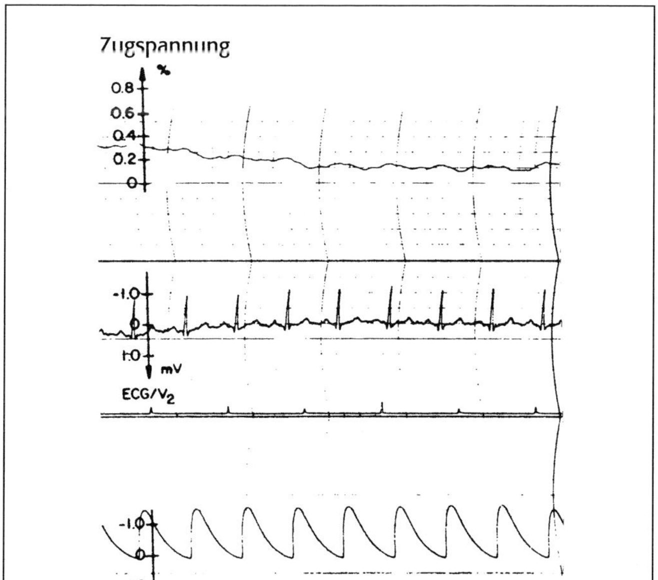

Abb. 2 Gleichzeitige Aufnahme eines einpoligen EKG und eines I-EKG

gen zugeordnet. Es wurden dabei folgende Ausdrücke verwendet:

1. *Normaler Rhythmus* (NR): Dieser Begriff beschreibt die im Rhythmus von 8–12 Zyklen in der Minute auftretende gleich- und regelmäßige, pulsierende kraniale Tätigkeit. Diese rhythmische Tätigkeit stimmt mit dem von Sutherland vorgestellten Konzept des kranialen rhythmischen Impulses überein. Die vom Arzt wahrgenommene Empfindung des normalen Rhythmus ist eine einheitliche Verformung der Schädelkapsel, die als rhythmisch reziproke Veränderung der Schädelmaße auftritt. Diese rhythmische Wirkung kann man beim Patienten an jeder beliebigen Körperstelle ertasten. Gegenwärtig können wir über die Ursache dieser Verformung nur Vermutungen anstellen; sie scheint jedoch im Zusammenhang mit der Tatsache zu stehen, dass das Duralsystem in seinem gesamten Bereich vom Kranium über den Wirbelkanal bis zum Sakrum ein halbgeschlossenes hydraulisches System darstellt. Dieser normale Rhythmus wurde zwar in den im Laufe der Versuche gemachten Aufnahmen des I-EMG nicht sichtbar, doch kann er zum Teil bei den Zugspannungsmessungen erfasst werden, wenn das Messgerät genügend nahe am Schädel angelegt wird. Die Untersucher planen weitere Arbeiten mit Zugspannungsmessgeräten mit dem Ziel, das Vorhandensein einer Flüssigkeitswellenbewegung aufzuzeigen.
2. *SP = still point* (Ruhepunkt): [1, 3] Einen Ruhepunkt nimmt man wahr, wenn der normale Rhythmus vorübergehend aussetzt. Dieses Aussetzen der Bewegung kann entweder allmählich mit der Verringerung der rhythmischen Bewegung oder auch schlagartig mit dem Erreichen des Nullpunktes des wellenförmigen Pulses und dem plötzlichen Aussetzen der Beweglichkeit auftreten. In der Aufzeichnung des I-EMG am Oberschenkel tritt ein Ruhepunkt gleichzeitig mit einer kurzen Spitze von 1,3 mV (Abb. **3a**) oder, im Falle eines vollständigen Aussetzens, mit einem Sturz der Basislinie (Abb. **3b**) auf.
3. *ESP = Ende des still point* (Ende des Ruhepunktes): [1, 3] Nach einem Ruhepunkt scheint sich das System, sowohl der Schädel als auch der Körper, seitlich zu dehnen. Dieses Phänomen beginnt mit einer lange andauernden, lang-

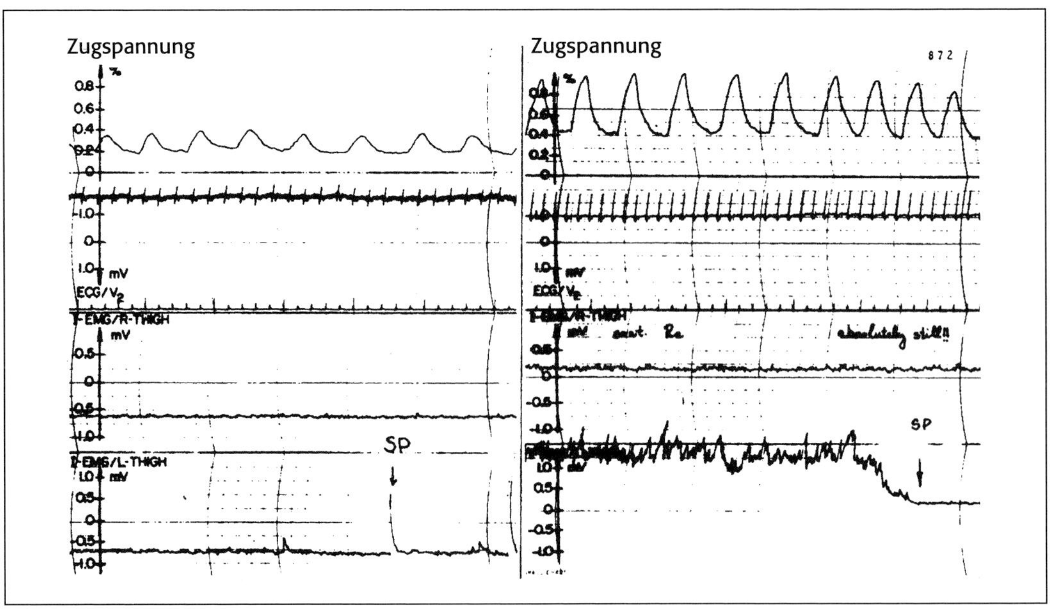

Abb. **3a, b** Elektromechanisches Muster eines Ruhepunktes (SP – still point):
a Spitze (Spike) **b** vollständiges Aussetzen

samen Dehnung, die dann zu einer gleichmäßigen und symmetrischen Bewegung führt. In der Aufzeichnung des I-EMG am Oberschenkel stimmt das ESP mit dem um rund eine Sekunde verzögerten Auftreten einer 0,4 mV Signalspitze (Abb. **4a**) überein. Ferner tritt im Gegensatz zum Ruhepunkt nach einem ESP eine erhöhte Tätigkeit beim I-EMG in Erscheinung (Abb. **4b**).

4. *Release* (Entspannung): Die Entspannung wird als „plastisches" Erweichen des volumetrischen Gefäßes verspürt, als würde ein Friktionswiderstand oder eine Restriktion der Flüssigkeit überwunden. Die Entspannung des Widerstandes wird von einer scharfen Spitze in der Aufzeichnung des I-EMG begleitet, deren Größe alle bereits beschriebenen Spitzenbilder übertrifft. Die Releasesignale können entweder symmetrisch (Abb. **5a**) oder einseitig (Abb. **5b**) auftreten. In der osteopathischen Behandlung spielen sie als Kennzeichen für die verbesserte Funktionstüchtig- und -tätigkeit eine außerordentlich wichtige Rolle.
5. *Verschiebung:* Der Arzt erhält den Eindruck einer Ebbe- und Flutbewegung und eines Richtungswechsels der Flüssigkeit. Beispielsweise kann diese Wahrnehmung als Folge zur volumetrischen Flüssigkeitsverschiebung als unregelmäßige seitliche Dehnung des Schädels auftreten. Sobald die Flüssigkeitswelle ihre Richtung ändert, findet zusammen mit dieser Richtungsänderung auch eine mechanische Veränderung statt.
Bei einer Verschiebung ist das Bild der mechanischen Veränderungen eindeutig und unverwechselbar. Das I-EMG weist eine klare und eigenartige Veränderung der Basislinie in Form einer Stufenfunktion auf. Sie tritt in der Regel während einer Einatmungsspitze zum Zeitpunkt der größten Ausdehnung des Brustkorbes (also: beim größten Lungeninhalt) auf. Dieser Punkt wird eindeutig in den Aufzeichnungen der Zugspannung aufgezeigt (Abb. **6a, b**). Wir erzielten eine 100%ige Übereinstimmung unserer Wahrnehmung von Verschiebungen und Stufenfunktionsbildern.
6. *Pulsieren:* Es handelt sich hier um eine schnell schwingende Bewegung geringer Amplitude und hoher Frequenz (50–80 × in der Minute), die am häufigsten in einem umschriebenen Bereich des Schädels wahrnehmbar ist. Das Pulsieren tritt in der Regel vor einem ESP, einer Auflösung oder einer Verschiebung auf

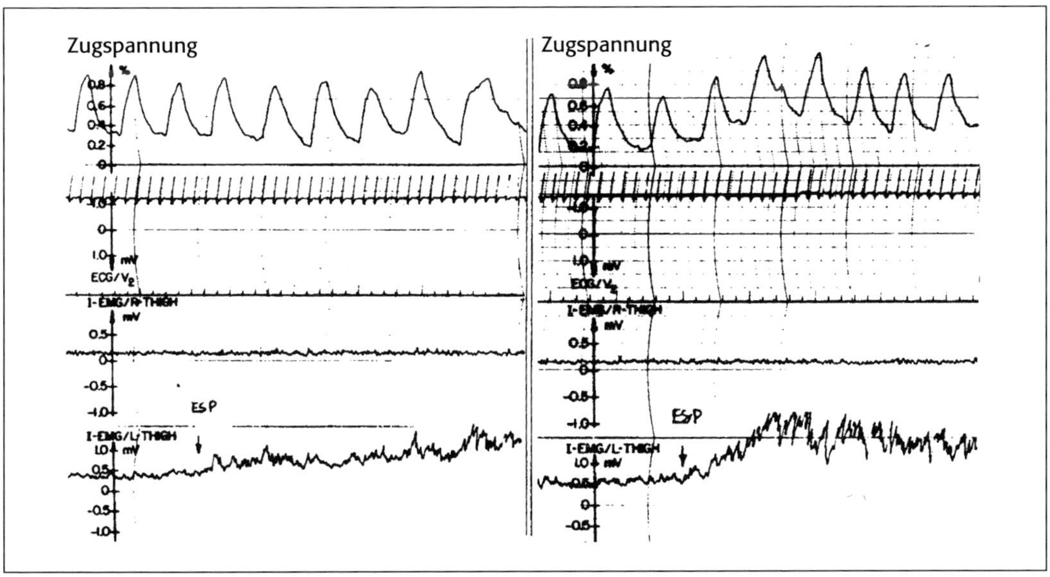

Abb. **4a, b** Elektromechanisches Muster des Endes eines Ruhepunktes (ESP – Ende eines still point):
a verzögerter Spike **b** vor erhöhter, im I-EMG erfasster Tätigkeit

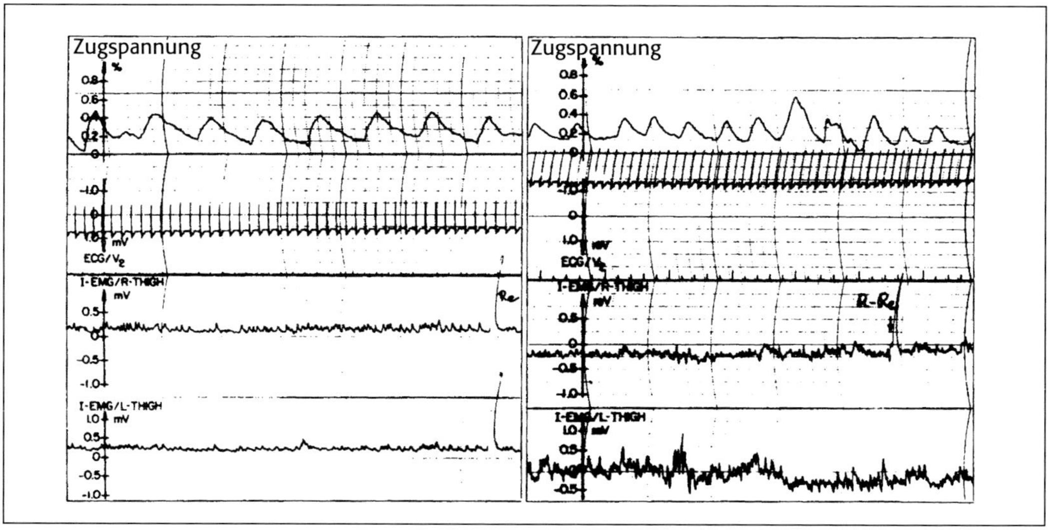

Abb. **5a, b** Elektromechanisches Muster einer Entspannung:
a symmetrisch an beiden Oberschenkeln **b** einseitig an einem Oberschenkel

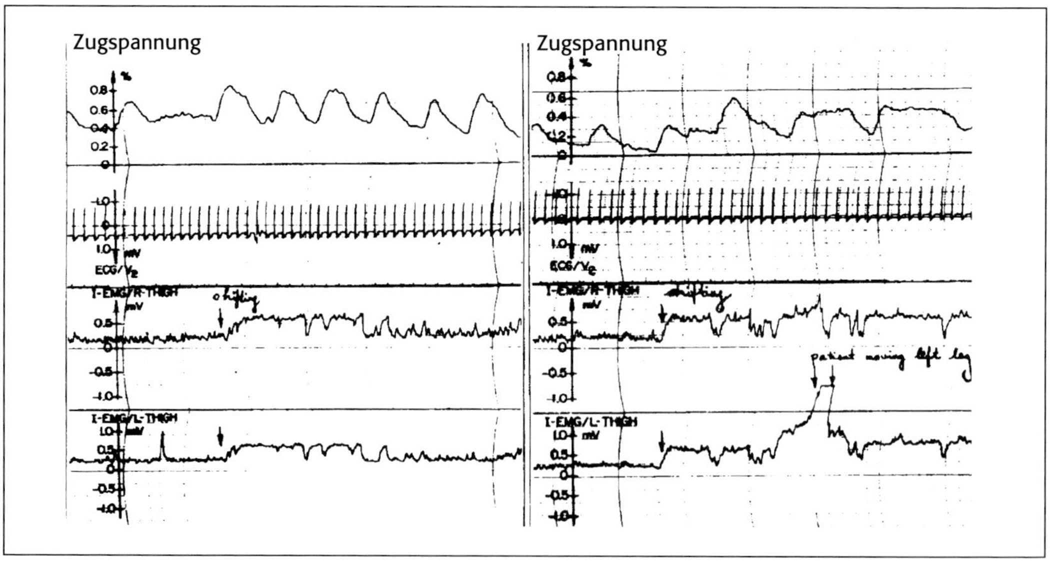

Abb. **6a, b** Elektromechanisches Muster einer Verschiebung:
a langer Dauer **b** kurzer Dauer

und wird als Hinweis betrachtet, dass eine wichtige mechanische Veränderung unmittelbar bevorsteht. In der Regel tritt das Pulsieren während der Ruhepause im Atemzyklus auf (Abb. 7).

7. *Wackeln:* Dieser Begriff wurde angewendet, um eine schwankende Bewegung niedriger Frequenz (20–40 cpm) und mit größeren als den beim Pulsieren üblichen Amplituden zu beschreiben. Ferner ist die Wirkung nicht

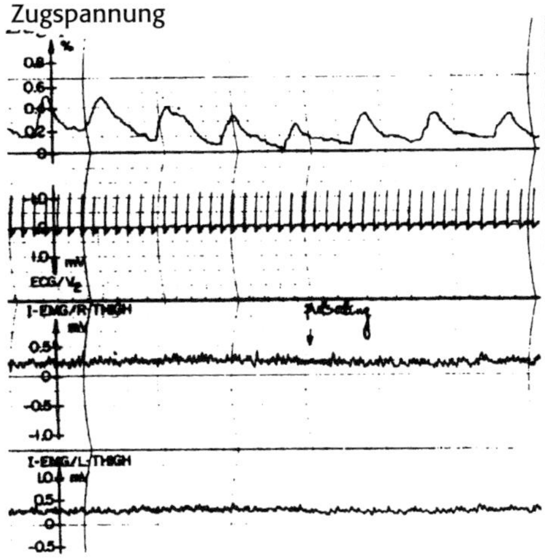

Abb. **7** Elektromechanisches Muster des Pulsierens

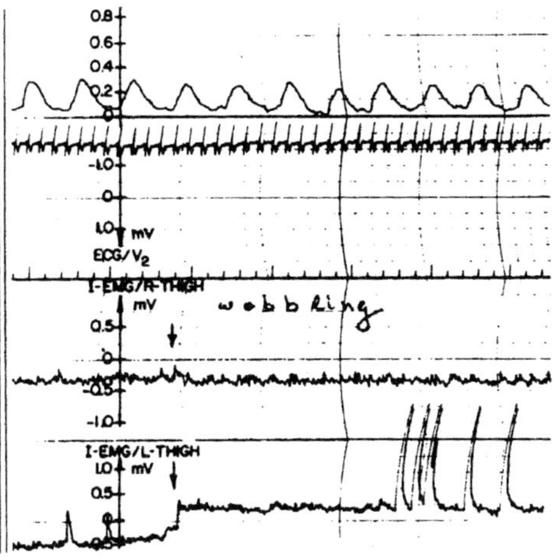

Abb. 8 Elektromechanisches Muster des Wackelns

auf einen eng umschriebenen Bereich beschränkt, sondern sie kann am ganzen Körper wahrgenommen werden. Diese Wackelbewegung findet in der Regel kurz vor einer wichtigen Entspannung oder einer Verschiebung statt. Der Arzt erhält den subjektiven Eindruck eines Bremsmechanismus, der die Flüssigkeitsbewegung beeinträchtigt. Abb. **8** zeigt das typische, mit der Wackelbewegung im Zusammenhang stehende elektromechanische Bild. Dieses Ereignis findet während der Anhaltephase nach dem Einatmen statt.

8. *Torsion:* Die Torsion, um die es sich hier handelt, darf nicht mit dem ebenfalls als Torsion bezeichneten abnormen Verhältnis zwischen Os sphenoidale und Os occipitale verwechselt werden [1, 3]. Der Eindruck bei der hier beschriebenen Torsion ist der einer periodischen Drehbewegung um eine Längsachse, die durch den Körper des Patienten verläuft, bei der sich die verschiedenen Körperteile nicht synchron miteinander bewegen. Es handelt sich dabei also um eine asymmetrisch, aber nicht volumetrisch verzerrende Art der Bewegung, die in der an den unteren Gliedmaßen aufgenommenen Aufzeichnung des I-EMG als asymmetrisches Bild auftritt. Die Torsion erscheint in Abb. **9** als eine Reihe von spitzenmäßiger Amplitude (von 0,7–1,0 mV). Sie ist in den Aufnahmen der Atemtätigkeit nicht sichtbar.

Alle hier kurz geschilderten Wahrnehmungen besitzen die gemeinsame Eigenschaft, passive Bewegungen zu sein, das heißt, sie sind unwillkürliche Bewegungen des Körpers des Patienten und finden statt, wenn sich der Patient im Ruhezustand befindet, also inaktiv ist, und wenn keine größere manuelle Behandlung angewendet wird. Der Arzt kann sie am besten empfinden, wenn sich der Patient ganz ruhig verhält.

Diskussion

In dieser gesamten Darstellung wurde stillschweigend vorausgesetzt, dass es sich bei dem mechanischen Modell, auf das sich die vom Arzt mitgeteilten Eindrücke beziehen, um ein in verschiedene physiologische Kompartimente gegliedertes Gefäß für Flüssigkeiten handelt, von denen jedes deutlich andere materielle Eigenschaften besitzt. Dieses Gefäß kann sehr geringe Veränderungen seines Fassungsvermögens zulassen. In Wirklichkeit und gemäß der längst akzeptierten Lehre von Monroe und Kellie [3] umschließt die verhältnismäßig unelastische Dura mater das Gehirn und das Rückenmark als

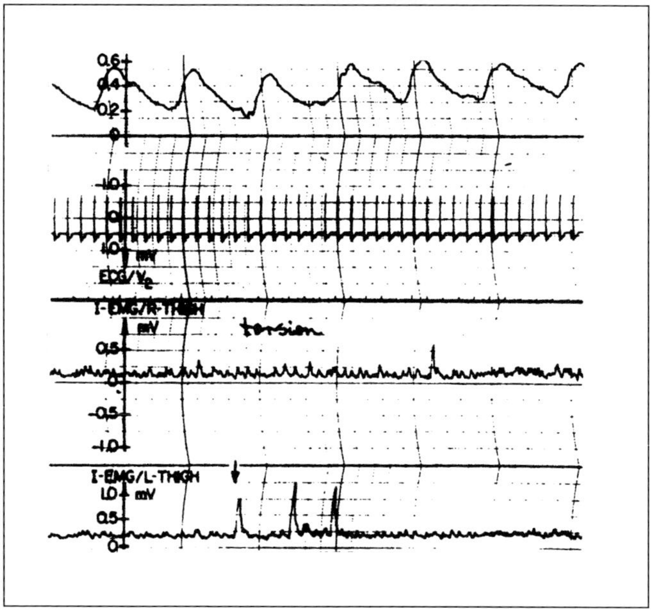

Abb. **9** Elektromechanisches Muster der Torsion

zusammenhängender und verbundener materieller Bereich und kann somit ein solches Gefäß darstellen.

Es wird dabei angenommen, dass der Inhalt des Duralbehälters (Gehirn, Rückenmark, Nerven, Liquor cerebrospinalis, Blut sowie die anderen Flüssigkeiten) beinahe vollständig unkomprimierbar ist [6]. Folglich muss das Volumen des Gesamtinhaltes des Duralbehälters praktisch konstant bleiben und kann der Inhalt eines seiner Kompartimente nur zulasten der anderen erhöht werden.

Die kranialosteopathische Lehre betrachtet die Verbindungen zwischen den Hauptschädelknochen als viskoelastische Knochennähte [7], die sich wie Scharniere verhalten, um die herum kinematische Konfigurationsveränderungen stattfinden können. Ferner wird die Dura mater[6], da sie membranös ist, dynamischen Veränderungen ausgesetzt, die mit den beim Arzt erzeugten Eindrücken der rhythmischen und pulsierenden Bewegungen der Schädelknochen übereinstimmen. Das Gesamtbild ist deshalb das eines nicht ganz starren mechanischen Modells mit flüssigem Inhalt, dessen zwar geringe Bewegung trotzdem vom kranialosteopathisch ausgebildeten Arzt mit den Sinnen wahrnehmbar ist.

Die Art und Weise der CranioSacralen Wirkung auf das neuromuskuloskelettale System ist noch unbekannt. Aber die Tatsache, dass das CranioSacrale System eine messbare Wirkung auf die anderen Teile des Körpers ausübt, wurde in diesen Versuchen durch Ein- und Ausgaben nachgewiesen.

[6] Die Dura mater wurde als widerstandsfähige, unelastische Membran bezeichnet, die das Endost des Schädeldaches bildet. Sie ist entlang des gesamten Umfangs rings um das Foramen magnum im Okziput fest verankert. Dann verläuft sie die ganze Länge des Wirbelkanals entlang, wo sie ihre stärksten Verankerungen an der Rückseite der zweiten und dritten Halswirbelkörper und auf Höhe des zweiten Segments im Sakralkanal aufweist. Der bis zum zweiten Sakralsegment (S2) verlaufende Epiduralraum trennt sie vom Wirbelkanal. Unterhalb von S2 ummantelt die Dura eng das Filum terminale, verläuft dann durch den Hiatus sacralis bis hinunter zum Os coccygis, mit dessen Periost sie sich dann vereint. Die Dura mater ist im Wirbelkanal mit den Ligamenta dentata, dem Ligamentum longitudinale posterius und mit dessen Nervenwurzeln verbunden, die die Spinalnerven bei ihrem Austritt aus dem Wirbelkanal umgeben. Von den drei zuletzt erwähnten Verankerungen wird die Bewegung der Dura wesentlich weniger beeinträchtigt als von den anderen Befestigungen im Inneren der Schädelkapsel, am Foramen magnum, in C2 und C3, im Sakralkanal und am Os coccygis. Da das Fassungsvermögen dieses Duralgefäßes viel größer ist als lediglich zur Unterbringung der Neuralgebilde notwendig wäre, kann es ohne Weiteres und einigermaßen unabhängig auf die Spannungen und Druckveränderungen reagieren, denen es ausgesetzt ist. Der Einfluss dieser Knochengebilde auf die mechanischen Kräfte in diesem Flüssigkeitsbehälter werden klar, sobald man sie als die materielle Grenze des Behälters mit den bereits erwähnten, mit den Knochen fest verbundenen Verankerungen betrachtet.

Folgerungen

Die subjektiven Eindrücke von verschiedenen Veränderungen der CranioSacralen Mechanik, die der kranialosteopathisch ausgebildete Arzt wahrnimmt, sind instrumentell nachweisbar. Diese Beweise umfassen Veränderungen der bioelektrischen Tätigkeit, die mit Aufnahmen von Messgeräten für I-EMG an den Zugspannungsmessungen der Atemtätigkeit ermittelt werden können.

Spezifische Muster der elektromechanischen Aufzeichnungsparameter stimmen unmittelbar mit den vom Arzt mitgeteilten subjektiven Eindrücken von ebenfalls spezifischen Veränderungen in der CranioSacralen Mechanik überein.

Der Bereich der aufgezeichneten integrierten elektromyografischen Signale liegt unterhalb des Pegels der von irgendeiner beabsichtigten Muskeltätigkeit verursachten Signale, er ist aber wesentlich höher als der Geräuschpegel der Geräte.

Ein Teil dieses Forschungsprojektes wurde von der Abteilung für Biomechanik am Institut für Osteopathische Medizin an der Staatlichen Universität von Michigan unterstützt.

Dr. E. Retzlaff und Dr. R. Roppel wird an dieser Stelle für ihre wertvollen Anregungen gedankt, N. St. Pierre für seine technische Unterstützung und J. Schulz vom Instructional Media Center an der Staatlichen Universität von Michigan für die Aufbereitung des Zahlenmaterials.

Literatur

[1] Sutherland, W.G.: The cranial bowl. Free Press Company, Mankato Minn., 1939

[2] Wales, A.L.: The work of William Garner Sutherland. JAOA 71 (1972) 788–93

[3] Magoun, H.I.: Osteopathy in the cranial field. Journal Printing Co., Kirksville MO, 1966

[4] Karni, Z. und Polishuk, W.Z.: Multi-strain measurement of uterine activity. Proc. 24th Ann. Conf. on Eng. in Med. and Biol. (1971) 101

[5] Livingston, R.B., Woodbury, D.M., and Patterson, J.L. Jr.: Fluid compartments of the brain. Cerebral circulation. In: Ruch, T.C. and Patton, H.D. (eds.): Physiology and Biophysics, 19th ed. W.B. Saunders Co., Philadelphia 1965, 935–958

[6] Agarwal, G.C.: Fluid flow; a special case. In: Brown, J.H.U., Jacobs, J.E. and Stark, L. (eds.): Biomedical Engineering. F.A. Davis Co., Philadelphia 1971, 69–81

[7] Retzlaff, E. et al.: Sutural collagenous bundles and their innervation in Saimiri sciureus. Anat. Rec. 187 (1977) 692

Anhang D

Die Behandlung autogener Kopfschmerzen

(Management of Autogenic Headache)

Dr. osteopath. John E. Upledger und Jon D. Vredevoogd[7]

Die funktionelle Anatomie von Kopf und Nacken unterstützt die These, dass sehr viele Kopfschmerzprobleme autogener Art sind. Als natürliche Abwehrreaktion gegen Verletzung kontrahiert sich das Gewebe. Möglicherweise unterstützt dieser Mechanismus das Weiterbestehen von Schmerzen auch dann, wenn es nicht mehr nötig ist. Es werden hier verschiedene Mechanismen und therapeutische Möglichkeiten im Zusammenhang mit Kopfschmerzen besprochen.

Hypertonus oder Kontraktur der Weichteile des Schädels oder des Nackens sind beinahe zwangsläufig eine Begleiterscheinung von Kopfschmerzen. Auch wenn die Verspannung nicht offensichtlich ist, kann eine sorgfältige Untersuchung meist einzelne, umschriebene Bereiche mit abnormem Gewebetonus identifizieren. Oft bleiben diese Tonusanomalien der Weichteile auch während Intervallen zwischen der Exazerbation von Kopfschmerzen bestehen. Funktionell kann man diese Stellen als bleibende Triggerzonen betrachten. Veränderungen der Weichteile können entweder eine primäre oder sekundäre Eigenschaft des Kopfschmerzsyndroms darstellen. In beiden Fällen trägt der Hypertonus oder die Kontraktur der Weichteile zur chronischen und rezidivierenden Art dieser Beschwerden bei[8]. Verschiedene Mechanismen können dabei als Ursache auftreten, wie z.B.: erhöhte Flüssigkeitsstauung im Schädel; Hinterhauptneuralgien, die von Veränderungen der Weichteile in oder um das subokzipitale Dreieck verursacht werden; Spannungen in der spinalen Dura mater oder Immobilität und Kompression der Knochennähte des Schädels. Jeder dieser Mechanismen wird hier einzeln beschrieben.

[7] Erschienen in Osteopathic Annals, Vol. 7, No. 6, June 1979, pp. 232–241. Nachdruck mit Genehmigung der Verfasser.

Flüssigkeitsstauungen im Schädel

Stauungen der Flüssigkeiten innerhalb des Schädels können sekundär infolge von Beeinträchtigungen des Durchflusses durch die Foramina des Schädels auftreten, die ihrerseits geringfügige Erhöhungen des Rückstaudruckes verursachen. Die häufigsten Gewebekontrakturen finden sich in der Umgebung der unmittelbar neben den okzipitalen Kondylen liegenden Foramina jugularia (Abb. **1**). Eine somatische Funktionsstörung der Verbindung zwischen Okziput und Atlas verursacht fast zwangsläufig eine Gewebekontraktur, die dann ihrerseits den Rückstaudruck bei der venösen Entleerung aus dem Schädelinnern durch diese Foramina erhöht.

Die Foramina jugularia bilden auch den Durchgang für die IX., X. und XI. Hirnnerven. Störungen dieser Nerven können klinische Symptome im Zusammenhang mit Herzrhythmus, Verdauung, Stuhlgang, Schlucken usw. verursachen. Der Ursprung der mit dem Rückenmark verbundenen Teile des XI. Hirnnervs liegt im Bereich der oberen fünf bis sechs Zervikalsegmente. Von dort verlaufen sie durch das Foramen magnum nach

[8] Der Begriff „Weichteile" im hier verwendeten Sinn bezieht sich auf das gesamte Bindegewebe mit Ausnahme der Knochen. Oft bezeichnet man reine Muskelzustände als „Verspannung der Weichteile" und „Hypertonus". Retzlaff [1] hat histologisch bewiesen, dass kollagene Fasern sehr eng mit elastischen Fasern verwandt sind. Die Mikroarchitektur dieser miteinander verwandten Fasern weist sehr stark auf die Möglichkeit hin, dass das kollagene Gewebe die Fähigkeit besitzt, sich zusammenzuziehen. In der gleichen Arbeit wird auch der Beweis erbracht, dass das Vorhandensein von Nervengebilden ebenfalls in einem engen Zusammenhang mit dem Komplex der kollagenen und elastischen Fasern steht. Das Bestehen dieser Nervenrezeptoren und -fasern in Verbindung mit der kollagen-elastischen Fasereinheit weist ferner auch auf eine reflektorisch gesteuerte Kontraktionsfunktion der kollagenen Fasern hin. Das kollagene Bindegewebe kann deshalb auf örtliche Reize wie Stress und Spannung sowie auf Mitteilungen von den höheren Steuerzentralen reagieren. Diese Reaktionen werden wahrscheinlich durch das Schmerzempfinden oder durch psychischen Stress ausgelöst.

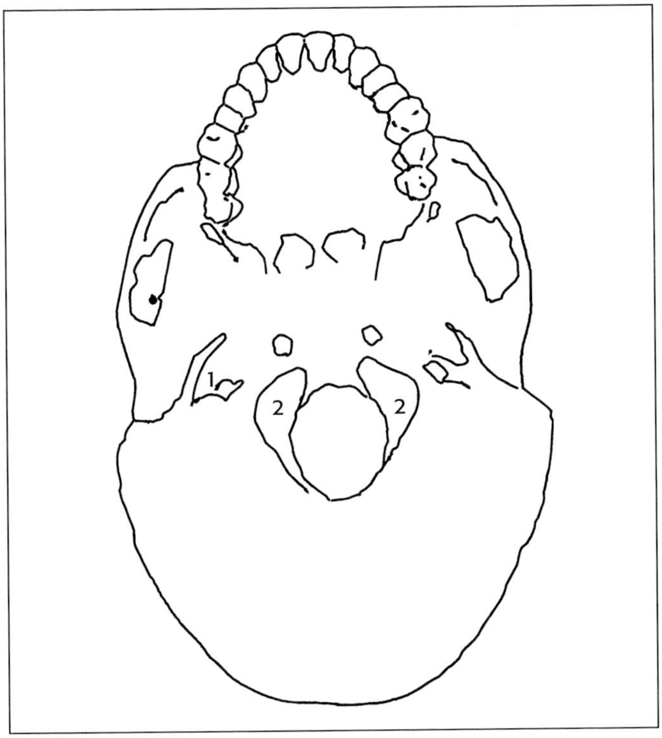

Abb. **1** Innenansicht des Schädels
1. Foramina jugularia; 2. Okzipitale Kondylen

oben in den Schädel und verlassen ihn wieder durch die Foramina jugularia, um die Mm. sternocleidomastoidei und Mm. trapezii motorisch zu versorgen.

Diese anatomischen Zusammenhänge zeigen, dass Gewebeveränderungen im Bereich der okzipitalen Kondylen und der Foramina jugularia verschiedene vegetative und Schmerzsyndrome zur Folge haben können. Eine wirksame Therapie muss deshalb alle Beschwerden in den Weichteilen behandeln, die den normalen Flüssigkeitsfluss aus dem Schädelinnern beeinträchtigen können.

Therapiemöglichkeiten

Man kann den Schädel als ein teilweise geschlossenes Gefäß betrachten. Die verschiedenen Foramina stellen die Ein- und Ausgangspforten dieses Kompartimentes dar. Homöostatische Mechanismen halten das Flüssigkeitsvolumen im Schädelinneren praktisch konstant. Geringfügige Veränderungen des Volumens und des Flüssigkeitsdruckes können zu Kopfschmerzen und vegetativen Funktionsstörungen führen. Wie erwähnt, kann ein erhöhter Rückstaudruck diese Veränderungen verursachen. Diese geringen Änderungen können aber auch auf Veränderungen bei der Flüssigkeitsretention des Schädelinhaltes zurückzuführen sein. Die medikamentöse Behandlung kann eine toxische Arachnoiditis oder ein Hirnödem zur Folge haben und sollte deshalb ausschließlich bei hartnäckigen oder rezidivierenden Kopfschmerzen und dann nur mit großer Zurückhaltung und in voller Kenntnis der Tatsache eingesetzt werden, dass unter Umständen das klinische Syndrom dadurch verschlimmert oder zum Dauerzustand werden kann. Das Flüssigkeitsvolumen im Schädelinneren kann aber auch durch eine Funktionsstörung des arteriellen Tonus erhöht werden, wodurch eine größere Menge einfließt, als durch Abfluss ausgeglichen werden kann. Die dadurch verursachten Kopfschmerzen haben einen neurogenen Hypertonus der Weichteile zur Folge, der seinerseits die Entleerung zusätzlich beeinträchtigt.

In all diesen Fällen muss eine wirksame Therapie die Entleerungsfähigkeit fördern, sodass die Flüssigkeitsstauung im Schädelinneren verringert wird.

Die unspezifische Manipulationstechnik für den zervikothorakalen Bereich

Diese Technik wird bilateral angewandt. Sie richtet sich nicht nach besonderen somatischen Funktionsstörungen mit Ausnahme der Fälle, bei denen Schmerzen eine korrekte Positionierung des Patienten unmöglich machen. Besondere Korrekturen werden vorzugsweise erst später nach Herabsetzung des allgemeinen Gewebetonus gemacht. Die Technik bezweckt, die freie Flüssigkeitsbewegung vom Schädel zum Brustkorb zu fördern.

Der Patient liegt auf dem Rücken. Der Arzt steht am Kopfende der Untersuchungsliege und platziert seine rechte Hand so, dass die Handfläche den Zervikalbereich stützt. Der Radialbereich der rechten Handfläche ist in festem Kontakt mit dem rechten zervikothorakalen Bereich, die linke Handfläche stützt den Bereich der linken oberen Halswirbelsäule und das Okziput des Patienten. Die rechte Hand wirkt als Drehpunkt für eine Seitneigung nach rechts bis zur Grenze des Bewegungsbereiches. Die dabei eingesetzten Kräfte dehnen die Weichteile der linken Seite. Der Arzt fordert nun den Patienten auf, einen tiefen Atemzug so lange wie möglich anzuhalten, während er die Seitneigung weiter steigert und damit eine weitere Entspannung des Gewebes erzielt. Die Atemhilfe wird wiederholt, bis keine weitere Steigerung der Seitneigung mehr möglich ist. Oft stellt der Arzt bei dieser Methode spontane Befreiungen der ersten Rippe fest.

Während der Seitneigung im Grenzbereich wird eine Rotation nach links eingeleitet, eine Verriegelung sollte jedoch nicht versucht werden. Die Rotationsbewegung wirkt auf den gesamten Bereich von C7 bis Th3 oder Th4. Nun übt man eine

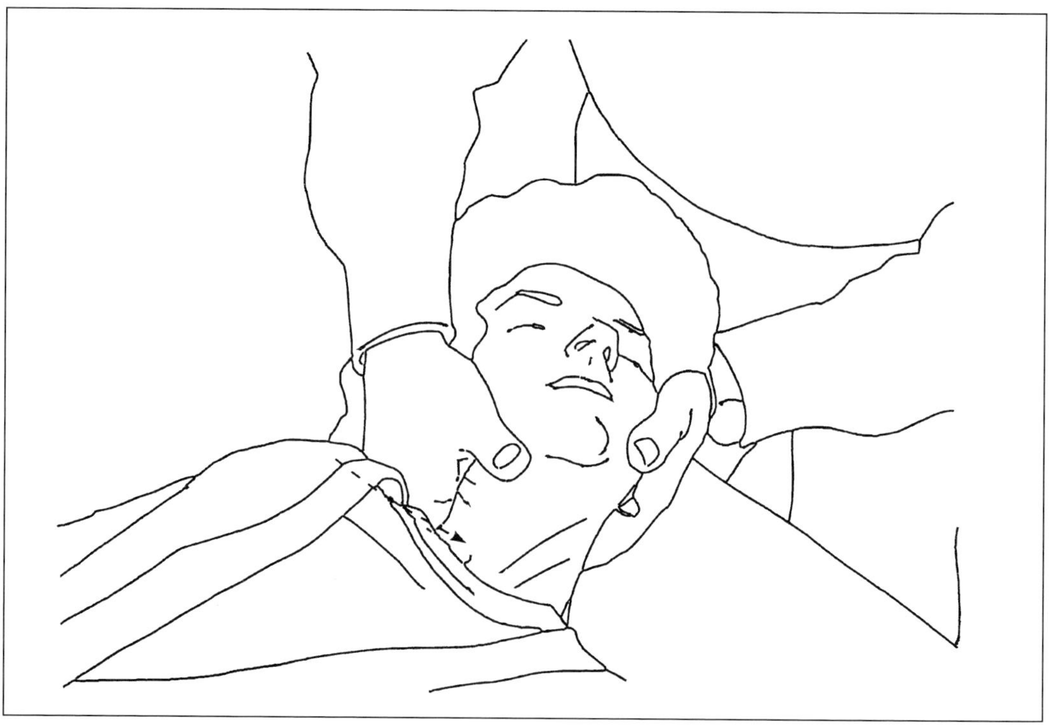

Abb. 2 Unspezifischer Stoß für den zervikothorakalen Bereich

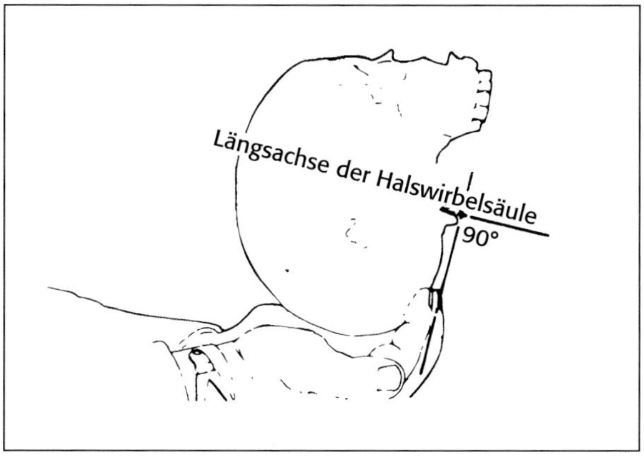

Abb. **3** Position der Hände zur Entspannung des subokzipitalen Gewebes

Manipulation durch die Hemmung hindurch aus, um damit das Gewebe des zervikothorakalen Bereiches noch mehr zu mobilisieren. Das gleiche Verfahren wird dann auch in entgegengesetzter Richtung wiederholt (Abb. **2**).

Restriktionen der ersten Rippe

Noch verbleibende Restriktionen der ersten Rippe können nun ohne Weiteres durch Seitneigung in die Richtung der Restriktion korrigiert werden, um eine maximale Entspannung des Gewebes zu erzielen. Der Arzt hält das Gewebe im Bereich des ersten Rippenköpfchens zwischen Daumen und Zeigefinger. In der Regel genügt zur Mobilisierung ein sanfter, direkter Druck. Erweist sich eine zusätzliche Mobilisierung als nötig, so genügt die bereits beschriebene Atemhilfe.

Entspannung der Weichteile im oberen zervikalen und subokzipitalen Bereich

Mit Ausnahme der Hände des Arztes verbleiben Patient und Arzt in der gleichen Stellung. Die Hände werden mit den Handflächen nach oben nebeneinander gelegt und die Finger gegenüber der Längsebene der Halswirbelsäule des Patienten um rund 90° angewinkelt (Abb. **3**). Die Fingerspitzen üben nun im subokzipitalen Bereich paravertebral einen tiefen Druck aus. Gleichzeitig stützen die Fingerspitzen des Arztes den Patienten so, dass der Bereich des Okziputs anfänglich über die Handflächen des Arztes in der Schwebe hängt. Die Fingerbeeren bleiben in Kontakt mit dem unteren Teil des Okziputs des Patienten. Während sich das Gewebe des subokzipitalen Bereiches entspannt, legt sich das Okziput sanft in die nach oben gerichteten Handflächen des Arztes. Am Ende des gesamten Ablaufs spürt der Arzt die knöcherne Struktur des Atlas mit seinen Fingerspitzen. Für den Arzt handelt es sich hierbei um eine abwartende, passive Technik. Die bereits beschriebene Atemhilfe kann auch hier eingesetzt werden, um damit eine Entspannung der Gewebe zu erleichtern.

Während die Entspannung stattfindet, kann in einem umschriebenen Bereich eine Gewebekontraktur auftreten. Dieser Bereich kann als Auslöser des Schmerzsyndroms eine Schlüsselrolle spielen. Er sollte mit tiefem Druck besonders behandelt werden, bis er sich spürbar entspannt. Diese Technik zielt auf die Auflösung aller hypertonen Gewebezustände ab, die eine Entleerung durch die Foramina jugularia beeinträchtigen könnten.

Mobilisierung der Atlantookzipital- und Atlantoaxialgelenke

Wurde nun einmal die hier kurz skizzierte Entspannung des subokzipitalen Gewebes erreicht, dann sollte der Arzt mit Fingerspitzendruck die freie Beweglichkeit von Atlas und Axis prüfen. Zu diesem Zweck wird das Okziput weich auf die nach oben angewinkelten Handflächen des Arztes gelagert. Liegt eine Restriktion der Bewegung vor, so kann sie meist zusammen mit der vom Patienten gegebenen Atemhilfe und der Anwendung einer direkten oder indirekten Technik aufgelöst werden. Der Arzt muss unbedingt sanft arbeiten und darf keine reflektorische Kontraktur des Gewebes als Reaktion auf seinen palpatorischen Eingriff verursachen.

Mobilisierung der restlichen Halswirbelsäule

Nun kann man die gesamte Halswirbelsäule mit einer sanften Bewegungsprüfung Segment um Segment palpieren, indem man mit den Fingerspitzen Gelenkfortsätze bewegt, während die nach oben gerichteten Handflächen das Okziput stützen. In der Regel genügt eine Prüfung der Seitneigung und der Ventralbewegung, um besondere noch vorhandene somatische Funktionsstörungen aufzufinden. Die aufgefundenen Störungen können mithilfe der direkten oder indirekten Technik und mit Atemhilfe des Patienten sanft beseitigt werden.

Anheben des Os parietale

Für diese Technik sollte der Arzt oberhalb des Kopfes des Patienten sitzen. Er legt seine Fingerspitzen beidseits sanft auf die seitlichen Partien des Os parietale. Die Fingerbeeren des kleinen Fingers links und rechts berühren das Asterion vor der Sutura lambdoidea und unmittelbar oberhalb der Knochennaht zwischen Os parietale und Os temporale. Die drei anderen Finger spreizt er jeweils oberhalb der Sutura squamosa rund 1 cm auseinander (Abb. **4**). Die beiden Daumen werden oberhalb des Kopfes des Patienten überkreuzt, sie berühren aber die Kopfhaut nicht. Der Arzt prüft den Fingerdruck und übt dann einen *sanften* Druck aus, um die seitlichen Partien der Ossa parietalia nach medial gegeneinanderzudrücken (Abb. **5**). Werden die Ossa parietalia zu stark zusammengedrückt, so bleibt diese Technik unwirksam und kann sogar die klinischen Symptome verschlimmern. Der auf die Ossa parietalia einwirkende Druck sollte nicht größer als rund 5–10 Gramm sein. Die miteinander in Kontakt befindlichen Daumen dienen nur dazu, den Händen des Arztes Halt zu gewähren. Der sanfte Druck darf nur auf die Ossa parietalia wirken und wird nun während einiger Minuten aufrechterhalten (in der Regel genügen drei bis fünf Minuten). Die Suturae squamosae entflechten sich, und diese Entflechtung nimmt der Arzt wahr, als bewegten sich die Ossa parietalia beidseits nach superior und spreizten sich geringfügig. *Der Druck auf die Sutura squamosa darf nicht plötzlich nachgelassen werden; der Arzt muss ihn allmählich nachlassen, um nicht zu riskieren, dass sich die Symptome verschlimmern.* In der Regel, wenn man diese Auflösung wahrnimmt, meldet der Patient, dass der „Druck" in seinem Kopf nachgelassen hat[9].

Periphere Stimulationstherapie zur Minderung von Flüssigkeitsstauungen im Schädelinneren

Die periphere Stimulationstherapie bezweckt die Aktivierung spezifischer Stellen des muskuloskelettalen Systems. Häufig kann man mit dieser Methode voraussagbare therapeutische Ergebnisse erzielen. Ein Nadelstich, tiefer Druck, kreisförmige Massage, Ultraschall und eine ganze Reihe von weiteren Techniken können als aktivierende Reize wirken. Der ausschlaggebende Faktor ist jedoch, dass der Reiz gezielt an einer spezifischen Stelle des Körpers gesetzt wird. Wir beschränken uns hier auf diejenigen Körperstellen, die sich zur Erzielung der erwünschten Wirkung als erfolgreich bewährt haben. Der behandelnde Arzt wird die anzuwendende Technik aufgrund seiner besonderen Kenntnisse und unter Beachtung der dabei notwendigen Vorsichtsmaßnahmen wählen.

Die Stellen, an denen die periphere Reiztherapie oft zur Herabsetzung des Tonus der Nackenmuskulatur wirksam ist, sind über viele Körper-

[9] Der Verfasser weiß, dass diese Darstellung der CranioSacralen Technik möglicherweise umstritten ist. Wenn man sie jedoch behutsam anwendet und auf die Empfindlichkeit der Gebilde Rücksicht nimmt, auf die sie einwirkt, so kann sie die Beschwerden einer großen Zahl von Patienten lindern [2].

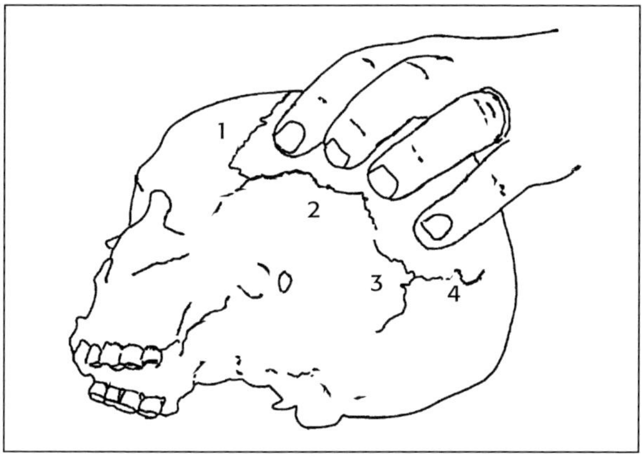

Abb. **4** Anatomische Knochennahtpunkte zum Abheben des Os parietale
1 Sutura coronalis
2 Sutura squamosa
3 Asterion
4 Sutura lambdoidea

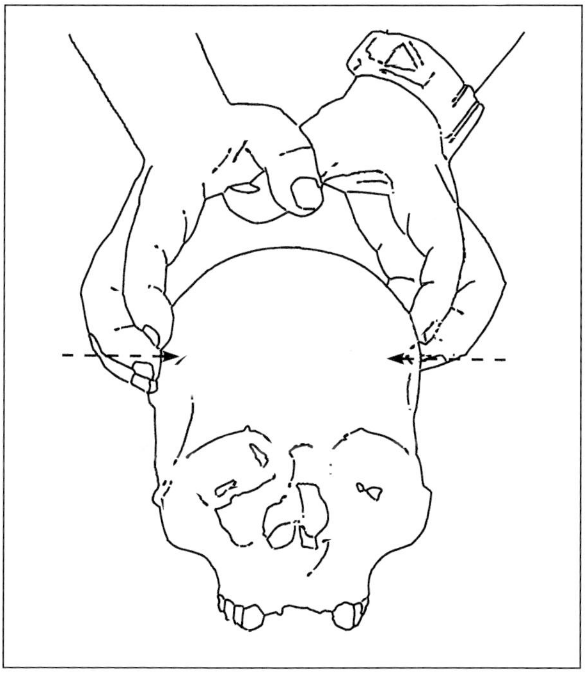

Abb. **5** Position der Hände zum Abheben des Os parietale

bereiche verteilt. Die hier erwähnten Stellen sind diejenigen, die sich nach meiner Erfahrung als die erfolgreichsten erwiesen haben.

1. Entlang der Mittellinie des Körpers: am Schnittpunkt der Sutura sagittalis und lambdoidea, zwischen Okziput und Atlas, zwischen den Dornfortsätzen von C2 und C3 und zwischen den Dornfortsätzen von C7 und Th1.
2. Zwischen den Mittelhandknochen von Daumen und Zeigefinger an der distalen Partie der Gelenkkapsel des Daumens, ungefähr in der Mitte zwischen Handfläche und -rücken (Hegu/Hoku Di4 = Dickdarm 4). Diese Stelle spricht sehr gut auf die Nadelung und den Tiefendruck an (Abb. **6**).
3. In der Mitte der Beugefalte beider Kniegelenke (Bl43 = Blase 43). Die beste Wirkung wird mit der Nadelung erzielt (Abb. **7**).

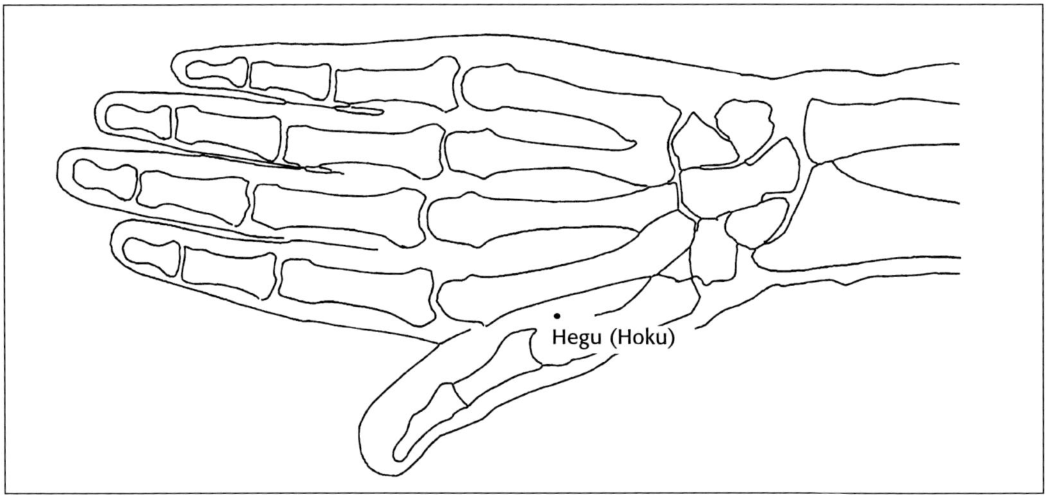

Abb. **6** Peripherer Stimulationspunkt Di4 (Hegu)

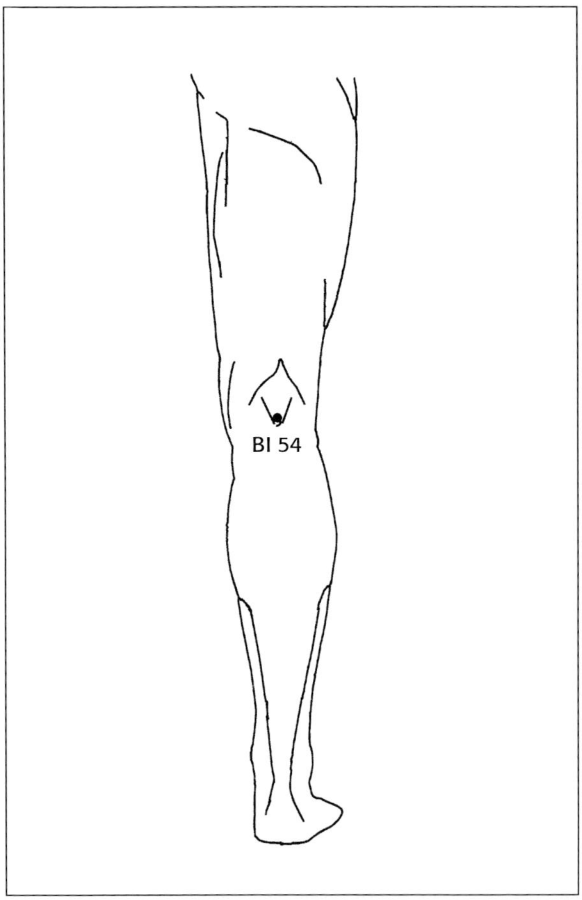

Abb. **7** Peripherer Stimulationspunkt Bl54 zur Entspannung der Nackenmuskulatur

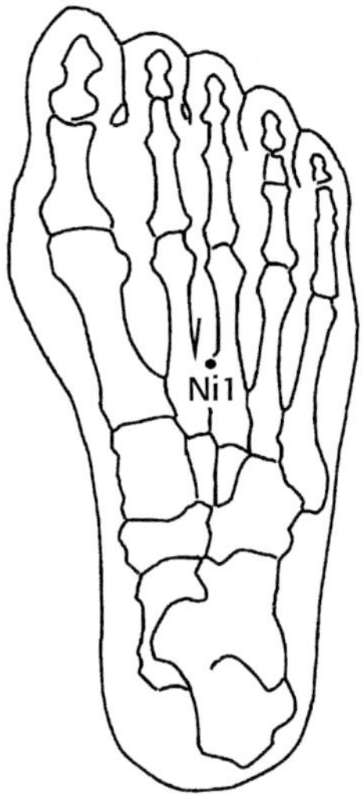

Abb. **8** Peripherer Stimulationspunkt Ni1 zur Verminderung von Stauungen der Interkranialflüssigkeit

4. Unmittelbar unterhalb und direkt auf der Spitze der Proc. mastoidei. Hier erzielt man die beste Wirkung mit transkutaner Nadelung oder mit äußerst sanftem Druck und kreisförmiger Massage. In diesem Bereich ist unbedingt von auch nur mäßigem Druck abzusehen, da ein solcher eine ganze Reihe von vegetativen Reaktionen verursachen kann. Falls sich die Kopfschmerzen verschlimmern, ist der Druck eindeutig zu stark.
5. Am unteren Anteil des Okziputs an der seitlichen Partie des M. trapezius. Diese Stelle wird sehr wirksam durch Nadelung oder Tiefendruck behandelt.
6. Ungefähr 25 mm unterhalb des oberen Randes des M. trapezius am Mittelpunkt zwischen dem Ansatz des M. deltoideus an der Schulter und dem ersten Rippenwirbelgelenk. Auf beiden Seiten des Körpers sprechen diese Bereiche, wie bei vielen Patienten bekannt, wirksam auf die Entspannungsmassage an, aber auch die Nadelung, mit der die Entspannung im Nackenbereich gefördert und der Rückstaudruck der Intrakranialflüssigkeit verringert werden kann [4]; man sucht für diese Behandlung umschriebene, besonders schmerzempfindliche Stellen.
7. Auch die medialen Partien der Spinae scapulae und die medialen Ränder oberhalb der Spinae sind oft wirksame Stellen für die Anwendung der peripheren Stimulationstherapie.

Weitere günstige Stellen für die periphere Stimulationstherapie zur Senkung des Flüssigkeitsdrucks im Schädelinneren [5] kennt man in der Akupunktur als Ni1 (Niere 1), LG24,5, LG26 (LG = Lenkergefäß oder GG = Gouverneursgefäß). Ni1 befindet sich an der Fußsohle, unmittelbar proximal der Prominenz der Metatarsalgelenke zwischen der 2. und 3. Zehe (Abb. **8**). Diese Stelle spricht gut auf die Nadelung oder Tiefendruck an. Der Punkt LG/GG24,5 liegt auf der Mittellinie der Nasenwurzel, zwischen den Augenbrauen (oberhalb der Glabella), und der andere Punkt LG/GG26 liegt oberhalb des mukokutanen Überganges der Oberlippe, etwa ein Drittel der Strecke bis zum Nasenansatz. Beide Stellen sprechen sehr gut auf Nadelung oder örtliche Erwärmung mit einem warmen Metallobjekt an. Die beste Wirkung wird erzielt, wenn man alle vier Punkte innerhalb von wenigen Minuten nacheinander behandelt.

Das subokzipitale Dreieck: Okzipitalneuralgie, Hinterhaupt- und Frontalkopfschmerzen

Die drei oberen Zervikalnerven bilden einen Teil der Okzipitalnerven. C1 ist in erster Linie der motorische Nerv für die Muskeln im subokzipitalen Dreieck, er besitzt auch eine Anzahl von sensorischen Fasern. C2 ist der wichtigste Bestandteil des N. occpitalis major, der sensorische Fasern für den M. obliquus capitis inferior, den M. splenius capitis und den M. longissimus capitis liefert. Der kleinere C3 bildet den dritten Okzipitalnerv und liefert die sensorische Innervation an umschriebene Teile der Kopfhaut im Hinterhaupt- und Mastoid- sowie an den Nackenbereich. Er liefert die sensorische Innervation für den M. semispinalis capitis (Abb. **9**).

Dieser kurze Blick auf die anatomischen Zusammenhänge weist auf den autogenen Charakter von Kopfschmerzen hin, da die Gewebespannung Nervenreize verursacht, die dann ihrerseits die Gewebespannung aufschaukeln.

Der therapeutische Weg, den man bei der durch somatische Funktionsstörungen des Gewebes im subokzipitalen Dreieck verursachten Okzipitalneuralgie einschlägt, ist genau der gleiche, der bereits für die Entspannung des subokzipitalen Gewebes und der oberen Halswirbelkörper beschrieben wurde; für den Einsatz der peripheren Stimulationstherapie handelt es sich dabei ebenfalls um die für die Entspannung der Nackenweichteile erwähnten Stellen.

Zur Wiederherstellung der vollständigen Bewegungsfreiheit sollten sämtliche Bewegungseinschränkungen der Wirbel behandelt werden.

Belastung der Dura mater in der Wirbelsäule

Der Duralschlauch ist eine verhältnismäßig unelastische und widerstandsfähige Membran. Er ist am Foramen magnum und an den hinteren Wirbelkörpern von C2 und C3 verankert, dann jedoch auf der ganzen Länge des Wirbelkanals erst wieder auf Höhe von S2. Er setzt sich als Filum terminale externum fort, verläuft durch den Hiatus canalis sacralis hinaus und bildet schließlich das Periost des Os coccygis [6].

Wenn man die anatomischen Zusammenhänge der Dura mater unterhalb des Foramen magnum betrachtet und sich der Tatsache bewusst ist, dass sie das Endost der Schädeldachknochen bildet, wird offensichtlich, dass jede Dauerbelastung der Dura zu Kopfschmerzen führen kann.

Eine häufig auftretende Situation, der allerdings oft zu wenig Beachtung geschenkt wird, ist eine traumatisch verursachte Flexion des Os coccygis nach ventral. Der Patient erkennt nur selten den Zusammenhang zwischen einem Sturz auf das Gesäß und den darauf eintretenden hartnäckigen

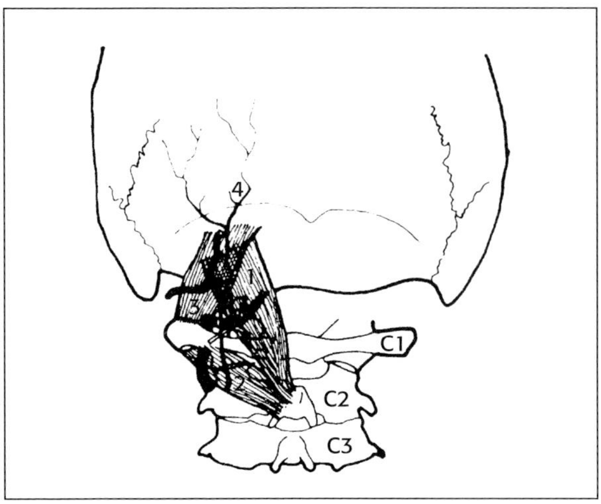

Abb. **9** Das subokzipitale Dreieck
1 M. rectus capitis posterior major
2 M. obliquus capitis inferior
3 M. obliquus capitis superior
4 N. occipitalis

Kopfschmerzen. Die Knochenverbindungen der Dura stellen einen offensichtlichen Mechanismus dar, der die durch das ventral flektierte Os coccygis verursachten Belastungen der Dura ohne Weiteres an das Foramen magnum und das Okziput übertragen kann. Diese wenn auch nur geringfügige Belastung ist dauerhaft und kann im Bereich von Okziput und Atlas rezidivierende somatische Funktionsstörungen verursachen, die ihrerseits zu Flüssigkeitsablaufstörungen durch Verschluss der Foramina jugularia und damit zu Stauungen der Intrakranialflüssigkeit führen können. Die Nackenmuskulatur wird als Reaktion auf den Reiz der motorischen Nerven hyperton. Häufig entstehen auch vegetative Viszeralsyndrome. Mit der Zeit nehmen diese Syndrome ähnliche Züge an, sie werden von selbst unterhalten. Man kann zu ihrer Behandlung sämtliche der hier beschriebenen Techniken anwenden; eine endgültige Heilung ist jedoch unmöglich, wenn das Os coccygis nicht zuerst mobilisiert wird.

Die direkte Technik

Der Patient liegt bequem auf der Seite. Der Arzt führt den mit einem Handschuh geschützten Zeigefinger in den After ein und fasst das Os coccygis zwischen dem im Enddarm liegenden Zeigefinger und dem außen liegenden Daumen. Er prüft sehr vorsichtig die Anteflexion und Dorsalextension des Os coccygis. Oft meldet der Patient, dass die Anteflexion die Kopfschmerzen auslöst oder verschlimmert und die Dorsalextension sie etwas lindert. Das bestätigt die Diagnose. Die Korrektur wird durch Anwendung einer sanften direkten Technik gegen die pathologische Bewegungshemmung erzielt, begleitet von der Atemhilfe des Patienten, bis eine spürbare Entspannung eintritt. Diese einfache Behandlung ist sehr wirksam und hat eine Anzahl von Patienten von sehr schweren chronischen Kopfschmerzen befreit.

Knochennahtschmerzen am Schädel

Kopfschmerzen verlaufen oft entlang einer der Knochennähte des Schädels. Dieser Zustand tritt häufig als Folgeerscheinung einer Behandlung von Kopfschmerzen auf, die durch Stauungen der Intrakranialflüssigkeit verursacht wurden.

Retzlaff und seine Mitarbeiter [7] haben histologisch bewiesen, dass gewisse der für die Schmerzerzeugung oder -übertragung notwendigen mikroanatomischen Gebilde in der Knochennaht des Schädels vorhanden sind. Eine Funktionsstörung der Knochennaht kann somit örtliche Schmerzen sowie allgemein auftretende Symptome verursachen.

Zwei sehr leicht anwendbare Methoden stehen zur Behandlung von örtlichen Knochenschmerzen zur Verfügung: die örtliche Nadelstimulation und die von Sutherland eingeführte „Flüssigkeitslenkung“.

Örtliche Nadelstimulation

Bei dieser Methode verwendet man eine möglichst feine (= 0,4 mm) sterile Kanüle. Der Einstich erfolgt transkutan in die Kopfhaut. Die Nadel wird in das subkutane Gewebe unmittelbar über den betroffenen Knochennahtbereich und parallel dazu eingestochen, sie darf jedoch nicht in die Knochennaht selbst eindringen oder die Knochenhaut verletzen (Abb. **10**). Sobald die Nadel richtig sitzt, klopft der Arzt wiederholt sehr sanft auf den Nadelansatz, bis eine Linderung der Schmerzen eintritt, in der Regel in weniger als drei Minuten. Aus subjektiver Sicht scheint dieses Verfahren die gehemmte Knochennaht zu mobilisieren, möglicherweise indem es die oberflächlichen Nervenrezeptoren stimuliert, die dann ihrerseits das darunterliegende Knochennahtbindegewebe beeinflussen.

Sutherlands Technik – Lenkung der Flüssigkeit

Diese Technik benutzt einen wissenschaftlich noch unerklärbaren Mechanismus, der jedoch günstige klinische Ergebnisse erzeugt. Um diese außerordentlich wirksame therapeutische Handlung erfolgreich anzuwenden, braucht man kein erfahrener kranialer Behandler zu sein.

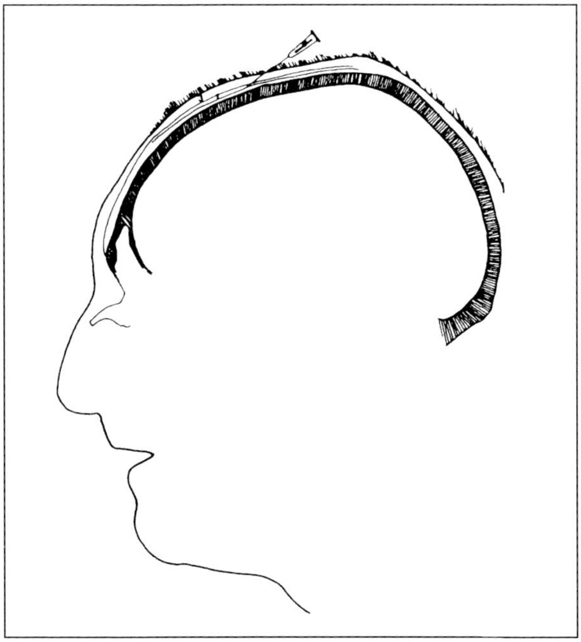

Abb. **10** Nadellage zur subkutanen Kopfhautstimulation

Unmittelbar über dem schmerzhaften Knochennahtbereich legt der behandelnde Arzt eine oder zwei Fingerkuppen sanft auf die Kopfhaut. Als Gedankenmodell dient eine Kugel. Er stellt sich dabei eine Gerade vor, die vom schmerzhaften Bereich durch die Schädelmitte bis hinüber zur entgegengesetzten Seite verläuft und einen Durchmesser darstellt (Abb. **11**). Mit der freien

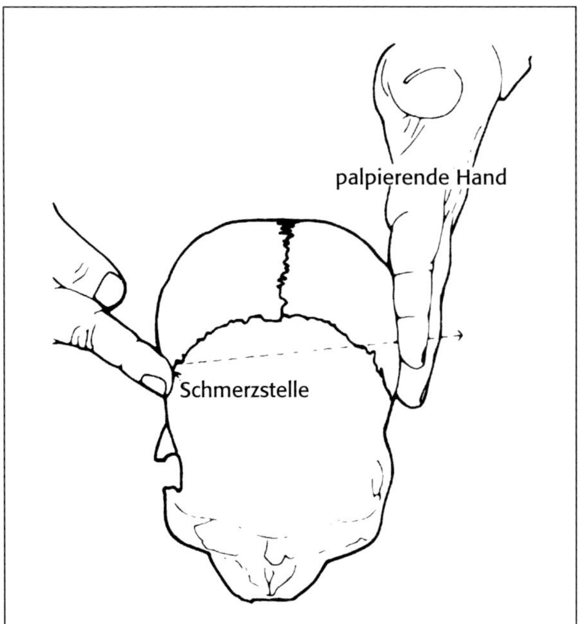

Abb. **11** Technik zur Ortung der Flüssigkeitszuführung

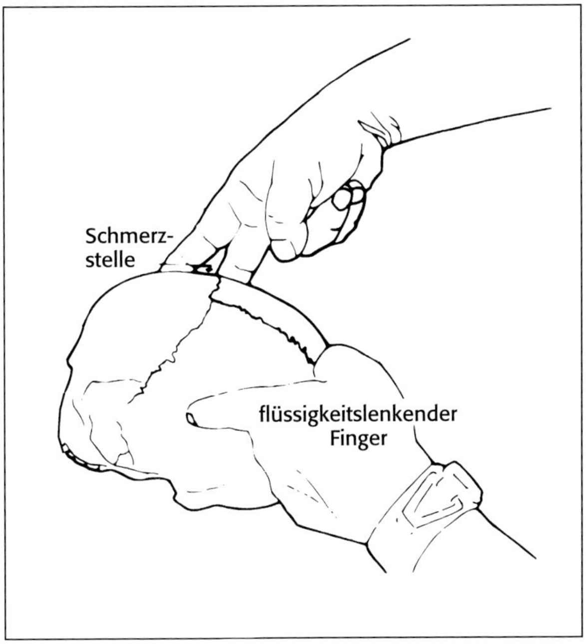

Abb. **12** Behandlung einer schmerzhaften Knochennaht

Hand ertastet er nun eine pulsierende Stelle der Kopfhaut an der theoretischen Austrittstelle dieser Geraden. Die genaue Stelle kann in wenigen Sekunden durch äußerst sanfte palpatorische Berührung ermittelt werden.

Nach Ortung der pulsierenden Stelle setzt der Arzt zwei oder drei Fingerkuppen auf diesen Bereich, während er die Finger der mit der schmerzhaften Knochennaht in Berührung stehenden anderen Hand sanft so auf die Kopfhaut legt, dass zwei der Finger der Länge nach parallel und rund 5–10 mm beidseits der schmerzhaften Knochennaht liegen (Abb. **12**). Die schmerzhafte Knochennaht beginnt nun offensichtlich zu pulsieren. Das Pulsieren dauert einige Minuten. Die Schmerzen verschwinden zusammen mit dem allmählichen Abklingen der Pulsation. Die therapeutische Wirkung kann durch sehr sanftes Spreizen der Finger beschleunigt werden, was aber nicht unbedingt nötig ist. Für den erfolgreichen Einsatz dieser Technik ist ein sanftes Vorgehen unabdingbar.

Literatur

[1] Retzlaff, E.W.: Persönliche Mitteilung

[2] Magoun, H.I. Sr.: Osteopathy in the cranial field. 2nd Ed. Journal Printing Company, Kirksville MO., 1966, p. 179

[3] Upledger, J.E: Integration of acupuncture and manipulation. Osteopathic Medicine 2:7 (1977) 18

[4] Academy of Traditional Chinese Medicine: An Outline of Chinese Acupuncture. China Books and Periodicals, San Francisco 1975, p. 175

[5] Frost, E.: Persönliche Mitteilung

[6] Warwick, R., and Williams, P.L (eds.): Gray's Anatomy, 35th Ed. W.B. Saunders Co., Philadelphia 1973, 806–809

[7] Retzlaff, E.W., Mitchell, F.L. Jr., Upledger, J.E., and Biggert, T.: Nerve fibers and endings in cranial sutures. JAOA 77 (1978) 474

Anhang E

Spontane Entspannung durch Positionierung

(Spontaneous Release by Positioning)

Dr. osteopath. Lawrence Hugh Jones, Ontario OR[10]

Die Entdeckung von etwas, das sich wie ein neues Prinzip der Läsionsentstehung darstellt, hat eine einfache, leicht anwendbare Korrekturmethode ins Leben gerufen.

Bestimmt haben viele osteopathisch tätige Arzte mitunter Spontanheilungen von Läsionen beobachtet. Die meisten haben sich wahrscheinlich achselzuckend gewünscht, es möchten sich alle Läsionen so leicht korrigieren lassen, und sind dann zur Wirklichkeit zurückgekehrt mit dem Gedanken, es handle sich dabei um ein glückliches, rein zufälliges Zusammentreffen verschiedener begünstigender Faktoren, die dieses Phänomen in nur einem von jeweils tausend Fällen bewirkt hätten.

Die meisten dieser Ärzte können sich auch an irgendeinen unmöglich scheinenden Fall erinnern, der wiederholt allen ihren Fähigkeiten, ihrer Sorgfalt, ihrem Einfallsreichtum hartnäckig trotzte und die größten Anstrengungen enttäuschte, bis nur ihre eigene Hartnäckigkeit ihnen verwehrte zuzugeben, dass sie am Ende ihres Lateins angelangt waren. Jeder erneute Besuch des Patienten steigerte nur die eigene Frustration. Und stellen wir uns vor, dass sich nach vielen Monaten vor ihren Augen eines schönen Tages die Beschwerden einfach vollständig und spontan korrigieren.

Die hintergründige Frustration wird hier absichtlich erwähnt, weil sie mir während eines Jahrzehnts den Ansporn für meine Versuche lieferte.

Die Einfachheit und Wirksamkeit dieser Technik und das umwälzende Konzept, zu der sie geführt hat, sind für diejenigen Osteopathen nicht leicht zu glauben, die ein gewisses Quantum an Kraftaufwand als notwendig erachten, um bei ihren regelmäßigen Anwendungen die Korrektur von Hunderttausenden von Läsionen zu erzielen. Demonstrationen im Rahmen von Seminaren im Westen der Vereinigten Staaten haben jedoch gezeigt, dass die meisten der teilnehmenden und in dieser Disziplin tätigen Ärzte diese Technik bereits beim ersten oder zweiten Versuch praktisch finden. Allerdings kann man sie selten überzeugen, bevor sie die Methode und eine spontane Entspannung unter ihren eigenen Händen selbst erlebt oder an den eigenen Läsionen gespürt haben.

Grundlagen

Im ursprünglichen Fall wurde eine Heilung durch eine glückliche Verkettung von Zufällen möglich. Der Patient hatte längere Zeit an einer sehr schweren, schmerzhaften L2-Läsion, begleitet von einer Reizung des Psoas, gelitten, die ich auch bei größten Anstrengungen nicht heilen konnte. Er klagte, dass ihn nachts seine Schmerzen in Abständen von wenigen Minuten immer wieder weckten. Ich entschloss mich, eine ganze Behandlungsperiode dem Versuch zu widmen, für ihn, wenn möglich, eine einigermaßen bequeme Lage zu finden, die ihm ohne starke Sedierung ermöglichen würde, sich nachts auszuruhen.

Wir entdeckten schließlich eine Lage, die ihm weitgehend bequem war. Sie war allerdings erstaunlich extrem. Es war unglaublich, dass ein derart starrer Patient eine solche Lage ertragen, geschweige denn sich darin bequem fühlen konnte. Er war beinahe zur Kugel zusammengerollt, das Becken um 45° rotiert und um ungefähr 30° zur Seite flektiert.

[10] Erschienen in The D.O., Jan. 1964, pp. 109–116.
Nachdruck genehmigt von der American Osteopathic Association, 212 E. Ohio St., Chicago, IL 60611.

Dem Patienten brachte dies eine so wesentliche Erleichterung, dass ich ihn in dieser Lage gestützt eine Zeit lang verlassen konnte, um einen anderen Patienten zu behandeln. Als ich ihn bei meiner Rückkehr in eine normale Lage brachte, blieb er weiterhin entspannt. Die Untersuchung zeigte eine hervorragende Korrektur der Läsion und eine eindeutige Besserung der freien Beweglichkeit sowie eine rund 65%ige Verringerung der Schmerzen und Schmerzempfindlichkeit. Eine Korrektur in einem solch hoffnungslosen, „unmöglichen" Fall auf so einfache Weise erzielt zu haben, war kaum zu glauben. Einen beeindruckenden Fall wie diesen konnte man nicht einfach ignorieren.

Damit begannen weitere Versuche bei anderen Patienten mit L2-Läsionen. Viele von ihnen konnten mit einer ähnlichen Lage wie im ersten Fall geheilt werden. Die meisten anderen reagierten gut auf kleine Änderungen der ursprünglichen Lage. Diese Versuche schienen verhältnismäßig risikoarm, da keine Kraftanwendung nötig war und man eine Lage, die dem Patienten eine sofortige Erleichterung brachte, kaum als Verletzung interpretieren konnte. Schrittweise konnte ich die zur Stützung des Patienten erforderliche Zeit von 20 auf 10 und dann auf 5 Minuten herabsetzen. Die Methode blieb bis zu einer unteren Grenze von 90 Sekunden erfolgreich. Unterhalb dieses Schwellenwertes war der Erfolg aber nicht regelmäßig, trotz der Tatsache, dass wir eine hervorragende Lage für die Schmerzlinderung und -empfindlichkeit in dem von der Läsion befallenen Gelenk erzielt hatten. Diese Dauer scheint auch heute noch eine untere Grenze darzustellen, vielleicht kann sie aber der eine oder andere in dieser Technik erfahrene Arzt noch weiter verkürzen.

Der Erfolg bei der L2-Läsion führte zu Versuchen bei anderen Läsionen. Einige der Ergebnisse waren zufriedenstellend, andere enttäuschend. Allmählich wurde aber klar, dass sich alle osteopathischen Läsionen in einer entspannten Lage spontan auflösen können und die meisten Läsionen eines bestimmten Gelenkes ein Lagebild aufweisen, das dem Bild für andere Läsionen desselben Gelenkes ähnlich ist.

Während dieser Zeit fanden wir heraus, dass bei den weitaus meisten Fällen die Lage für diese spontane Entspannung lediglich eine Verstärkung der bei der Untersuchung vorgefundenen abnormen Knochenanordnung darstellte. Das hat sich seither so konsequent wiederholt, dass es für mich die Bestätigung der Diagnose darstellt. In Fällen, wo die Diagnose mit der Behandlung nicht identisch ist, stelle ich die Diagnose in Zweifel und verlasse mich auf die Lage der spontanen Entspannung als gültige Diagnose und Behandlung.

Einige einleuchtende Prinzipien

Die meisten Läsionen können durch Verstärkung der diagnostizierten abnormen Knochenanordnung korrigiert werden. Mitunter ist die Diagnose nicht eindeutig. Ein zielloses Probieren bleibt uns durch die Tatsache erspart, dass die Läsionen eines Gelenkes meist ein bestimmtes Bild aufweisen. Ich konnte über die Jahre eine Liste der häufig auftretenden Läsionen aufbauen. Bei drei Vierteln der Läsionen mit unklarer Diagnose fand ich mit nur geringen Abweichungen, dass die Beschwerden auf die in den Richtlinien zur Liste vorgesehene Lage ansprachen.

Einzelheiten dieser Liste werden später in dieser Arbeit vorgestellt. Die darin enthaltenen Empfehlungen dürfen aber nicht einfach blind nachvollzogen werden, denn sie erhebt keinen Anspruch auf Unfehlbarkeit oder Vollständigkeit. Ihr Zweck ist vielmehr, dem vielbeschäftigten Arzt die Zeit zu ersparen, die er sonst für die Erstellung aufwendiger Versuche erbringen müsste. Bei diesen Techniken gilt allgemein der Grundsatz, dass sie nur dann erfolgreich sein können, wenn der Patient die Lage einnimmt, die seine Schmerzen lindert. Hat der Arzt Zweifel an seiner Diagnose, versucht er zuerst die hier vorgeschlagenen Lagen. Bei Bedarf verlässt er sie und findet die wirksame Lage durch praktische Versuche. Er hat dabei die Sicherheit, dass es für jedes von einer Läsion betroffene Gelenk tatsächlich eine solche Lage gibt. Nach einigen Wochen Übung braucht er für jede beliebige Läsion nur noch einen minimalen Zeitaufwand.

Ist diese einfache, leicht anwendbare Heilmethode überhaupt möglich? Wie kann es sein, dass Tausende von osteopathisch tätigen Ärzte sie jahrelang unbeachtet ließen? Einen ersten Hinweis auf eine ähnliche Arbeit fand ich in der Literatur allerdings erst nach einer Aussage von Dr. Ira C. Rumney des Kirksville College of Osteopathy [1]. In seiner im Januar 1963 erschienenen Zusammenfassung der Kräfte, die eingesetzt werden können, um eine normale Wirbelsäulenbewegung wieder herzustellen, schreibt er: „Körpereigene Korrekturkräfte: Wird der Patient richtig positioniert, dann können seine eigenen Kräfte die normale Bewegung in einem gegebenen Bereich wieder herstellen."

Die in dieser Art vorgeführten Phänomene weisen darauf hin, dass die Läsion in einer viel extremeren Lage entstanden ist als jene, in der wir bei der Untersuchung die von der Läsion betroffenen Wirbelkörper vorfinden. In dieser Extremlage hatte der Patient keine Schmerzen. Er berichtete lediglich, dass er Schmerzen hatte, als er sich aufzurichten begann. Die Schmerzen nahmen noch zu, als er sich weiter aufrichtete. Die Muskeln, die in der extremen Lage verhältnismäßig entspannt gewesen waren, spannten sich beim Versuch, das von der Läsion betroffene Gelenk sozusagen einzuschienen, um es vor zusätzlicher Belastung zu schützen.

Wird also die Muskelspannung so bemessen, dass dadurch dieses Gelenk geschient und es daran gehindert wird, seine extreme Lage wieder einzunehmen? *Nein! Im Gegenteil: Die Muskelspannung widersetzt sich jeder Bewegung aus der extremen Lage heraus, in der die Läsion entstand.*

Sogar die schwersten Läsionen erlauben ohne Weiteres, die Knochen in die ursprüngliche Lage (und nur in diese Lage) zurückzuversetzen, in der die Läsion entstanden ist. Sobald das Gelenk in diese Lage zurückversetzt wird, entspannen sich die Muskeln sofort. Diese Gelenke verursachen keine Beschwerden, weil sie verkrümmt sind; sie schmerzen, weil man sie zwingt, gerade zu sein. So wirkt die Mechanik der Belastung. Das schützende „Schienen" der Muskulatur ist das Problem. Die drei schematisierten Zeichnungen in Abb. **1**, **2** und **3** stellen ein normales Gelenk dar: in der Normallage; in einer Extremlage, bei der eine Läsion entsteht, jedoch ohne Belastung; und das Gelenk, wie es der Arzt bei der von einer Belastung begleiteten Läsion vorfindet. Die Muskelspannung entsteht nicht durch die Streckung des Muskels oder das reflexartige „Einschienen", das eine Rückkehr des Gelenks in seine extreme Lage verhindert, sondern es ist genau dieses Einschienen, das *weitere Bewegungen aus der Extremlage heraus verhindert*, in der die Läsion entstand.

In Abb. **3** wirkt der chronisch gespannte Muskel A als Schiene; Muskel B wird zwar gedehnt, er ist aber weder gespannt noch wirkt er als Schiene. Das Gelenk kann sich also ohne Weiteres in die extreme Lage zurückbewegen, die ihm Linderung bringt. Jede Bewegung aus der Extremlage heraus erhöht die Belastung und wird durch ein verstärktes Einschienen des Muskels A behindert. Zur Einleitung einer spontanen Entspannung wird der entspannte Patient in eine Lage gebracht, aus der das Gelenk in seine extreme Lage zurückkehren kann; nach Einhaltung dieser Lage während 90 Sekunden wird der immer noch entspannte Patient wieder in die Normallage gebracht.

Diskussion

Was bedeuten diese Erkenntnisse für einen Teil unserer Auffassungen über die osteopathische Läsion? Kann die Übertreibung einer Verformung die sofortige Linderung einer Läsion zur Folge haben, wenn der Hauptfaktor bei der Entstehung der Läsion eine Dehnung der Bänder oder des sonstigen periartikulären Gewebes ist oder die Läsion durch Kompression einer Nervenwurzel entsteht? In beiden Fällen würde dann die Exazerbation der Verformung durch die zusätzliche Überstreckung der Bänder oder die Kompression der Nerven ein noch verschärfteres Auftreten der Schmerzen wahrscheinlich machen. Die Resorption des örtlichen Ödems beginnt unmittelbar, nachdem der Patient die Lage der Entspannung erreicht, auch wenn für die vollständige Resorption eine gewisse Zeit benötigt wird. Was hat sich „aufgelöst", das dann resorbiert werden kann? Ich habe noch keine zufriedenstellende Erklärung gefunden. Aber diese neuen Erkenntnisse stellen viele unserer herkömmlichen Vorstellungen über die Mechanik der Entstehung und Aufrechterhaltung osteopathischer Läsionen infrage.

Es wäre aber eine ungeheuer große Aufgabe, diese Theorie durch Prüfung sämtlicher Muskeln und Bänder zu beweisen, die von einer osteopa-

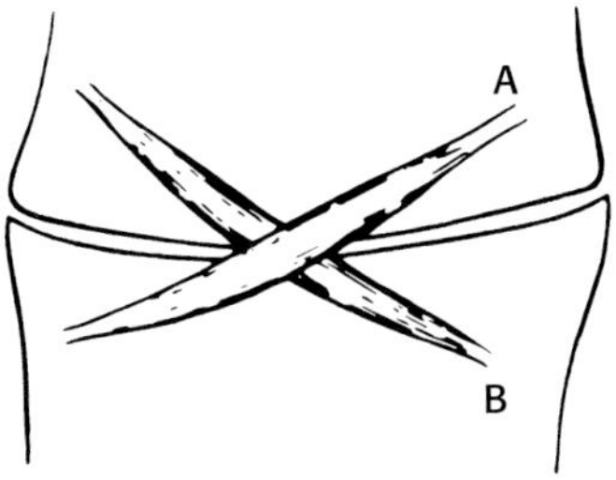

Abb. 1

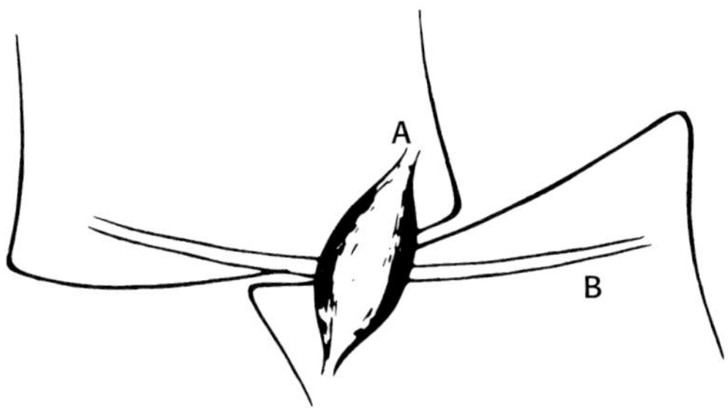

Abb. 2

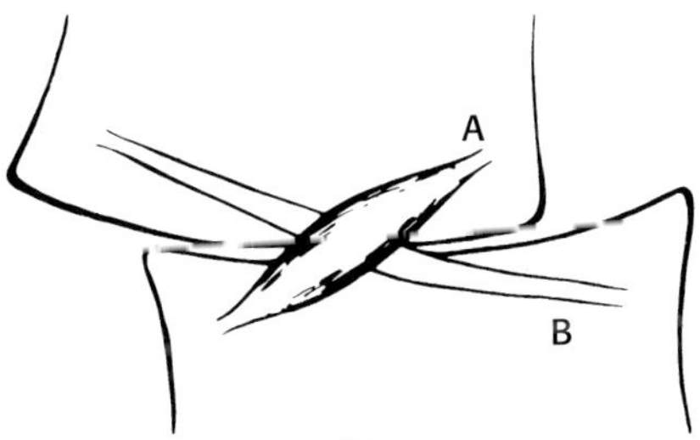

Abb. 3

thischen Läsion betroffen sind. Wir können immerhin einige Rückschlüsse ziehen. Das Gelenk ist starr und das periartikuläre Gewebe gespannt. Das Gelenk widersetzt sich eindeutig jeder Bewegung. Der größte Widerstand, die größten Schmerzen entstehen in einer zur ursprünglichen Abnormität entgegengesetzten Lage. Zum Beispiel widersetzt sich eine Seitneigung nach links äußerst energisch einer Seitneigung nach rechts. Andererseits lässt auch eine ganz akute Läsion die passive Verstärkung in Richtung der diagnostizierten Läsion zu, *und zwar nur in dieser Richtung!*

Während er den Patienten in diese Richtung bewegt, palpiert der Arzt den verspannten Bereich der Läsion. Sobald er die optimale Lage erreicht, findet fast unverzüglich eine Entspannung des verspannten Gewebes statt, die so eindeutig auftritt, dass sie jeder osteopathisch erfahrene Arzt ohne besondere Kenntnisse wahrnehmen kann. Gleichzeitig meldet der befragte Patient, dass der Arzt „den Druck entlastet" hat. Man spürt, wie das örtlich umschriebene Ödem unverzüglich „wegzuschmelzen" beginnt, dass aber eine längere Zeit (d.h. viele Sekunden) vergehen muss, bis diese Wirkung beendet ist. Möglicherweise handelt es sich hier um den Faktor, der während 90 Sekunden die Stützung des Gelenkes in der Lage der Entspannung erfordert, bevor die Korrektur erfolgen kann.

Das Denkmodell der Gewebestase bei Läsionen erweist sich damit offenbar als richtig; es beantwortet dennoch die Frage nicht, was und wo der unmittelbare Auslöser war. Während längerer Zeit schien die Lehre von einer Missbildung des Gallertkerns gesichert. Aber die hier beschriebenen Grundlagen gelten sowohl für sämtliche appendikulären als auch für spinale Läsionen. Wo ist dort der Auslöser? Was bleibt uns noch übrig? Irgend etwas im Gelenk oder im Gelenkbereich hat sich auf irgendeine Art und Weise verfangen.

Wir wissen nicht genau, was es ist, aber es tritt in einer eindeutig exzentrischen Lage auf und verhält sich wie ein Belastungsbild, sobald es aus dieser Lage herausgeholt wird. Stützt man es in seiner ursprünglichen exzentrischen Lage und bringt es dann immer noch entspannt in die normale Lage zurück, so korrigiert es sich spontan. Hat der Arzt die für die Entspannung notwendige Lage erreicht, so bedarf es keiner weiteren Anstrengung mehr. Befindet sich das Gelenk endlich nicht mehr in der Dauerbelastungssituation, unter der es gelitten hat, so kann es seine normale Funktion in nur 90 Sekunden wieder von selbst herstellen.

Spezifische myofasziale Triggerpunkte

Manche Patienten klagen über Druckempfindlichkeit an entfernt vom Wirbelsäulenbereich liegenden Stellen. Meines Erachtens besitzt jede Läsion die für sie spezifischen Schmerzen. Ich habe aus diesem Grunde immer versucht, bestimmte Schmerzen oder Bereiche akuter Schmerzempfindlichkeit mit einer bestimmten Läsion zu verknüpfen. Wir finden die Aussagen vieler Patienten über Art und Verteilung ihrer Schmerzen so vage, dass aus der Sicht des Praktikers die Bereiche akuter Schmerzempfindlichkeit viel aussagekräftiger und zuverlässiger sind. Es handelt sich dabei um myofasziale Triggerpunkte.

Diese Triggerpunkte stellen für den Osteopathen eine wertvolle diagnostische Hilfe dar. Bei der Behandlung steht ihm eine ganze Reihe von Gegenirritationen zur Verfügung, die viele Ungewissheiten ausschalten. Bei der Behandlung mithilfe der Entspannungsposition sind sie außerordentlich wertvoll.

Im unteren Lumbalbereich kann zum Beispiel die paravertebrale Schmerzempfindlichkeit der L4- und L5-Läsionen sehr leicht verwechselt werden. In vielen Fällen ist der empfundene Schmerz in unmittelbarer Nähe der Wirbelsäule so schwach, dass der Arzt beiden möglichen Diagnosen misstraut. Andererseits liegen ihre spezifischen Triggerpunkte eng beieinander und sind so eindeutig empfindlich, dass kein Zweifel mehr möglich ist, um welche Läsion es sich handelt. Während das erfolgreiche Auffinden der Entspannungsposition durch die sehr vage Verspannung und Schmerzempfindlichkeit im Bereich des Wirbelgelenkes nur unbestimmt angezeigt wird, werden die Schmerzen am Triggerpunkt schlagartig ausgeschaltet. Die plötzliche, unverkennbare Entspannung ist so vollständig, dass der nicht eingeweihte Patient zweifelt, ob der Arzt immer noch die richtige Stelle prüft. Der Arzt weiß, dass er die richtige Behandlung gewählt hat, der Patient selbst erkennt dies ebenfalls und bestätigt ihm diese Tatsache unverzüglich.

Einige, vielleicht sogar sämtliche dieser Triggerpunkte sind schon seit vielen Jahren bekannt. Es gibt darüber umfassende Arbeiten von Chapman, Travell, Judovich und Bates sowie Yoshio Nakatani. Die hier angeführten Triggerpunkte sind leicht auffindbar und gelten *unbedingt als spezifische Zeichen ganz bestimmter Läsionen*. Die Entspannung am Triggerpunkt kann nur durch die Korrektur der ursächlichen Läsion des zuständigen Gelenkes erzielt werden.

Wir nutzen zwar die Linderung der Schmerzempfindlichkeit am Triggerpunkt als Beweis für die richtige Wahl der Entspannungsposition, unsere Behandlung gilt aber nicht dem myofaszialen Triggerpunkt, sondern der Wirbelsäulenläsion. Die Linderung der Verspannung und Schmerzempfindlichkeit in der Nähe der Läsion findet gleichzeitig mit der Entspannung am Triggerpunkt statt.

Spezifische Triggerpunkte und die mit ihnen verbundenen Läsionen

Iliosakralgelenk rechts: In der Regel wird die Entspannung der verschiedenen Triggerpunkte mit verschiedenen Methoden erzielt (siehe: Empfohlene Techniken). Der obere Triggerpunkt liegt bei 5 Uhr, 25mm von der Spina iliaca posterior entfernt; der mittlere befindet sich in der Nähe des 3. Foramen sacrale, bei 7 Uhr, etwa 60–70mm von der Spina iliaca posterior entfernt; der untere liegt unmittelbar lateral vom Cornu sacralis und tritt im Zusammenhang mit Schmerzen und Schmerzempfindlichkeit im Bereich des Os coccygis auf. Der Trochanter-Triggerpunkt liegt an der hinteren oberen Fläche des Trochanter major. Der Os-pubis-Triggerpunkt befindet sich am oberen Rand des Os pubis, 35mm lateral der Symphyse. Diese beiden letzten Punkte werben bei dem auf dem Rücken liegenden Patienten behandelt.

L5 rechts: Der obere Triggerpunkt befindet sich am medialen Rand des Os ilium unweit von der Spina iliaca posterior, der untere liegt in der Knochenkerbe unmittelbar unterhalb der dorsalen Spina.

L4 rechts: Der Punkt liegt 10–15mm hinter dem M. tensor fasciae latae und 50mm kaudal von dem Iliumrand.

L3 rechts: Dieser Triggerpunkt befindet sich 25–35mm unterhalb der Spina iliaca anterior superior oder im M. tensor fasciae latae. Der hintere Triggerpunkt liegt 60–65mm lateral von der Spina iliaca posterior superior, 40mm unterhalb der Crista iliaca.

L2 rechts: Ein Triggerpunkt befindet sich lateral der Mitte des rechten Lig. inguinale, ein zweiter liegt auf der Spina iliaca anterior inferior.

L1 rechts: Dieser Triggerpunkt liegt 20mm unterhalb und nach medial von der Spina iliaca anterior superior.

Th12 rechts: Der Triggerpunkt befindet sich am inneren Rand der Crista iliaca, ungefähr 50mm von der Spina iliaca anterior superior entfernt.

Th11 rechts: Dieser Triggerpunkt liegt am inneren Rand der Crista iliaca in der mittleren Axillarlinie.

Th8–Th9 Flexionsläsion: Dieser Punkt steht im Zusammenhang mit Schmerzempfindlichkeit 50–75mm unterhalb des Proc. xiphoideus und oft auch mit Magenschmerzen und Ileitis. Die paravertebrale Schmerzempfindlichkeit kann hier so gering sein, dass man sie leicht unbeachtet lässt.

Th3: Dieser Triggerpunkt liegt 60–65mm unterhalb der Spina scapulae, 25mm medial vom Seitenrand der Skapula.

Th2: Dieser Punkt liegt 10–15mm oberhalb der Spina scapulae und 50mm medial vom Akromion.

C2: Der Triggerpunkt befindet sich unmittelbar unterhalb der Linea nuchae superior, etwa 30mm von der Mittellinie entfernt.

C1: Dieser Punkt liegt am hinteren Rand des Unterkieferastes, 20mm oberhalb des Kieferwinkels.

Humerus: Beschwerden in diesem Bereich werden offenbar durch Läsionen des Schultergelenkes verursacht. Einige dieser Beschwerden treten jedoch oft im Zusammenhang mit Läsionen des oberen Thorax auf. Die Behandlung bezweckt eine Entspannungsposition, die zu einer Entspannung im Schultergelenk führen soll (siehe: Empfohlene Techniken).

- Der erste Triggerpunkt befindet sich am kurzen Bizepskopf, 35–40mm unterhalb des Proc. coracoideus, und steht oft im Zusammenhang mit einer Th1-Läsion.
- Ein zweiter Punkt liegt etwa 25mm hinter dem ersten.
- Ein dritter Triggerpunkt liegt in der Mitte des M. deltoideus, 25mm unterhalb des Akromions. In der Regel steht dieser Punkt auch im Zusammenhang mit einer Th2-Läsion.
- Ein vierter Punkt befindet sich am hinteren Rand des M. deltoideus, 35–40 mm vom Akromion entfernt, und steht ebenfalls oft im Zusammenhang mit einer Th3-Läsion.
- Ein fünfter Punkt befindet sich tief in der hinteren Falte der Schulter in der Nähe der Sehne des M. teres major (oft auch bei einer Th4-Läsion betroffen).
- Der sechste und letzte dieser Punkte liegt etwa 30mm unterhalb der Spina scapulae und 75mm medial vom Akromion.

Ellenbogenläsion: Die Stelle der Schmerzempfindlichkeit am Ellenbogen liegt in der Regel am Radiusköpfchen oder am Bauch des M. brachioradialis. Schmerzempfindlichkeit am lateralen Epikondylus ist in der Regel der Triggerpunkt bei einer Läsion von Th1 oder der ersten Rippe; bei Empfindlichkeit am medialen Epikondylus handelt es sich um den Triggerpunkt bei einer Läsion von Th4 oder der vierten Rippe oder einer einfachen Extension des Humeroulnargelenkes.

Grundlagen der empfohlenen Techniken

Erfahrungsgemäß entsprechen die meisten Wirbelgelenkläsionen einem ganz bestimmten Muster. Die Läsion tritt in der Regel an einer für das betreffende Gelenk typischen Stelle auf. Es gibt zwar eine ganze Reihe von atypischen Läsionen, die aus diesem Rahmen fallen, aber der vielbeschäftigte Arzt kann sich viel Zeit ersparen, wenn er zunächst die wahrscheinlichsten Stellen prüft. Im Erfolgsfalle bestätigt er dann die Lagediagnose während der Behandlung des Patienten.

Er wird aber trotzdem einer genügenden Anzahl von atypischen und weniger häufig auftretenden Läsionen begegnen und immer wieder die Hoffnung aufgeben müssen, eine typische Läsion vorzufinden. Deshalb muss er sich stets auf die eigene Diagnose der Lage der Läsion verlassen. Nach der Diagnose muss er die Exazerbation dieser Lage herbeiführen, bis er die Entspannungsposition erreicht. Mitunter ist eine eindeutige Diagnose nicht möglich und er muss sie versuchsweise ausfindig machen. Diese Tatsache wird ihn jedoch nicht enttäuschen, wenn er genau weiß, dass es für jede osteopathische Wirbelsäulenläsion eine ihr eigene Entspannungsposition gibt und er die Korrektur erzielen kann, wenn es ihm gelingt, diese Lage zu finden.

Man kann sehr leicht verzweifeln, wenn man sich überlegt, wieviel Tausende von möglichen Lagen es gibt. Diese unzähligen Lagemöglichkeiten können wir jedoch auf eine Betrachtung ihrer drei grundlegenden Elemente beschränken, wenn wir uns ausschließlich auf die Rotations- oder Neigungsrichtung und ihren quantitativen Wert „wie viel"? konzentrieren.

1. Eine Rotation kann nur nach rechts [R] oder nach links [L] stattfinden. Sie wird entsprechend der Rotationsrichtung des oberen Wirbelkörpers gegenüber dem unteren beschrieben.
2. Eine Neigung kann in irgendeine Richtung des 360°-Kreises erfolgen. Auf einen im üblichen medizinischen Sinn in Flexion und Extension aufgeteilten Unterschied wird hier jedoch verzichtet; der gewählte Begriff umfasst beide Bewegungen. Es gibt hier noch eine weitere Einschränkung, denn dieser Begriff wird nur dann benutzt, wenn die Neigung im Bereich

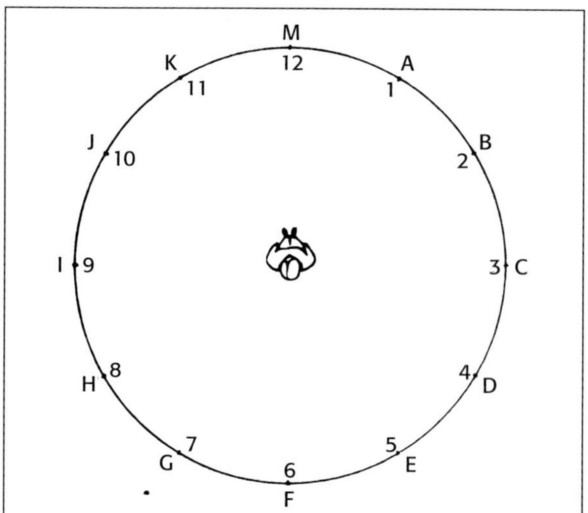

Abb. **4** Richtungsorientierung nach Zifferblatt

von 30° der Sollrichtung erfolgt. Die Neigung nach vorn oder hinten wird zusammen mit der Seitneigung als eine einzige Neigung betrachtet, nicht wie üblich als zwei.
Wir stellen uns dabei vor, der Patient steht im Blick auf die 12 in der Mitte eines großen Uhrenzifferblattes (Abb. **4**). Er neigt sich in Richtung einer jeden Stundenzahl des Zifferblattes. In der Praxis genügt diese Genauigkeit, wenn auch geringe Änderungen die Wirksamkeit noch steigern können. So können wir beispielsweise die Lage eines von einer Läsion betroffenen Gelenkes als rechtsseitige Vorwärtsneigung beschreiben; bei diesem System genügt jedoch der Begriff „2 Uhr". Eine weitere Vereinfachung ergibt sich, wenn wir die Ziffern 1–12 durch die Buchstaben A–M ersetzen (das L fällt weg, um eine Verwechslung mit L = links zu vermeiden). Die auf die 2 gerichtete Neigung wird dann als „B", die auf die 6 als „F" notiert usw.
3. Das Ausmaß der erforderlichen Neigung ist sehr einheitlich und kann mit wenig Übung erlernt werden.

Da die Bewegung nach rechts mit „R" und nach links mit „L" bezeichnet wird, können wir nun eine nach links und hinten rotierte L4-Läsion als „L4-HL" bezeichnen.

Die folgende Beschreibung der empfohlenen spezifischen Techniken verwendet diese Symbole, um den auf die betreffende Läsion angewandten Einfluss zu bezeichnen.

In den meisten Fällen stellt man sich das Becken so vor, als bewegten sich die beiden Seiten unabhängig um eine transversale Achse am Sakrum. Damit wird aber die Schrägneigung nicht erfasst.

Techniken

Rechtes Os ilium hoch: Die rechtsseitige Spina iliaca posterior superior liegt höher als die linke. Der Patient liegt auf dem Bauch. Der Arzt sucht den Triggerpunkt, wahrscheinlich den mittleren oder oberen (siehe Triggerpunkte). Er hebt den rechten Oberschenkel des Patienten an und extendiert damit die Hüfte. Dann leitet er durch eine geringe Abduktion des Oberschenkels die Entspannung am mittleren Triggerpunkt [E] ein. Der obere Triggerpunkt benötigt keine Abduktion [F], der untere eine geringe Abduktion [G].

Rechtes Os ilium tief: Die rechtsseitige Spina iliaca posterior superior liegt tiefer. Patient in Rückenlage. Die entsprechenden Triggerpunkte sind der Trochanter- oder der pubische Punkt. Der Oberschenkel wird ungefähr 135° in der Hüfte gebeugt; in der Regel ist eine Abduktion von ungefähr 20° und am Oberschenkel auch eine leichte Innenrotation des Beins erforderlich.

Rechtes Iliosakralgelenk geneigt: Hier befindet sich der Triggerpunkt an der rechten Rückseite des Sakrums.

1. Über der linken Sakrumbasis wird ein kräftiger Druck (20 kg) ausgeübt.
2. In der Nähe der Sakrumspitze wird ein kräftiger Druck ausgeübt.
3. Wie 1., jedoch über der rechten Basis.

L5 rechts:

1. Für den unteren Triggerpunkt gilt folgende Technik (Patient in Bauchlage): Der Arzt sucht den Auslösepunkt unterhalb der Spina iliaca posterior superior. Den rechten Oberschenkel des Patienten lässt er senkrecht über die Tischkante herunterhängen, hält das Bein einige Zentimeter unterhalb des Knies und abduziert es mäßig [B].
2. Für den oberen L5-Triggerpunkt gilt die gleiche Technik, der Zug wird aber am anderen Bein ausgeübt, und die Seitneigung findet in die entgegengesetzte Richtung [J] statt (Abb. **5**).

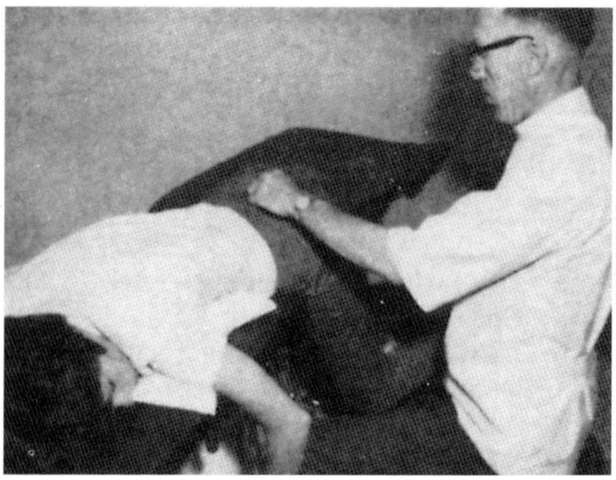

Abb. **5** Technik für den oberen Triggerpunkt L5 re [J]

3. Die dritte Methode stützt sich auf eine einfache Rotation R oder L und wird ähnlich wie die entsprechende Technik für L4 ausgeführt.
4. Die vierte Technik wird bei Patienten mit einer lordotischen Wirbelsäule eingesetzt. Der Patient befindet sich wiederum in Bauchlage. Der Arzt steht links vom Patienten, setzt den (eigenen) rechten Fuß auf den Rand des Behandlungstisches, fasst hinüber und hebt dessen rechtes Bein knapp unterhalb des Knies auf seinen (eigenen) Oberschenkel [GL].

L4 rechts:

1. Ähnlich wie L5-Technik für den oberen Triggerpunkt.
2. Der Patient liegt auf dem Bauch, der Arzt steht links von ihm; er fasst zur Gegenseite, ergreift den vorderen Teil des Os ilium, dreht das Becken des Patienten um 45° und lehnt sich zurück, um sein Körpergewicht die Arbeit verrichten zu lassen [L].
3. Entspricht der L5-Technik 4.

L3:

1. Entspricht der L4-Korrektur 2 [R], jedoch in entgegengesetzter Richtung.
2. Entspricht der L5-Technik 4.

L3, L4, L5 bei Lordose oder bestätigter Spondylolisthese: Der Patient liegt auf dem Bauch, der Arzt befindet sich links; er setzt den (eigenen) rechten Fuß auf den Behandlungstisch, hebt das rechte Bein des Patienten um rund 30° und zieht es zu sich, bis das Becken etwa 30° gedreht wird [GL]. Bei Spondylolisthese wird die Behandlung auch von der entgegengesetzten Seite her wiederholt [ER].

L2 rechts: Der Patient liegt auf dem Rücken. Der Arzt sucht den Triggerpunkt vor dem rechten Os ilium, von etwa der Mitte bis zum unteren Ende des Lig. inguinale. Die Oberschenkel werden bei gebeugten Knien bis leicht über die Senkrechte gebeugt. Das Becken wird zur linken Seite des Körpers des Patienten gedreht und seitlich nach links bis zur Entspannung des Triggerpunktes gebeugt [JR]. Nun stützt der Arzt mit einem Zug nach vorn oben am Os ilium das obere Os ilium gegen überschüssige Abduktion des gebeugten Oberschenkels.

L1, Th11 und Th12 rechts: Der Patient liegt auf dem Rücken, den unteren Lumbalbereich auf einem Kissen. Bei starker Anteflexion werden die Oberschenkel bis zu einem Winkel von etwa 45° zum Körper gebeugt, dann bringt der Arzt die Knie des Patienten ein wenig nach rechts und dessen Füße ein wenig nach links [KL]. Eine Variante dieser Technik besteht in einer Rotation in der entgegengesetzten Richtung [KR] (Abb. **6**).

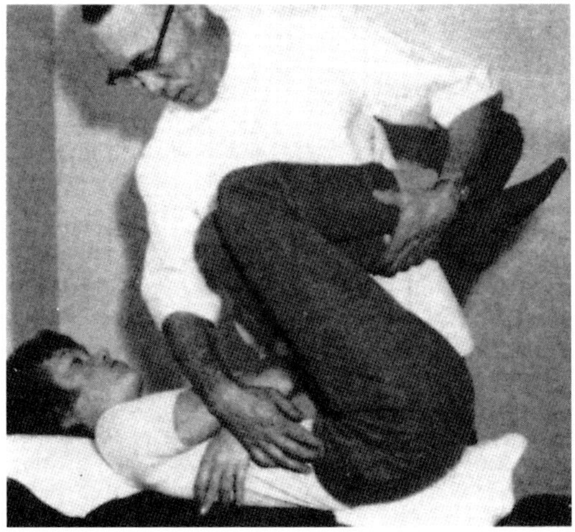

Abb. **6** Korrektur Th12 rechts [KR]

Th10 und Th11 rechts:

1. Der Patient liegt auf dem Rücken. Der Arzt steht rechts vom Patienten; er greift über dessen rechte Seite die Spina iliaca anterior superior links. Dann dreht er das Becken (etwa 45°) bis zur Entspannung des Triggerpunktes [R]. Der hier zuständige Triggerpunkt liegt paravertebral.
2. Entspricht der Technik für die Korrektur von Th7, Th8 und Th9 rechts.

Th7, Th8 und Th9 rechts: Der Patient liegt auch hier auf dem Rücken. Seine Arme hängen vom Tisch hinunter und der Arzt steht links. Er hebt den rechten Arm des Patienten neben dessen Kopf hoch; er hält den Arm in der Nähe der Achselhöhle, dreht den oberen Thorax nach rechts und neigt ihn zur linken Seite [RI].

Th8–Th9-Beugeläsion: Der Patient befindet sich in Bauchlage, ein großes Kissen liegt gefaltet über der unteren Hälfte des Brustbeins. Der Arzt hebt ihn an einer Schulter an und dreht ihn [BR, JL] (Abb. **7**).

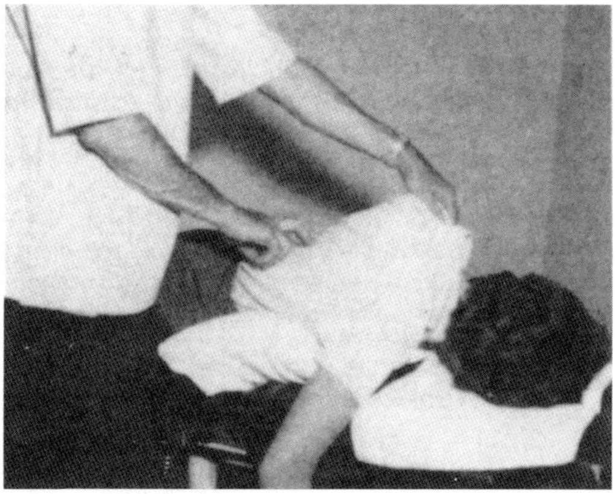

Abb. 7 Vorwärtsneigung zur Korrektur Th8 und Th9 rechts [JL]

Th5 und Th6 rechts:

1. Entspricht der Th7–Th9-Korrektur.
2. Der Arzt steht rechts vom Patienten. Er greift hinüber zur linken Schulter des Patienten, dessen rechter Arm neben seinem Kopf oder auf jeden Fall weiter kopfwärts als der linke hinunterhängt, der linke Arm hängt ebenfalls hinunter. Der Arzt zieht die linke Schulter des Patienten nach hinten und kaudal herum [JL].

Th4 und Th2 rechts: Der Patient liegt auf dem Bauch, seine Arme hängen hinunter. Der Arzt legt seine Hand auf Kinn und Wange des Patienten, neigt den Hals nach hinten links und dreht ihn ein wenig nach rechts [GR]. Varianten dieser Technik werden auch mit Rotation nach links [GL] und Seitneigung nach rechts [ER oder EL] ausgeführt.

Th3 rechts: Der Arzt hebt den rechten Arm des Patienten neben den Kopf, rotiert und neigt den Kopf und Hals nach links und lässt den Kopf teilweise über den Rand des Behandlungstisches hinunterhängen, um den oberen Brustkorbbereich zu flektieren. Dann hebt er die rechte Schulter des Patienten nach hinten, indem er den eigenen Arm unter die Achselhöhle des Patienten bringt [JL].

Th1 rechts: Extension, Seitneigung und Rotation nach rechts [DR]. Diese Methode stellt eine Ausnahme dar. Möglicherweise muss die Seitneigung nach links erfolgen [HR].

C8 rechts: Der Patient liegt auf dem Rücken. Leichte Vorwärtsneigung, Rotation und Seitneigung zu der von der Läsion abgewandten Seite. Der Arzt palpiert den Querfortsatz [JL] im seitlichen Nackenbereich.

C6 und C7: Patient in Rückenlage; sein Kopf hängt über den Rand des Behandlungstisches hinaus. Rückwärtsneigung, Seitneigung zu der von der Läsion abgewandten Seite, Rotation zur Seite der Läsion oder je nach Lage des Dornfortsatzes [GR]. Bei C7-Läsion nach links rotieren [GL].

C5: Entspricht der C8-Korrektur, aber mit mehr Vorwärtsneigung. Möglicherweise müssen die Seiten vertauscht werden [KL].

C4:

1. Dieser Bereich befindet sich oft in Reklination oder Spondylolisthese. Die Läsionen werden nach Bedarf bei ausgesprochener Rückwärtsneigung oder leichter Seitneigung korrigiert. Die Schmerzempfindlichkeit des Dornfortsatzes bietet eine Kontrolle über den Fortschritt der Behandlung.
2. Man kann auch eine Rotation und gleichseitige Seitneigung ohne Rückwärtsneigung anwenden [IL]. Bringt der erste Versuch keinen Erfolg, versucht man die Behandlung in der entgegengesetzten Richtung [CR].

C3:

1. Seitneigung und Rotation zum schmerzempfindlichen Dornfortsatz von C2 sowie mäßig starke Neigung nach vorn [AL].
2. Eine alternative Methode ist identisch, aber mit Rotation zur Gegenrichtung [AR].

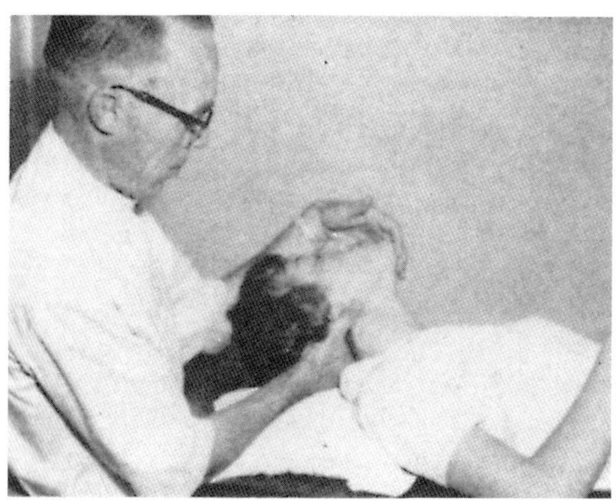

Abb. 8 Korrektur einer C1-Läsion rechts [EL]

C1 und C2:

1. In der Regel kann man nach Bedarf (Diagnose und Entspannung) beim Patienten mit eindeutiger Rückwärtsneigung und leichter Seitneigung und Rotation eine Korrektur erzielen [ER oder EL, GR oder GL] (Abb. **8**).
2. Eine alternative Methode setzt eine deutliche Rotation nach Bedarf ein, jedoch ohne Neigung [L] oder [R].

Schultergelenk: Dem Patienten mit einer Schultersteife kann weit über das mit Korrekturen der oberen Thorakal- und unteren Halswirbelsäule erreichbare Maß hinaus geholfen werden, wenn man eine Armlage findet, die für den Schmerzpunkt in der Schulter eine Entspannung bringt (siehe: Triggerpunkte). Die von Schmerzen an den Triggerpunkten 2, 3 und 4 begleitete Schultersteife wird bei dem auf dem Bauch liegenden Patienten geheilt, indem man den Ellenbogen mit einer Abduktion von 80°–0° über die Mittellinie hinaus nach hinten bringt (Abb. **9**). Einen schmerzhaften Triggerpunkt 1 kann man in der Regel lindern, indem man bei dem auf dem Rücken liegenden Patienten den Oberarm vertikal und den Unterarm halb kopfwärts und zum gegenüberliegenden Schultergürtel hält. Man übt eine Druckkraft von etwa 5 kg nach unten über den Oberarm und die Schulter aus. In beiden Fällen kann man nach diesen Korrekturen eine zusätzliche Besserung durch einen Zug nach kaudal erzielen, in der Regel mit einer Abduktion von 30°, gelegentlich mit Adduktion.

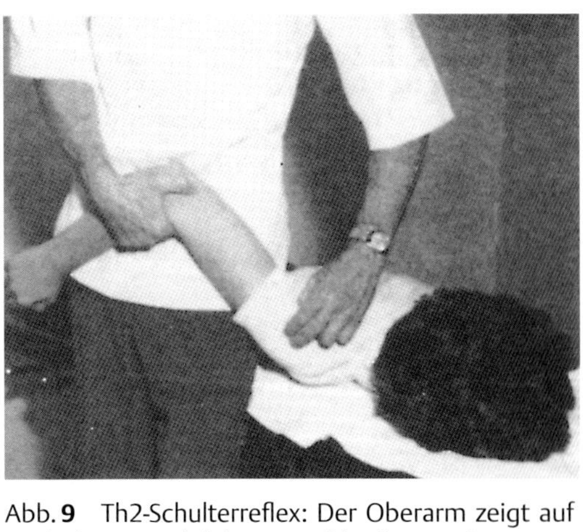

Abb. **9** Th2-Schulterreflex: Der Oberarm zeigt auf 8 Uhr bei 60° Abduktion und leichter Traktion

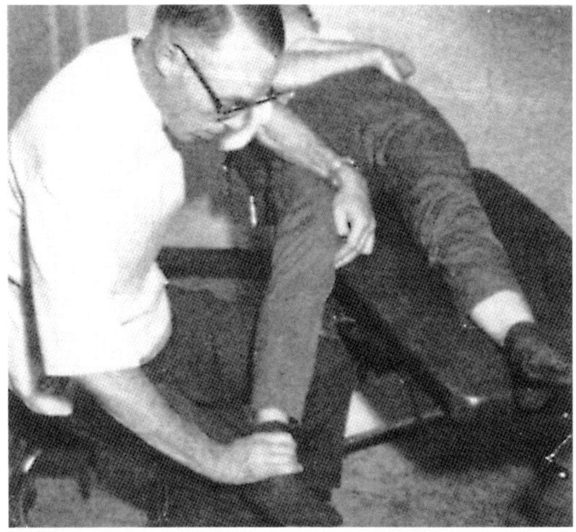

Abb. **10** Korrektur der medialen Meniskusläsion rechts; Innenrotation, Adduktion und leichte Beugung

Akromioklavikulargelenk: Oberarm vollständig abduziert, Unteram kopfwärts.

Ellenbogen, rechtes Radiusköpfchen: In der Regel verwendet man eine Supination, mitunter ist aber auch eine leichte Abduktion oder Adduktion nötig. Eine Schmerzempfindlichkeit des lateralen Epikondylus kann auf eine Läsion von Th1 oder der ersten Rippe hinweisen.

Handgelenk, Finger und Daumen: Läsionen in diesen Gelenken können ohne Weiteres gelindert werden, indem man die schmerzempfindlichen Punkte und die Entspannungsposition ortet. In der Regel überstreckt man den Daumen und rotiert ihn. Die Schmerzstelle befindet sich in der Nähe der Metakarpophalangeal- oder Karpometakarpalgelenke.

Knie: Der mediale Meniskus kann fast immer entspannt werden, indem man das gestreckte Bein am Oberschenkel nach innen rotiert, meist bei leichter Flexion und Adduktion (Abb. **10**). In der Regel erfordert der laterale Meniskus eine Außenrotation.

Füße, Sprunggelenkverstauchung: 10–15 mm unterhalb des Knöchels befindet sich ein Schmerzpunkt, meist ein wenig nach ventral versetzt. Diesen Schmerz kann man in der Regel durch Inversion des Fußes bei Außenrotation lindern, mitunter auch durch Eversion oder Dorsalflexion. Die Sprunggelenkverstauchung ist eine osteopathische Läsion und kann auf diese Weise behandelt und weitgehend schmerzfrei gemacht werden.

Kalkaneus: Die Schmerzstelle befindet sich unterhalb des proximalen Anteils und kann normalerweise durch Eversion oder Außenrotation der Ferse gegenüber dem Fuß gelindert werden.

Kuboid: Die schmerzempfindliche Stelle befindet sich unterhalb des Knochens. Eversion der Außenseite des Fußes und mäßige Dorsalflexion.

Naviculare: Inversion und leichte Innenrotation der Fußspitze und Dorsalflexion.

Fibula, proximales Köpfchen:

1. Entspricht der Behandlung der Sprunggelenkverstauchung.
2. Unter Daumendruck nach vorn halten.

Entzündeter medialer Fußballen: Die schmerzhafte Stelle findet man am lateralen Sesambein. Flexion, Abduktion und Eversion der großen Zehe, bis eine Linderung eintritt.

Rippen rechts:

1. Der Patient sitzt mit dem Rücken zum Arzt. Mit einem Kissen auf dem Knie setzt der Arzt seinen linken Fuß auf den Behandlungstisch. Der Patient legt seinen linken Arm um das Kissen, neigt sein Becken nach links und legt seine Füße auf die rechte Seite seiner Hüften. Die Position stellt eine deutliche Seitneigung nach rechts, mäßige Vorwärtsneigung und Rechtsrotation dar. Bis die nötige Entspannung erreicht ist, vergehen einige Minuten. Die Position ist [BR], seltener in entgegengesetzter Richtung rotiert [BL].
2. Der Patient liegt auf seiner linken Seite, die Oberschenkel um 90° gebeugt; sein rechter Arm hängt nach hinten herunter. Der Arzt steht hinter dem Patienten und hält dessen Kopf nach vorn, nach rechts geneigt und rechts rotiert, und drückt nach unten auf die rechte Schulter [BR].

5., 6., 7. und 8. Rippen: Man verwendet ein Kissen unter der linken Schulter.

Allgemeine Regeln

1. „Heiße" Läsionen immer zuerst behandeln.
2. Den Patienten nur langsam strecken, damit er entspannt bleibt. Handelt man zu schnell, dann widersetzt und verspannt er sich.
3. Nach der Korrektur prüfen, ob die Schmerzen verschwunden sind. Schmerzfreiheit bestätigt die richtige Diagnose, nicht zuletzt auch für den Patienten.
4. Mitunter wird eine besonders „trockene" Läsion nach der Behandlung schmerzhaft. Während etwa einer Minute eine Traktion ansetzen. Das genügt in der Regel zur Linderung.
5. Patienten versuchen immer wieder, dem Arzt zu helfen. Lassen Sie es nicht zu.

Zusammenfassung

Spinale und appendikuläre osteopathische Läsionen treten in vielen exzentrischen Lagen auf, die für den untersuchenden Arzt meist schwer zu entdecken sind. Sie sind oft in einem Belastungszustand, da die natürliche Lage des Patienten ihn aus der exzentrischen Lage heraushält. Die Belastung wird durch eine Steigerung der bei der Untersuchung vorgefundenen Deformation gelindert. Die Läsionen korrigieren und lösen sich spontan auf, wenn man sie während 1½ Minuten entspannt hält. Der Patient findet die Korrektur selbst entspannend und bequem.

Mein Dank und meine Anerkennung gilt allen, die zu dieser Arbeit ihre Techniken und Gedanken beigetragen haben, insbesondere den Kolleginnen und Kollegen Harry Davis (†); G.E. Holt, Pendleton OR; Dr. med. Hugh Barr, Penticton BC; Annabelle F. Thorne, San Francisco CA; Margaret W. Barnes, Carmel CA; Carl I. Fagan, Monterey CA; James E. Spencer, Palo Alto CA; Dr. med. dent. Melvin Henningson, Hayward CA; Rollin E. Becker, Dallas TX; Harold V. Hoover, Tacoma WA; T.J. Ruddy, Los Angeles CA; Harold S. Saita, Vancouver BC; und Paul K. Theobald, Oakland CA; alle mit Ausnahme von Barr und Henningson sind Ärzte mit dem akademischen Grad als Dr. osteopath.

Literatur

[1] Rumney, I.C.: Structural diagnosis and manipulative therapy. J. Osteop. 70 (1963) 21–33; D.O. 4 (1963) 135–142

Anhang F

Selbst-Induktion des CRI-Ruhepunktes (still point) mit Tandem-Tennisbällen

(Self-Induction of CRI Still Point Using Tandem Tennis Balls)

Dr. phil. James Nelson Riley[11]

Materialien

Zwei Tennisbälle werden so miteinander verbunden, dass sie sich berühren. Zu diesem Zweck kann man sie in einer durch ihre Mitte verlaufenden Geraden durchbohren und mit einer starken Schnur oder einem Lederriemen zusammenknüpfen. Eine zweite Methode besteht darin, die beiden Bälle in das Fußstück eines Sockens eng einzubinden. Um zu gewährleisten, dass die beiden Bälle stets miteinander in Berührung bleiben, kann man diesen Socken in einen zweiten, ebenfalls eng gebundenen Socken einbinden.

Anleitung

Legen Sie sich in Rückenlage auf den Boden, ein Sofa oder Bett. Die Bälle so unter den Kopf legen, dass das ganze Gewicht des Kopfes auf den beiden Bällen ruht. Die Bälle müssen symmetrisch um die Mittellinie und etwa auf Höhe der Kopfmitte am oberen Rand des Okziput, jedoch unterhalb der Sutura lambdoidea (Lambdanaht) liegen. Dort findet man unmittelbar oberhalb eines kleinen Knochenvorsprungs, an dem die wichtigsten Nackenmuskeln verankert sind, eine Delle im Schädel. Sie liegt knapp oberhalb des Niveaus des äußeren Gehörganges.

Nun lassen Sie entspannt das Gewicht des Kopfes 15 Minuten lang elastisch auf den Bällen ruhen. Zur Aufrechterhaltung der Symmetrie und der Bequemlichkeit darf man seine Lage geringfügig verändern, jedoch langsam und sehr sacht.

Täglich wiederholen.

[11] Nachdruck mit Genehmigung des Verfassers.

Theorie

Der CranioSacrale Puls (CRI = Craniosacral Rhythmical Impulse) stellt die rhythmische physiologische Bewegung des CranioSacralen Systems dar. Die Strukturen des CranioSacralen Systems sind um die Meningealmembranen angeordnet. Das CranioSacrale System ist funktionell eng mit dem Nervensystem verbunden (insbesondere mit dem Gehirn und Rückenmark), mit dem muskuloskelettalen System (besonders mit Schädel, Wirbelsäule und Becken), den dazugehörenden Faszien und weiteren Systemen. Die Auslösung von kurzfristig andauernden sogenannten Ruhepunkten („still points") mittels des rhythmischen kranialen Pulses ist eine Methode zur Mobilisierung der selbstkorrigierenden Fähigkeiten des CranioSacralen Systems, die ihrerseits tiefgreifende positive Auswirkungen auf den ganzen Körper haben können.

Indikationen

Diese Methode hat eine gute Breitbandwirkung zur Förderung der Gewebe- und Flüssigkeitsbewegung. Insbesondere entspannt sie im ganzen Körper das Bindegewebe und stellt die flexible Reaktionsfähigkeit des autonomen Nervensystems wieder her. Sie begünstigt die Heilung oder Linderung bei akuten und chronischen Läsionen des muskuloskelettalen Systems, auch bei degenerativer Arthrose, und kann bei fieberhaften Zuständen die Körpertemperatur um bis zu 2 °C herabsetzen. Bei Stauungszuständen im Kopf und in den Lungen sowie bei anderen Ödemen hat sich diese Methode bewährt. Sie erzielte auch Besserungen bei Autoimmunkrankheiten, bei Kindern mit autistischem Verhalten und bei Angstzuständen.

Diese Technik erzielt bei den meisten Menschen eine vorteilhafte Wirkung und ist selten schädlich.

Kontraindikationen

Die einzigen Kontraindikationen sind Zustände, bei denen noch so geringe und vorübergehende Druckerhöhungen im Schädelinneren zu vermeiden sind, beispielsweise bei einem Aneurysma oder einer drohenden Blutung, im akuten Stadium eines apoplektischen Insultes oder eines Schädeltraumas.

Anhang G

Diagnose und Behandlung von Kopfschmerzen im Bereich der Knochennaht zwischen Os temporale und Os parietale

(Diagnosis and Treatment of Temporoparietal Suture Head Pain)

Dr. osteopath. John E. Upledger, FAAO; Dr. phil. Ernest W. Retzlaff; Jon D. Vredevoogd, FFA[12]

Die jüngsten mikroanatomischen Erkenntnisse über die Knochennähte des Schädels begründen eine neue Betrachtungsweise der Mechanik rezidivierender Kopfschmerzen und leichter bis mittelschwerer Funktionsstörungen des Gehirns. Dieser Beitrag beschreibt eine einfache Diagnose- und Behandlungsmöglichkeit dieser Beschwerden.

Mechanismus und funktionelle Anatomie

Ein umfassendes Verständnis der hier beschriebenen diagnostischen und therapeutischen Techniken bedarf einer Kenntnis der jüngsten Untersuchungsergebnisse über die Mikroarchitektur der Sutura squamosa (temporoparietalis) und einer Übersicht über die wesentlichen anatomischen Eigenschaften des M. temporalis, seiner Funktion und der Knochen, an denen er fixiert ist.

Die herkömmliche Lehre der Anatomie ist die, dass es sich bei den Knochennähten des erwachsenen Menschen um starre, somit unbewegliche Verbindungen handelt. Die von uns in letzter Zeit unternommenen histologischen Untersuchungsarbeiten [1, 2] an menschlichem Knochenmaterial widersprechen jedoch dieser Lehre. Die Präparate wurden während der neurochirurgischen Kraniotomie am Schädel lebender Personen entnommen. Diese Gewebeuntersuchungen entsprechen deshalb eher den in vivo herrschenden Zuständen.

Die Anwendung modifizierter Färbemethoden ermöglichte den Verfassern, das Vorhandensein von lebensfähigen myelinhaltigen und nicht myelinisierten Nervenfasern, Nervenrezeptorendigungen, ein potenziell funktionelles Gefäßnetz sowie elastische kollagene Faserkomplexe in der Knochennaht des menschlichen Schädels nachzuweisen. Wir konnten auch zeigen, dass diese Gebilde häufig die Schädelknochenränder penetrieren und durch die Diploe bis zur Knochennaht hin und auch in entgegengesetzter Richtung verlaufen. Es liegen ebenfalls Hinweise vor, dass die Meningen den Ursprung eines Teiles der Gefäß- und Nervengebilde bilden (Abb. **1**).

Diese Erkenntnisse sind deshalb wichtig, weil nun die Knochennaht im menschlichen Schädel als funktioneller anatomischer Komplex betrachtet werden sollte (besser: muss), der also auch die Fähigkeit besitzt, Funktionsstörungen aufzuweisen, die durch verschiedene Ungleichgewichte, Spannungen und Traumata verursacht werden können.

Da wir nun wissen, dass die Knochennaht die nötigen Nervengebilde für eine neurale Reflextätigkeit, sensorische Eingaben an das Nervensystem und eine motorische Tätigkeit besitzt, wird offensichtlich, dass eine Verzerrung der funktionellen Zusammenhänge zwischen den Knochenrändern bei den Knochennähten eine abnorme neurogene Tätigkeit und Ischämie im Inneren der Knochennaht verursachen kann. Der eine oder andere oder beide dieser Zustände können sowohl zu lokalen Schmerzzuständen als auch zur Weiterleitung von Schmerzen führen. Wenn auch gegenwärtig objektiv noch ungenügend nachweisbar, glauben wir ferner, dass

---

[12] Erschienen in Osteopathic Medicine, July 1978, pp. 19–26. Nachdruck genehmigt von Arthur Retlaw & Associates Inc., Suite 570, 1000 Skokie Blvd., Wilmette, IL 60091, und mit Genehmigung des Verfassers.

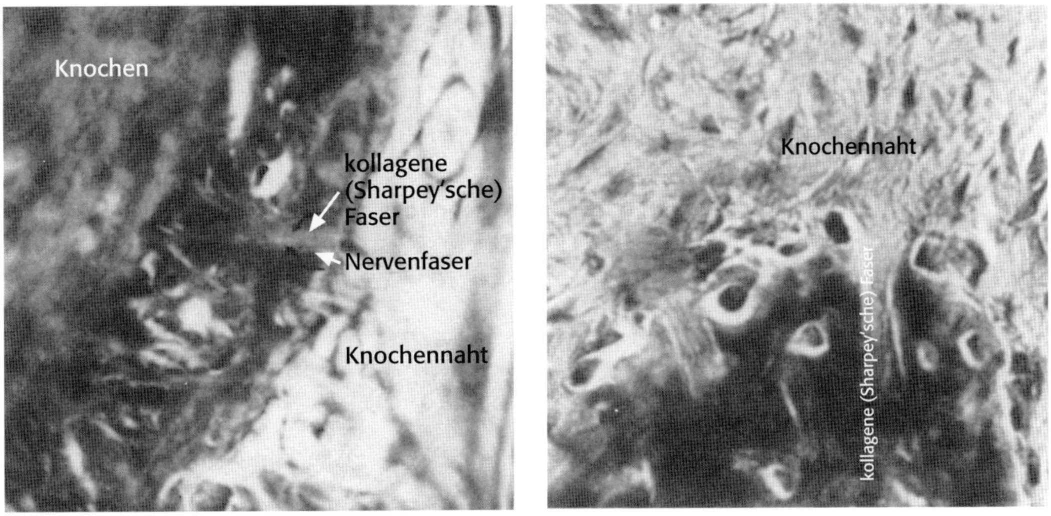

Abb. **1** Mikrofotografien des menschlichen Schädelknochens und der Knochennaht mit den sie penetrierenden (Sharpey-)Fasern. Das linke Bild zeigt, dass sensorische Fasern die kollagenen Fasern begleiten. Das linke Bild wurde nach der sauren Fuchsin-Anilinblau-Methode für Bindegewebe nach Masson, das rechte nach der Protangol-Silbergelatine-Methode gefärbt.

das im Schädelinneren vorhandene vaskuläre System von neurogenen Reflexmechanismen beeinflusst wird und dass diese Reizrezeptoren im Inneren der Knochennaht sitzen.

Angesichts dieser Befunde erscheint eine Wiederherstellung der Beweglichkeit der Knochennähte als ein offensichtlich wünschenswertes Ziel. Verschiedene Mechanismen können Funktionsstörungen der Knochennaht verursachen. Eine, die bisher beinahe vollständig übersehen wurde, ist ein Hypertonus oder eine Kontraktion des M. temporalis. Dieser Muskel wird nicht selten bei zusätzlicher seelischer Belastung, fehlerhaftem Biss sowie bei Funktionsstörungen des Kiefergelenkes und dergleichen chronisch kontrahiert.

Die Anatomie des M. temporalis zeigt, dass er im kontrahierten Zustand eine Kompression

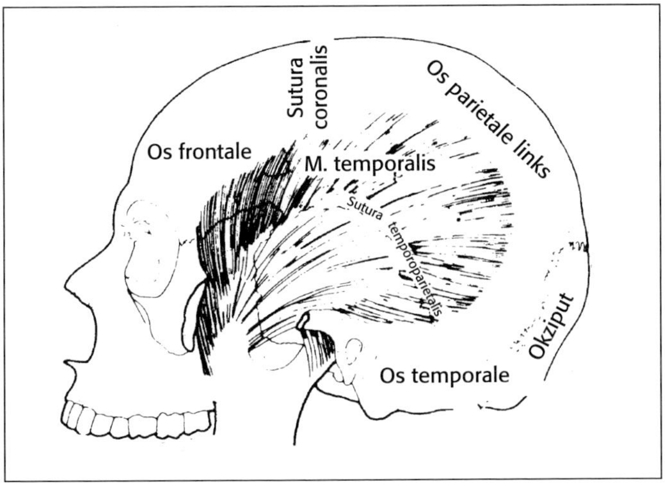

Abb. **2** Verankerungen des M. temporalis

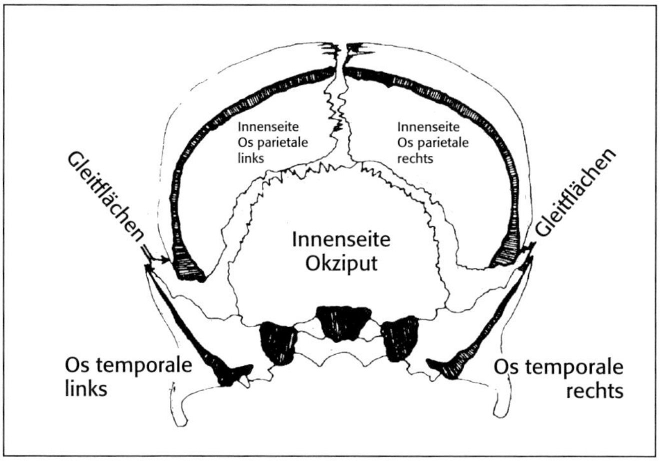

Abb. **3** Schnitt entlang der Sutura coronalis: Abschrägung der Knochenränder an der Sutura squamosa

der Sutura squamosa (temporoparietalis) verursachen kann.

Die Ansätze des M. temporalis liegen am Proc. coronoideus und am vorderen Rand des Ramus mandibulae. Der Muskel hat seinen Ursprung in der Fossa temporalis und am tiefen Blatt der Fascies temporalis. Die Fascies temporalis verläuft oberhalb der Sutura squamosa (Abb. **2**); eine Kontraktion des M. temporalis verursacht deshalb eine Bewegung nach kaudal des Os parietale, was zur Kompression des Inhaltes dieser Knochennaht führt. Auf mögliche Folgen wurde bereits hingewiesen.

Bei Kontraktion des M. temporalis, bedingt durch die Anatomie dieser Knochennaht, bewegt sich die Nahtfläche des Os parietale in eine kaudale Bewegungsrichtung, sobald die unteren und oberen Backenzähne oder der Ramus mandibulae gegen das Dach der Fossa mandibularis des Os temporale stößt und eine weitere Bewegung nach kaudal des Unterkiefers unmöglich macht.

Die Knochenflächen der Sutura squamosa sind auf eine Art und Weise abgeschrägt und gefurcht, welche bei Kontraktion des M. temporalis eine Scherkraft in der Knochennaht verursacht (Abb. **3**).

Diese Scherkraft kann die kollagenen (Sharpey-) Fasern, die offenbar innerviert sind, in ihrer Längsrichtung belasten und den eigentlichen Querschnitt der Knochennaht verringern. Dadurch kann diese Kraft im Inneren der Knochennaht eine Druckischämie verursachen und die durch den Druckreiz bei den Rezeptoren erzeugte normale neurogene Reflextätigkeit unterbrechen oder beeinträchtigen. Möglicherweise beeinträchtigt sie auch die normale Leitfähigkeit der Nervenfasern.

Diagnose und Behandlung

In der Regel sind die durch eine Funktionsstörung der Sutura squamosa verursachten Symptome (Kopfschmerz und Hirnfunktionsstörung) ohne weiteres diagnostizierbar.

Untersucht man den Patienten während einer Exazerbationsphase und steigert man dabei die Kompression der Knochennaht, so treten die Symptome in kurzer Zeit wesentlich verstärkt auf. Bei einem Patienten, der zur Zeit der Untersuchung keine Beschwerden hat, kann man den Symptomkomplex in der Regel in wenigen Minuten erzeugen.

Zur Untersuchung legt sich der Patient bequem auf den Rücken. Der Arzt setzt sich oberhalb des Kopfes des Patienten und legt die Unterarme und Ellenbogen bequem auf den Untersuchungstisch neben und oberhalb des Kopfes des Patienten. Er legt nun seine Finger beidseits auf das unmittelbar oberhalb der unteren, hinteren Ränder der Rami mandibulae liegende Gewebe und übt über diese Äste eine nach kranial gerichtete, beidseits gleiche Kraft aus (Abb. **4**), die sich

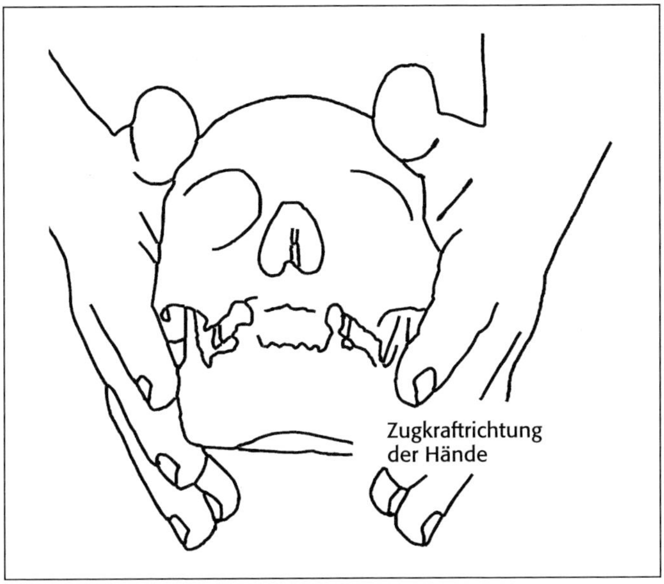

Abb. **4** Position der Hände des Arztes bei der Technik, um das Symptom zu provozieren

über die Kiefergelenke fortpflanzt und eine geringe kraniale Bewegung der Ossa temporalia verursacht. Diese Kraft belastet die Sutura squamosa bilateral. Sie wird anfänglich sehr sanft ausgeübt und allmählich verstärkt, bis der Patient je nach Ausgangslage entweder eine Steigerung oder den Beginn des üblichen Symptomkreises angibt. Tritt dieser Zustand ein, bestätigt er die Diagnose.

Danach gilt es, die Ursache der Funktionsstörung der Sutura squamosa zu bestimmen. Eine visuelle Kontrolle der hinteren Backenzähne zeigt einen allfällig vorhandenen fehlerhaften Biss auf; bei Bedarf verlässt man sich dabei auf das fachmännische Urteil eines Zahnarztes.

Der Tonus des M. temporalis wird palpatorisch festgestellt. Eine faserige Struktur und außergewöhnliche Härte des Gewebes sowie die sichtliche Abnutzung der Kauflächen der Backenzähne weisen auf eine durch seelische Belastung oder unterdrückten Zorn verursachten chronischen Hypertonus des M. temporalis hin.

Palpation und Beobachtung sind die beste Methode zur Diagnose von Funktionsstörungen des Kiefergelenkes, während es seinen vollständigen Bewegungszyklus durchläuft. Die Primärbehandlung muss sich mit der Beseitigung der Ursache des abnormen Zustandes des M. temporalis befassen, ob diese nun auf seelische Probleme, Zähne oder das Kiefergelenk selbst zurückzuführen ist.

Oft ist zwar die ursprüngliche Ursache nicht mehr vorhanden, aber der physiologische Zustand der Sutura squamosa wurde so durch frühere Ereignisse beeinträchtigt, dass sie im abnormen anatomisch-physiologischen Zustand der durch die Kompression verursachten Immobilität verharrt. In diesem Fall kann oft ein nur wenige Male wiederholtes, einfaches Mobilisierungsverfahren zum Erfolg führen. Bleibt die Ursache der Funktionsstörung der Knochennaht jedoch bestehen, so kann in der Regel eine zumindest vorübergehende Linderung der Symptome durch die Anwendung einer oder sämtlicher der in den folgenden Abschnitten erwähnten Techniken erzielt werden.

Osteopathische manuelle Technik zur Behebung von Funktionsstörungen der Sutura squamosa

Nach der für diagnostische Zwecke angewandten Kompressionstechnik der Sutura squamosa setzt man den sanften Druck (Kompression) fort, bis man die Entspannung oder ein Erweichen des

Gewebes wahrnimmt. Dieses Phänomen wird wahrscheinlich durch eine neurogene Ermüdung erzeugt, begleitet von der sekundären Herabsetzung des Gewebetonus. Den Zeitpunkt der Entspannung des M. temporalis kann man leicht mit den Handflächen feststellen.

Nachdem man diese Veränderung des Gewebetonus erreicht hat, übt man an den Oberflächen der beiden Rami mandibulae einen sanften Zug nach kaudal aus. Dieser äußerst sanfte Zug enthält auch den Versuch des Arztes, einen Ausgleich zu erzielen. Er verläuft in Richtung des geringsten Widerstandes. Diese Technik bezweckt, auf beiden Seiten des Kopfes im Kiefergelenk und in der Sutura squamosa eine Dekompression zu erzielen und durch sanften Zug den M. temporalis zu dehnen. Sanfte Technik ist gefragt; stellt der Arzt im Gewebe als Antwort auf seinen Zug eine Kontraktion fest, so war sein Krafteinsatz zu stark. Die Zugkraft, die erfolgreich zur sanften Dehnung des Gewebes angewandt werden kann und sich unterhalb des Schwellenwertes befindet, bei dem der Kontraktionsreflex eintritt, ist beschränkt. Die hier beschriebene Behandlungstechnik ist nur innerhalb dieses beschränkten Bereiches wirksam.

Zur Unterstützung bei der Behandlung von Funktionsstörungen des Kiefergelenkes kann diese Technik ebenfalls erfolgreich angewandt werden.

Transkutane Nadelstimulation zur Behandlung von Funktionsstörungen der Sutura squamosa

In der Regel ermöglicht eine sanfte Palpation entlang der betroffenen Knochennaht die Bestimmung von örtlich druckempfindlichen Bereichen. Der transkutane Einstich mit einer 20er-Einwegkanüle durch die Kopfhaut in das darunterliegende Subkutangewebe unmittelbar über dem druckempfindlichen Bereich ist fast ausnahmslos in der Lage, die Funktionsstörung der Knochennaht zu korrigieren. Der Einstich der Nadel erfolgt im Winkel von ungefähr 30° zur Oberfläche der Kopfhaut entlang einer parallel zur Knochennaht verlaufenden Linie. Mit Rücksicht auf das Prinzip der reziproken Innervation, das offenbar über den gesamten Körper wirksam ist, sollte man diese Nadeln immer gleichzeitig auf beiden Seiten des Kopfes setzen. Die Regeln der Asepsis sind selbstverständlich zu befolgen.

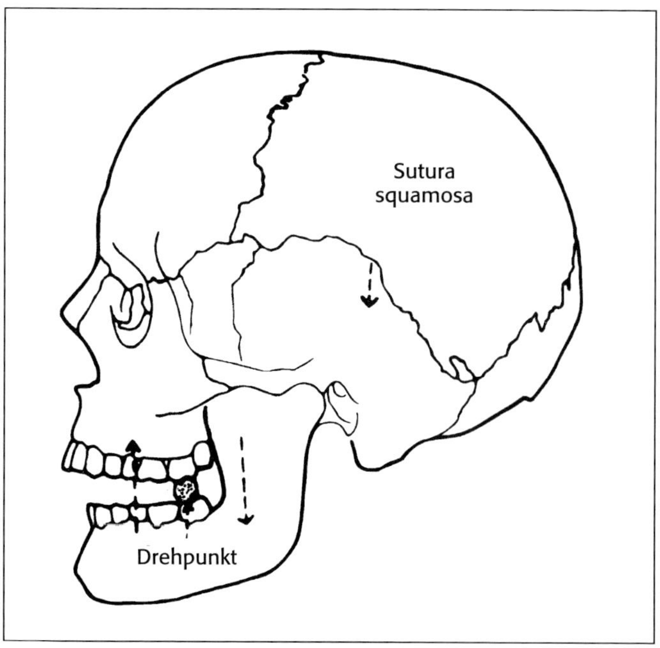

Abb. **5** Lage des Drehpunktes bei der Dekompression der Sutura squamosa und des Kiefergelenkes

Liegt eine Funktionsstörung des Kiefergelenkes vor, so bietet die beidseitige transkutane Nadelung unmittelbar über den Schmerzstellen eine wertvolle Unterstützung. Die Nadeln sollten mindestens fünf Minuten lang und bis zur Linderung der Schmerzen an Ort und Stelle belassen werden.

Angelpunkttechnik bei Funktionsstörungen der Sutura squamosa

Für eine weitere wirksame Behandlungstechnik verwendet man zwei Rollen Gaze oder einen anderen geeigneten Stoff. Die beiden Rollen sollten einen Durchmesser von rund 6–9 mm aufweisen. Man legt sie ungefähr in Höhe des zweiten Backenzahns beidseits zwischen die Zähne des Ober- und Unterkiefers (Abb. **5**), dann übt man einen sanften, nach kranial gerichteten Händedruck am vorderen Unterteil des Unterkiefers aus. Die Rollen wirken als Drehpunkte, die Rami des Unterkiefers als Hebel einer beidseits auf das Kiefergelenk und die Sutura squamosa einwirkenden Dekompressionszugkraft. Der angewandte Druck ist sehr leicht, um den Kontraktionsreflex zu vermeiden.

Diese Technik kann auch ohne Weiteres vom Patienten als eine wirksame Selbsthilfemethode eingesetzt werden. In der Regel lernt der Patient, die Stärke der anzuwendenden Kraft genau zu dosieren und die Gewebeveränderung vom entspannten zum kontrahierten Zustand festzustellen.

Literatur

[1] Retzlaff E., Mitchell, F., Upledger J.E., Biggert, T.: Aging of cranial sutures. Anat. Rec. 190 (1978) 520

[2] Retzlaff E., Mitchell, F., Upledger, J.E., Biggert, T., Vredevoogd, J.: Temporalis muscle action in parietotemporal suture compression. Vortrag auf dem 22. Jahreskongress der American Osteopathic Association, Chicago 1978

[3] Retzlaff E., Fontaine, J.: Reciprocal inhibition as indicated by a differential staining reaction. Science 131 (1960) 104–105

Anhang H

Röntgenbefunde der CranioSacralen Mechanik

(Roentgen Findings in the Craniosacral Mechanism)

Dr. osteopath. Philip E. Greenman, FAAO, Kenmore, New York[13]

Während der CranioSacrale Mechanismus für den Osteopathen von außerordentlichem Interesse ist, hat eine Untersuchung der Literatur nur wenige Berichte über die in Röntgenaufnahmen sichtbaren Veränderungen der Schädelstruktur zutage gebracht. Dieser Beitrag schildert den Versuch, ein Verfahren zur Erkennung von Veränderungen der CranioSacralen Mechanik und zur Korrelation der Befunde mit klinischen Beobachtungen zu entwickeln. Es konnte eine gute Korrelation zwischen Röntgenbefunden und den unabhängig davon gemachten klinischen Beobachtungen eines in der kranialen Lehre der Osteopathie ausgebildeten Arztes festgestellt werden.

Der CranioSacrale Mechanismus ist ein von Osteopathen vielfach studiertes, oft heiß diskutiertes und besonders interessantes Thema. Seit Sutherland [1] seinen ersten Bericht über die Anwendung der osteopathischen Theorie und Technik veröffentlichte, hat es viele Anhänger und Befürworter, aber auch viele Skeptiker und Verleumder dieser Lehre gegeben. Der enge Zusammenhang der Körperfunktion mit der normalen Körperstruktur hat sich jedoch während der gesamten Geschichte der Osteopathie als unumstößliches Grundprinzip durchgesetzt. Der große Wert der Palpation und der manuellen Technik bei der Diagnose und Behandlung hat in dem von der Osteopathie geleisteten Beitrag eine entscheidende Rolle gespielt. In ihrer Geschichte wurde eine Reihe von Röntgentechniken mit dem Ziel entwickelt, dem Kliniker beim Auffinden von strukturellen Veränderungen behilflich zu sein und ihn in die Fähigkeit zu versetzen, die Struktur wieder zu normalisieren. Die Osteopathie kann mit Stolz auf ihren Beitrag zur Entwicklung und Anwendung der röntgenologischen Untersuchungen der lumbalen Wirbelsäule und des Beckens in der klinischen Praxis hinweisen.

Mein Interesse an der Röntgenuntersuchung des Schädels und der unteren Wirbelsäulenabschnitte als diagnostische Hilfe für den klinischen Praktiker der Kunst und Wissenschaft der kranialen Osteopathie entstand gegen Mitte der fünfziger Jahre an der osteopathischen Klinik in Buffalo. Dort setzte Dr. Edith Dovesmith diese Methode bei der Betreuung einer Anzahl von Patienten ein und verlangte die Röntgenuntersuchung des Schädels und der unteren Wirbelsäulenabschnitte, um daraus möglichst umfassende Informationen über ihre Patienten zu erhalten.

Eine Durchsicht der Literatur der Allopathie förderte nur wenige Berichte von röntgenologischen Veränderungen des Schädels zutage. Eine Anzahl von Praktikern, die in der osteopathischen Lehre ausgebildet wurden und diese beherrschten, haben sie jedoch genau und umfassend beschrieben. Mitte der 1930er Jahre erarbeitete Weaver [2–4] eine umfangreiche Reihe von Beiträgen und bot eine Grundlage für die Beiträge anderer Forscher [5-7] im Rahmen eines Symposiums über die plastische Schädelbasis, die auch da und dort Hinweise auf Röntgenuntersuchungen enthielten. Aber sie wiesen keine Berichte über Untersuchungsreihen oder über die angewandte Technik auf. White [7] postulierte, es sei „eine besondere Technik zur Erstellung dieser Röntgenuntersuchungen notwendig“ und setzte den Kommentar hinzu: „Im Rahmen des für nächstes Jahr um diese Zeit geplanten zweiten jährlichen Symposiums hoffen wir einen Vortrag zu erhalten, der sich ausschließlich mit der Röntgenuntersuchung der plastischen Schädelbasis befasst.“ Leider enthält die Literatur den in Aussicht gestellten Folgebericht nicht.

---

[13] Erschienen im JAOA 70, Sept. 1970, 24–35.
Nachdruck genehmigt von der American Osteopathic Association, 212 E. Ohio St., Chicago, Il 60611.

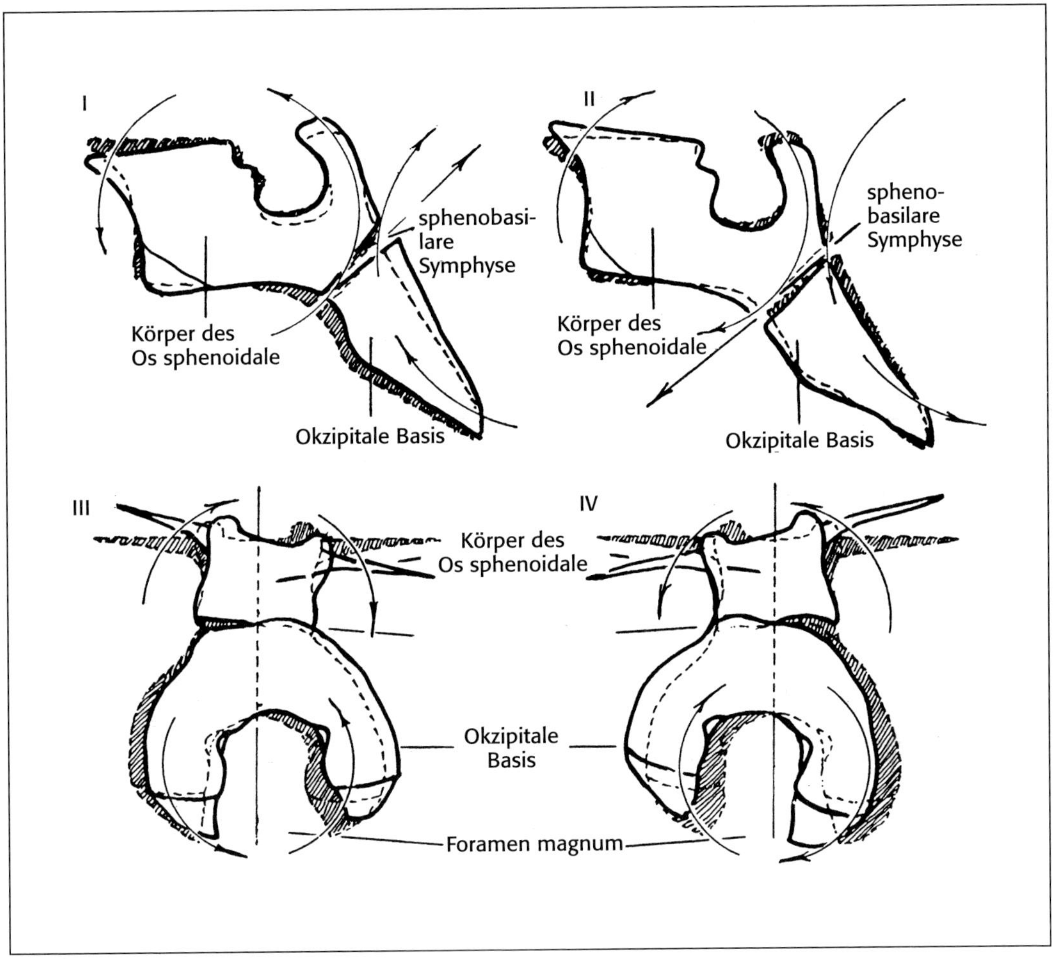

Abb. **1**

I: Flexion:
Die Seitenansicht zeigt, dass eine Flexion (größere Dorsalkonvexität) des Os sphenoidale und Os occipitale eine Erhöhung der sphenobasilaren Symphyse zum Scheitel hin verursacht. Der schraffierte Bereich bezeichnet die Abweichung von der neutralen Lage.

II: Extension
Die Extension des Os sphenoidale und Os occipitale ist genau das Gegenteil von I.

III: Linksseitige Torsion:
Ansicht einer linksseitigen Torsion der sphenobasilaren Symphyse von oben. Der Ala major und die Basisplatte des Os sphenoidale bewegen sich links nach kranial, während sich die homolaterale okzipitale Basis und die Kondylen nach kaudal bewegen.

IV: Rechtsseitige Torsion:
Eine rechtsseitige Torsion der sphenobasilaren Symphyse ist genau das Gegenteil von III [9].

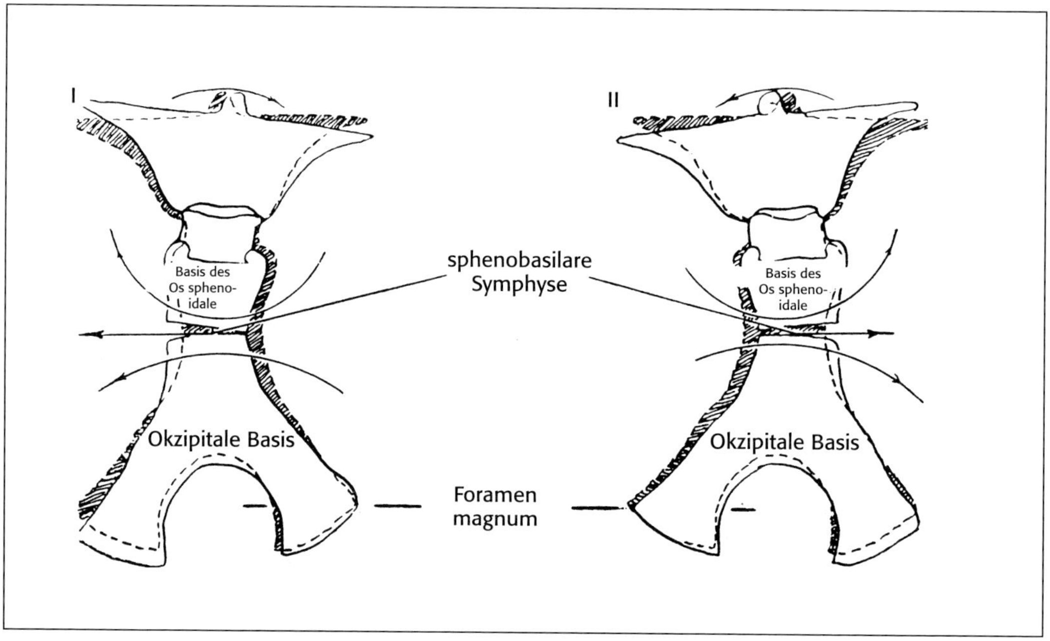

Abb. **2**

I Sicht der Seitneigungsrotation von oben. Bei linksseitiger Seitneigungsrotation winkelt sich die sphenobasilare Symphyse nach links und bewegt sich links nach kaudal.

II Bei rechtsseitiger Seitneigungsrotation ist das Verhalten genau umgekehrt. Die schraffierten Bereiche bezeichnen die Abweichung von der neutralen Lage [9].

Kimberly [8] fertigte als diagnostische Hilfe bei der Behandlung des Schädels von Neugeborenen und Säuglingen eine von unterhalb des Kinns senkrecht nach oben gerichtete (submentovertikale) Ansicht des Basilarbereiches des Schädels an. Magoun [9] stellte den praktischen Nutzen einer Röntgenuntersuchung zur Bestätigung der Lage gewisser Gebilde des Schädels, insbesondere des Os temporale, infrage.

Während mehrerer Jahre habe ich nun in Zusammenarbeit mit Dr. Dovesmith weitere Studien betrieben mit der Absicht, ein Verfahren zur Erkennung von Veränderungen in der CranioSacralen Mechanik zu entwickeln, das die klinischen Befunde bestätigen und dem Kliniker bei der Behandlung derjenigen Patienten helfen könnte, die an Anomalien dieser Mechanik litten. Da es noch keine dokumentierten Richtlinien für diese Art von Studien gibt, mussten für die Röntgenuntersuchung des Schädels einige bestehende Techniken angepasst und andere neu entwickelt werden.

Terminologie der Läsionsmuster

Der Bereich, auf den das größte Interesse gerichtet wurde, ist das Os sphenoidale und die Basis des Okziput. Die hier benutzte Terminologie ist die in der kranialen Therapie übliche [9]. Die dort beschriebenen Anomalien werden als Läsionen bezeichnet und umfassen Flexions- und Extensionsläsionen, Torsionen, Seitneigungsrotation, die vertikale Verspannung und laterale Verspannung, die Kompression und die interossäre Läsion. Zu Anfang dieser Arbeit rich-

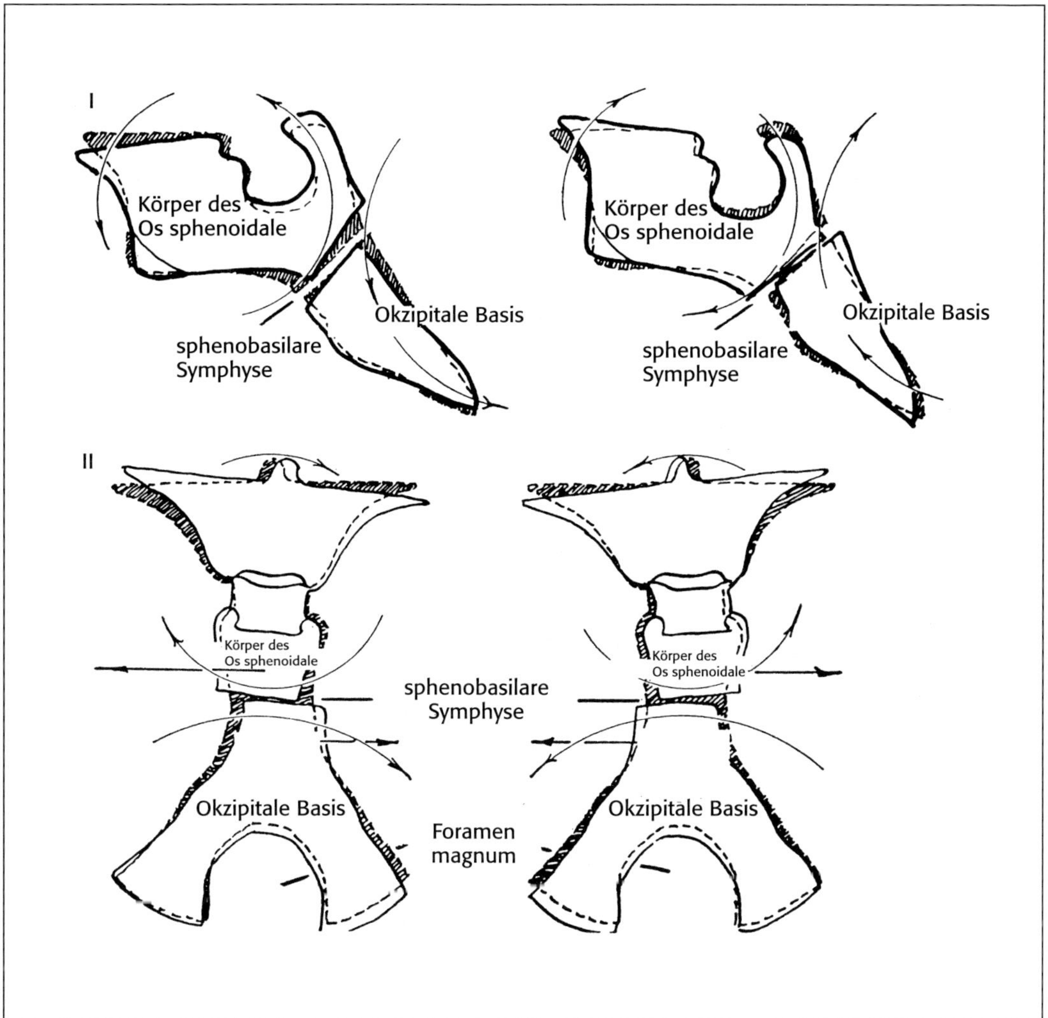

Abb. **3**

I Vertikale Verspannung

Die Seitenansicht zeigt die überbeanspruchte oder vor der Ossifikation verschobene sphenobasilare Symphyse. Die Basis des Os sphenoidale bewegt sich nach kranial (Flexion), die okzipitale Basis nach kaudal (Extension), oder umgekehrt. Beide Knochen drehen sich in der gleichen Richtung um parallele Querachsen. Die Läsion wird nach der Lage der Basis des Os sphenoidale bezeichnet: vertikale Verspannung bei erhöhtem Os sphenoidale usw.

II Laterale Verspannung

Die Sicht von oben zeigt die Verschiebung der sphenobasilaren Symphyse. Die Sphenoidbasis bewegt sich auf eine, die okzipitale Basis auf die andere Seite. Beide Knochen neigen sich in gleicher Richtung um parallele vertikale Achsen. Die Läsion wird nach der Lage der Basis des Os sphenoidale bezeichnet: laterale Verspannung des Os sphenoidale nach rechts.

tete sich das Hauptinteresse auf vier Läsionsbilder: Flexion, Extension, Torsion sowie Seitneigungsrotation. Mit wachsender Erfahrung und weiterem Studium dieser Untersuchung gelangte ich zu der Erkenntnis, dass gelegentlich auch die Diagnose einer lateralen Verspannung und/oder vertikalen Verspannung und der interossären Läsion möglich ist. Die Läsionsbilder sind in den Abb. **1**, **2** und **3** dargestellt.

Röntgentechnik

Für den Zweck dieser Studie wurden Röntgenbilder des Schädels, der LWS, des Beckens und in den meisten Fällen auch der oberen Halswirbelsäule, insbesondere des Atlas- und Axisbereiches, angefertigt.

Der Schädel wurde von vorn nach hinten (anterior–posterior = AP), von hinten nach vorn (posterior–anterior = PA), lateral, okzipital (Towne, Waters) und von unterhalb des Kinns senkrecht nach oben (submentovertikal = SMV) aufgenommen. Die Standardröntgentechnik wurde hier angewandt, bei einem Arbeitsabstand von rund 0,90 m zwischen Objekt und Film.

Die LWS und das Becken wurden beim aufrecht stehenden Patienten anterior–posterior und seitlich aufgenommen. Zusätzlich wurden auch Schrägaufnahmen gemacht und im Zusammenhang mit den Iliosakralgelenken untersucht. Im Verlaufe der Arbeit erwies sich auch die Einbeziehung von Aufnahmen des Atlas, des Axis und der okzipitalen Kondylen durch den geöffneten Mund des Patienten in dieser Studie als nützlich.

Der Patient wurde mit großer Sorgfalt gelagert, um die nötige Genauigkeit der Aufnahmen für die später erfolgende Ausmessung zu gewährleisten. So wurden sämtliche Patienten von einem Arzt in die Aufnahmeposition gebracht, der wusste, wie wichtig diese Genauigkeit ist. Aufnahmen von ausreichend guter Qualität für die Ausmessung können zwar ohne Zugriff auf Haltevorrichtungen erstellt werden, aber für eine vergleichende Auswertung ist es vorteilhaft, eine Vorrichtung einzusetzen, die eine der früheren Aufnahme genau entsprechende Lagerung des Patienten ermöglicht.

Alle dieser Arbeit zugrunde liegenden Untersuchungen wiesen bei einer normalen Diploe ohne grobe organische Anomalien normale Gefäß- und Knochennahtmerkmale auf. Bei der Interpretation würde man diese Untersuchungen in der Regel als „normal" einstufen.

Messungen

1. Schädelbasiswinkel (Abb. 4)

In der seitlichen Projektion wird der Winkel zwischen dem Nasion (Punkt 1), dem Tuberculum

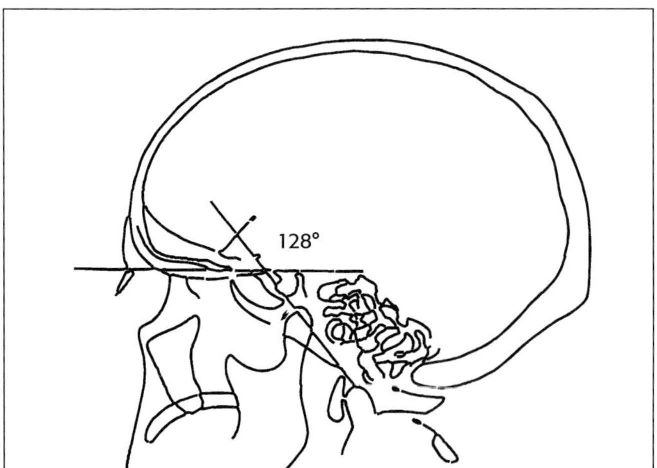

Abb. **4** Messung des Schädelbasiswinkels

sellae turcicae (Punkt 2) und dem vorderen Rand des Foramen magnum (Punkt 3) eingezeichnet. Der normale Winkel wird von verschiedenen Forschern mit verschiedenen Werten angegeben. Nach meiner Erfahrung liegt er bei 130° ± 2°. Die Messung dieses Winkels ist nie völlig befriedigend, da der vordere Rand des Foramen magnum nur sehr schwer genau festzustellen ist. Dieser Winkel dient trotzdem als Index der Flexion oder Extension an der Verbindungsstelle zwischen dem Os sphenoidale und der Schädelbasis. Zieht man bei dieser Messung auch das gesamte Erscheinungsbild des Schädels sowie seinen anterior–posterioren Durchmesser und den Vergleich zwischen dem oberen und dem unteren Durchmesser in Betracht, so ermöglicht dies die Diagnose des Flexions- oder Extensionsmusters an der Verbindungsstelle zwischen Os sphenoidale und Schädelbasis. Dabei weist die Flexion einen spitzeren, die Extension einen stumpferen Winkel auf. Dieser Befund stimmt mit dem Schädelindex überein [10], der das Verhältnis der Schädelbreite zur Schädellänge in Prozent ausdrückt und sich mit folgender Formel errechnen lässt:

$$CI = \frac{B}{L} \times 100$$

In dieser Formel ist CI der Schädelindex, B die Schädelbreite und L die Schädellänge. Ein Index zwischen 75 und 80 bezeichnet einen mesozephalen (normalen) Schädel, über 80 bezeichnet er einen brachyzephalen (kurzen) und unter 75 einen dolichozephalen (langen) Schädel.

2. AP Messung (Abb. 5)

Zur Messung der anterior–posterioren Aufnahme zieht man zunächst eine Mittellinie (Linie AB) als Bezugsebene durch den Scheitelpunkt des Schädels (Punkt 1) und das Nasion (Punkt 2) zum Mittelpunkt zwischen den okzipitalen Kondylen (Punkt 3). In der Regel setzt sich diese Linie durch

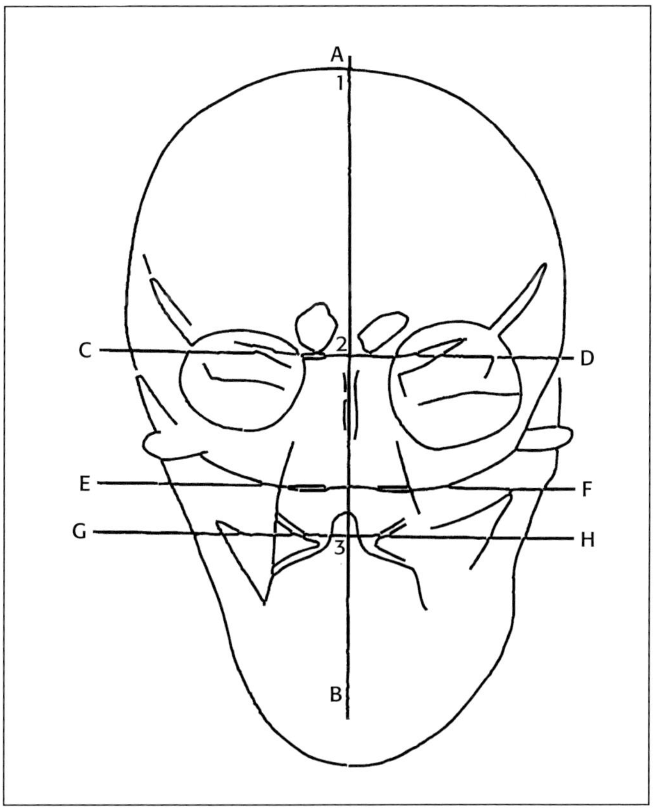

Abb. **5** Messung anterior–posterior

den Proc. odontoideus des Axis und die Dornfortsätze der Halswirbelsäule fort, die jedoch nicht als Bezugspunkte verwendet werden.

Darauf zeichnet man horizontale Linien durch folgende anatomische Kennpunkte ein: oben durch das Tuberculum sellae turcicae (Linie CD), durch die horizontale Basis der Squama occipitalis (Linie EF) und unten durch den Bereich der okzipitalen Kondylen (Linie GH). Diese Horizontalen verlaufen annähernd rechtwinklig zur Bezugs- oder Mittellinie. Mit einem Winkelmessgerät werden nun die eingezeichneten Winkel zur Bezugslinie gemessen, um vorhandene Abweichungen von der Horizontalen festzustellen. Damit wird die Deklination des gemessenen Gebildes erfasst. Die jeweils „hohe" und „tiefe" Seite wird entsprechend markiert.

3. Konvexitätsseite

Von der senkrecht verlaufenden Mittellinie werden Messungen zu den einander gegenüberliegenden Punkten des Os temporale und des Os parietale vorgenommen. Man bezeichnet dabei die Seite der Punkte, die von der Mittellinie am weitesten entfernt liegen, als die Konvexitätsseite. Dabei ist zu beachten, dass die Gesamterscheinung des Schädels oft ein offensichtliches Muster aufweist. In diesen Fällen dienen die Filmmessungen nur zur Bestätigung der visuellen Diagnose. In vielen Fällen ist jedoch eine Bilddiagnose erforderlich.

4. Atlasrotation (Abb. 6)

Bei verschiedenen Mustern schien eine Beobachtung der Relation des Atlas zu den okzipitalen Kondylen von Interesse. Eine Technik, mit der die Rotation des Atlas festgestellt werden konnte [11], erwies sich deshalb als sehr wertvoll. Gemessen wird die relative Breite der beiden Massae laterales des Atlas (A), um die größere festzustellen. Der Vergrößerungsfaktor zeigt jene als die breitere Seite, die im Vergleich zur gegenüberliegenden vorn liegt. Eine asymmetrische Entwicklung muss dabei berücksichtigt werden. Ferner wird auch der Zwischenraum zwischen dem medialen Rand der Massae laterales des Atlas und dem Proc. odontoideus (B) beidseits gemessen. Die Seite, auf der der Atlas näher beim Proc. odontoideus liegt, wird als die vordere Massa lateralis des Atlas betrachtet. Man versucht nun, diese Befunde mit der aus den von oben nach unten gerichteten und submentovertikalen Ansichten des Schädels ersichtlichen Lage des Atlas in Übereinstimmung zu bringen. Meine Erfahrungen haben gezeigt, dass sich der Atlas mit nur wenigen Ausnahmefällen auf jener Seite nach vorn verlagert, auf welcher das Okziput des Schädels tiefer liegt.

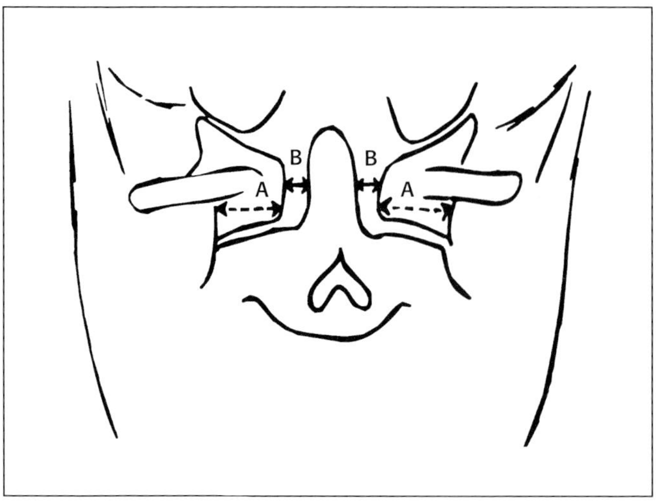

Abb. 6 Messung der Atlasrotation

Röntgendiagnose

Mit den bereits beschriebenen Röntgentechniken wurde versucht, die im vorhergehenden Abschnitt beschriebenen Läsionen zu erkennen.

Zur Feststellung einer Flexionsläsion wird die Diagnose aufgrund des Gesamteindruckes des Schädelbasiswinkels, des Schädelindexes und der Verringerung des anterior–posterioren Schädeldurchmessers erstellt. Vermutlich kann diese Diagnose röntgenologisch erstellt werden, sofern der Schädelbasiswinkel höchstens 128° und der Schädelindex mindestens 81° betragen, während das Gesamtbild des Schädels eine Verringerung des anterior–posterioren Durchmessers aufweist.

Für die Diagnose eines Extensionsmusters stehen die Anhaltspunkte im Gegensatz zu denen, die bei der Flexion gelten. Mit anderen Worten beträgt der Schädelbasiswinkel mindestens 132° und der Schädelindex höchstens 74°, während sich das Verhältnis des superior–inferioren Durchmessers zum anterior–posterioren Durchmesser verringert, so lautet die Diagnose „Extensionsläsion".

Eine sphenobasilare Torsion liegt vor, wenn eine Seite des Os sphenoidale höher und die gleiche Seite des Os occipitale tiefer liegt als die andere. Das Röntgenbild des Schädels ermöglicht die Diagnose dieser Torsion. Dabei zeigt die Linie CD (Abb. **5**) die höher liegende Seite des Os sphenoidale, während die tiefer liegende Seite des Os occipitale durch die Linien EF und GH gekennzeichnet wird. In der Regel liegt für dieses Muster des Schädels keine spezifische Konvexitätsseite vor.

Das Bild einer Seitneigeläsion an der Verbindungsstelle zwischen Os sphenoidale und Schädelbasis erkennt man dadurch, dass sich die tiefer liegende Seite des Os occipitale auf der gleichen Schädelseite wie die ebenfalls tiefer liegende Seite des Os sphenoidale befindet. Sind diese Befunde auf den Linien CD, EF und GH erkennbar und werden sie durch Filmmessungen bestätigt, die eine Konvexität auf derselben Seite des Schädels aufweisen, rechtfertigen sie die Diagnose der Seitneigeläsion an dieser Verbindungsstelle.

Der röntgenologische Nachweis der für die Diagnose einer lateralen Verspannung der Verbindung zwischen Os sphenoidale und Schädelbasis nötigen Anhaltspunkte ist wesentlich schwieriger als bei den bereits beschriebenen Läsionen. Es erscheint jedoch möglich, auf eine solche Diagnose mithilfe der eindeutigen Darstellung dieser Verbindung auf einer submentovertikalen Röntgenaufnahme zu schließen. Die Aufnahme aus diesem Blickwinkel zeigt die Achse der Sphenobasilarverbindung sehr deutlich. Beobachtet man nun die Achse des Okziput- und Schädelbasisknochens im Verhältnis zur Achse des in der Aufnahme durch den Sinus sphenoidalis vertretenen Os sphenoidale, so kann man feststellen, ob diese Achsen auf einer Geraden liegen. Liegt die Achse des Os sphenoidale auf der einen oder anderen Seite der Achse des Okziput und weist die Aufnahme gleichzeitig eine rautenförmige Schädelform auf, so lautet die Diagnose laterale Verspannung an der sphenobasilaren Verbindung. Ein Befund der rautenförmigen Schädelform liegt vor, wenn die Länge der Diagonale vom rechten Os frontale zum linken Okziput und die vom linken Os frontale zum rechten Okziput nicht gleich ist. Diese Diagnose ist schwierig. Zusammengenommen dürften jedoch diese beiden Befunde die Anhaltspunkte für eine Diagnose der lateralen Verspannung an der sphenobasilaren Verbindung bestätigen.

Eine vertikale Verspannung an der sphenobasilaren Verbindung ist äußerst schwer feststellbar, weil bei herkömmlichen Röntgenaufnahmen andere Knochen das Bild des Os sphenoidale und der Schädelbasis überlagern und die für die Diagnose wichtigen Knochengebilde nicht klar in Erscheinung treten. Gelegentlich ist das Os sphenoidale und sein Verhältnis zur Schädelbasis in einer seitlichen Aufnahme besser erkennbar. Liegen dabei die beiden Längsachsen des Os sphenoidale und des Okziput nicht auf einer Geraden, kann man auf eine laterale Verspannung schließen. Bei Kindern ist dieser Bereich vor der Entwicklung des Proc. mastoideus wesentlich besser ersichtlich. Eine tomografische Aufzeichnung der mittleren Sagittalebene wäre zur Bestimmung von Veränderungen in diesem Bereich sehr nützlich. Bisher wurden jedoch noch keine Untersuchungen in dieser Richtung unternommen.

Es treten auch Kombinationen der bereits beschriebenen Anomalien auf. Die Diagnose solcher

Tab. **1** Kraniale Läsionen bei 25 Patienten

Flexion		2
Extension		0
Torsion		3
links	1	
rechts	2	
Seitneigung		7
links	3	
rechts	4	
Seitneigung und Flexion		4
links	0	
rechts	4	
Seitneigung und Extension		1
links	0	
rechts	1	
Torsion und Flexion		5
links	2	
rechts	3	
Seitneigung und laterale Verspannung		1
Seitneigung, laterale Verspannung und Flexion		1
keine Läsion		1

Verbindungen von Läsionen kann erstellt werden, wenn der Schädel gleichzeitig Anhaltspunkte für eine Flexions- und Extensionsläsion und für eine Seitneigung oder eine Torsion aufweist. In der Praxis sind solche Kombinationen offenbar nicht seltener als die Muster einfacher Läsionen.

Tabelle **1** zeigt die in einer laufenden Reihe von 25 Patienten festgestellten Läsionen, bei denen die soeben erläuterten Röntgentechniken angewandt wurden.

Bei jedem dieser Patienten wurde ferner auch das Verhältnis zwischen Atlas und Os occipitale aufgrund der bereits beschriebenen Anhaltspunkte (Abb. **5**) festgestellt. Dabei wurden folgende Beobachtungen gemacht:

- Atlas auf Seite des tiefer liegenden Os occipitale vorgeschoben: 10-mal
- Atlas auf der Seite des höher liegenden Os occipitale vorgeschoben: 3-mal
- Keine Atlastorsion: 12-mal

Klinische Korrelation

Für 10 der 25 an dieser Untersuchung beteiligten Patienten war die unabhängige klinische Bewertung eines in der kranialen Osteopathie ausgebildeten Arztes möglich. Davon war bei sieben eine Übereinstimmung zwischen der klinischen und der röntgenologisch begründeten Diagnose möglich, während in drei Fällen Widersprüche vorlagen. In zwei der drei Fälle lautete die Diagnose aufgrund des Röntgenbildes Torsion, während die klinische Untersuchung die Diagnose der Seitneigung ergab. Im dritten Fall zeigte das Röntgenbild Linksseitneigung, während der klinische Befund eine Neigung nach rechts aufwies.

Angesichts der Schwierigkeit einer Übereinstimmung zwischen klinischen und röntgenologischen Beobachtungen in den beiden an erster Stelle erwähnten Fällen wurden die in den Röntgenaufnahmen ersichtlichen Läsionsmuster erneut geprüft. Dies führte zu einer interessanten Entdeckung. In beiden Fällen war eine deutliche Asymmetrie im Bereich des oberen Supraorbitalspalts vorhanden. Dieser Spalt wird durch den Ala major des Os sphenoidale gebildet. Diese Tatsache ließ darauf schließen, dass eine Asymmetrie des Os sphenoidale vorlag. Aus klinischer Sicht wird die Lage des Os sphenoidale durch seinen großen Flügel bestimmt, beim Röntgenbild hingegen wird die Aufnahme hauptsächlich über das Tuberculum sellae turcicae (Abb. **5**, Linie CD) durch den Ansatz des Ala major des Os sphenoidale gemacht. Ist nun am Os sphenoidale eine Asymmetrie vorhanden, so ist eine fehlende Übereinstimmung zwischen der Röntgenaufnahme und dem klinischen Befund ohne Weiteres zu erwarten. Ferner interessiert auch die Tatsache, dass sich im Verlauf der embryologischen Entwicklung des Os sphenoidale der Körper des Os sphenoidale und der kleine Flügel in einem Teil, der große Flügel und die Proc. pterygoidei aber in einem anderen Teil heranbilden [12]. Die Hypothese wäre somit haltbar, dass der Befund einer asymmetrischen Entwicklung des Os sphenoidale auf eine interossäre Läsion des Knochens vor dessen vollständiger Ossifikation zurückzuführen ist.

Selbstverständlich wäre die Übereinstimmung zwischen Röntgenbefund und klinischen Beobachtungen bei einer wesentlich größeren Anzahl von Fällen notwendig, um das bei den in diesem Bericht berücksichtigten Fällen erreichte 70%ige Korrelationsverhältnis zu bestätigen. Die bisher erzielten Ergebnisse sind allerdings ermutigend.

Bei 23 der 25 Patienten konnte auch der Versuch einer Korrelation der Zusammenhänge zwischen dem Sakrum und der am Okziput erfassbaren Schädelbasis unternommen werden. Nach der kranialen Lehre liegt das Okziput immer auf der gleichen Körperseite tiefer, auf der auch das Sakrum tiefer liegt. In dieser Versuchsreihe fanden wir drei Patienten mit waagerechtem Okziput und weitere drei mit waagerechtem Sakrum. Bei 15 der restlichen 17 lag das Okziput tatsächlich auf der gleichen Seite tiefer wie das Sakrum, während die beiden anderen Patienten eine gegenseitige Tieflage aufwiesen. Die erzielte Korrelation betrug somit 89 %.

Ferner wurde versucht, den Winkel des Sakrums mit dem Flexions- oder Extensionsbefund am Schädel zu korrelieren. In dieser Versuchsreihe war keine Korrelation zwischen einer normalen Schädelbasis, einer Flexions- oder Extensionsläsion mit einem Befund eines größeren, normalen oder kleineren Winkels der sakralen Basis möglich. Diese Frage verdient, weiter untersucht zu werden.

Zwei Fallstudien

Fall 1

Eine 43-jährige Frau litt während mehrerer Jahre von Zeit zu Zeit an rechtsseitigen Kopfschmerzen, die sich vom Okziput bis zum retroorbitalen Bereich erstreckten. Sie waren weder von Übel-

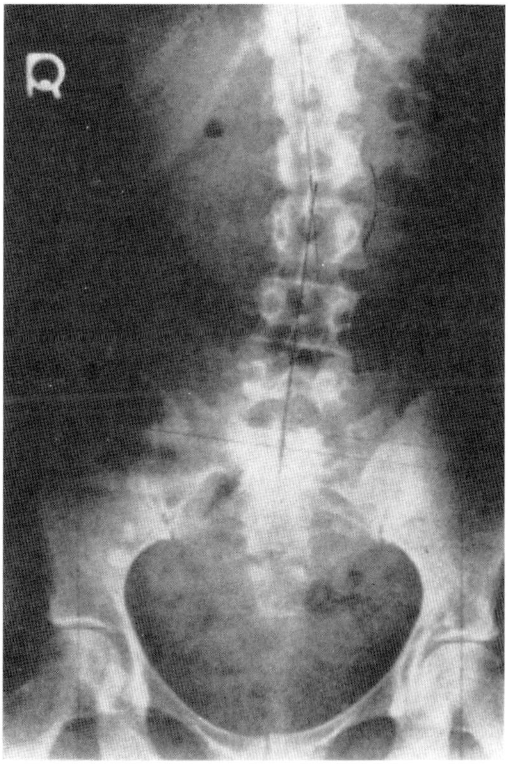

Abb. **7** Lumbalwirbelsäule und Becken anterior-posterior bei der stehenden Patientin: linke untere Extremität ungefähr 5 mm kürzer; Deklination des Sakrums 22 mm nach links; nach links konvex gedrehte Skoliose der Lumbalwirbelsäule

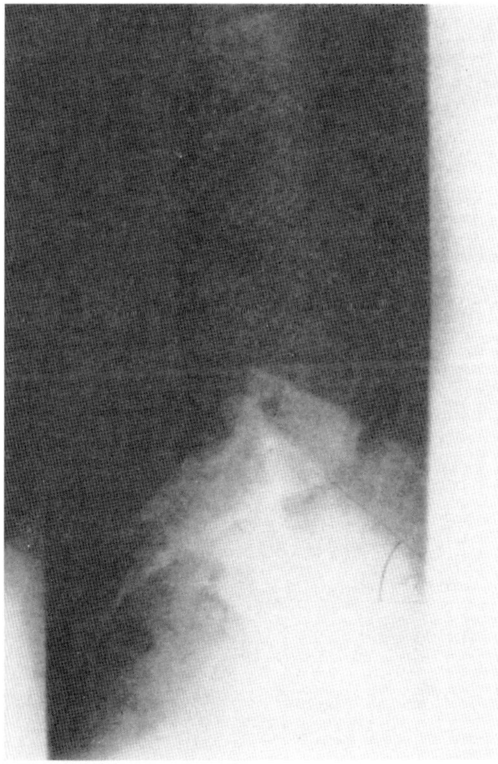

Abb. **8** Seitenansicht der Lumbalwirbelsäule bei der stehenden Patientin: Lumbosakralwinkel 39°; im Lumbalbereich normale Lordose und normale Zwischenwirbelscheibenabstände

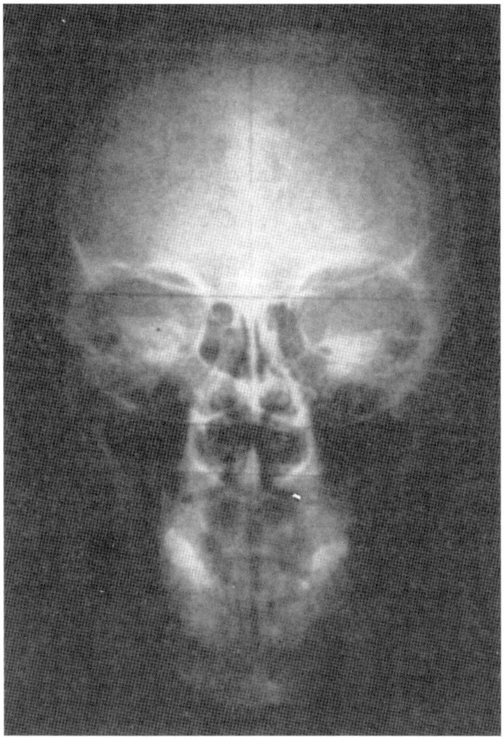

Abb. **9** Schädel anterior–posterior: links nach unten verlagertes Os sphenoidale; okzipitale Schuppen und Kondylen links ebenfalls nach unten verlagert; linksseitige Konvexität des Schädels

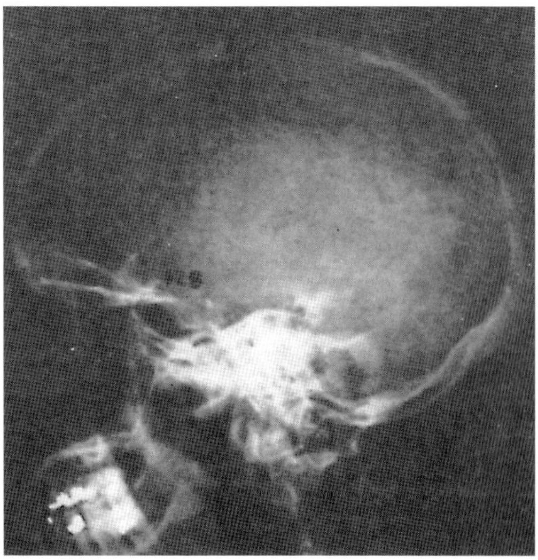

Abb. **10** Seitenansicht des Schädels: Basiswinkel 128°

keit oder Erbrechen begleitet noch offenbar mit körperlicher Tätigkeit oder der Menstruation verbunden. Kopf- oder Halsverletzungen waren keine bekannt. Auf eine Behandlung hatten die Symptome nicht angesprochen, doch erzielten die üblichen Analgetika eine vorübergehende Linderung. Anamnese und Untersuchung brachten keine weiteren Anomalien zutage. Eine statische Untersuchung zeigt eine S-förmige Wirbelsäulenverbiegung, mit einer Konvexität nach rechts im Zervikothorakal- und nach links im unteren Thorakolumbalbereich. Das Becken neigte sich nach links. Ferner lagen eine beidseitige Muskelverspannung im Lumbalbereich, eine Bewegungseinschränkung im linken Iliosakralbereich sowie eine gewisse beidseitige Okziputverspannung vor. Links lag das Okziput tiefer.

Die Röntgenuntersuchung wies im Lumbalbereich (Abb. **7**) eine nach links geneigte Ebene der sakralen Basis und eine nach links konvex

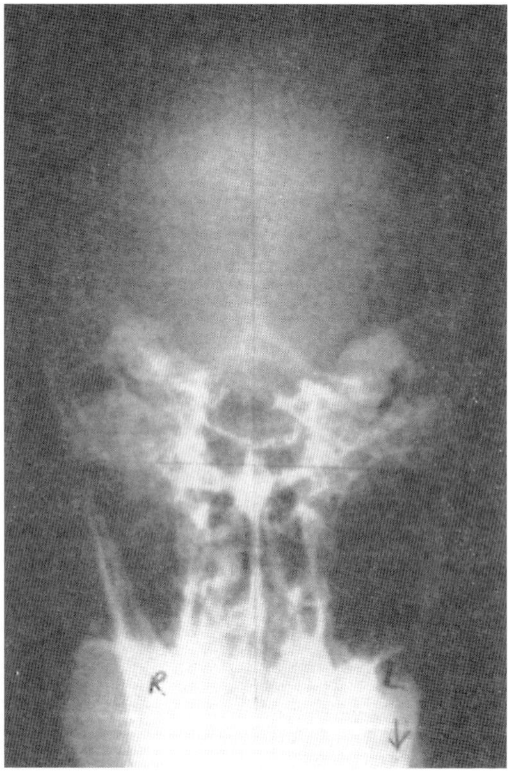

Abb. **11** Der Schädel von hinten: das Okziput links nach unten verlagert, linksseitige Konvexität

gedrehte Skoliose des Typus 1 auf. Der Lumbosakralwinkel betrug 39° mit einem für die lumbale Lordose normalen Bild (Abb. **8**). Die linke Seite des Okziput und des Os sphenoidale lag tiefer als die rechte (Abb. **9**). Der Schädelbasiswinkel betrug 128° (Abb. **10**). Die Konvexität des Schädels befand sich links (Abb. **11**), der Schädelindex wies einen Wert von 77 auf. Auf der linken Seite waren auch Zeichen einer Atlastorsion nach ventral vorhanden. Die kraniale Diagnose lautete auf ein linksseitiges Seitneigungsmuster des Schädels, eine Deklination der sakralen Basis nach links und eine linksseitige Lordose im Lumbalbereich.

Fall 2

Eine 51-jährige Frau litt an rezidivierenden retroorbitalen und temporalen Kopfschmerzen in Verbindung mit okzipitalen Schmerzen, gelegentlicher Übelkeit und Erbrechen. Die Symptome traten nie bilateral auf, konnten jedoch auf der einen oder anderen Seite auftreten. Die Patientin hatte Analgetika wie Darvon, gemischte Beruhigungsmittel, Östrogenpräparate und Wigraine ohne jeglichen Erfolg eingenommen. Die Symptome hatten sich während der letzten zwei Jahre verschlimmert. Vor ungefähr acht Jahren wurde sie wegen Kreuzschmerzen mit osteopathischer Manipulation behandelt und hatte seither eine Einlage im rechten Schuh getragen, wodurch die Symptome abgeklungen sind. Während der Dauer ihrer gegenwärtigen Beschwerden hatte die Patientin die ihr verschriebene Schuheinlage nicht getragen. Die restliche Anamnese und Untersuchung wies keine Anomalien auf.

Die statische Untersuchung zeigte eine S-förmige Wirbelsäulenskoliose, mit einer Konvexität nach links im Zervikothorakalbereich und nach rechts im unteren Thorakal- und Lumbalbereich. Das

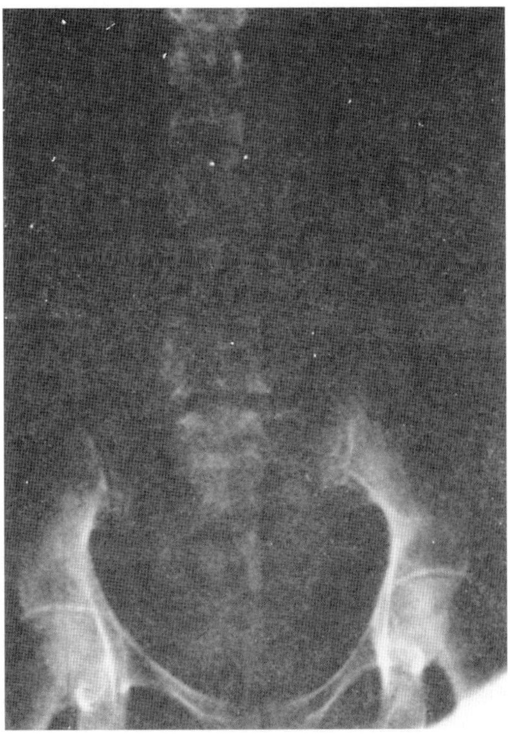

Abb. **12** Lumbalwirbelsäule und Becken anterior-posterior bei der stehenden Patientin: rechte untere Extremität ungefähr 10 mm kürzer; Deklination des Sakrums 15 mm nach rechts; nach rechts konvexe Skoliose

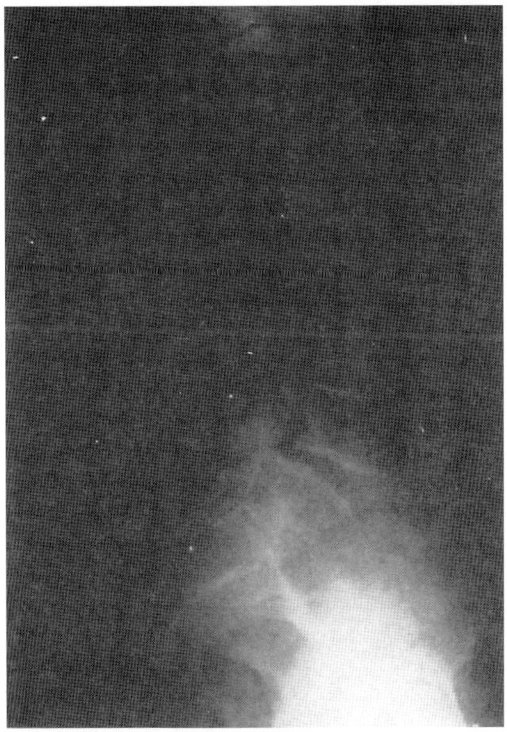

Abb. **13** Seitenansicht der Lumbalwirbelsäule bei der stehenden Patientin: Lumbosakralwinkel 39°; im Lumbalbereich normale Lordose und normale Zwischenscheibenabstände

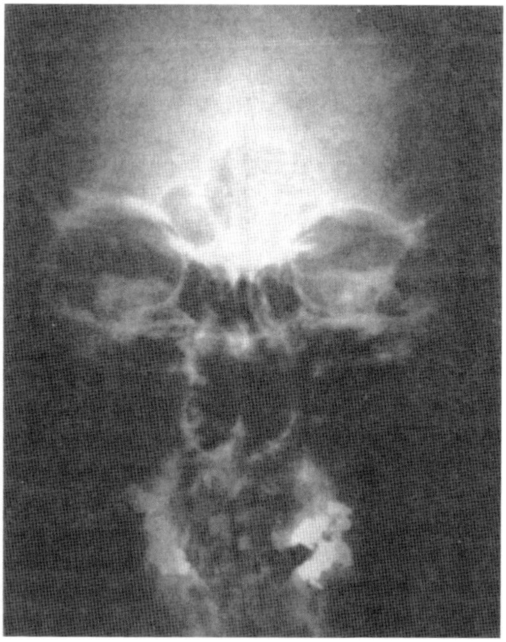

Abb. **14** Schädel anterior–posterior: rechts nach oben verlagertes Os sphenoidale: Okziput rechts nach unten verlagert

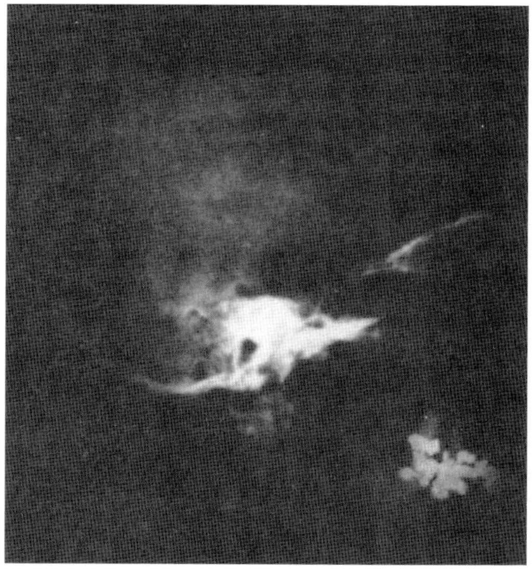

Abb. **15** Seitenansicht des Schädels: Basiswinkel 124°; normaler anterior–posteriorer Durchmesser

Becken neigte sich nach rechts und das Okziput lag rechts tiefer. Es lag auch eine ziemlich starke beidseitige subokzipitale Muskelverspannung bei beschränkter atlantookzipitaler Bewegung vor. Die Röntgenaufnahmen wiesen eine Beinverkürzung von etwa 10 mm und eine Deklination der sakralen Basis nach rechts von rund 15 mm auf (Abb. **12**) sowie eine Skoliose im Lumbalbereich mit einer Konvexität nach rechts. Der lumbosakrale Winkel betrug 39° bei normaler Lordose im Lumbalbereich (Abb. **13**). Die Röntgenaufnahmen des Schädels zeigten, dass auf der rechten Seite das Okziput tiefer und das Os sphenoidale höher lagen als auf der linken (Abb. **14**). Der Schädelbasiswinkel betrug bei einem ziemlich normalen Erscheinungsbild 124° (Abb. **15**); der Schädelindex wies einen Wert von 81 auf (Abb. **16**). Der Atlas wies eine Rechtsrotation nach ventral auf. Die sich auf die Röntgenbilder stützende Diagnose lautete auf eine Torsion nach rechts, bei einer rechts verkürzten Extremität und einer nach rechts gerichteten Deklination der sakralen Basis.

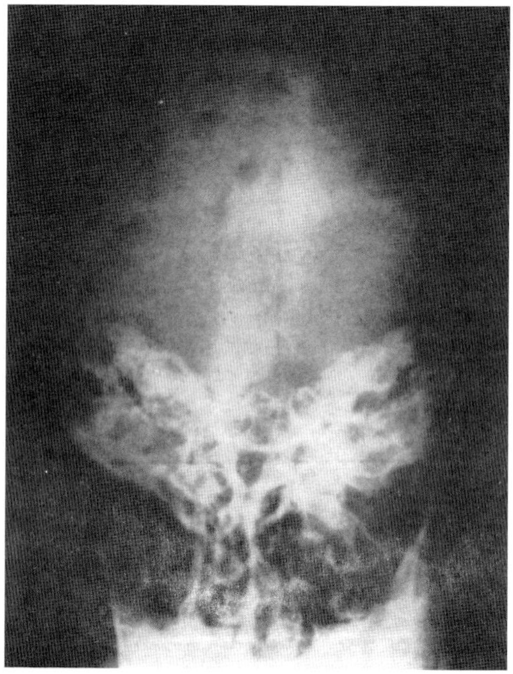

Abb. **16** Der Schädel von hinten: Okziput rechts nach unten verlagert; keine eindeutig unterschiedliche Konvexität

Zusammenfassung und Schlussfolgerungen

Dieser Beitrag berichtet über den Versuch, ein Verfahren zur Auswertung von Röntgenbildern sowie diagnostische Anhaltspunkte bei Anomalien des Schädelumrisses und die damit verbundenen statischen Zusammenhänge zu entwickeln, die den von Befürwortern der kranialen Osteopathie auf klinischen Grundlagen beschriebenen Anomalien entsprechen. Er erläutert die dabei verwendete Technik der Filmmessung und die damit verbundene Interpretation. Es werden zwei repräsentative Fälle und die bei den ersten 25 Patienten gemachten Beobachtungen geschildert.

Gegenwärtig scheint es möglich, die Seitneige-, Torsions-, Flexions- und Extensionsläsionsmuster des Schädels und gelegentlich auch der lateralen und vertikalen Verspannung der sphenobasilaren Verbindung röntgenologisch aufzuzeigen. Die Übereinstimmung mit der klinischen Beobachtung der tiefer liegenden Seite des Okziputs und der des Sakrums ist sehr gut, die des lumbosakralen Winkels mit dem Schädelbasiswinkel jedoch sehr schlecht. Der Atlas dreht sich offenbar auf der tieferliegenden Seite des Okziput nach ventral.

Bei einer allerdings beschränkten Versuchsreihe scheint eine gute und sehr ermutigende Übereinstimmung zwischen den Röntgenbefunden und der unabhängigen klinischen Bewertung vorzuliegen. Es ist zu hoffen, dass diese Arbeit als Grundlage für weiterführende Untersuchungen von anderen dienen möge, die sich mit diesem Gebiet befassen. Weitere Untersuchungsbereiche könnten zum Beispiel Anwendungen der stereoskopischen und tomographischen Röntgentechnik einbeziehen.

Die bisher erzielten Ergebnisse sind ermutigend und bieten den Anreiz, auf diesem faszinierenden Gebiet weiteren Erkenntnissen nachzugehen.

Literatur

[1] Sutherland, W.G.: The cranial bowl. W.G. Sutherland, Mankato MN, 1939

[2] Weaver, C.: The cranial vertebrae. JAOA 35 (1936) 228–236

[3] Weaver, C.: The cranial vertebrae, Part II. JAOA 35 (1936) 374–379

[4] Weaver, C.: The cranial vertebrae, Part III. JAOA 35 (1936) 421–424

[5] Naylor, C.L.: Symposium on the plastic basicranium. I. The basicranium. JAOA 37 (1937) 94–97

[6] Sanborn, E.E.: Symposium on the plastic basicranium. II. The intracranium. JAOA 37 (1938) 183–189

[7] White, E.C.: Symposium on the plastic basicranium. III. Lesionability of the basicranium. JAOA 37 (1938) 183–189

[8] Kimberly, P.E.: Persönliche Mitteilung

[9] Magoun, H.I.: Osteopathy in the cranial field (2nd Ed.). Journal Printing Co., Kirksville MO, 1966

[10] Meschan, I.: Roentgen signs in clinical diagnosis. W.B. Saunders Co., Philadelphia 1956

[11] Wortzman, G., and Dewar, F.P.: Rotary fixation of the atlantoaxial joint. Rotational atlantoaxial luxation. Radiology 90 (1968) 479–487

[12] Gray, H.: Anatomy of the human body (28th Ed.). Edited by C.M. Gross. Lea & Febiger, Philadelphia 1966
Shanks, S.C., and Kerley, P. (Eds.): A textbook of x-ray diagnosis. Vol. 1: Head and neck (4th Ed.) W.B. Saunders Co., Philadelphia 1969
Yound, B.R.: The skull, sinuses and mastoids. A handbook of Roentgen diagnosis. Year Book Publishers, Inc., Chicago 1948

Anhang I

Zusammenhänge zwischen CranioSacralen Untersuchungsbefunden und Entwicklungsproblemen bei Grundschulkindern

(The Relationship of Craniosacral Examination Findings in Grade School Children with Developmental Problems)

Dr. osteopath. John E. Upledger, FAAO, East Lansing MI[14]

Eine standardisierte CranioSacrale Untersuchung wurde bei einer gemischten Gruppe von 203 Grundschulkindern durchgeführt. Die errechnete Wahrscheinlichkeit bestätigte einen tatsächlich festgestellten positiven Zusammenhang zwischen erhöhten Gesamtkennwerten der Bewegungsrestriktion im CranioSacralen System einerseits und der von den Schulbehörden angewandten Einstufung als „nicht normal“, „Verhaltensprobleme“, „lernbehindert“ sowie Schwierigkeiten der Bewegungskoordination andererseits. Ein positiver Zusammenhang zwischen hohen Gesamtkennwerten und Komplikationen bei der Geburt war ebenfalls vorhanden. Die beste Übereinstimmung trat zwischen dem Gesamtkennwert der CranioSacralen Bewegungsrestriktion und Kindern mit multiplen Problemen auf.

Diese Forschungsarbeit wurde unternommen, um festzustellen, ob ein Zusammenhang zwischen einer Restriktion der Beweglichkeit des CranioSacralen Systems und Entwicklungsproblemen bei Grundschulkindern besteht, insbesondere bei „Ausnahmekindern“ mit Lernschwierigkeiten und seelischen Schäden.

Zu diesem Zweck wurde vom Verfasser eine aufgrund genormter Richtlinien entwickelte CranioSacrale Untersuchung bei 203 Grundschulkindern durchgeführt. Um die Zuverlässigkeit des Untersuchungsprotokolls zu gewährleisten, hatte der Verfasser zuvor mit den drei weiteren an dieser Studie beteiligten Untersuchern die Einzelheiten der anzuwendenden Beurteilungskriterien vereinbart [1].

[14] Erschienen im JAOA 77, Sept. 1978, pp. 738–754.
Nachdruck genehmigt von der American Osteopathic Association, 212 E. Ohio St., Chicago, IL 60611.

Dieser Bericht beschreibt die Arbeit und Ergebnisse eines umfassenderen und noch fortdauernden Forschungsprojektes. Endziel dieser Forschungsarbeit ist eine Erforschung der Wirksamkeit einer CranioSacral-Osteopathischen manuellen Behandlung von sogenannten Ausnahmekindern. Im Zusammenhang mit diesen Ergebnissen werden gegenwärtig von anderen Ärzten Arbeiten auf den Gebieten der Erziehung und Psychologie unternommen. Sie verfolgen den Zweck, einzelne Probleme dieser Ausnahmekinder klarer zu unterscheiden und festzulegen.

Endziel der an dieser Forschungsarbeit beteiligten Ärzte ist es zu bestimmen, ob signifikante Zusammenhänge bestehen zwischen Restriktionen im CranioSacralen System einerseits und Lern- oder Verhaltensproblemen andererseits. Ein signifikanter Zusammenhang konnte bereits nachgewiesen werden, und ein Versuchsprogramm von Behandlungen ist momentan im Gange.

Die gegenwärtig zur Klassifikation der Probleme von Kindern verwendeten Methoden werden als Schwachpunkte erkannt. Bemühungen sind im Gange, diese Schwachpunkte zu beseitigen.

Der Verfasser hatte vor Beendigung dieser Untersuchungen und Niederschrift der in dieser Studie enthaltenen Ergebnisse keine Kenntnis der einzelnen Probleme der beteiligten Kinder.

Untersuchung

Tabelle **1** zeigt das genormte, für jedes Kind einzeln ausgefüllte Untersuchungsformular.

Nötige Vorkehrungen wurden getroffen, um eine Beeinflussung des untersuchenden Arztes und der Durchführung und Berichterstattung über

Tab. **1** Untersuchungsformular

Name Datum

Größe Gewicht Alter

Herzfrequenz/Minute Kraniale Pulsfrequenz/Minute Atemfrequenz/Minute

Schädel: offensichtliche Asymmetrien (Gesicht, Augenhöhlen, Ohren, Augenbrauen, Stirn, Unterkiefer bei offenem/geschlossenem Mund)

Knochennähte: festgestellte Gewebestrukturanomalien und Überlagerungen

Bewegungs-variable			Bewertung
1	Okziput:	Rechtsseitig gehemmte Bewegung	
2		Linksseitig gehemmte Bewegung	
3	Ossa temporalia:	Rechtsseitige gehemmte Bewegung	
4		Linksseitige gehemmte Bewegung	
5	Schädelkapsel:	Hemmung in Flexionsrichtung (Extensionsläsion*)	
6	———	Hemmung in Extensionsrichtung (Flexionsläsion*)	
7	———	Seitneigung mit Rotation, Restriktion nach rechts (linke Seitneigungs- und Restriktionsläsion*)	
8	———	Seitneigung mit Rotation, Restriktion nach links (rechte Seitneigungs- und Restriktionsläsion*)	
9	....	Torsion, Restriktion nach rechts (linke Torsionsläsion*)	
10	....	Torsion, Restriktion nach links (rechte Torsionsläsion*)	
11	....	Kompressions- und Dekompressionsrestriktion	
12	....	Laterale Verspannung, Restriktion nach rechts (linksseitige laterale Verspannung*)	
13	....	Laterale Verspannung, Restriktion nach links (rechtsseitige laterale Verspannung*)	
14	....	Vertikale Verspannung, nach superior gehemmte Bewegung (Inferiore vertikale Verspannung*)	
15	....	Vertikale Verspannung, nach inferior gehemmte Bewegung (superiore vertikale Verspannung*)	
16	Sakrum:	Restriktion in Flexionsrichtung (Extensionsläsion*)	
17	———	Restriktion in Extensionsrichtung (Flexionsläsion*)	
18	....	Torsion, Restriktion nach rechts (linke Torsionsläsion*)	
19		Torsion, Restriktion nach links (rechte Torsionsläsion*)	
Untersuchender Arzt:		Name	
		Herzfrequenz/Minute	
		Atemfrequenz/Minute	

Bewertung sämtlicher Bewegungsvariablen:

1 = keine Restriktion
1,5 =
2 = mäßig und vorübergehend
2,5 =
3 = schwere Restriktion

* Herkömmliche Läsionsbezeichnung (Terminologie der Cranial Academy)

die Ergebnisse der CranioSacralen Untersuchung durch andere Hinweise weitestmöglich auszuschalten. Ein Forschungsassistent schrieb den Namen, das Alter, die Körpergröße und das Körpergewicht jedes Kindes auf, bevor der untersuchende Arzt herbeigerufen wurde. Vor der Untersuchung hatten die Eltern des Kindes keinen wesentlichen Kontakt mit dem untersuchenden Arzt. Der erste Kontakt zwischen dem untersuchenden Arzt und dem Kind fand im Untersuchungszimmer statt. Es wurde alles unternommen, um zu gewährleisten, dass sich das Kind vor Eintritt des untersuchenden Arztes in das Untersuchungszimmer ruhig in Rückenlage auf dem Untersuchungstisch befand.

Vor Prüfung der CranioSacralen Bewegung des Kindes zeichnete der Forschungsassistent die Puls- und Atemfrequenzen des untersuchenden Arztes sowie die Puls-, Atem- und Kranialrhythmusfrequenzen des Kindes auf [2]. Offensichtliche Anomalien wurden sowohl visuell als auch palpatorisch festgestellt und dem Forschungsassistenten mündlich mitgeteilt.

Jede der 19 Bewegungsvariablen (1–19, Tab. **1**) des CranioSacralen Systems wurde dann sorgfältig geprüft und gemäß einer Skala von 1 bis 3 bewertet. Die Bewegungsvariablen wurden in einer genau bestimmten Reihenfolge geprüft und aufgezeichnet (Tab. **1**), um Einflüsse zu vermeiden, die eine unterschiedliche Reihenfolge der Bewegungsprüfungen hätte verursachen können. Jede Bewegung wurde geprüft und gemäß der Reaktion auf Restriktion einer in einer gegebenen Richtung angesetzten Kraft bewertet. Zur Bewertung der Restriktion oder des Widerstandes gegen eine gegebene, vom untersuchenden Arzt ausgelöste Bewegung wurde folgende Wertskala verwendet: 1 = keine Restriktion, 2 = mäßige und/oder vorübergehende Restriktion, 3 = schwere Restriktion. Die Angabe der Zwischenwerte 1,5 und 2,5 wurde zugelassen. Es wurde über den Widerstand zur betreffenden Bewegung berichtet, also die Restriktion der Bewegung, und nicht über die sogenannte Lageläsion. Der Verfasser nahm sich diese Freiheit, um mögliche Denkfehler und Kontroversen im Zusammenhang mit der Ursache der Läsion zu vermeiden; unser ausschließliches Ziel war, über das Auffinden der Läsion zu berichten.

Zur Prüfung der verschiedenen Bewegungsarten löste der untersuchende Arzt eine sanfte Bewegung des Kopfes in der gewünschten Richtung aus. Diese Bewegung wurde dann überwacht, bis sie einen gehemmten Endpunkt erreichte. Der Bewegungsausschlag, die Bilateralität und die Freiheit oder Restriktion der durch den untersuchenden Arzt ausgelösten Bewegung wurden bewertet. Die Prüfung der 19 in Tab. **1** angeführten Parameter verlief im Einzelnen wie folgt:

Parameter 1 und 2: Okziput, rechts und links

Der Patient liegt entspannt auf dem Rücken, der Arzt sitzt bequem am Kopfende des Untersuchungstisches, die Hände mit den Handflächen nach oben auf dem Tisch, die Handkanten mit leichtem Kontakt nebeneinander und die Finger zwischen 60° und 90° gebeugt. Die Fingerspitzen wurden unmittelbar unterhalb der Linea nuchae superius ungefähr symmetrisch am Okziput des Patienten angelegt. Der Fingerspitzenkontakt blieb passiv, bis sich die Weichteile entspannten und der untersuchende Arzt die Festigkeit der tiefer liegenden Knochenstrukturen wahrnehmen konnte. Nachdem diese Entspannung der Weichteile stattgefunden hatte, wurde eine leichte Zugkraft nach posterior und kranial ausgeübt. Als sich nun das Okziput durch diese Zugkraft bewegte, wurde mit beiden Händen zusätzlich eine sanfte Kraft nach lateral ausgeübt. Der Widerstand der beiden Seiten des Okziput gegen diese vom Untersucher ausgelöste passive Bewegung wurde dann einzeln auf der Skala von 1 bis 3 bewertet.

Parameter 3 und 4: Os temporale, rechts und links

Patient und untersuchender Arzt befinden sich in gleicher Stellung wie für Parameter 1 und 2. Der Hinterkopf des Patienten liegt sanft in den verschränkten Fingern des Untersuchers. Die Daumen sind beidseits in Kontakt mit den Proc. mastoidei.

Zunächst wurde eine sanfte Bewegung von einer Seite zur anderen ausgelöst, bei der wechselseitig eine Spitze des Proc. mastoideus nach medial gedrückt wurde, während sich die andere frei nach lateral bewegen konnte. Der Rhythmus der Bewegungen wurde zusammen mit dem Cranialen Rhythmischen Impuls (CRI[15]) geprüft. Es wurden zunächst mehrere Zyklen beobachtet, dann wurde der Widerstand gegen eine sehr geringe kreisende Bewegung der Ossa temporalia geprüft. Die Achse dieser Bewegung kann man sich so vorstellen, als verliefe sie durch den äußeren Gehörgang und die Pars petrosa des Os temporale. Die Stärke des Widerstandes gegen diese vom Untersucher ausgelösten Bewegungen wurde für beide Seiten des Kopfes einzeln bewertet. Vor Ende dieser Prüfung des Os temporale stellte der Arzt die Bewegungssymmetrie wieder her.

Parameter 5 bis 15: Sphenobasilargelenk

Diese Parameter wurden alle mithilfe des Schädelgriffes („vault hold") geprüft. Mit dieser Ausnahme blieb die Position des Patienten und des Arztes gleich wie für die Parameter 1 bis 4.

Der Schädelgriff („vault hold") ist eine bestimmte Haltung der Hände des Arztes am Kopf des Patienten. Sie wurde zur Bewertung der interossären Bewegungen angewandt, die zwischen den verschiedenen Knochen der Schädelkalotte stattfinden können. Die Zeigefinger beider Hände wurden dabei sanft auf den Bereich über den Außenflächen der großen Flügel des Os sphenoidale (Ala major ossis sphenoidalis) aufgelegt. Der kleine Finger blieb in Kontakt mit der okzipitalen Schuppe, ungefähr 12 mm mediodorsal von der Sutura occipitomastoidea oberhalb der Linea nuchae. Für den Arzt mit kleinen Händen und beim Patienten mit einem großen Kopf verändert sich die Fingerlage geringfügig, jedoch ohne Beeinträchtigung der hier wichtigen propriozeptiven Empfindungen.

Mittel- und Ringfinger kamen bei der Untersuchung zur Auswertung der Bewegung des Sphenobasilargelenkes nicht zum Einsatz. Die Daumen berührten einander, waren aber nicht in Kontakt mit dem Kopf des Patienten. Sie dienten dem Arzt als propriozeptive und kinästhetische Hinweise über die Gleichheit der Bewegung beim Vergleich gegensätzlicher Bewegungsrichtungen.

Mit dem Schädelgriff („vault hold") wurden die folgenden kranialen Bewegungen geprüft:

- Parameter 5 und 6: Flexion und Extension
- Parameter 7 und 8: Rechts- und Linksseitneigung mit einem Rotationsgrad
- Parameter 9 und 10: Torsion nach rechts und links
- Parameter 11: Kompression und Dekompression
- Parameter 12 und 13: Laterale Verspannung nach rechts und links
- Parameter 14 und 15: Vertikale Verspannung nach oben und unten (superior und inferior).

Parameter 5 und 6: Flexion und Extension

Bei der Flexionsprüfung übte der Arzt mit dem Schädelgriff gleichzeitig über der Squama occipitalis und den großen Flügeln des Os sphenoidale sanften Druck nach kaudal aus. Die Daumen blieben miteinander in Kontakt und lieferten propriozeptive und kinästhetische Hinweise, die dem Arzt erlaubten, den Druck möglichst symmetrisch auszuüben. Nachdem der Schädel auf die auslösende Kraft (von höchstens 5 Gramm) reagiert hatte, verhielt sich der Untersucher passiv und verfolgte die kraniale Bewegung bis zu ihrem gehemmten Endpunkt. Die Restriktion der vom Arzt ausgelösten Bewegung wurde dann bewertet und im Vergleich mit der während der Extensionsprüfung aufgetretenen Restriktion aufgezeichnet.

Zur Extensionsprüfung wurde an beiden Seiten des Kopfes ein ähnlicher Druck nach kranial ausgeübt. Die Prüfung wurde dann wiederholt, bis der Arzt ein zuverlässiges Bild über die vergleichsweise Freiheit oder Beeinträchtigung dieser reziproken Bewegungen erhalten hatte.

Parameter 7 und 8: Seitneigerotation, Restriktion nach rechts und links

Zur Prüfung der Restriktion der Seitneigerotation nach rechts bewegte der Arzt den Zeigefinger und kleinen Finger der linken Hand sanft nach kranial und medial und gleichzeitig aufeinander zu. Die Restriktion dieser vom Untersucher ausgelösten passiven Bewegung wurde mit dem

[15] Der Craniale Rhythmische Impuls (CRI) ist eine unwillkürliche rhythmische Körperbewegung, über die verschiedene Praktiker der kranialen Osteopathie berichtet haben. Der untersuchende Arzt kann diesen Puls wahrnehmen, indem er seine Hände sanft und passiv auf den Kopf der Versuchsperson legt. Diese Berichte stellen fest, dass der dabei wahrgenommene Rhythmus mit der Herz- und Atemfrequenz von Arzt oder Patient nicht synchron ist.

Widerstand gegen die entsprechende Prüfung der Seitneigerotation nach links verglichen. Für die Prüfung der Restriktion nach links wurde analog die rechte Hand benutzt. Die Restriktionen wurden für jede der Richtungen einzeln auf der Skala von 1 bis 3 bewertet.

Parameter 9 und 10: Torsionsrestriktion nach rechts und links

Mit dem Schädelgriff („vault hold") übte der Arzt gleichzeitig mit dem Zeigefinger einer seiner Hände und dem kleinen Finger der anderen Hand einen sanften Druck nach kranial aus. Nach Abschluss der Untersuchung der Torsion nach einer Seite ließ er die Bewegung zuerst in die freie Neutrallage zurückkehren, bevor er die andere prüfte. Die dabei eingesetzte Kraft war äußerst gering. Nach Auslösung der Bewegung beobachtete sie der Arzt, bis sie ihren gehemmten Endpunkt erreichte. Die Restriktion wurde für die Seite bewertet, auf der der große Flügel des Os sphenoidale sich der Bewegung nach kranial widersetzte. Bewegten sich beispielsweise der linke große Flügel des Os sphenoidale und die rechte Seite der Squama occipitalis frei nach kranial, der rechte große Flügel und die linke Schuppe hingegen nur schwer, wurde aufgrund des Widerstandes des rechten Flügels des Os sphenoidale gegen die Bewegung nach kranial die Hemmung als rechtsseitig und mit 2 oder 3 bewertet.

Parameter 11: Kompressions- und Dekompressionshemmung

Bei dieser Prüfung übte der Arzt mit den Zeigefingern einen Druck auf die großen Flügel des Os sphenoidale des Patienten aus. Diese Kraft wurde vom kleinen Finger weg nach vorn ausgeübt. Der wiederum immobilisierte auf der jeweiligen Seite des Kopfes den ihm entsprechenden Bereich über der Squama occipitalis. Diese Kraft muss möglichst gleichmäßig auf beide Seiten des Kopfes ausgeübt werden. Während dieser Untersuchung liefern die beiden miteinander in Berührung liegenden Daumen dem Arzt wertvolle kinästhetische und propriozeptive Hinweise. Nach Auflösung der Bewegung wurde diese bis zu ihrem Restriktionspunkt beobachtet und die freie Beweglichkeit oder Restriktion der Beweglichkeit auf den Auslösedruck auf der Skala von 1 bis 3 bewertet. Eine in Richtung zur Stirn hin auftretende freie, sich entlang der Längsachse ausdehnende Bewegung wies auf die Abwesenheit einer Kompression hin.

Parameter 12 und 13: Laterale Verspannung nach rechts und links

Bei dieser Untersuchung fixierte der Arzt mit dem kleinen Finger das Okziput des Patienten auf beiden Seiten. Mit dem Zeigefinger wurde dann auf beiden Seiten des Kopfes die Bewegung in einer annähernd vertikal zur mittleren Sagittalebene liegenden horizontalen Ebene ausgelöst und geprüft. Die Restriktion dieser induzierten Bewegung zur Rechten oder Linken des Arztes wurde ebenfalls auf der Skala von 1 bis 3 bewertet und aufgezeichnet.

Parameter 14 und 15: Vertikale Verspannung nach oben und unten (superior und inferior)

Das Okziput wurde mit dem kleinen Finger an beiden Seiten des Kopfes des Patienten sanft fixiert. Gleichzeitig übte er mit dem auf der jeweiligen Seite des Kopfes über dem großen Flügel des Os sphenoidale liegenden Zeigefinger einen sanften symmetrischen Druck parallel zur Stirnebene zunächst nach superior (kranial) und dann nach inferior (kaudal) aus. Wenn diese vertikale Bewegung ihren Endpunkt erreicht, weist sie eine wahrnehmbare kreisbogenförmige Komponente nach hinten auf. Die Restriktionen wurden entsprechend der durch sie verursachten Bewegungseinschränkungen nach kranial und/oder kaudal bewertet.

Parameter 16 bis 19: Sakrum

Diese vier Parameter wurden bei dem auf dem Rücken liegenden Patienten geprüft. Die Handfläche des Arztes befand sich unter dem Patienten, die Dornfortsätze des Sakrum lagen zwischen seinem Mittel- und Ringfinger, die Sakrumspitze und das Steißbein in der leicht gekrümmten Handfläche. Die Fingerspitzen von Mittel- und Ringfinger befanden sich knapp seitlich der Dornfortsätze L4 oder L5, je nach Körpergröße des Patienten. Die distale Partie des Zeigefingers und des kleinen Fingers berührten den oberen, seitlichen Teil des Sakrums.

Parameter 16 und 17: Flexions- und Extensionsrestriktion

Die Restriktion der Flexion des Sakrums wurde geprüft, indem der Arzt mit der Handfläche eine sanfte Vorwärtsbewegung der Sakrumspitze auslöste. Die Extensionshemmung wurde durch eine auf ähnliche Weise ausgelöste Vorwärtsbewegung der sakralen Basis geprüft. Beide Bewegungen wurden über mehrere CRI-Zyklen beobachtet, und die Restriktion der vom Arzt ausgelösten Bewegung wurde bezüglich Flexion und Extension auf der Skala von 1 bis 3 bewertet.

Parameter 18 und 19: Restriktion der Rechts- und Linkstorsion

Für diese Untersuchung wurde dieselbe Position der Hände wie bei der Prüfung der Parameter 16 und 17 angewandt. Bei der Prüfung einer Restriktion der Rechts- und Linkstorsion wurde ein Druck nach vorn auf die linke Seite der sakralen Basis, für die nach links wurde er rechts ausgeübt. Beide Parameter wurden wiederum aufgrund der Restriktion auf der Skala von 1 bis 3 bewertet.

Die Probanden

Die in dieser Studie untersuchten 203 Versuchspersonen wurden aufgrund der Antworten auf eine schriftliche Mitteilung eingeladen, die von Kindern der Ingham County Grade Schools und MSU Motor Coordination Clinic ihren Eltern überbracht worden war. Die Mitteilung informierte die Eltern über Zweck und Ablaufprotokoll der Untersuchung und erbat ihre Zusammenarbeit, Zustimmung und Unterschrift.

Es fand ein beschränkter, direkter Gedankenaustausch zwischen einigen der an diesen Schulen tätigen Lehrern und dort tätigen Krankenschwestern einerseits und den Eltern von sogenannten „Ausnahmekindern“ andererseits statt.

Der Forschungsassistent setzte sich darauf mit den Eltern in Verbindung, die mit der Rücksendung des unterschriebenen Zustimmungsformulars an die mitwirkende Behörde ihren Wunsch zur Teilnahme ihrer Kinder kundgetan hatten. Mit ihnen vereinbarte er sämtliche Untersuchungstermine, prüfte die für die Studie wichtigen Unterlagen und besorgte die nötigen entwicklungsgeschichtlichen und anderen historischen Angaben über die Patienten. In keinem Fall hatte der untersuchende Arzt vor Beendigung der CranioSacralen Untersuchung irgendeinen wesentlichen Kontakt mit Eltern und Versuchspersonen.

Darauf stellte der Forschungsassistent in Zusammenarbeit mit dem Berater für statistische Analyse, Dr. phil. Eric Gordon, Auszüge der zweckmäßigen Informationen aus den ihm zur Verfügung stehenden Unterlagen auf. Gordon gliederte die Probleme in acht Kategorien (Tab. **2**). Die Hauptproblembereiche wurden als Kategorien 1 bis 4 bezeichnet, während sich die Kategorien 5 bis 8 auf Faktoren beziehen, die als möglicherweise klinisch signifikant erachtet wurden.

Bei der Einstufung in diese acht Problemkategorien wurden folgende Kriterien beachtet:

Kategorie 1: normal/nicht normal[16]

In dieser Kategorie wurde das Kind nur als „nicht normal“ eingestuft, sofern eines der folgenden Kriterien erfüllt wurde:

1. Es hatte ein Klassenlehrer den ersten Verdacht geschöpft, dass das Kind ein Problem hatte, das zu seiner Bezeichnung als „Ausnahmefall“ führen würde, ungeachtet dessen, ob die Schwierigkeiten auf dem Gebiet des Verhaltens, der motorischen Koordination und/oder der beeinträchtigten Lernfähigkeit auftraten.
2. Es war ein Klassenlehrer von diesem Verdacht genügend stark beeindruckt, um eine Bewertung von einer in der Psychologie, motorischen Koordination und/oder des Sonderschulunterrichtswesens spezialisierten Person zu erbitten und auch zu erhalten.
3. Es teilte der Spezialist die Auffassung des Klassenlehrers und empfahl für das betreffende Kind eine besondere Behandlung oder ein spezielles Erziehungsprogramm.

Die in dieser Kategorie als „nicht normal“ eingestuften Kinder wurden nie ausschließlich aufgrund einer Beurteilung des Klassenlehrers

[16] Der Verfasser ist sich bewusst, dass die Begriffe „normal“ und „nicht normal“ nicht genau bestimmbar sind. Klassenlehrer verwendeten jedoch diese Begriffe zur Bezeichnung der in diesem Forschungsprojekt untersuchten Kinder. Aus diesen Gründen werden sie auch in diesem Forschungsbericht verwendet.

Tab. 2 Acht als wichtig erachtete Problemkategorien für die Datenerfassung

Klasse	Diagnose von
1 „normal"/ „nicht normal"	Schulbehörden
2 Verhaltensprobleme	Schulbehörden
3 Motorische Koordinations- und Sprachschwierigkeiten	Schulbehörden Motorische Koordinationsklinik
4 Lernschwierigkeiten	Schulbehörden
5 Anfälle	Krankengeschichte (Angaben der Eltern)
6 Kopfverletzungen	(Angaben der Eltern)
7 Geburtshilfliche Komplikationen	Krankengeschichte (Angaben der Eltern)
8 Rezidivierende Ohrenbeschwerden (mit/ohne Gehörsturz)	Krankengeschichte (Angaben der Eltern)

oder der Eltern so eingestuft, sondern die Bestätigung eines entsprechenden Spezialisten galt als unabdingbarer Prüfstein für eine solche Einstufung. In dieser Kategorie wurden 164 Kinder als „normal" und 39 als „nicht normal" eingestuft.

Kategorie 2: Verhaltensprobleme

Kinder wurden aus folgenden Gründen in diese Kategorie eingestuft:

1. Wenn ein Spezialist auf dem Gebiet der Psychologie, in der Regel ein Schulpsychologe, diesen Hinweis im Schulzeugnis eingetragen hatte.
2. Wenn das Kind sich den Eltern gegenüber als unkontrollierbar erwiesen hatte, sodass sie privat den Rat eines Kinderpsychologen oder Kinderarztes suchten, der den Verdacht der Eltern bestätigte.

In diese Kategorie 2 (Tab. **3**) wurden 10 der Kinder als positiv eingestuft, bei denen die Eltern und nicht der Klassenlehrer fachmännische Hilfe im Zusammenhang mit Verhaltensproblemen gesucht hatten. In sämtlichen zehn Fällen hatte der Spezialist diesen Verdacht bestätigt, obwohl der Klassenlehrer das Verhalten des Kindes nicht als ungewöhnlich betrachtet hatte. In Kategorie 1 werden diese Kinder deshalb als „normal" eingestuft. Alle weiteren, mit Verhaltensproblemen behafteten Kinder in dieser Problemkategorie (2) wurden von ihren Lehrern ebenfalls als „nicht normal" eingestuft.

Kategorie 3: motorische Koordinations- und Sprachschwierigkeiten

Sämtliche Kinder in dieser Problemkategorie wurden uns von der MSU Motor Coordination Clinic überwiesen, die das Problem in diesem Entwicklungsbereich bestätigt hatte. Die Klassenlehrer von 19 der Kinder mit diagnostisch bestätigten Schwierigkeiten hatten sie in Kategorie 1 als „normal" eingestuft (Tab. **3**). Alle weiteren Fälle von motorischen Koordinationsproblemen waren auch von den Klassenlehrern als solche vermerkt worden.

Kategorie 4: Lernschwierigkeiten

Kinder wurden als „lernbehindert" eingestuft, wenn der Klassenlehrer auf dieses Problem aufmerksam geworden war, es von einem Spezialisten bestätigt und das Kind dann in ein Sonderschulprogramm eingeteilt wurde.

In dieser Kategorie gab es vier aus den Unterlagen ersichtliche Ausnahmen. In diesen Fällen (Tab. **3**) wurden zuerst die Eltern auf die „Lernschwierigkeiten" aufmerksam und brachten das Kind privat zum Psychologen zur Untersuchung. Ihr Verdacht wurde bestätigt, und die Kinder wechselten dann auf Privatschulen mit speziellen Sonderschulprogrammen für „Ausnahmekinder" über.

Diese Kategorie umfasste Probleme wie Legasthenie, Dysgraphie, Anomie (Verlust der Erkennungs- und Benennungsfähigkeit von Gegenständen), rezeptive und expressive Sprachstörungen und Rechenstörungen.

Kategorie 5: Anfälle

Die Geschichte sämtlicher Kinder in dieser Kategorie wies mindestens eine Episode von Anfällen oder Krämpfen auf. Die Mehrzahl dieser Angaben wurde von ärztlich erstellten, von den Eltern gelieferten Krankengeschichten bestätigt. In Fällen von Elternberichten allein, sofern sie Einzelheiten über die Häufigkeit und Art der Anfälle oder Krämpfe lieferten und diese als richtig erschienen, wurde das Kind ebenfalls in diese Kategorie eingestuft.

Zweck der Sammlung dieser Informationen war, wichtige Zusammenhänge zwischen einem Anfallsleiden und Restriktionen im CranioSacralen System möglichst aufzudecken und diese Problemkategorie als einen der an den positiven Befunden in den Kategorien 1 bis 4 beteiligten Faktoren zu beleuchten.

Kategorie 6: Kopfverletzungen

Kinder wurden hier aufgrund von Berichten ihrer Eltern und, wo vorhanden, der ärztlich aufgezeichneten Krankengeschichten eingestuft. Der Forschungsassistent versuchte von vornherein, leichte Prellungen und Schnittwunden am Kopf von dieser Kategorie auszuschließen

Die Unzuverlässigkeit der erhaltenen Informationen wird anerkannt. Allerdings wurden nur Kinder mit Gehirnerschütterung, Schädelbruch und/oder Ohnmacht in der Krankengeschichte berücksichtigt. Zweck der Erfassung dieser Kategorie war die Suche nach Gebieten, die weitere, tiefgründige Untersuchungen über Kopfverletzungen als mögliche am Problem der sogenann ten Ausnahmekinder beteiligten Faktoren rechtfertigen könnten.

Kategorie 7: geburtshilfliche Komplikationen

Als Voraussetzung zur Einstufung einer Geburt als kompliziert musste mindestens einer der folgenden Fälle zutreffen:

1. Kaiserschnitt
2. Zangengeburt
3. Nicht aus reinen Bequemlichkeitsgründen beschlossene Einleitung der Geburt
4. Erkrankung des Fetus in uteri
5. Steißgeburt
6. Lange andauernde Geburtswehen
7. Plötzliche Geburtswehen
8. Schwangerschaftstoxikose
9. Schweres Trauma während der Schwangerschaft mit Beckenfraktur.

Alle diese Informationen wurden von den Eltern geliefert. In einigen Ausnahmefällen waren auch ärztliche Unterlagen erhältlich.

Die Zuverlässigkeit dieser Daten kann zwar als zweifelhaft angesehen werden, aber diese Kategorie wurde in die Untersuchung einbezogen, um allfällige Zusammenhänge zwischen geburtshilflicher Komplikation und den in den Kategorien 1 bis 4 erfassten Problemen sowie eine mögliche Korrelation zwischen einem Bild von CranioSacralen Restriktionen und geburtshilflichen Komplikationen aufzudecken. Die Ergebnisse scheinen weitere, detailliertere Untersuchungen auf diesem Gebiet zu rechtfertigen.

Kategorie 8: Ohrenbeschwerden

Die Krankengeschichten der Kinder in dieser Kategorie wiesen folgende Hinweise auf: Parazentese, Gehörschäden oder mindestens fünfmal rezidivierende, eine ärztliche Behandlung erfordernde Ohreninfektionen. Als Grund für die Einstufung in diese Kategorie genügte eine Otitis externa nicht.

Diese Kategorie wurde ausschließlich wegen der Häufigkeit mit erfasst, mit der diese Beschwerden in den Krankengeschichten auftraten. Die statistische Analyse scheint keine weitere Untersuchung zu rechtfertigen.

Das Auftreten der Problemkategorien 2 bis 8 bei den 164 der von den Klassenlehrern und Schulbehörden als „normal" eingestuften und im Rahmen dieser Studie untersuchten Kinder wird in Tab. **3** dargestellt. 135 dieser 164 Kinder hatten keine klassifizierbaren Probleme in den Kategorien 2 bis 4 (Verhaltens-, motorische und/oder Sprachprobleme, Lernschwierigkeiten).

Die untersuchten Kinder 1 bis 41 wiesen keine im Rahmen dieser Untersuchung klassifizierbaren Probleme auf. Die Kinder 42 bis 135 wiesen ausschließlich in den Kategorien 5 bis 8 positive Befunde auf, die nur als mögliche Faktoren der eigentlichen Problemkategorien mit erfasst und untersucht wurden. Das Auftreten von positiven Befunden in den Kategorien 2 bis 4 bei den „normalen" Versuchspersonen 136 bis 164 wurde bereits in den sich mit diesen Kategorien befassenden Abschnitten erwähnt.

Tab. 3 Auftreten von weiteren Problemen bei den in Kategorie 1 als „normal" eingestuften Kindern

Patient Nr.	Kategorie 2	3	4	5	6	7	8	Gesamtbewertung ΣV nach der CranioSacralen Untersuchung*
	Keine positiven Befunde in den Kategorien 1 bis 8							
1								22,5
2								23,0
3								27,0
4								21,5
5								22,0
6								28,0
7								22,0
8								28,0
9								24,5
10								21,0
11								31,0
12								24,5
13								23,0
14								25,0
15								31,0
16								23,0
17								24,0
18								34,0
19								32,0
20								27,5
21								22,5
22								30,0
23								26,5
24								25,0
25								23,0
26								24,0
27								24,0
28								21,5
29								23,0
30								26,5
31								22,0
32								23,5
33								25,0
34								28,5
35								22,0
36								24,5
37								27,5
38								23,0
39								20,5
40								22,0
41								29,0

* Idealwert (keine Restriktion) = 19

Tab. **3** (Fortsetzung)

Patient Nr.	Kategorie 2	3	4	5	6	7	8	Gesamtbewertung ΣV nach der CranioSacralen Untersuchung*
Kinder ohne positive Befunde in den Kategorien 1 bis 4, jedoch mit positiven Befunden in den Kategorien 5 bis 8 (mitwirkende Ursachen)								
42						X		26,5
43					X			22,0
44				X		X	X	27,0
45						X	X	28,5
46				X				22,0
47					X			27,0
48					X		X	23,5
49				X		X		29,5
50					X		X	25,0
51				X			X	26,9
52							X	26,5
53						X		31,0
54						X		25,0
55					X			25,5
56						X		22,0
57					X	X		24,5
58						X		23,5
59				X	X	X	X	25,5
60					X	X	X	26,5
61							X	24,5
62					X	X	X	21,5
63					X			30,5
64					X	X		28,0
65					X			24,0
66					X			24,0
67					X		X	26,5
68					X			27,5
69						X		28,0
70					X		X	24,0
71				X		X	X	19,0
72					X			23,5
73					X	X		25,5
74						X		23,5
75					X			19,0
76							X	23,5
77					X			34,5
78							X	22,5
79				X	X			24,0
80				X		X		26,0
81					X			25,0
82					X			22,5
83					X	X		26,0
84				X	X			26,5
85						X	X	35,0
86				X	X	X		27,0
87						X		27,0
88				X			X	24,0
89						X		26,0
90					X		X	24,0

* Idealwert (keine Restriktion) = 19

Tab. **3** (Fortsetzung)

Patient Nr.	Kategorie							Gesamtbewertung ΣV nach der CranioSacralen Untersuchung*
	2	3	4	5	6	7	8	
Kinder ohne positive Befunde in den Kategorien 1 bis 4, jedoch mit positiven Befunden in den Kategorien 5 bis 8 (mitwirkende Ursachen)								
91					X	X		25,5
92					X			23,0
93					X			25,5
94				X	X			21,5
95					X			34,0
96					X			27,0
97				X				25,0
98					X			24,0
99					X	X	X	27,5
100							X	24,0
101						X		24,5
102					X	X	X	23,5
103					X			29,5
104					X			27,5
105						X		28,0
106					X		X	24,5
107							X	27,0
108					X	X	X	28,5
109				X	X			25,0
110						X		25,0
111					X			26,0
112							X	23,5
113					X	X	X	21,5
114					X			24,5
115							X	26,0
116				X				34,0
117					X			28,0
118					X		X	24,5
119					X			24,0
120					X			25,0
121						X	X	24,5
122					X	X		25,5
123					X			30,0
124					X	X	X	27,0
125							X	25,5
126					X		X	23,0
127							X	23,5
128					X		X	36,5
129					X	X	X	27,0
130				X	X		X	21,5
131					X			22,0
132						X	X	22,0
133					X		X	23,5
134					X		X	28,0
135							X	27,0

* Idealwert (keine Restriktion) = 19

Tab. **3** (Fortsetzung)

Patient Nr.	Kategorie 2	3	4	5	6	7	8	Gesamtbewertung ΣV nach der CranioSacralen Untersuchung*
Positive Befunde in den Kategorien 2, 3 und 4 bei Kindern, die von ihren Lehrern als „normal“ eingestuft worden waren								
136		X						24,5
137		X						24,0
138		X			X		X	22,5
139	X				X	X		27,0
140	X			X		X		27,0
141	X					X		26,0
142			X		X			34,0
143		X					X	24,5
144		X			X			28,0
145		X			X			26,0
146	X							30,0
147		X			X	X		35,0
148		X			X	X	X	20,0
149		X			X			34,5
150		X	X					23,5
151		X				X		29,5
152	X		X					30,0
153		X	X		X		X	29,0
154	X				X		X	39,5
155		X						21,0
156		X			X			32,0
157	X				X	X		31,5
158		X			X			29,5
159	X							22,5
160	X					X		32,5
161		X				X		37,5
162		X	X			X		28,5
163		X			X			26,5
164		X		X		X	X	28,5

* Idealwert (keine Restriktion) = 19

Die letzte Spalte auf der rechten Seite von Tab. **3** enthält die Summe der nach der CranioSacralen Untersuchung jedem Kind erteilten Bewertung.

Das Auftreten weiterer Probleme in den Kategorien 2 bis 8 bei den von ihren Klassenlehrern oder Schulbehörden als „nicht normal“ eingestuften Kindern wird in Tab. **4** dargestellt. Die letzte Spalte auf der rechten Seite enthält wiederum die Summe der nach der CranioSacralen Untersuchung erteilten Bewertung der einzelnen Kinder.

Ein Vergleich von Tabelle **3** und **4** bietet eine Übersicht der in den Kategorien 2 bis 4 auftretenden Dichte der Beschwerden bei den in Kategorie 1 als normal gegenüber den als nicht normal eingestuften Kindern. Dieser Vergleich beweist aber gleichzeitig auch das gute Urteilsvermögen der Klassenlehrer über die Normalität der Entwicklung solcher Kinder.

Tab. 4 Auftreten von weiteren Problemen bei den in Kategorie 1 als „nicht normal" eingestuften Kindern

Patient Nr.	Kategorie							Gesamtbewertung ΣV nach der CranioSacralen Untersuchung*
	2	3	4	5	6	7	8	
165		X				X		29,5
166	X		X					27,0
167	X	X	X			X		37,5
168		X	X			X		29,5
169	X		X			X		33,5
170		X			X			25,5
171		X		X				20,0
172	X	X			X	X	X	29,0
173		X	X			X		39,0
174		X				X		32,0
175				X	X	X	X	34,5
176	X			X	X	X	X	34,0
177	X			X	X	X	X	28,5
178				X	X		X	28,5
179		X	X			X		27,0
180		X			X	X	X	34,0
181	X	X	X					32,0
182			X		X			40,0
183	X		X	X	X			34,0
184	X	X	X	X	X	X		45,0
185	X		X		X			32,5
186	X		X				X	28,0
187	X		X					35,5
188	X		X		X			33,5
189		X	X			X		28,0
190	X				X	X		35,0
191			X					27,0
192	X		X		X	X		47,5
193	X					X		33,5
194	X				X			26,0
195	X				X			29,0
196	X	X	X	X	X			3,5
197			X		X	X		30,0
198	X				X			26,0
199	X				X		X	21,0
200	X				X			27,0
201			X		X	X		30,0
202	X		X		X			24,0
203		X	X		X	X		29,5

* Idealwert (keine Restriktion) = 19

Statistische Analyse

Diese Untersuchung umfasst drei Arten von statistischen Maßnahmen:

1. Zusammenfassende Statistiken wurden zur Beschreibung der Probanden verwendet.
2. Zwei „T"-Tests wurden zur Prüfung der Unterschiede der Mittelwerte bei den verschiedenen Patientengruppenklassen verwendet.
3. Pearson-Produkt / Moment-Korrelationen wurden zur Untersuchung der Zusammenhänge zwischen den Variablen errechnet.

(Es wird darauf hingewiesen, dass es keine schon früher bestimmten Signifikanzwerte [Alpha] gibt.)

Ergebnisse und Diskussion

Tabelle **5** enthält die aus der CranioSacralen Untersuchung abgeleiteten Mittelwerte, Standardabweichungen und Standardfehler sowie die Wahrscheinlichkeitsrechnung für die Möglichkeit, dass die Unterschiede bei den Mittelwerten in jeder der acht Kategorien zufällig auftraten. Die Kategorien, bei denen die Unterschiede für die CranioSacrale Untersuchung als signifikant erachtet wurden, sind folgende:

Kategorie 1 (normal/nicht normal):

Die Wahrscheinlichkeit einer zufälligen Übereinstimmung der Unterschiede zwischen den mittleren Untersuchungswerten und der schulbehördlichen Beurteilung war kleiner als 1:1000 (<0,001).

Tab. 5 Wahrscheinlichkeit der mittleren Unterschiede bei der Untersuchung der CranioSacralen Bewegung in der Einzelbewertung der acht Problemkategorien

Kategorie	Frequenz	Mittelwert	Standardabweichung	Standardfehler	Wahrscheinlichkeit
1: „Normal"	165 (82%)	26,05	3,707	0,288	0,000
„Nicht normal"	38 (18%)	31,24	5,736	0,931	
2: Verhaltensstörungen	32 (16%)	31,30	5,763	1,019	0,000
keine VS	171 (84%)	26,22	3,891	0,298	
3: Motorische Koordination	34 (17%)	29,19	5,585	0,958	0,002
keine mot. Koord.	169 (83%)	26,59	4,279	0,329	
4: Lernschwierigkeiten	25 (12%)	32,40	5,949	1,190	0,000
keine LS	178 (88%)	26,27	3,850	0,289	
5: Anfälle	25 (12%)	27,70	5,429	1,086	0,434
keine Anfälle	178 (88%)	26,93	4,495	0,337	
6: Kopfverletzungen	92 (45%)	27,78	5,086	0,530	0,032
keine KV	111 (55%)	26,39	4,097	0,389	
7: Geburtshilfliche Komplikationen	67 (33%)	28,78	5,161	0,631	0,000
keine GK	136 (67%)	26,15	4,064	0,343	
8: Ohrenbeschwerden und Hörprobleme	55 (27%)	27,19	5,592	0,754	0,752
keine	148 (63%)	26,96	4,211	0,346	

Kategorie 2 (Verhaltensprobleme):

Die Wahrscheinlichkeit einer zufälligen Übereinstimmung zwischen der schulbehördlichen Beurteilung und den Werten der CranioSacralen Untersuchung war kleiner als 1:1000 (<0,001).

Kategorie 3 (motorische Koordinationsprobleme):

Die Wahrscheinlichkeit einer zufälligen Übereinstimmung zwischen den bei den Mittelwerten der Kranialuntersuchung festgestellten Unterschieden mit der Diagnose der Motor Coordination Clinic lag bei 1:500 (0,002).

Kategorie 4 (Lernschwierigkeiten):

Die Wahrscheinlichkeit einer zufälligen Übereinstimmung zwischen den mittleren Untersuchungswerten und der Beurteilung der Schulbehörden war kleiner als 1:1000 (<0,001).

Kategorie 7 (geburtshilfliche Komplikationen):

Die Wahrscheinlichkeit einer zufälligen Übereinstimmung zwischen einer komplizierten Geburt und höheren Mittelwerten für die CranioSacrale Untersuchung der betreffenden Kinder lag bei weniger als 1:1000 (<0,001).

Die CranioSacrale Untersuchung darf somit als zuverlässige Prüfung im Zusammenhang mit Verhaltensproblemen, Lernschwierigkeiten sowie komplizierten Geburten gelten und darf das Urteil von Klassenlehrern bestätigen, die den Fortschritt eines Schulkindes als „normal" oder „nicht normal" einstufen.

Aus Tab. **6** wird der Korrelationskoeffizient [r] zwischen den einzelnen während der CranioSacralen Untersuchung bewerteten Parametern und der aus den Restriktionswerten für die 19 untersuchten Parameter abgeleiteten Gesamtbewertung ersichtlich. Die [r] und [p] Werte wurden errechnet, um festzustellen, welche Parameter die aus den 19 Bewegungsparametern abgeleiteten hohen numerischen Gesamtwerte am zuverlässigsten voraussagen würden.

Es besteht kein eindeutig signifikanter Zusammenhang zwischen der gesamten Bewegungsrestriktion des CranioSacralen Systems und Alter, Körpergröße und -gewicht, der Puls-, Atem- oder Kranialrhythmusfrequenz der Versuchsperson. Körpergröße und Körpergewicht aller untersuchten Kinder lagen im normalen Bereich.

Bei den gemessenen einzelnen Bewegungsparametern waren die zuverlässigsten Elemente für die Voraussage der höchsten Gesamtwerte die mit den höchsten [r] Werten. Parameter 11 (Kompression und Dekompression) erwies sich im Rahmen dieser Untersuchung als der Zuverlässigste für die Voraussage einer weitverbreiteten Restriktion innerhalb des CranioSacralen Systems. Sämtliche anderen Bewegungsparameter erwiesen sich bei einem Zufälligkeits-Wahrscheinlichkeitsquotient von weniger als 1:1000 ebenfalls als zuverlässig.

Die Korrelationskoeffizienten [r] für sämtliche Kombinationen der Bewegungsrestriktionsvariablen [5] und Problemkategorien [C] werden einzeln und zusammengefasst in Tab. **7** dargestellt. Sämtliche darin angeführten [r] Werte stellen Wahrscheinlichkeitswerte [p] von weniger als 0,05 (1:20) für eine zufällig auftretende Korrelation dar. Die in der Tabelle **7** mit einem Wert von mehr als 0,21 angegebenen Korrelationskoeffizienten [r] stellen Wahrscheinlichkeitswerte von höchstens 0,001 (<1:1000) eines zufälligen Zusammenhanges zwischen dem Untersuchungswert und dem Auftreten eines Problems der betreffenden Klasse dar.

Es ist offensichtlich, dass der numerische Gesamtwert für die untersuchten 19 Bewegungsparameter außerordentlich genau mit dem Auftreten von mehrfachen Problemen korreliert. Die CranioSacrale Untersuchung dürfte somit auch als zuverlässige Methode zur Erfassung der von den Schulbehörden als nicht normal, mit Verhaltensproblemen und/oder Lernschwierigkeiten behaftet eingestuften Kinder gelten. Sie scheint ferner auch ein ausgezeichnetes Verfahren zur Identifizierung von Kindern zu sein, die durch schwierige Geburten zur Welt kamen oder als mit motorischen Koordinationsproblemen behaftet eingestuft werden.

Ein Studium der in den [r] widergespiegelten Restriktionsmuster legt die Hypothese nahe, dass es Zusammenhänge zwischen bestimmten Arten von Problemen und gewissen voneinander gegenseitig abhängigen Bewegungsrestriktionen

Tab. 6 Zusammenhänge zwischen Gesamtbewertung und einzelnen Untersuchungsvariablen

Einzelne Variable	Korrelationskoeffizient [r]	Wahrscheinlichkeit [p]	
Alter	0,09	0,101	
Größe	0,08	0,128	
Körpergewicht	0,03	0,322	
Pulsfrequenz	0,01	0,415	
Atemfrequenz	0,05	0,233	
CRI-Frequenz	0,04	0,305	
Bewegungsparameter			
1	0,37	< 0,001	Okziput rechts eingeschränkt
2	0,38	< 0,001	Okziput links eingeschränkt
3	0,36	< 0,001	Os temporale rechts eingeschränkt
4	0,40	< 0,001	Os temporale links eingeschränkt
5	0,46	< 0,001	Restriktion der Flexion
6	0,45	< 0,001	Restriktion der Extension
7	0,44	< 0,001	Seitneigung mit Rotation nach rechts eingeschränkt
8	0,42	< 0,001	Seitneigung mit Rotation nach links eingeschränkt
9	0,39	< 0,001	Torsion, nach rechts eingeschränkt
10	0,37	< 0,001	Torsion, nach links eingeschränkt
11	0,53	< 0,001	Kompression/Dekompression eingeschränkt
12	0,39	< 0,001	Laterale Verspannung, nach rechts eingeschränkt
13	0,33	< 0,001	Laterale Verspannung, nach links eingeschränkt
14	0,24	< 0,001	Vertikale Verspannung, nach superior eingeschränkt
15	0,45	< 0,001	Vertikale Verspannung, nach inferior eingeschränkt
16	0,47	< 0,001	Sakrum, Flexionsrestriktion
17	0,36	< 0,001	Sakrum, Extensionsrestriktion
18	0,30	< 0,001	Sakrum, rechtsseitige Torsion eingeschränkt
19	0,24	< 0,001	Sakrum, linksseitige Torsion eingeschränkt

und/oder Restriktionsmustern des CranioSacralen Systems gibt. Der Verfasser arbeitet an weiteren Untersuchungen dieser Hypothese.

Schlussfolgerungen

1. Der Einsatz einer standardisierten und quantifizierbaren Untersuchung der CranioSacralen Bewegung stellt eine praktische Möglichkeit für das Studium der Zusammenhänge zwischen Restriktionen der CranioSacralen Bewegung und einer Vielfalt von gesundheitlichen Problemen dar, die möglicherweise aber nicht unbedingt im Zusammenhang mit der Funktion des zentralen Nervensystems stehen.
2. Im Allgemeinen unterstützen diese Daten die Richtigkeit der Einstufung durch die Schulbehörden von Kindern als „normal" und „nicht normal" (Tab. **3** und **4**).
3. Die erstellten Wahrscheinlichkeitsrechnungen (Tab. **5** und **7**) bestätigen einen positiven Zusammenhang zwischen hohen Gesamtwerten für die bei der CranioSacralen Bewegung auftretenden Restriktionen und den von den Schulbehörden als „nicht normal", mit „Verhaltensproblemen" oder „Lernschwierigkeiten" behaftet eingestuften Kindern sowie den von der MSU Motor Coordination Clinic diagnostizierten Problemen der motorischen Koordination.
4. Es besteht ein positiver Zusammenhang zwischen einem hohen Gesamtwert für die Restriktion der CranioSacralen Bewegung und einer Krankengeschichte von Komplikationen bei der Geburt (Tab. **5** und **7**).

Tab. 7 Korrelationskoeffizient [r] für die Zusammenhänge zwischen den Bewegungsparametern 1–19 und den bei den Untersuchten vorgefundenen Problemen der Kategorien 1–8 (N = 203)

Bewegungs-restriktionsvariable	Normal/ nicht normal C-1	Verh.-probl. C-2	Mot.-& Sprach-probl. C-3	Lern-schw. C-4	Anfälle C-5	Kopf-verl. C-6	Geburts-hilfl. Probl. C-7	Ohren-beschw. C-8	Mehrf. Probl. C
1: Okziput re	0,1793	0,1485	0,2752	0,1546	–	–	0,1316	–	0,2596
2: li	–	0,1226	–	–	–	–	–	–	0,1080
3: Os temporale re	0,2338	0,1710	0,1262	0,1474	–	–	0,2798	–	0,2290
4: li	–	–	–	0,1292	–	–	–	–	0,0950
5: Flexion	0,3107	0,2080	–	0,3052	–	–	0,1798	–	0,3014
6: Extension	0,2115	0,1683	–	0,2336	–	–	–	–	0,1515
7: SNR* re	0,2801	0,1696	–	0,1877	–	–	0,1673	–	0,2629
8: SNR li	0,1694	0,2497	0,1745	0,2178	–	0,1362	–	–	0,2571
9: Torsion re	0,2672	0,1812	0,1634	0,2140	0,2005	0,1327	0,1798	–	0,3513
10: Torsion li	0,2284	0,1386	–	0,1784	–	–	–	–	0,2135
11: Komp/Dekomp	0,2631	0,2337	–	0,2020	–	0,1639	–	–	0,2124
12: Laterale Verspannung re	–	–	–	–	–	–	0,1161	–	0,1184
13: li	0,1676	0,1399	–	0,1523	–	–	–	–	0,1163
14: Vertikale Verspannung superior	0,1708	0,1349	0,1864	0,1470	–	–	–	–	0,1949
15: inferior	–	0,1639	–	0,1669	–	–	–	–	0,1311
16: Sakrum Flex.	0,2225	0,2430	–	–	–	–	0,1392	–	0,2413
17: Ext.	–	–	–	–	–	–	–	–	0,1461
18: Sakrum Tors. re	–	–	–	0,2413	–	–	–	–	0,0876
19: li	0,1804	0,2519	–	0,1530	–	–	0,2268	–	0,2225
Gesamtbewertung V	0,4396	0,4019	0,2114	0,4380	–	0,1505	0,2687	–	0,5014

*SNR = Seitneigung mit Rotation

$r \leq 0{,}21$ Wahrscheinlichkeit unter 0,001
Alle angegebenen Werte stellen Wahrscheinlichkeitswerte von weniger als 0,05 dar

5. Der quantitative Gesamtwert [ΣV] für die Restriktion der CranioSacralen Bewegung weist eine außerordentlich genaue Übereinstimmung mit dem bei Kindern mit mehrfachen Problemen festgestellten Gesamtwert [ΣC] auf (Tab. **7**).

Literatur

[1] Upledger, J.E.: The reproducibility of craniosacral examination findings. JAOA 76 (1977) 890–899

[2] Magoun, H.I. Sr.: Osteopathy in the cranial field. Journal Printing Co., Kirksville, MO, 1966, S. 313–323

Baker, E.G.: Alteration in width of maxillary arch and its relation to sutural movement of cranial bones. JAOA 70 (1971) 559–564

Beter, T.R., Cragin, W.D., Drury, F.: The mentally retarded child and its motor behavior. Charles C. Thomas, Springfield IL, 1972

Brierley, J.B.: Metabolism of the nervous system. D. Richter (Ed.). Pergamon Press, New York 1951, pp. 121–135

Brooks, C., Kao, F.F., Lloyd, B.B.: Cerebrospinal fluid and the regulation of ventilation. F.A. Davis Co., Philadelphia 1965

Davson, H.: Physiology of the cerebrospinal fluid. Churchill, London 1967

Dunbar, H.S., Guthrie, T.C, Karspell, B.: A study of the cerebrospinal fluid pulse wave. Arch. Neurol. 14 (1966) 624–630

Frymann, V.M.: Relation of disturbances of craniosacral mechanism to symptomatology of the newborn: Study of 1250 infants. JAOA 65 (1966) 1059–1075

Leusen, I.: Regulation of cerebrospinal fluid composition with reference to breathing. Physiol. Rev. 52 (1972) 1–14

Magoun, H.I. Sr.: The temporal bone. Troublemaker in the head. JAOA 73 (1974) 825–835

Michael, D.K: The cerebrospinal fluid. Values for compliance and resistance to absorption. JAOA 74 (1975) 873–876

Michael, D.K., Retzlaff, E. W.: A preliminary study of cranial bone movement in the squirrel monkey. JAOA 74 (1975) 866–869

Miller, H.C: Head pain. JAOA 72 (1972) 135–143

Morris, P.R., Whiting, H.T.A.: Motor impairment and compensatory education. G. Bell and Sons, London 1971

New York Academy of Science (Ed.): Minimal brain dysfunction. Annals of the New York Academy of Science 205 (1973)

Pritchard, J.J., Scott, J. H., Girgis, F. G.: The structure and development of cranial and facial sutures. J. Anat. 90 (1956) 70–86

Retzlaff, E.W. et al.: The structures of cranial bone sutures. JAOA 75 (1976) 607–608

Retzlaff, E.W., Michael, D.K, Roppel, R.M.: Cranial bone mobility. JAOA 74 (1975) 869–873

Retzlaff, E.W, Roppel, R.M., Michael, D.: Possible functional significance of cranial bone sutures. Association of Anatomists, 88th Session, MSU-COM 24–27, Mar 1975

Sutherland, W.G.: The cranial bowl. Free Press Co., Mankato MN, 1939

Wales, A.L.: The work of William Garner Sutherland. JAOA 71 (1972) 788–793

Winchell, C.A.: The hyperkinetic child. Greenwood, Westport CT, 1975

Woods, R.H.: Structural normalization in infants and children with particular reference to disturbances of the central nervous system. JAOA 72 (1973) 903–908

Anhang J

Statistische Auswertung der Reproduzierbarkeit von CranioSacralen Untersuchungsbefunden

(The Reproducibility of Craniosacral Examination Findings: A Statistical Analysis)

Dr. osteopath. John E. Upledger FAAO, East Lansing MI[17]

Diese Arbeit stellt eine statistische Auswertung der aufgrund von 50 CranioSacralen Untersuchungen bei 25 Kindern im Vorschulalter erfassten Daten vor. Diese Informationen scheinen die Reliabilität und Reproduzierbarkeit der Untersuchungsbefunde zu unterstützen, wenn solche Untersuchungen von erfahrenen Untersuchern durchgeführt werden. Während sämtlicher 50 Untersuchungen wurde die Frequenz des Cranialen Rhythmischen Impulses (CRI)[18] gemessen und mit den Herz- und Atemfrequenzen des Patienten und auch des untersuchenden Arztes verglichen. Das Ergebnis dieses Vergleichs dürfte bestätigen, dass der CRI ein unabhängiger physiologischer Rhythmus ist. Ein Einfachblindversuchsprotokoll wurde verwendet. Es wurden alle zumutbaren Maßnahmen zur Kontrolle der Variablen ergriffen.

Diese Untersuchung bildet den ersten Teil eines noch laufenden klinischen Forschungsprojektes, das folgende allgemeine Zielsetzungen verfolgt:

1. Festzustellen, ob es tatsächlich einen für den eine CranioSacrale Untersuchung durchführenden Arzt wahrnehmbaren Cranialen Rhythmischen Impuls (CRI) gibt, der sich von der Herz- und Atemfrequenz der Versuchsperson und des untersuchenden Arztes unterscheidet. Von diesen Daten wird jedoch keine Folgerung abgeleitet, ob der wahrgenommene CRI eine sich aus anderen physiologischen Rhythmen ergebende Modulation ist oder nicht, wie dies von einigen Forschern vermutet wurde.
2. Festzustellen, ob es statistisch signifikante Zusammenhänge zwischen voneinander abhängigen Funktionsstörungen des CranioSacralen Bewegungssystems einerseits und den Syndromen der „minimalen Gehirn-Funktionsstörungen“ (MBD = minimal brain dysfunction) bei Kindern im Schulalter gibt, wie zum Beispiel Dyslexie, Dysgraphie, Hyperkinesie und motorische Funktionsstörungen [1–3] andererseits.
3. Festzustellen, ob die Behandlung mit der manuellen CranioSacralen Osteopathischen Therapie [4-8] als Zusatz zu ihrem bestehenden Therapieplan (Sonderschule, psychotrope Medikamente, motorische Koordinationsübungen usw.) den Fortschritt von Kindern mit MBD-Leiden beeinflussen kann.
4. Eine fotografische Dokumentation als Beleg oder Widerlegung der Befunde der CranioSacralen Untersuchung aufzustellen.

Die Arbeiten im Zusammenhang mit dem ersten Teilziel des gesamten Forschungsprojektes sind nun abgeschlossen. Dieser Teil diente zur Prüfung der Reproduzierbarkeit der CranioSacralen Untersuchungsbefunde des Verfassers.

Die erfassten Ergebnisse von 50 bei 25 Kindern im Vorschulalter durchgeführten CranioSacralen Untersuchungen wurden einer statistischen Auswertung durch einen unvoreingenommenen Statistiker unterzogen. Jedes der Kinder wurde vom Verfasser und entweder von Dr. Irvin Gastman (einem vom Autor in der CranioSacralen

---

[17] Erschienen im JAOA, Vol. 76, August 1977, pp. 890–89. Nachdruck genehmigt von der American Osteopathic Association, 212 E. Ohio St., Chicago, IL 60611.

[18] Der Craniale Rhythmische Impuls (CRI) ist eine unwillkürliche rhythmische Körperbewegung, über die verschiedene Praktiker der kranialen Osteopathie berichtet haben. Der untersuchende Arzt kann diesen Puls wahrnehmen, indem er seine Hände sanft und passiv auf den Kopf der Versuchsperson legt. Diese Berichte stellen fest, dass der dabei wahrgenommene Rhythmus mit der Herz- und Atemfrequenz von Arzt und Patient nicht synchron ist.

Therapie ausgebildeten Studenten in seinem 2. Studienjahr am Institut der Osteopathischen Medizin der Staatlichen Universität Michigan [MSU-COM]), Dr. Fred Mitchell jun. (Abteilung für Biomechanik, MSU-COM) oder Dr. Robert C. Ward (Ausbildungsabteilung für Medizin, Forschung und Entwicklung, MSU-COM) untersucht.

Es wurden 19 CranioSacrale Bewegungsparameter [4, 6, 9, 10] nach einem Dreipunktesystem bewertet:

1. = freie oder „normale" Reaktion auf eine ausgelöste Passivbewegung,
2. = mäßige oder vorübergehende Restriktion der ausgelösten Passivbewegung,
3. = schwere oder vollständige Restriktion der ausgelösten Passivbewegung.

Zwischenwerte von 0,5 waren zulässig (Tab. **1**).

Es wurde eine Einfachblindversuchsanordnung benutzt, bei der keiner der beiden jeweils an der Untersuchung beteiligten Ärzte Kenntnis der Befunde des anderen hatte. Während des Verlaufs der Untersuchung teilte der Untersucher seine Ergebnisse mündlich einem technischen Assistenten mit, der sie dann unverzüglich aufzeichnete.

Der CRI [4, 5, 6, 11] sowie die Puls- und Atemfrequenzen des Kindes wurden vom Arzt jeweils zu Beginn der Untersuchung mitgeteilt. Diese Befunde sowie die Puls- und Atemfrequenzen des untersuchenden Arztes wurden vom Assistenten im Untersuchungsformular eingetragen. Diese physiologischen Daten wurden erfasst, um einen Vergleich der Frequenz des CRI mit den anderen Körperrhythmusfrequenzen sowohl des Arztes als auch der Versuchsperson zu ermöglichen.

Verfahren

Das für diese Versuchsreihe verwendete Verfahren ist das des Einfachblindversuchsprotokolls. Die Untersuchungen wurden in den Räumlichkeiten eines örtlichen Ganztageskindergartens in East Lansing, Michigan, durchgeführt. Die Kinder waren im Alter von drei bis fünf Jahren.

Ein Lehrer brachte jedes Kind einzeln in das Untersuchungszimmer und blieb während der gesamten Dauer der beiden Untersuchungen beim Kind. Die Untersuchungen wurden nacheinander vom Verfasser und einem der drei erwähnten Ärzte durchgeführt. Die Untersuchungen in einer den Kindern bekannten Umgebung und in Gegenwart einer ihnen bekannten Bezugsperson verringerte mögliche Kooperationsschwierigkeiten und Ängstlichkeit.

Nachdem der Assistent Größe, Körpergewicht und Alter des Kindes aufgezeichnet hatte, wurde

Tab. 1 Parameter zur Bewertung durch die untersuchenden Ärzte [4,6,8]

Okziput

1 Rechtsseitig eingeschränkte Bewegung
2 Linksseitig eingeschränkte Bewegung

Os temporale

3 Rechtsseitig eingeschränkte Bewegung
4 Linksseitig eingeschränkte Bewegung

Sphenobasilargelenk

5 Restriktion in Flexionsrichtung
6 Restriktion in Extensionsrichtung
7 Seitneigung mit Rotation, Restriktion nach rechts
8 Seitneigung mit Rotation, Restriktion nach links
9 Torsion, Restriktion nach rechts
10 Torsion, Restriktion nach links
11 Kompressions- und Dekompressionseinschränkung
12 Laterale Verspannung, Restriktion nach rechts
13 Laterale Verspannung, Restriktion nach links
14 Vertikale Verspannung, nach superior gehemmte Bewegung
15 Vertikale Verspannung, nach inferior gehemmte Bewegung

Sakrum

16 Restriktion in Flexionsrichtung
17 Restriktion in Extensionsrichtung
18 Torsion, Restriktion nach rechts
19 Torsion, Restriktion nach links

Es wurde folgendes Bewertungssystem verwendet:
1 = frei; „normale" Reaktion auf die passiv ausgelöste Bewegung
2 = mäßige oder vorübergehende Restriktion der passiv ausgelösten Bewegung
3 = schwere oder vollständige Restriktion der passiv ausgelösten Bewegung

Zwischenstufen von 0,5 zwischen den Werten 1 bis 3 waren zulässig.

das Kind auf einem tragbaren Behandlungstisch auf den Rücken gelegt. Der erste Arzt setzte sich bequem an das Kopfende des Tisches; der zweite Arzt blieb während der Untersuchung des Kollegen und der Befundaufzeichnung außerhalb des Untersuchungsbereiches.

Vor Beginn des kranialen Teils der Untersuchung maß der Assistent die Puls- und Atemfrequenzen des Arztes und des Kindes. Diese Frequenzen wurden an dem ruhig auf dem Tisch ruhenden Kind gemessen. Dann erfolgte die mündliche Mitteilung durch den Arzt an den Assistenten der während einer Minute gemessenen (gezählten) und zur Aufzeichnung bestimmten CRI-Frequenz des Kindes.

Nach diesen Vorbereitungen forderte der Assistent den Arzt auf, für jeden der 19 CranioSacralen Bewegungsparameter die Freiheit oder Restriktion der Reaktion auf eine vom Untersucher ausgelöste Passivbewegung zu bewerten und ihm diese mündlich mitzuteilen. Der Assistent zeichnete diese Werte unmittelbar nach Mitteilung in der in dieser Arbeit aufgezählten Reihenfolge für jeden der Parameter auf. Zögerte der Arzt bei der Bewertung oder war er ihrer unsicher, so zwang ihn der Assistent zur Bewertung.

Nach Abschluss der ersten Untersuchung wurde der zweite Arzt herbeigerufen und das Untersuchungsverfahren am gleichen Kind wiederholt. Zwischen den beiden Untersuchungen blieb das Kind in Rückenlage ruhig auf dem Behandlungstisch. Die Ärzte wechselten die Reihenfolge untereinander, um damit den Einfluss von noch unbekannten Variablen auszuschalten, die auftreten könnten, wenn der gleiche Arzt die Untersuchung immer als Erster (oder Zweiter) durchführt.

Der Verfasser untersuchte jedes der 25 Kinder, Gastman 11, Ward 8 und Mitchell 6. In dieser Arbeit werden die vom Verfasser mitgeteilten Daten mit denen seiner drei Kollegen gesamt und einzeln verglichen. Zu keiner Zeit waren

Tab. 2 Vergleich der Untersuchungsergebnisse des Verfassers und von Dr. Gastman (N = 11)

Parameter	Reliabilitätskoeffizient	Übereinstimmungsgrad der Untersuchungen [%] Zulässige Bewertungsvarianz [%]* ± 0	± 0,5	± 1,0	± > 1,0	Erzielte Gesamtübereinstimmung bei einer zulässigen Bewertungsvarianz von ≤ 0,5
1	0,41	82	0	18	0	82
2	0,39	73	9	18	0	82
3	0,57	64	18	18	0	82
4	0,47	73	18	9	0	91
5	0	91	9	0	0	100
6	0,67	91	9	0	0	100
7	0,95	91	9	0	0	100
8	0,73	73	18	9	0	91
9	0,29	55	27	8	0	82
10	0,75	73	27	0	0	100
11	0,92	73	27	0	0	100
12	0,88	82	18	0	0	100
13	0,66	36	55	9	0	91
14	0,44	55	27	18	0	82
15	0,87	55	27	18	0	82
16	0	82	18	0	0	100
17	0	82	18	0	0	100
18	0,77	64	36	0	0	100
19	0,36	64	18	18	0	82

* Bewertungsskala für die Restriktion der passiv ausgelösten Bewegung: 1 = keine Restriktion; 1,5 = leichte Restriktion; 2,0 = mäßige Restriktion; 2,5 = mäßig schwere Restriktion; 3,0 = schwere bis vollständige Restriktion

dem zweiten Untersucher vor Abschluss der Aufzeichnung seiner eigenen Befunde die des ersten Kollegen bekannt. Die Untersuchungsergebnisse wurden dann zur Bestimmung des Übereinstimmungsgrades und des Reliabilitätskoeffizienten statistisch ausgewertet.

Ergebnisse

Die Ergebnisse der statistischen Auswertung der Untersuchungsbefunde wurden in Tabellenform dargestellt (Tab. **2–7**).

Tabelle **1** enthält die vollständige Aufzeichnung der Parameter 1–19. Das in dieser Tabelle festgelegte System der Parameterbezeichnung gilt für sämtliche Tabellen. Die Mittelwerte und Standardabweichungen sind in Tab. **A1–A4** wiedergegeben. Tabelle **B** enthält die rohen Daten.

Diskussion

Hauptziel dieser Studie war, die Reliabilität und den Übereinstimmungsgrad der Bewertungen verschiedener Ärzte im Zusammenhang mit den aus CranioSacralen Untersuchungen von Kindern im Vorschulalter erfassten Daten festzustellen.

Die vom Verfasser mitgeteilten Untersuchungsdaten wurden mit den entsprechenden Daten der anderen drei teilnehmenden, die CranioSacrale Untersuchungstechnik beherrschenden Ärzten verglichen. Jedes der Kinder wurde in unmittelbarer Folge vom Verfasser und einem seiner drei Kollegen untersucht. Der Verfasser untersuchte 13 der Kinder als erster und die restlichen 12 als zweiter Arzt.

Ein Untersuchungsprotokoll wurde erarbeitet, in dem auch die CRI-Frequenz pro Minute mit er-

Tab. 3 Vergleich der Untersuchungsergebnisse des Verfassers und von Dr. Ward (N = 8)

Parameter	Reliabilitäts-koeffizient	Übereinstimmungsgrad der Untersuchungen [%] – Zulässige Bewertungsvarianz [%]* ± 0	± 0,5	± 1,0	± > 1,0	Erzielte Gesamtübereinstimmung bei einer zulässigen Bewertungsvarianz von ≤ 0,5
1	0,71	75	2	25	0	75
2	0,76	63	25	13	0	88
3	0,49	75	0	25	0	75
4	0,50	75	0	25	0	75
5	1,00	100	0	0	0	100
6	0,96	88	12	0	0	100
7	0,87	75	13	12	0	88
8	0,98	88	12	0	0	100
9	1,00	100	0	0	0	100
10	0,61	50	25	25	0	75
11	0,95	75	25	0	0	100
12	0,98	75	25	0	0	100
13	0,71	88	12	0	0	100
14	0,54	75	13	12	0	88
15	0	88	12	0	0	100
16	0,24	13	25	62	0	38
17	0	88	12	0	0	100
18	0,44	88	0	12	0	88
19	0,60	75	0	25	0	75

* Bewertungsskala für die Restriktion der passiv ausgelösten Bewegung: 1 = keine Restriktion; 1,5 = leichte Restriktion; 2,0 = mäßige Restriktion; 2,5 = mäßig schwere Restriktion; 3,0 = schwere bis vollständige Restriktion

fasst wurde [4, 5, 6,11] sowie die Puls- und Atemfrequenz pro Minute sowohl des Kindes als auch des Untersuchenden, zusammen mit 19 Parametern der passiv ausgelösten CranioSacralen Bewegung. Das Bewertungssystem bezieht sich auf den Restriktionsgrad bei jeder passiv ausgelösten Bewegung, der unmittelbar während der Untersuchung erfasst und aufgezeichnet wurde.

Es wird darauf hingewiesen, dass die Bewertung sämtlicher Parameter sich auf die Restriktion der genannten Bewegung und nicht auf die Bezeichnung der „Läsion" der CranioSacralen Mechanik bezieht [4, 6]. Diese Änderung in der Nomenklatur wurde vorgenommen, um das Gedankenmodell der sogenannten Läsion als Fehlerquelle möglichst auszuschalten.

Ein weiteres Ziel dieser Studie war der Vergleich der CRI-Frequenz während einer Minute mit anderen Körperrhythmen, sowohl des untersuchenden Arztes als auch des untersuchten Kindes.

Die Tab. **2, 3** und **4** zeigen die Reliabilitätskoeffizienten und den Übereinstimmungsgrad zwischen den Angaben des Verfassers im Einzelvergleich mit denen seiner drei Kollegen. Tabelle **5** vergleicht die Angaben des Verfassers mit den Gesamtwerten der drei anderen Ärzte.

Ein niedriger Reliabilitätskoeffizient bei einem hohen Übereinstimmungsgrad ist bei einem gegebenen Parameter auf die geringe Varianz vom Normalen zurückzuführen, zum Beispiel bei der Restriktion der passiv ausgelösten Flexion des Sphenobasilargelenkes [4, 6]. Der Verfasser bewertete alle 11 Versuchspersonen mit 1 (= keine Restriktion der Flexion). Gastmann stufte 10 dieser Kinder mit einem Wert von 1 und eines mit 1,5 ein. Diese Angaben zeigen, dass keines der Kinder auch nur eine mäßige Flexionsrestriktion aufwies. Beide Untersucher stimmen 100%ig überein. Bei einer so hohen Übereinstimmung ist auch die Wahrscheinlichkeit sehr groß, dass die betreffenden Kinder keine Flexionsrestrik-

Tab. 4 Vergleich der Untersuchungsergebnisse des Verfassers und von Dr. Mitchell (N = 6)

Parameter	Reliabilitätskoeffizient	Übereinstimmungsgrad der Untersuchungen [%] Zulässige Bewertungsvarianz [%]* ± 0	± 0,5	± 1,0	± > 1,0	Erzielte Gesamtübereinstimmung bei einer zulässigen Bewertungsvarianz von ≤ 0,5
1	0,77	83	0	17	0	83
2	1,00	100	0	0	0	100
3	0	50	17	33	0	67
4	0,82	50	33	17	0	83
5	0,70	67	0	33	0	67
6	0,88	83	0	17	0	83
7	0,53	67	0	12	16	67
8	0,63	83	0	17	0	83
9	0,70	50	17	33	0	67
10	0	67	0	33	0	67
11	0,61	50	33	17	0	83
12	1,00	100	0	0	0	100
13	0	83	0	17	0	83
14	0,53	83	17	0	0	100
15	0,65	50	17	33	0	67
16	0	50	17	17	16	67
17	0	0	17	50	33	17
18	0	50	0	50	0	50
19	0,63	67	0	17	16	67

* Bewertungsskala für die Restriktion der passiv ausgelösten Bewegung: 1 = keine Restriktion; 1,5 = leichte Restriktion; 2,0 = mäßige Restriktion; 2,5 = mäßig schwere Restriktion; 3,0 = schwere bis vollständige Restriktion

tion aufwiesen. Weil aber die Varianz der Befunde praktisch gleich null ist, ist auch der Reliabilitätskoeffizient null. Diese scheinbare Irreliabilität ist höchst irreführend, da beide Untersucher blind arbeiteten und zu ähnlichen Schlussfolgerungen gelangten. Eine niedrige Reliabilität kann aber auch bei hohem Übereinstimmungsgrad entstehen, wenn keiner der Ärzte den Patienten auf den entsprechenden Parameter untersucht, sondern diesen einfach als normal angibt, wenn also die Prüfung ungenügend genau ist. In solchen Fällen sprechen die Parameter gegen diese Möglichkeit. Ähnliche Zustände treten überall dort auf, wo man beim gleichen Parameter einen niedrigen Reliabilitätskoeffizienten bei einem hohen Übereinstimmungsgrad beobachtet. Die Häufigkeit dieses Ereignisses steht mit der Tatsache im Zusammenhang, dass man sich die meisten dieser etwas willkürlich gewählten Vorschulkinder als verhältnismäßig „normal" vorstellen kann und die untersuchenden Ärzte deshalb miteinander übereinstimmten, dass keine oder praktisch keine Bewegungsrestriktion vorhanden war.

Hohe Werte sowohl des Reliabilitätskoeffizienten als auch des Übereinstimmungsgrades weisen darauf hin, dass beide Ärzte eine ähnlich abnormale Bewertung mitteilten. Zum Beispiel liegt in Tab. **2** der Reliabilitätskoeffizient für Parameter 7 bei 0,95 und der Übereinstimmungsgrad bei 100 %, wenn man eine Varianz von + 0,5 für die Bewegungsrestriktion zulässt, und 91 % bei einer Varianz von null. Dieser Parameter misst die Restriktion der passiv ausgelösten Seitneigerotationsbewegung nach rechts [4–6]. Die Angaben beweisen die hohe Reliabilität und Reproduzierbarkeit von abnormen Restriktionen.

Ein weiteres Beispiel der hohen Reproduzierbarkeit und Reliabilität ist Parameter 9 in Tab. **3** (Restriktion der passiv ausgelösten rechtsseitigen Torsion des Sphenobasilargelenkes [4, 6]). Der

Tab. 5 Vergleich der Untersuchungsergebnisse des Verfassers und der Gesamtergebnisse der anderen Ärzte (N = 8)

Parameter	Reliabilitätskoeffizient	Übereinstimmungsgrad der Untersuchungen [%] – Zulässige Bewertungsvarianz [%]* ± 0	+ 0,5	± 1,0	± > 1,0	Erzielte Gesamtübereinstimmung bei einer zulässigen Bewertungsvarianz von ≤ 0,5
1	0,72	80	0	20	0	80
2	0,77	76	12	12	0	88
3	0,56	64	12	24	0	76
4	0,75	68	16	16	0	84
5	0,88	88	4	8	0	92
6	0,91	88	8	4	0	96
7	0,70	80	8	8	4	88
8	0,87	80	12	8	0	92
9	0,78	68	16	16	0	84
10	0,54	64	20	16	0	84
11	0,91	68	28	4	0	96
12	0,97	84	16	0	0	100
13	0,85	64	28	8	0	92
14	0,85	68	20	12	0	88
15	0,88	64	20	16	0	84
16	0,38	52	20	24	4	74
17	0,16	64	16	12	8	80
18	0,67	68	20	12	0	88
19	0,46	68	8	20	4	76

* Bewertungsskala für die Restriktion der passiv ausgelösten Bewegung: 1 = keine Restriktion; 1,5 = leichte Restriktion; 2,0 = mäßige Restriktion; 2,5 = mäßig schwere Restriktion; 3,0 = schwere bis vollständige Restriktion

Verfasser und sein Kollege Ward erzielten hier einen Reliabilitätskoeffizienten von 1,00 bei einer 100%igen Übereinstimmung. Die Bewertungen verliefen über den gesamten Bereich von 1 bis 3, bei einem Mittelwert für beide Ärzte von 1,750. Dieses Beispiel zeigt, dass unter Blindversuchsbedingungen die beiden Ärzte bei denselben Patienten in jedem Fall dieselbe Restriktion vorfanden. Die Varianzen bei einer Bewertung von 1 sind so, dass sowohl ein perfekter Reliabilitätskoeffizient als auch ein perfekter Übereinstimmungsgrad erzielt wurden.

Parameter mit einem niedrigen Reliabilitätskoeffizienten und einem niedrigen Übereinstimmungsgrad weisen darauf hin, dass zwar abnorme Restriktionen gefunden wurden, jedoch nur eine schlechte Übereinstimmung zwischen den untersuchenden Ärzten bezüglich des Bewertungsgrades der Restriktion erreicht wurde. Das ist der Fall bei Parameter 17 in Tab. **4**, wo der Verfasser und sein Kollege Mitchell markant unstimmig waren. Dieser Parameter dient zur Bewertung der passiv ausgelösten Bewegung des Sakrums gegenüber der Extension [4, 6]. In diesem Fall bewertete der Verfasser alle Versuchspersonen von 1–2, bei einem Mittel von 1,5, während Mitchell den gesamten Bewertungsbereich von 1–3 beanspruchte. Diese Unstimmigkeit weist darauf hin, dass sich die Messungen der beiden Ärzte entweder mit verschiedenen Dingen befassten oder sie ihre Befunde auf unterschiedliche Weise auslegten.

Es ist interessant, die von der Untersuchung des Sakrums abgeleiteten Angaben näher zu betrachten (Parameter 16–19). Wenn man ausschließlich den Übereinstimmungsgrad berücksichtigt, so erzielte der Verfasser bei einer Toleranz von ± 0,5 % für die Parameter 16, 17 und 18 eine 100%ige Übereinstimmung und für Parameter 19 eine solche von 82 % mit seinem Kollegen Gastman. Da nun aber der Verfasser selbst den Kollegen Gastman in der CranioSacralen Therapie ausgebildet hatte, weist dieser Sachverhalt auf die Wahrscheinlichkeit hin, dass beide Ärzte mit ähnlichen Methoden und Techniken arbeiteten, die dann auch ähnliche Interpretationen und Bewertungen zur Folge hatten.

Die Übereinstimmung zwischen dem Verfasser und dem Kollegen Ward beträgt nur 38 % für die Bewertung der Flexion des Sakrums, aber 100 % für die der Extension des Sakrums [4, 6]. Das Gegenteil gilt für die Ergebnisse der mit dem Kollegen Mitchell erzielten Übereinstimmung. Dort ergab sich ein Wert von 67 % bezüglich der Flexion des Sakrums, aber von nur 17 % für die Extension des Sakrums. Doch ist auch darauf hinzuweisen, dass die zwischen dem Verfasser und diesem Kollegen erreichte Übereinstimmung bei der Untersuchung des Schädels wesentlich höher lag als bei der Prüfung der sakralen Bewegung. Es ist hier zu bemerken, dass vor Beginn dieser Studie keine Besprechungen oder gemeinsame Übungen der CranioSacralen Technik zwischen dem Verfasser und den Kollegen Ward und Mitchell stattgefunden haben; der Verfasser beschränkte sich darauf, sie zu bitten, sich mit dem Untersuchungsprotokoll vertraut zu machen und sich möglichst genau daran zu halten.

Tabelle **5** ist eine Darstellung der Daten für alle 25 Untersuchten und ermöglicht einen Vergleich der Bewertungen des Verfassers einerseits und der drei beteiligten Kollegen insgesamt. Diese Daten sind eine striktere statistische Auswertung der Reproduzierbarkeit der Untersuchungsergebnisse des Verfassers. Diese Analyse wurde durchgeführt, da es sich bei dieser Studie grundsätzlich darum handelt, die Reliabilität und Reproduzierbarkeit der CranioSacralen Befunde des Verfassers festzustellen, um damit auch

Tab. 6 Übereinstimmungsgrad [%] zwischen Verfasser und Gesamtergebnissen der anderen drei Ärzte

Zulässige Bewertungsvarianz	Dr. Gastman (N = 11)	Dr. Ward (N = 8)	Dr. Mitchell (N = 6)	Insgesamt (N = 25)
0	72%	77%	65%	71%
± 0,5	92%	88%	74%	86%

Tab. 7 Vergleich der CRI-Frequenz mit den Puls- und Atemfrequenzen des Arztes und der Patienten

Patient Nr.	Patient			Arzt	
	Pulsfrequenz/ Minute	Atemfrequenz/ Minute	CRI/Minute	Pulsfrequenz/ Minute	Atemfrequenz/ Minute
1	84	18	12	80	18
	84	24	15	68	18
2	84	22	12	74	18
	84	22	15	80	16
3	96	18	9	84	16
	88	22	8	76	16
4	96	24	8	76	18
	84	30	8	72	16
5	84	30	12	90	20
	120	28	14	84	28
6	92	22	14	72	16
	88	20	16	70	20
7	92	24	16	86	22
	88	24	14	76	18
8	80	24	12	94	16
	100	26	16	76	20
9	100	22	12	90	18
	96	24	14	98	22
10	96	24	12	74	18
	96	24	13	80	16
11	84	20	12	78	20
	100	28	12	72	18
12	90	24	16	84	16
	96	24	16	62	10
13	110	24	12	76	16
	120	36	12	66	16
14	96	20	10	74	16
	84	24	14	6	14
15	92	20	12	80	16
	82	36	13	60	12
16	92	20	10	80	14
	82	20	12	72	16
17	96	24	13	82	16
	96	24	12	72	14
18	90	24	10	78	16
	96	36	13	66	14
19	120	24	12	82	16
	92	40	12	64	14
20	88	28	11	84	18
	100	20	10	76	16
21	90	24	12	90	20
	88	22	10	80	14
22	82	22	10	74	18
	124	24	10	76	22
23	76	16	10	88	16
	80	16	9	76	16
24	88	18	12	80	16
	84	20	10	74	16
25	84	24	11	82	18
	80	28	8	80	15

Tab. A1 Mittelwerte

Parameter	Mindestwert	Höchstwert	Mittelwert	Standardabweichung
Upledger				
1	1,00	2,00	1,23	0,410100
2	1,00	2,00	1,32	0,462208
3	1,00	2,00	1,73	0,467099
4	1,00	2,00	1,18	0,404520
5	1,00	1,00	1,00	0,000000
6	1,00	1,50	1,05	0,150756
7	1,00	2,00	1,41	0,490825
8	1,00	2,50	1,27	0,517863
9	1,00	2,00	1,27	0,410100
10	1,00	2,00	1,18	0,404520
11	1,00	3,00	1,41	0,664010
12	1,00	2,00	1,27	0,410100
13	1,00	3,00	1,95	0,471940
14	1,00	2,00	1,23	0,343776
15	1,00	3,00	1,32	0,643146
16	1,00	1,00	1,00	0,000000
17	1,00	1,50	1,05	0,150756
18	1,00	2,00	1,36	0,393123
19	1,00	2,00	1,27	0,410100
Gastman				
1	1,00	2,00	1,23	0,410100
2	1,00	2,00	1,18	0,337100
3	1,00	3,00	1,59	0,664010
4	1,10	2,00	1,18	0,337100
5	1,00	1,50	1,05	0,150756
6	1,00	1,50	1,09	0,202260
7	1,00	2,00	1,36	0,452267
8	1,00	2,00	1,36	0,504525
9	1,00	2,00	1,32	0,462202
10	1,00	2,00	1,23	0,343776
11	1,00	2,50	1,36	0,551856
12	1,00	2,00	1,18	0,404920
13	1,00	3,00	1,77	0,606780
14	1,00	2,00	1,32	0,462208
15	1,00	3,00	1,59	0,700649
16	1,00	1,50	1,09	0,202260
17	1,00	1,50	1,05	0,150756
18	1,00	2,00	1,32	0,404520
19	1,00	2,00	1,27	0,467099

Tab. A2 Mittelwerte

Parameter	Mindestwert	Höchstwert	Mittelwert	Standardabweichung
Upledger				
1	1,00	3,00	1,75	0,707107
2	1,00	3,00	1,94	0,863444
3	1,00	3,00	2,19	0,372012
4	1,00	2,00	1,50	0,534522
5	1,00	3,00	1,50	0,755929
6	1,00	2,00	1,50	0,534522
7	1,00	3,00	1,56	0,728869
8	1,00	3,00	1,88	0,834523
9	1,00	3,00	1,75	0,707107
10	1,00	3,00	1,44	0,728869
11	1,00	3,00	2,00	0,755929
12	1,00	3,00	1,69	0,798995
13	1,00	3,00	1,63	0,744024
14	1,00	3,00	1,38	0,744024
15	1,00	3,00	1,44	0,728869
16	1,00	3,00	1,50	0,707107
17	1,00	2,50	1,31	0,593867
18	1,00	3,00	1,75	0,707107
19	1,00	2,00	1,38	0,517549
Ward				
1	1,00	3,00	1,75	0,707107
2	1,00	3,00	1,88	0,640870
3	1,00	3,00	2,13	0,640870
4	1,00	2,00	1,50	0,534522
5	1,00	3,00	1,50	0,755929
6	1,00	2,50	1,56	0,623212
7	1,00	3,00	1,38	0,744024
8	1,00	3,00	1,81	0,752970
9	1,00	3,00	1,75	0,707107
10	1,00	2,00	1,56	0,495516
11	1,00	3,00	2,13	0,694365
12	1,00	2,50	1,56	0,623212
13	1,00	2,50	1,56	0,623212
14	1,00	2,50	1,44	0,623212
15	1,00	3,00	1,50	0,755929
16	1,00	2,00	1,75	0,462910
17	1,00	2,00	1,25	0,462910
18	1,00	3,00	1,63	0,744024
19	1,00	2,00	1,63	0,517549

den weiteren Arbeiten im Rahmen des Forschungsprojektes eine höhere Glaubwürdigkeit zu verleihen. Tabelle **5** zeigt auch, dass bei den Untersuchungen des Schädelbereiches die für Parameter 3 und 10 erzielten Reliabilitätskoeffizienten unterhalb der annehmbaren Grenzwerte liegen (0,7). Diese niedrige Reliabilität und der gleichzeitig hohe Übereinstimmungsgrad sind wahrscheinlich auf die niedrige Quote von abnormen Befunden zurückzuführen.

Tabelle **6** zeigt für die ganze Untersuchungsreihe die Gesamtwerte des Übereinstimmungsgrades zwischen dem Verfasser und seinen drei Kolle-

Tab. A3 Mittelwerte

Parameter	Mindestwert	Höchstwert	Mittelwert	Standardabweichung
Upledger				
1	1,00	2,00	1,83	0,408248
2	1,00	2,00	1,17	0,408248
3	2,00	2,00	2,00	0,000000
4	1,00	3,00	2,00	0,894427
5	1,00	3,00	1,67	0,816497
6	1,00	3,00	1,33	0,816497
7	1,00	3,00	1,50	0,836660
8	1,00	2,00	1,17	0,408248
9	1,00	3,00	1,92	0,801041
10	1,00	2,00	1,17	0,408248
11	2,00	3,00	2,25	0,418330
12	1,00	3,00	2,33	1,032796
13	1,00	3,00	1,67	1,032796
14	1,00	3,00	2,08	0,801041
15	1,00	3,00	1,75	0,758288
16	1,00	2,00	1,50	0,547723
17	1,00	2,00	1,50	0,547723
18	1,00	2,00	1,17	0,408248
19	1,00	2,00	1,17	0,408248
Mitchell				
1	1,00	3,00	2,00	0,632456
2	1,00	2,00	1,17	0,408248
3	1,00	2,00	1,58	0,491596
4	1,00	3,00	2,00	0,948683
5	1,00	3,00	1,67	0,816497
6	1,00	3,00	1,50	0,836660
7	1,00	3,00	2,00	0,894427
8	1,00	2,00	1,33	0,516398
9	1,00	3,00	2,00	0,894427
10	1,00	2,00	1,17	0,408248
11	2,00	3,00	2,58	0,491596
12	1,00	3,00	2,33	1,032796
13	1,00	3,00	1,83	0,983192
14	1,00	3,00	2,17	0,752773
15	1,00	3,00	2,17	0,752773
16	1,00	3,00	1,92	0,917424
17	1,00	3,00	1,92	0,917424
18	1,00	2,00	1,33	0,516398
19	1,00	3,00	1,67	1,032796

Tab. A4 Mittelwerte

Parameter	Mindestwert	Höchstwert	Mittelwert	Standardabweichung
Upledger				
1	1,00	3,00	1,54	0,575905
2	1,00	3,00	1,48	0,668954
3	1,00	3,00	1,94	0,416633
4	1,00	3,00	1,48	0,653197
5	1,00	3,00	1,32	0,627163
6	1,00	3,00	1,26	0,522813
7	1,00	3,00	1,48	0,637050
8	1,00	3,00	1,44	0,666458
9	1,00	3,00	1,58	0,656379
10	1,00	3,00	1,26	0,522813
11	1,00	3,00	1,80	0,721688
12	1,00	3,00	1,66	0,812917
13	1,00	3,00	1,78	0,708284
14	1,00	3,00	1,48	0,684349
15	1,00	3,00	1,46	0,691014
16	1,00	3,00	1,28	0,522015
17	1,00	2,50	1,24	0,459166
18	1,00	3,00	1,44	0,546199
19	1,00	2,00	1,28	0,434933
Aggregate				
1	1,00	3,00	1,58	0,640312
2	1,00	3,00	1,40	0,559017
3	1,00	3,00	1,76	0,647431
4	1,00	3,00	1,48	0,653197
5	1,00	3,00	1,34	0,624500
6	1,00	3,00	1,34	0,572276
7	1,00	3,00	1,52	0,699405
8	1,00	3,00	1,50	0,612372
9	1,00	3,00	1,62	0,696419
10	1,00	2,00	1,32	0,430116
11	1,00	3,00	1,90	0,763763
12	1,00	3,00	1,58	0,786342
13	1,00	3,00	1,72	0,693421
14	1,00	3,00	1,56	0,666458
15	1,00	3,00	1,70	0,750000
16	1,00	3,00	1,50	0,629153
17	1,00	3,00	1,32	0,610328
18	1,00	3,00	1,42	0,553022
19	1,00	3,00	1,48	0,653197

gen, sowohl einzeln als auch insgesamt. Zur Errechnung des gesamten Übereinstimmungsgrades wurde eine Gewichtung im Verhältnis der Anzahl der von jedem Arzt durchgeführten Untersuchungen berücksichtigt. Bei einer zulässigen Varianz von ± 0,5 in der Bewertungsskala für jeden der 19 Bewegungsrestriktionsparameter lag die Gesamtübereinstimmung bei 86 %. Der Verfasser erachtet diesen Übereinstimmungsgrad als annehmbaren Wert für die Reliabilität und Reproduzierbarkeit seiner CranioSacralen Untersuchungsergebnisse.

Tab. B Untersuchungsergebnisse

Patient Nr.	Arzt	Parameter Nr.																		
		1	2	3	4	5	6	7	8	9	10	11	12	13	14	15	16	17	18	19
1	U	1	1	1	1	1	1	1	1	1	1	1	1	2	1,5	1	1	1	1,5	1
	G	1	1,5	1	1	1	1	1	1	1	1	1	1	1,5	2	1	1	1	2	1
2	U	1	1	1	2	1	1	1	1,5	1	2	1	1	2	1	1,5	1	1	1	2
	G	1	1	1	2	1	1	1	2	1	1,5	1	1	2	1	2	1	1	1	1
3	U	2	2	2	2	1	1,5	2	1	2	1	1	2	1	1	2	1	1	1,5	1,5
	G	1	1	1	1	1	1,5	2	2	1,5	1	1,5	2	1	1	2,5	1	1	1,5	1
4	U	1	1	2	1	1	1	2	1	2	1	1,5	1	2	1	1	1	1	1,5	1
	G	1	1	2	1	1	1	2	1	2	1,5	1	1	2,5	1	1,5	1	1	1,5	1
5	U	1,5	1	2	1	1	1	1	2,5	1	1	3	2	2	1,5	3	1	1	2	1
	G	1	1	3	1	1,5	1	1	2	2	1	3	2	1	1	3	1	1	2	2
6	U	2	2	2	1	1	1	2	1	1	2	1	1	3	1,5	1	1	1	1	1,5
	G	2	1	1	1,5	1	1	1,5	1	1	2	1	1	2	2	1	1,5	1	1	2
7	U	1	1	2	1	1	1	1	1	1	1	2	1,5	1,5	1	1	1	1	2	1
	G	1	1,5	2	1	1	1	1	1	2	1	2	1	2	1	1,25	1	1,25	1,5	1
8	U	1	1	2	1	1	1	1,5	1	1,5	1	1	1	2	1	1	1	1	1	2
	G	1	1	2	1	1	1	1,5	1	1	1	1	1	2	1	2	1,5	1	1	2
9	U	1	2	2	1	1	1	2	1	1	1	1	1	2	1	1	1	1,5	1	1
	G	1	2	2	1	1	1	2	1	1	1,5	1	1	1,5	1	1	1	1	1	1
10	U	1	1	2	1	1	1	1	2	1	1	1	1	2	1	1	1	1	1	1
	G	2	1	1,5	1,5	1	1	1	2	1	1	1	1	1,5	2	1	1	1	1	1
11	U	1	1	1	1	1	1	1	1	1,5	1	2	1,5	2	2	1	1	1	1,5	1
	G	1	1	1	1	1	1,5	1	1	1	1	2	1	1,5	1,5	1	1	1	1	1
12	U	2	1	2	1	1	1	1,5	2	2	1	1	1	1	1	1	1,5	1	1	1
	W	2	1	1	1	1	1	1	2	2	1	1,5	1	1	1	1	2	1	1	2
13	U	2	2	2,5	2	2	2	2	2	2	1	2	2	1	1	1	1	1	3	1
	W	1	2	2	2	2	2	1	2	2	1,5	2	2	1	2	1	2	1	3	2
14	U	2	1	2	1	1	2	1	1	1	1,5	2	1	2	1	2	1	2,5	2	2
	W	2	1	2	1	1	2	1	1	1	2	2	1	2	1	2	2	2	1	2
15	U	1	2,5	2	2	3	1	3	1	1	3	2	2,5	2	1	1,5	2	12	1	1
	W	1	2	2	1	3	1	3	1	1	2	2,5	2	2	1	2	1	1	1	1
16	U	1	3	3	1	1	2	1	3	3	1	3	3	3	1	3	3	1	2	2
	W	2	2	3	2	1	2,5	1	2,5	3	2	3	2,5	2,5	1	3	2	1	2	2
17	U	1	1	2	1	1	1	1	2	2	1	1	1	1	1	1	1,5	1	2	1
	W	1	2	2	1	1	1	1	2	2	1	1	1	1	1	1	2	1	2	1
18	U	2	2	2	2	1	2	1	1	2	1	2	2	1	2	1	1	2	1	2
	W	2	2	2	2	1	2	1	1	2	1	2	2	1	2	1	1	2	1	2
19	U	3	3	2	2	2	1	2	3	1	2	3	1	2	3	1	1	1	2	1
	W	3	3	3	2	2	1	2	3	1	2	3	1	2	2,5	1	2	1	2	1
20	U	2	1	2	3	2	1	1	1	2	1	2	1	3	1	2	1	2	1	1
	M	2	1	1	2,5	1	1	2	1	2	1	2	1	3	1	2	1	1	1	1
21	U	2	1	2	1	1	1	1	2	2	1	2	1	1	2	1	2	2	1	1
	M	2	1	2	1	1	1	1	2	1	1	2	1	1	2	1	2	1	1	1
22	U	2	1	2	1	1	1	2	1	3	1	2	3	1	1	1	1	1	1	1
	M	3	1	2	1	1	1	2	2	3	1	2	3	1	2	2	1	2	2	1
23	U	2	1	2	2	3	1	1	1	1	2	3	3	3	2	3	2	2	1	1
	M	2	1	1,5	1,5	3	1	1	1	1	1	3	3	3	2	3	1,5	1,5	1	1
24	U	1	2	2	2	2	1	3	1	1	1	2	3	1	3	1	2	1	2	1
	M	1	2	2	3	2	2	3	1	2	2	3	3	2	3	2	3	3	1	3
25	U	2	1	2	3	1	3	1	1	2,5	1	2,5	3	1	3	2	1	1	1	2
	M	2	1	1	3	2	3	3	1	3	1	3	3	1	3	3	3	3	2	3

Tabelle **7** enthält die Daten der Messungen der Frequenz des CRI und der Körperrhythmen bei allen 50 Untersuchungen der 25 Kinder. Diese Angaben zeigen, dass die CRI-Frequenz in nur fünf der insgesamt 50 Messungen (10 %) innerhalb des Toleranzbereiches von nur einem Zyklus gegenüber einem der anderen Körperrhythmen lag. Bei den restlichen 90 % unterschied sich die CRI-Frequenz erheblich von den Puls- und Atemfrequenzen sowohl des Arztes als auch des Patienten. Dieser Befund dürfte deshalb als Beweis gelten, dass es sich beim CRI tatsächlich um einen unabhängigen Körperrhythmus handelt. Allerdings bedeutet die Feststellung dieser Tatsache nicht, dass man daraus die Folgerung ableiten kann, der CRI sei deshalb nicht eine aus anderen physiologischen Rhythmen resultierende Modulation, sondern nur, dass er bei 90 % der Fälle eine von den anderen Körperrhythmen wesentlich unterschiedliche Frequenz aufwies.

Schlussfolgerungen

Erstens: Es kann bei der Anwendung von CranioSacralen Untersuchungsmethoden und -techniken ein annehmbarer Reliabilitätskoeffizient und Übereinstimmungsgrad zwischen verschiedenen Untersuchern erzielt werden.

Zweitens: Dieser Reliabilitäts- und Übereinstimmungsgrad ist ein wesentlicher Beweis des tatsächlichen Bestehens eines wahrnehmbaren CranioSacralen Bewegungssystems.

Drittens: Die CranioSacrale Untersuchung durch einen erfahrenen und gut ausgebildeten Therapeuten darf als zuverlässig und wiederholbar betrachtet werden.

Spätere Untersuchungen werden sich mit der Frage der Validität befassen.

Unser Dank gebührt den Schulbeamten von East Lansing sowie Dr. John Haubenstricker und Dr. Vernon Seefeldt der Motor Coordination Clinic im Department of Health, Physical Education and Recreation Sport an der Staatlichen Universität von Michigan, die bereit waren, diesem Forschungsprojekt einen großen Teil ihrer Zeit und Anstrengungen zu opfern.

Literatur

[1] Winchell, C.A.: The hyperkinetic child. Greenwood, Westport CT, 1975

[2] Beter, T.R., Cragin, W.D., Drury, F.: The mentally retarded child and its motor behavior. Charles C. Thomas, Springfield IL, 1972

[3] Morris, P.R., Whiting, H.T.A.: Motor impairment and compensatory education. G. Bell and Sons, London 1971

[4] Sutherland, W.G.: The cranial bowl. Free Press Co., Mankato MN, 1939

[5] Wales, A.L.: The work of William Garner Sutherland. JAOA 71 (1972) 788–793

[6] Magoun, H.I. Sr.: Osteopathy in the cranial field. Journal Printing Co., Kirksville MO, 1966

[7] Magoun, H.I. Sr.: The temporal bone. Troublemaker in the head. JAOA 73 (1974) 825–835

[8] Woods, R.H.: Structural normalization in infants and children with particular reference to disturbances of the central nervous system. JAOA 72 (1973) 903–908

[9] Michael, D.K., Retzlaff E.W.: A preliminary study of cranial bone movement in the squirrel monkey. JAOA 74 (1975) 866–869

[10] Retzlaff, E.W, Michael, D.K., Roppel, R.M.: Cranial bone mobility. JAOA 74 (1975) 869–873

[11] Dunbar, H.S., Guthrie, T.C., Karspell, B.: A study of the cerebrospinal fluid pulse wave. Arch. Neurol. Chicago 14 (1966) 624–630

Baker, E.G.: Alteration in width of maxillary arch and its relation to sutural movement of cranial bones. JAOA 70 (1971) 559–564

Brierley, J.B., Field, E.J.: Connexions of spinal subarachnoid space with lymphatic system. J. Anat. 82 (1948) 153–166

Brierley, J.B.: Metabolism of the nervous system. D. Richter (Ed.). Pergamon Press, New York 1951, pp. 121–135

Brooks, C., Kao, F.F., Lloyd, B.B.: Cerebrospinal fluid and the regulation of ventilation. F.A. Davis Co., Philadelphia 1965

Brown, J.H.V., Jacobs, J.E., Stark, L.: Biomedical engineering. F.A. Davis Co., Philadelphia 1971

Dandy, E.: The brain. Harper & Row, New York 1969

Davson, H.: Physiology of the cerebrospinal fluid. Churchill, London 1967

Flexner, L.B.: Some problems of origin, circulation, and absorption of cerebrospinal fluid. Quart. Rev. Biol. 8 (1933) 397–422

Frymann, V.M.: Relation of disturbances of craniosacral mechanisms to symptomatology of the newborn: Study of 1250 infants. JAOA 65 (1966) 1059–1075

Gray, H.: Anatomy of the human body (26th Ed.). C.M. Goss (Ed.). Lea & Febiger, Philadelphia 1954

Hamit, H.F., Beall, A.C. jun., De Bakey, M.E.: Hemodynamic influences upon brain and cerebrospinal fluid pulsations and pressures. J. Trauma 5 (1965) 174–184

Leusen, I: Regulation of cerebrospinal fluid composition with reference to breathing. Physiol. Rev. 52 (1972) 1–14

Michael, D.K.: The cerebrospinal fluid. Values for compliance and resistance to absorption. JAOA 74 (1975) 873–876

Miller, H.C.: Head pain. JAOA 72 (1972) 135–143

Netter, F H.: The nervous system. CIBA Pharmaceutical Products Inc., New York 1953

Pritchard, J.J., Scott J.H., Girgis, F.G.: The structure and development of cranial and facial sutures. J. Anat. 90 (1956) 70–86

Retzlaff E.W., Michael, D.K., Roppel, R.M.: The structures of cranial bone sutures. JAOA 75 (1976) 607–608

Retzlaff, E.W., Roppel, R.M., Michael, D.K: Possible functional significance of cranial bone sutures. Association of Anatomists, 88th Session, MSU-COM, Mar 24–27, 1975

Rubin, R.C. et al.: The production of cerebrospinal fluid in man and its modification by acetozolamide. J. Neurosurg. 25 (1966) 430–436

Schaltenbrand, G.: Normal and pathological physiology of cerebrospinal fluid circulation. Lancet 1 (1953) 805–808

Thomas, L.M. et al.: Static deformation and volume changes in the human skull. Stapp Car Crash Proceedings, 12th Annual Conference, Detroit IL, 22.–23. Oct 1968

Warwick, R., Williams, P.L.: Gray's Anatomy, 35th Brit. Ed. W. B. Saunders Co., Philadelphia 1973

Weed, L.H.: Positional adjustments of the pressure of cerebrospinal fluid. Physiol. Rev. 13 (1933) 80–102

Weed, L.S.: The cerebrospinal fluid. Physiol. Rev. 2 (1922) 171–222

Welch, K., Friedman, V.: The cerebrospinal fluid values. Brain 83 (1960) 454–469

Wolstenholme, G.E.W, O'Connor, C.M.: CIBA symposium on cerebrospinal fluid production, circulation, and absorption. Churchill, London 1952.

Annahme zur Veröffentlichung im März 1977. Nach Bedarf vom Verfasser auf den letzten Stand gebracht.

Die Finanzierung dieser Studie wurde teilweise durch einen Forschungsbeitrag der NIH Biomedical Research Support (Grant GRSP 18-1976) und einen Beitrag des AOA Forschungsbüros unterstützt.

Anhang K

Holistik, Osteopathie und Biomechanik

(Holism, Osteopathy and Biomechanics)

Dr. osteopath. John E. Upledger, FAAO, Außerordentlicher Professor am Institut für osteopathische Medizin der Staatlichen Universität Michigan, Gastredakteur[19]

Im Rahmen einer Anzahl von Seminaren über die Thematik „Ganzheitsmedizinische Schmerzkontrolle" habe ich in letzter Zeit Vorträge gehalten. Offenbar herrscht gegenwärtig bei der Ärzteschaft auf diesem Gebiet weltweit eine große Geschäftigkeit.

Fast ausnahmslos habe ich allerdings den Eindruck erhalten, „Holistik" werde als „fachgebietsübergreifend" übersetzt und nicht, als wäre es die Aufgabe des Holistikers, also des Ganzheitsmediziners, die primäre Ursache der Beschwerden seiner Patienten aufzudecken und zu behandeln.

Dieser interdisziplinäre Gedanke hat zur Errichtung von eindrucksvollen „Holistischen Schmerzkontrollzentren" geführt, die eine ganze Reihe von therapeutischen Dienstleistungen anbieten können, wie zum Beispiel:

- medikamentöse Behandlung
- Akupunktur
- Transkutane Elektro-Nervenstimulation
- psychologische Untersuchung und Beratung
- seelische Beratung durch Pfarrer
- Manuelle Medizin
- Physiotherapie
- Selbsthypnose
- chirurgische Eingriffe
- Umwelttherapie
- Ernährungstherapie
- psychosoziale Umwelttherapie und dergleichen mehr

Jede dieser Möglichkeiten wird in bestimmten Fällen eine positive Wirkung erzielen, und insgesamt werden sie den prozentualen Wirkungsgrad erhöhen.

Ich bin jedoch enttäuscht, dass der Begriff der „holistischen Schmerzkontrolle" eine philosophische Färbung erhalten hat, unter der viele dieser prestigeträchtigen Zentren ihre Tätigkeit ausüben. Er bedeutet dort nämlich nicht mehr die Ausschaltung der Schmerzen, indem man die primäre Ursache sucht und behandelt, sondern durch Anwendung modernster und ausgereiftester technologischer Mittel sowie einer Kombination verschiedener therapeutischer Möglichkeiten lediglich eine Linderung der Schmerzen auf ein einigermaßen erträgliches Niveau. Diese Auffassung der Bedeutung des Begriffs der Holistik scheint sich damit zu begnügen, die Symptome zu maskieren, anstatt die primären Kausalitäten aufzudecken und zu behandeln.

Selbstverständlich hat diese Entwicklung eines systemorientierten, holistischen Gedankenmodells gewissermaßen auch ein wachsendes Verständnis für die wichtige Rolle des neuromuskuloskelettalen Systems und der Biomechanik zur Folge. Wenn diese Ärzte mit ihrer gegenüber der Ganzheitsmedizin aufgeschlossenen Einstellung begonnen haben, Erfahrungen zu sammeln, darf man vielleicht hoffen, dass sie dann auch bald die beachtliche Anzahl von Fällen entdecken mögen, in denen dieses wunderbare *neuromuskuloskelettale System die gesamte Krankengeschichte des Patienten enthält* und ein intelligentes Studium dieses Systems dem hingebungsvollen Arzt in der Regel die Möglichkeit bietet, die Ursache der Schmerzen aufzufinden, und somit die sogenannte ganzheitsmedizinische Schmerzkontrolle unnötig macht.

[19] Erschienen im Michigan Osteopathic Journal, November 1977, p. 11. Nachdruck mit Genehmigung der Michigan Association of Osteopathic Physicians and Surgeons, Inc.

Vielleicht darf man diesen Weg, der versucht, die primären Ursachen der Krankheitsbilder und Funktionsstörungen zu identifizieren und zu behandeln, als „Ganzheitsdiagnose und -behandlung“ bezeichnen.

Vielleicht ist uns aber dieser Weg bereits als osteopathische Diagnose und Behandlung bekannt, und wir benötigen keinen neuen Namen mehr, sondern nur die Anwendung der Prinzipien, auf denen die Osteopathie begründet wurde und beruht.

Vom ideellen Standpunkt hat der zum Osteopathen ausgebildete Arzt einen wesentlichen Vorteil. Seine Ausbildung und philosophische Erfahrung haben ihn mit dem neuromuskuloskelettalen System bereits viel vertrauter gemacht, als das bei seinen Kollegen, die sich auf anderen Gebieten der Heilkunst betätigen, der Fall ist. In der Tat besitzt die Osteopathie das vollständige Werkzeug zur Ausübung der Ganzheitsmedizin und der holistischen Heilung. Der Osteopath beginnt also seine berufliche Tätigkeit in der Heilkunst mit einem klaren Vorteil.

Wie schade, dass Osteopathen oft einem gewissen Verfolgungswahn und der inneren Unsicherheit zum Opfer fallen. Diese unglückliche Tatsache hat zur Folge, dass sich viele Kollegen schämen, bei der Diagnose und Behandlung von ihren Händen Gebrauch zu machen. Es ist nun wirklich höchste Zeit, dass wir, als Osteopathen, stolz sind auf den Einsatz unserer Hände als die sehr sensiblen diagnostischen und therapeutischen Werkzeuge, die sie in Wirklichkeit sind. Wir kennen bisher nur einen kleinen Teil des brachliegenden Potenzials, das der menschliche Organismus für die Wahrnehmung von und das Verständnis für die Beschwerden unserer Patienten besitzt.

Diese Aussage versteht sich als Bitte an meine Kollegen der Osteopathie, die ihnen bei der Untersuchung des neuromuskuloskelettalen Systems durch ihre eigenen Hände vermittelten Informationen zu nutzen. Denn diese Hände erlauben ihnen, die Ursachen der Beschwerden ihrer Patienten aufzudecken.

Literatur

Allen, B.K., and Bunt, E.A.: Dysfunctioning of the Fluid Mechanical Craniosacral System as Revealed by Stress/Strain Diagnosis. International Conference on Bioengineering, Cape Town, South Africa, 1977

Arbuckle, B.E.: The Selected Writings of Beryl Arbuckle. National Osteopathic Institute and Cerebral Palsy Foundation, Camp Hill, Pennsylvania, 1977

Baker, E.G.: Alteration in Width of the Maxillary Arch and Its Relation to Sutural Movement of Cranial Bones. JAOA 70 (1971) 559–564

Bering, E. A.: Choroid Plexus and Arterial Pulsation of Cerebrospinal Fluid: Demonstration of Choroid Plexuses as a Cerebrospinal Fluid Pump. Arch. Neurol. Psych. 73 (1955) 165

Beter, T.R., Cragin, W.E., and Drury, M.: The Mentally Retarded Child and His Motor Behavior. Charles C. Thomas, Springfield 1972

Brierley, J. B.: Metabolism of the Nervous System. Edited by D. Richter. Pergamon Press, New York 1957

Brierley, J. B., and Field, E. G.: Connexion of Spinal and Subarachnoid Space with Lymphatic System. J. Anat. 82 (1948) 153–166

Brown, J.H.V., Jacobs, J.E., and Stark, L.: Biomedical Engineering: Davis Publishing Co., Philadelphia 1971

Carpenter, M.: Core Text of Neuroanatomy. Williams and Wilkins Co., Baltimore 1978

Cathie, A.: The Fascia of the Body in Relation to Function and Manipulative Therapy. Amer. Acad. of Osteopathy Yearbook 1974, pp. 81–84

CIBA Foundation: CIBA Foundation Symposium on Cerebrospinal Fluid Production, Circulation, and Absorption. Little, Brown Publishing Co., Boston 1958

Clemente, C.: Anatomy: A Regional Atlas of the Human Body. Lea and Febiger, Philadelphia 1975

Crooks, C.M., Kao, F.F., and Lloyd, B.B.: Cerebrospinal Fluid and the Regulation of Ventilation. Davis Publishing Co., Philadelphia 1965

Dandy, W: The Brain. Harper and Row (Hoeber Medical Division), New York 1969

Davson, H.: Physiology of the Cerebrospinal Fluid. Churchill, London 1967

Dunbar, H.S., Guthrie, T.C., and Karspell, B.: A Study of the Cerebrospinal Fluid Pulse Wave. Arch. Neur. 14 (1966) 624

Flexner, L.B.: Some Problems of the Origin, Circulation and Absorption of Cerebrospinal Fluid. Quart. Rev. Biol. 8 (1933) 397–422

Foldes, F.F. and Arrowbead, J.C: Changes in Cerebrospinal Fluid Pressure Under the Influence of Continuous Subarachnoid Infusion of Normal Saline. J. Clin. Invest. 27 (1948) 346

Frymann, V.M.: Relation of Disturbances of Craniosacral Mechanisnis to Symptomatology of the New Born: Study of 1.250 Infants. JAOA 65 (1966) 1059–1075

Frymann, V.M.: A Study of the Rhythmic Motions of the Living Cranium. JAOA 70 (1971) 928–45

Gray, H.: Anatomy of the Human Body. 26th ed. Edited by C.M. Goss. Lea and Febiger, Philadelphia 1954

Grant, J.C.: An Atlas of Anatomy. Williams and Wilkins Co., Baltimore 1951

Hamit, H.F., Beall, A.C. and DeBakey, M.E.: Hemodynamic Influences Upon the Brain and Cerebrospinal Fluid Pressures and Pulses. J. Trauma. 5 (1965) 174–184

Jacob, S.W., and Francone, C.A.: Structure and Function in Man.W.B. Saunders Co., Philadelphia 1974

Jones, L.H.: Strain and Counterstrain. Amer. Acad. of Osteopathy, Colorado Springs 1981

Leusen, I: Regulation of Cerebrospinal Fluid Composition with Reference to Breathing. Phys. Rev. 52 (1972) 1–56

Livingston, R.B., Woodbury, D.M., and Patterson, J.L.: Fluid Compartments of the Brain Cerebral Circulation. Edited by T.C. Ruch and H.D. Patten. Physiology and Biophysics. pp. 939–958. W.B. Saunders Co., Philadelphia 1965

Magoun, H.I.: Osteopathy in the Cranial Field. Journal Printing Co., Kirksville 1966

Magoun, H.I.: The Temporal Bone: Troublemaker in the Head. JAOA 73 (1974) 825–835

Magoun, H.I.: Practical Osteopathic Procedures. Journal Printing Co., Kirksville 1978

Marmarou, A., Shulman, K., and LaMorgese, J.: Compartment Analysis of Compliance and Outflow Resistance of the Cerebrospinal Fluid System. J. Neurosurg. 43 (1975) 523–534

McMinn, R.M.H., and Hutchings, P.T: Color Atlas of the Human Body. Year Book Medical Publishers, Inc., Chicago 1977

Michael, D.K: The Cerebrospinal Fluid: Values for Compliance and Resistance to Absorption. JAOA 74 (1974) 874–876

Michael, D.K and Retzlaff, E.W.: A Preliminary of Cranial Bone Movement in the Squirrel Monkey. JAOA 74 (1975) 866–869

Miller, H.: Head Pain. JAOA 72 (1972) 135–42

Mitchell, F.: The Muscle Energy Manual. Vol I. MET Press, Michigan 1995

Morris, C.R., and Whiting, H.T.A.: Motor Impairment and Compensatory Education. G. Bell and Sons, London 1971

Netter, F.: The Nervous System. CIBA Pharmaceutical Products, Inc., New York 1953

Owman, C., and Edvinsson, L., *eds.:* Neurogenic Control of the Brain Circulation. The Proceedings of the International Symposium held in the Wenner-Gren Center, Stockholm. Pergamon Press, Oxford 1977

Pritchard, J.J., Scott, J.H., and Girgis, F. G.: The Structure and Development of Cranial and Facial Sutures. J. Anat. 90 (1956) 70–86

Retzlaff E.W., et al.: Craniosacral Mechanisms. JAOA 76 (1976) 288–289

Retzlaff E.W., et al.: Temporalis Muscle Action in Parieto-Temporal Suture Compression. JAOA 78 (1978) 127

Retzlaff E.W., et al.: Age-Related Changes in Human Cranial Sutures. JAOA 79 (1979) 115–116

Retzlaff, E.W., Michael, D. K., Roppel, R.: Cranial Bone Mobility. JAOA 74 (1975) 866–869

Retzlaff E.W., Mitchell, F.L., and Upledger, J.E.: Sutural Collagenous Bundles and Their Innervation in Saimuri Sciureus. Anat. Rec. 187 (1977) 692

Rhodin, J.A.G.: Histology: A Text and Atlas. Oxford University Press, New York, London and Toronto 1974

Rubin, R.C., et al.: The Production of Cerebrospinal Fluid in Man and Its Modification by Acetozolamide. J. Neurosurg. 25 (1966) 430–435

St. Pierre, R.S., et al.: The Detection and Relative Movement of Cranial Bones. JAOA 76 (1976) 128

Schaltenbrand, G.: Normal and Pathological Physiology of Cerebrospinal Fluid Circulation. Lancet 264 (1953) 805–808

Sutherland, W G.: The Cranial Bowl. Free Press Co., Mankato 1939

Thomas, L.M., et al.: Static Deformation and Volume Changes in the Human Skull. 12th Annual Conference, Stapp Car Crash Proceedings. Detroit, Michigan, 1968

Upledger, J.E.: CranioSacral Therapy – Touchstone for Natural Healing. UI Enterprises, Palm Beach 2001

Wales, A.: The Work of William Garner Sutherland, D.O. JAOA 71 (1972) 788–793

Warwick, R., and Williams, P., eds: Gray's Anatomy. 35th British edition.W.B. Saunders Co., Philadelphia 1978

Weed, L.H.: Positional Adjustments of the Pressure of Cerebrospinal Fluid. Phys. Rev. 13 (1933) 80–88

Weed, L.S.: The Cerebrospinal Fluid. Phys. Rev. 1 (1922) 171–180

Welch, K., and Friedman, V.: The Cerebrospinal Fluid Values. Brain 83 (1960) 454–458

Winchell, C.S.: The Hyperkinetic Child. Greenwood Publishers, Westport 1975

Woods, J.M., and R.H.: A Physical Finding Related to Psychiatric Disorders. JAOA 60 (1961) 988–993

Woods, R.: Structural Normalization in Infants and Children with Particular Reference to Disturbances of the Central Nervous System. JAOA 72 (1973) 903–908

Sachverzeichnis